临床产科规范化诊疗

姬春慧 ◎著

中国纺织出版社

图书在版编目（CIP）数据

临床产科规范化诊疗 / 姬春慧著. -- 北京：中国纺织出版社，2018.7

ISBN 978-7-5180-5205-9

Ⅰ.①临… Ⅱ.①姬… Ⅲ.①产科病－诊疗 Ⅳ.①R714

中国版本图书馆CIP数据核字(2018)第147573号

策划编辑：樊雅莉　　责任印刷：王艳丽

中国纺织出版社出版发行

地址：北京市朝阳区百子湾东里A407号楼　邮政编码：100124

销售电话：010-67004422　传真：010-87155801

http：//www.c-textilep.com

E-mail:faxing@c-textilep.com

中国纺织出版社天猫旗舰店

官方微博http://weibo.com/2119887771

北京虎彩文化传播有限公司印刷　　各地新华书店经销

2018年7月第1版第1次印刷

开本：787×1092　1/16　印张：10.75

字数：250千字　定价：68.00元

前　言

　　与临床各科都是面对着疾病或创伤不同,产科面对的是健康妇女,在大众和社会面前,我们不能将之称为"患者"而至多称为"产妇"。与临床各科又有相似,妊娠过程会发生一系列生理变化,甚至出现病理改变。因此,产科医师面对的是母婴两条生命、夫妻及各自父母的三个家庭,并肩负着间接保障国家政策顺利推进的责任。产科医师的要求必然是"深谙和洞察孕妇的生理变化和各种病理情况",做"符合生理的围产期处理"。

　　全书共十章,详细介绍了产科临床常见诊断方法、常用助产技术及产科常见疾病。本书内容丰富,语言精炼,编写过程中参考了国内外最新文献资料,具有科学、实用、新颖的特点。

　　由于当今社会医疗科技发展迅速,加上编者学识水平有限,书中难免存在疏漏甚至谬误,敬请广大专家学者批评指正。

编　者

目　录

第一章　常用助产技术

第一节　胎头吸引术

一、定义

胎头吸引术系用胎头吸引器置于胎头上,形成一定负压区吸住胎头,通过牵引借以协助娩出胎儿的手术。

二、胎头吸引器种类

(一)锥形金属空筒(直形或牛角形)

一端大,一端小。大端直径约为5.5cm,外置橡皮套,为附着胎头端。小端顶部有一金属圈,可用于牵拉,称牵引环。小端稍大处有对应的两个短柄,为牵引的拉手,称牵引柄。牵引柄一侧为空心管,与吸引器内腔相通,其外端与橡皮管连接,以便抽气形成负压。

(二)硅橡胶吸引器

吸引器头为一扁杯状质韧的硅橡胶帽,杯罩顶端固定一空心金属管,管的另一头连接一橡皮管,备抽气用。杆上端有把手,做牵引用。帽面内直径有6cm及9cm两种,抽气后便可获得所需的最低负压。

三、胎头吸引术的分类

(一)出口吸引术

胎头颅骨达到盆底,宫缩间歇期可于阴道口看到头皮。

(二)低位吸引术

胎头颅骨达到或低于+2水平。

(三)中位吸引术

胎头衔接但在+2水平以上。

四、适应证

(1)缩短第二产程,如产科并发症、合并症、子宫有瘢痕、胎儿窘迫等,需尽快结束分娩者。

(2)宫缩无力,第二产程延长者。

(3)持续性枕后位或枕横位需协助旋转胎头并牵引助产者。

五、禁忌证

(1)异常胎先露,如面先露、臀位后出胎头等。

(2)宫口未开全或胎膜未破。

(3)胎头位置高,双顶径达坐骨棘水平以上。

(4)胎儿不能或不宜从阴道分娩,如产道阻塞、尿瘘修补术后等。

六、手术条件

(1)顶先露,活胎。

(2)宫口开全。

(3)胎膜已破。

(4)胎头双顶径达坐骨棘水平及以下。

七、手术步骤

(一)一般准备

(1)检查吸引器有无损坏,橡皮套是否松动、漏气,并将橡皮管接在吸引器的空心管柄上。

(2)取膀胱截石位。

(3)常规消毒外阴,铺无菌巾。

(4)阴道检查核实手术条件,了解胎方位及内骨盆情况。

(5)常规导尿。

(6)会阴侧切。

(7)做好抢救新生儿窒息的准备。

(二)放置吸引器

将吸引器开口端涂以润滑油,以左手示、中指压低阴道后壁,右手持吸引器开口端先经阴道后壁送入,使其后缘抵达胎儿顶骨后部。然后左手示、中指掌面向外拨开阴道右侧壁,使开口端侧缘滑入阴道内,继而手指向上提起阴道前壁,使吸引器前壁滑入,最后以右手示、中指拉开阴道左侧壁使整个吸引器开口端滑入阴道内与胎头顶部紧贴。

检查吸引器附着位置,一手固定吸引器,另一手示、中指沿吸引器边缘触摸胎头是否与开口端紧密连接,有无阴道壁或宫颈夹于其中,如有,则应推开。同时调整吸引器牵引横柄与胎头矢状缝一致,以作为旋转胎头标记,吸引器杯口在后囟前3cm,牵拉时能使胎头俯屈良好,有利于胎头娩出。

(三)抽吸负压

双手固定好吸引器头,助手用50mL空注射器抽吸负压,抽气速度宜慢,抽气量若为锥形金属空筒吸引器抽150mL;硅胶吸引器直径为6cm的抽30mL,9cm的抽90mL,形成40kPa(300mmHg)负压,亦可用电动吸引器抽吸形成上述负压,使吸引器牢固固定在胎头上,钳夹橡皮管,取下注射器,等待2～3min,待胎头在负压下形成产瘤后再牵引。

(四)牵引胎头

牵引前需轻轻试牵,了解吸引器与胎头是否衔接或漏气,以免牵引时滑脱或造成胎儿损伤。宫缩时,单手握胎头吸引器,按分娩机制,沿骨盆轴方向先稍向外、向下牵引使胎头俯屈,当胎头枕部抵耻骨联合下缘时,逐渐向上及向外牵引,协助胎头仰伸娩出。胎头矢状缝如未与骨盆前后径一致,在牵引过程中可边牵引边旋转胎头使矢状缝向中线移动,每次宫缩以旋转45°为宜。牵引同时鼓励产妇向下屏气配合,必要时助手可在腹部适当加压,宫缩间歇时停止牵引,并注意保护会阴。

（五）取下胎头吸引器

当胎头仰伸娩出后,迅速放开维持负压的止血钳,解除负压,吸引器会自动脱落。按正常分娩机制娩出胎儿。

八、注意事项

（1）吸引器必需安置正确,并避开囟门。

（2）抽吸达所需负压后宜等待 2～3min,待胎头形成产瘤后再牵引。

（3）牵引时如有漏气或脱落,表示吸引器与头皮未紧密连接,可能是负压不够或牵引方向未能保持吸引器与胎头成一直线,或牵引阻力过大所致,应重新检查吸引器端有无夹入其他组织,了解胎方位是否矫正。如吸引器脱落系由于阻力过大,应改用产钳术或剖宫产术;如系牵引方向错误、负压不够以及开口端未与胎头紧密附着,或胎头枕部未能转至正前方致吸引器脱落者,可重新放置,一般不宜超过 2 次。

（4）牵引时间不宜过长,一般不超过 10min;牵引次数不宜过多,一般不超过 3 次,以免影响胎儿。若再失败应改换其他方法。

（5）牵引时不得突然变换方向,始终与吸引器口径成一直线。牵引力要均匀,切勿过猛或过大,不要左右摇晃。

（6）术后仔细检查软产道,如有血肿、裂伤,应立即处理。

九、健康指导

（1）密切观察新生儿面色、哭声、呼吸、心率、神志等,注意有无呕吐、抽搐等情况,发现异常应及时处理。

（2）注意保护新生儿头部,头偏向一侧,动作要轻柔。

（3）新生儿 3 日内不沐浴,可在床上擦浴。

（4）新生儿常规使用维生素 K 及青霉素,预防颅内出血及感染。

（5）产妇按会阴切开缝合术术后处理。

第二节　臀位助产术

一、概述

臀位分娩时,胎儿全部由手法牵引娩出,称臀牵引术。因臀部及肢体不能充分地扩张软产道,且后出的胎肩、胎头越来越大,胎头没有变形的机会,致臀牵引术新生儿死亡率及损伤率较高,因此,**多被剖**宫产手术取代。

胎儿下肢及臀部自然娩出,仅在脐以上部分由手法牵引娩出,称臀位助产术。

二、适应证

（1）经产妇单臀位和**完全臀**位,初产妇单臀位。

（2）胎儿体重小于 3500g。

（3）胎心好。

(4)骨产道正常。

(5)宫缩好,产程进展正常。

(6)产妇无并发症和合并症。

三、手术步骤

(一)一般准备

(1)取膀胱截石位。

(2)常规消毒外阴。

(3)铺无菌巾。

(4)导尿。

(5)准备好后出头产钳。

(6)做好新生儿窒息抢救准备。

(二)麻醉

双侧阴部神经阻滞麻醉。

(三)方法

1.堵臀

当胎儿下肢或臀部显露于阴道口时,用一块消毒巾盖住阴道口,宫缩时用手掌抵住,宫缩间歇放松,但手不离开会阴,以防止胎足或胎臀过早脱出,有利于充分扩张软产道,使宫口开全,为后出胎头做好准备。当堵至产妇向下屏气用力,手掌感到很大的冲力时,行阴道检查,确诊宫口开全后,初产妇或会阴较紧的经产妇做会阴切开,准备接产。

2.娩出臀部

当宫口开全,胎儿粗隆间径已达坐骨棘以下,宫缩时嘱产妇尽量用力,术者放开手,胎臀及下肢即可顺利娩出,躯干随之自然娩出。

3.娩出胎肩及上肢

(1)滑脱法:术者一手握住胎儿双足,另手示、中指伸入阴道,勾住胎儿肘部,使前肩沿胎胸前滑下娩出;然后握住胎儿双踝,上提胎体,暴露会阴后联合,同法协助胎儿后肩娩出。

(2)旋转法:双手握住胎臀,将胎背逆时针方向旋转180°,同时向下牵拉,使前肩及其上肢从耻骨弓下娩出;同法将胎背顺时针方向旋转娩出后肩及其上肢。

4.牵出胎头

(1)双肩和上肢娩出后,将胎背转向正前方,使胎头矢状缝与骨盆出口前后径一致。

(2)助手在耻骨联合上向骨盆轴方向下压胎头,使胎头俯屈。

(3)**术者将胎体骑跨在左前臂上**,左手中指伸入胎儿口内压住下颌,示指和无名指扶于两侧上颌骨部,**使胎头俯屈**;右手中指抵住胎头枕部使其俯屈,示指及无名指置于胎儿双肩及锁骨上(不可放于锁骨上窝,以免损伤臂丛神经)。两手协同用力,沿产轴向下牵引胎头。当胎头枕部达耻骨弓下时,逐渐将胎体上举,以枕部为支点,使胎儿下颏、口、鼻、额及顶部相继娩出。

(4)若胎头娩出困难,可用后出头产钳助产。

四、注意事项

(1)术前应充分考虑适应证,权衡利弊,如估计臀位分娩有困难时,应及早行剖宫产。

（2）堵臀时应严密监护产妇和胎心情况，注意有无脐带脱垂及宫缩异常，防止胎儿窘迫和子宫破裂。

（3）遵循操作步骤，牢记分娩机制，准确操作，避免暴力而造成骨折、颈椎脱位、臂丛神经损伤、颅内出血等产伤。

（4）脐部至胎头娩出不宜超过 8min，否则胎儿将因窒息而死亡。估计胎头娩出有困难时，应及早决定应用产钳助产，以免延误时间。

五、健康指导

（1）产后应保持外阴清洁，常规使用抗生素预防感染。

（2）注意有无阴道出血、血肿等症状出现，若有异常应及时就诊。

（3）新生儿按高危儿监护，尤其注意有无颅内出血、骨折等异常征象。

（4）按时复诊。

第三节　产钳助产术

一、概述

产钳助产术是用产钳牵拉胎头协助胎儿娩出的手术。根据放置产钳时胎头的位置分为高位、中位、低位及出口产钳 4 种类型。胎头位置愈高，产钳助产术对母儿危害愈大，故高、中位产钳现已不用，而被剖宫产替代，低位及出口产钳是良好的助产手段。低位产钳是指胎头骨质部已达盆底，双顶径已达坐骨棘水平以下（S＋3）；出口产钳是指胎头着冠或近乎着冠。本章仅介绍低位产钳。

二、产钳的构造

产钳由左右两叶构成，每叶又分叶（匙）、胫、锁和柄 4 个部分。钳叶长圆形，中央为一椭圆空隙，有两个弯曲：头弯和盆弯。头弯内凹外凸，以抱住胎头；盆弯上凹下凸，以适应产道弯度。钳锁为两叶产钳交合部，钳叶与钳锁之间为钳胫，钳柄是术者握持的部位，与钳锁连接。有短弯型和臀位后出头型产钳。

三、适应证

（1）同胎头吸引术。

（2）胎头吸引术失败者。

（3）**臀位后出头**或颏前位娩出困难者。

四、手术条件

（1）同胎头吸引术。

（2）臀位后出头或颏前位。

五、手术步骤

（一）一般准备

检查两个产钳的扣合状况。其余同胎头吸引术。

(二)放置产钳

1.放置左叶产钳

在钳叶上涂抹润滑剂,左手持左叶钳柄,凹面朝前,右手掌面伸入胎头与阴道之间,将左叶产钳沿手掌滑入阴道左后方、胎头左侧处,钳叶置于胎儿左耳前,由助手握住钳柄固定其位置。

2.放置右叶产钳

右手将右叶产钳同法置于胎头右侧。右锁扣部应在左钳之上。

3.扣合钳锁

右钳在上,左钳在下,两钳叶柄平行交叉,自然对合。如锁扣前后稍错开,可移动钳柄使锁扣合拢。如不能扣合则表示产钳位置不当,应重新放置。

4.检查钳叶

手伸入阴道内,检查钳叶是否置于胎耳前;钳叶与胎头之间有无组织夹入;胎头矢状缝是否位于两钳叶的中间。

(三)牵引产钳

宫缩时合拢钳柄,一手中指放在锁扣前面,双手握钳柄向外向下牵引,当胎头枕部达耻骨弓下时,逐渐抬高钳柄向上向外牵引,使胎头仰伸娩出。一次宫缩不能娩出胎头时,宫缩间歇时,应将钳锁稍放松,以缓解产钳对胎头的压力,并听胎心音,如胎心音有变化,则不必等待下一次宫缩,应迅速结束分娩。牵引过程中,助手应注意保护会阴。

(四)取下产钳

胎头额部娩出后,松解钳锁,先取下右上钳,再取下左下钳,取下时应顺胎头慢慢滑出。

(五)按分娩机制娩出胎肩及胎体

略。

六、注意事项

(1)严格掌握适应证及手术条件。

(2)正确放置产钳。

(3)每次阵缩时牵引,牵引时用力要缓慢、均匀,切勿用力过大、过猛或左右摇摆钳柄,牵引困难时应及时检查原因。

(4)牵引时应注意保护会阴。

(5)牵引失败,胎心尚好,应迅速施行剖宫产术。

七、健康指导

同胎头吸引术。

第四节　外转胎位术

一、定义

经腹壁用手转动胎儿,将不利于分娩的胎位(臀位、横位)转变成有利于分娩的胎位(头位),称外转胎位术。

二、条件

(1)胎儿正常,且为单胎。

(2)胎膜未破,有适量羊水。

(3)无子宫畸形。

(4)腹壁不太厚,腹壁及子宫都不是过于敏感。

(5)无明显骨盆狭窄。

(6)先露头部未入盆或已入盆但能退出者。

(7)无剖宫产史或产前流血史者。

(8)无合并症及并发症,如心肾疾病、糖尿病、前置胎盘等。

(9)B型超声检查无明显脐带绕颈、绕身。

三、最佳时间

以妊娠 32～36 周为宜。妊娠 30 周前羊水相对较多,自然转位的机会多,不必急于处理;妊娠 30～32 周可行胸膝卧位等矫正胎位;近预产期,子宫敏感性增加,先露入盆,转位不易成功。

四、术前准备

(1)不需麻醉。

(2)做好孕妇的解释工作,取得孕妇主动配合。

(3)排空膀胱,必要时排空直肠。

(4)用 B 型超声检查胎盘位置、有无脐带绕颈及臀先露的类型。完全臀位转位成功率高,不完全臀位次之,单臀位的成功率低。

(5)听取胎心率或用胎心监护仪监测,做好记录。

(6)必要时术前 30min 至 1h 口服硫酸沙丁胺醇 4.8mg 以松弛腹壁,提高成功率。

(7)准备毛巾 2 条、腹带 1 根。

五、手术步骤

(1)体位:孕妇仰卧,髋、膝关节轻度屈曲并稍外展,双足放产床上,臀部稍抬高,使整个腹部显露。腹壁放松,术者站在孕妇右旁,查清胎位及先露,听胎心音。

(2)松动先露:若胎臀衔接,应用双手插入胎臀下方轻轻将其托起,或使孕妇取头低臀部稍高位仰卧半小时,用重心法使胎儿臀部松动离开盆腔。

(3)转动胎儿:双手分别握持胎儿两极,将头慢慢向下推,臀向上推,推的方法以能保持头的俯屈**姿势**为宜,两手动作要协调,转动一下听取胎心音一次,胎心音正常,可继续进行;直至胎头转至子宫下端而胎臀至子宫底部,手术成功。

(4)如在经孕妇,检查为横位时,则用同法试将胎头推向下方,臀推向宫底。

(5)术后处理:手术成功后,立即监测胎心,数分钟内胎心正常者,则在胎儿躯干两侧放置毛巾垫,用腹带包裹,将胎儿固定在头位。术后观察半小时,无异常者,嘱孕妇以后每周复查一次。若出现胎动活跃、**腹痛或**阴道出血,应及时复诊。

六、注意事项

(1)不可用暴力,以免造成胎盘早剥。

(2)术中如遇有宫缩应停止操作,但手不能放松,以免已转动之先露转回。子宫松弛后继续进行。如子宫有较强收缩及孕妇明显腹痛,应停止操作。

(3)术中、术后均应注意胎动及听取胎心音,胎心音不正常或胎动频繁,一般在 4～5min 后应恢复正常,观察半小时仍不能恢复者,可能是脐带缠绕受压,应按相反方向转回原来的胎位。

(4)先露部已入盆难以退出或转位有困难者,不可强行施术。

七、健康指导

(1)外转胎位术成功者应指导孕妇固定胎位直至胎头入盆,同时应加强产前检查,每周复查一次。若出现胎动活跃、腹痛或阴道出血,应及时复诊。

(2)外转胎位术失败者应指导孕妇提前住院待产,选择合适的分娩方式。

第五节　人工剥离胎盘术

一、定义

采用手法剥离并取出子宫内胎盘组织的手术,称人工剥离胎盘术。

二、适应证

(1)胎盘滞留。

(2)胎盘娩出前出现活动性出血。

(3)某些手术产后需及早排出胎盘者。

三、术前准备

(1)开放静脉通道(应用输血针头),必要时应做好输血准备。

(2)重新消毒外阴,铺消毒巾,导尿,术者更换手术衣及手套。

四、手术步骤

(一)体位

膀胱截石位。

(二)麻醉

(1)一般不需麻醉。

(2)宫颈内口较紧、手不能伸入时,可采用吸入麻醉,或用哌替啶 100mg 肌内注射,或用阿托品 0.5mg 肌内注射。必要时全身麻醉。

(三)方法

(1)术者一手牵拉脐带,另一手并拢呈圆锥状,沿脐带伸入宫腔,摸清胎盘附着部位,找到胎盘的边缘。

(2)将宫腔内手背紧贴宫壁,掌面朝胎盘母体面,手指并拢以手掌尺侧缘插于子宫壁与胎盘之间或已剥离处,如"裁纸式"缓慢将胎盘自子宫壁分开。

（3）同时放开牵拉脐带之手，在腹壁上握住子宫，并向下推，以利于宫内手的操作。

（4）胎盘剥离完全后，在宫缩时，用手掌托住胎盘取出，或牵引脐带将胎盘娩出。

五、注意事项

（1）术前应备血。

（2）取出胎盘后应仔细检查是否完整，如发现有缺损，应重新用手探查宫腔，清除残留的胎盘及胎膜，也可用干纱布块擦拭宫腔。注意尽量减少出入宫腔的次数，以防感染。

（3）操作轻柔，禁止强行剥离，以免损伤子宫。如遇胎盘与子宫壁界限不清，剥离困难时，有植入性胎盘的可能，应立即停止手术，改用保守治疗或做子宫切除术。

六、术后处理

（1）及时应用宫缩剂：术后立即宫体或肌肉注射麦角新碱 0.2mg，静滴缩宫素 20U，或米索前列醇片 600μg 口服或含服。

（2）预防感染：术后常规应用广谱抗生素。

（3）必要时行 B 型超声检查，胎盘组织送病检。

（4）认真记录手术经过。

七、健康指导

（1）产后应注意休息，加强营养，纠正贫血，增强抵抗力。

（2）注意阴道出血情况、有无发热等，若有异常应及时就诊。

（3）指导产褥期保健。

（4）定期复诊。

第六节　会阴切开缝合术

一、概述

会阴切开缝合术为产科最常用的手术。其目的是避免严重会阴裂伤，减少会阴阻力以利于胎儿娩出，多用于初产妇。常用的方式有会阴侧斜切开及正中切开两种。

二、适应证

（1）初产妇阴道助产手术前，如产钳助产术、胎头吸引术、臀位分娩术。

（2）缩短第二产程，如并发妊娠期高血压，妊娠合并心脏病，第一、第二产程过长，胎儿窘迫等。

（3）可能引起会阴严重裂伤，如会阴坚韧、会阴水肿或有瘢痕、初产妇会阴较紧、胎儿过大等。

（4）预防早产儿颅内出血。

三、手术步骤

（一）体位

膀胱截石位或仰卧屈膝位。

（二）消毒、铺巾

按常规冲洗、消毒并铺巾。

（三）麻醉

1.方法

阴部神经阻滞及局部浸润麻醉。

2.麻醉药

0.5%～1%普鲁卡因或0.5%～1%利多卡因20mL，总量为30mL，不超过150mg。

3.操作要点

（1）阴部神经阻滞麻醉：术者一手示指在阴道内触及坐骨棘作引导，另一手持带长针头的注射器在肛门与坐骨结节之间作一皮丘，然后水平位进针向坐骨棘内下方刺入，回抽无血注入药液10mL；再将针头退至皮下，用药液10mL在切开侧的大小阴唇皮下做扇形注射。如做正中切开，则在会阴体局部注入麻醉药，勿刺入太深，防止刺入直肠。

（2）局部浸润麻醉：沿切缘做扇形浸润。

（四）方法

1.会阴侧斜切开术（以左侧切为例）

（1）切开：①切开时机，正常阴道分娩选择胎头着冠，会阴体变薄，估计会阴切开后5～10min胎儿即可娩出时切开；阴道助产选择胎头吸引器、产钳助产等助产手术准备就绪时切开。②切开步骤，左手示、中指伸入阴道内，置胎先露与阴道后侧壁之间，撑起左侧阴道壁；右手持会阴侧切剪伸入阴道，切口起点在阴道口5点处，切线与会阴后联合中线向左成45°角，会阴高度膨隆时成60°～70°角，剪刀与皮肤垂直，当宫缩时，将皮肤、阴道黏膜及黏膜下组织、球海绵体肌、会阴浅横肌、会阴深横肌、耻尾肌束等全层一次剪开，切口长为4～5cm。③注意事项，阴道内手指既可引导剪开方向，又可保护胎先露；阴道黏膜与皮肤切口长度应一致；阴道黏膜下静脉丛丰富，且球海绵体肌及肛提肌部分肌纤维被切断，因此，会阴切开后出血较多，不应过早切开，切开后应用纱布压迫止血，必要时用钳夹结扎止血。

（2）缝合：胎盘娩出后，先仔细检查伤口有无延伸及其他部位裂伤，然后用生理盐水或甲硝唑液擦洗伤口，再向阴道内暂填一带尾纱布卷以免宫腔血液下流，妨碍视野，缝毕后取出。具体操作如下。①缝合阴道黏膜：先从阴道切口最顶端0.5cm开始，用0号铬制肠线或无损伤缝合线间断缝合阴道黏膜达处女膜环处，注意对齐处女膜创缘。②缝合肌层：先用示指探清伤口深度，由最内、最深处开始，用同样线间断缝合。缝针不宜过密，切口下缘肌组织往往会略向下错开，缝合时应注意恢复解剖关系；缝针深度要适当，注意不要穿透直肠黏膜，防止形成阴道直肠瘘。③**缝合皮肤及皮下脂肪**：用1号丝线分别间断缝合皮下脂肪及皮肤，若皮下脂肪较薄可与皮肤并一层缝合。亦可采用可吸收线做皮内连续缝合，可不拆线。缝合时应注意结不可打得过紧，因为手术伤口会略肿胀；避免结扎线头过多，导致吸收不完全，产生组织反应性硬结，而致切口感染及裂开。④术后处理：缝合完毕后，取出纱布卷，清点纱布，检查阴道黏膜有无漏缝及血肿，阴道口有无狭窄。

2.会阴正中切开术

所剪之处为皮肤、皮下脂肪、筋膜、部分肛提肌和会阴中心腱。与会阴侧斜切开比较，其优点为剪开组织少,出血少,易缝合,术后组织肿胀少,疼痛较轻,愈合好。缺点为在胎儿娩出过程中,有可能切口延长撕裂肛门括约肌甚至直肠。故胎儿大、会阴体过短、手术助产或接产技术不熟练者均不宜采用,具体操作如下。

(1)切开:沿会阴后联合中线向下垂直剪开,长 2～3cm,注意不要损伤肛门括约肌。

(2)缝合:胎盘娩出后,按会阴侧切法进行缝合前处理,然后再缝合。①缝合阴道黏膜:以 0 号铬制肠线或无损伤缝合线间断缝合阴道黏膜,注意不穿透直肠黏膜,必要时可置左手示指入肛门内作引导。②缝合肌肉及筋膜、皮下组织及皮肤:因组织浅可并一层用 1 号铬制肠线间断缝合。皮肤及皮下脂肪亦可用 1 号丝线间断缝合或用可吸收线做皮内连续缝合。③术后处理:同会阴侧斜切开术。

四、注意事项

(1)因会阴高度膨隆,行会阴侧切最好选择在胎头拨露时。

(2)缝合阴道黏膜从裂口顶点上 0.5cm 开始,不留死腔,以防血管退缩,引起外阴血肿。

(3)缝线不能穿透直肠黏膜,否则易形成阴道直肠瘘。

(4)缝合各层应注意恢复其解剖关系,皮肤注意切口对合整齐,以免影响创口愈合及美观。

(5)缝合结束后需检查有无纱布遗留于阴道内。

五、术后处理及健康指导

(1)嘱产妇向健侧卧位,以免恶露浸渍伤口。

(2)保持外阴清洁、干燥,术后 5 日内,每天用苯扎溴铵或聚维酮碘擦洗 2 次,每次大小便后及时清洗外阴,勤更换会阴垫。

(3)外阴伤口肿胀疼痛者,可用 95％乙醇湿敷或 50％硫酸镁湿热敷,配合切口局部理疗,2 次/日,1 次/20min,可减轻症状,有利于切口愈合。

(4)术后应每日检查伤口,以便及早发现有无感染征象。如已化脓应立即拆除缝线,撑开伤口彻底引流、换药。

(5)会阴侧斜切开切口术后 5 日拆线,会阴正中切开切口术后 3 日拆线。拆线前应先查看分娩记录,查明缝线针数,以免遗漏。

(6)按时复诊。

第七节　晚期妊娠引产术

一、定义

在妊娠满 28 周以后,用药物、器械等人工方法引起子宫收缩,促使胎儿娩出,称晚期妊娠引产术。

二、适应证

(一)母体方面

(1)妊娠并发症:如妊娠期高血压、产前出血、过期妊娠、胎膜早破、羊水过多、羊水过少等,病情基本控制,胎儿已成熟或症状明显,继续妊娠对母儿不利者。

(2)妊娠合并症:如妊娠合并心脏病、糖尿病、慢性肾炎、贫血等,治疗无效,继续妊娠对母儿不利者。

(3)计划分娩者。

(二)胎儿方面

(1)胎儿畸形、死胎。

(2)高危妊娠胎儿出现危险征象,如胎儿生长发育受限、母儿血型不合等。

三、禁忌证

(1)明显头盆不称、产道阻塞,横位,初产妇臀位估计阴道分娩有困难者。

(2)瘢痕子宫、严重胎儿胎盘功能低下及胎儿窘迫。

(3)母体状态不能耐受分娩负担。

(4)完全性前置胎盘、脐带先露、生殖道急性炎症。

(5)高龄初产妇及多产妇。

(6)无剖宫产及抢救母儿技术条件的乡镇卫生院或个体诊所。

(7)未取得孕妇及家属同意者。

四、引产方法及注意事项

(一)药物引产

1.缩宫素

(1)药理作用:主要作用是加强子宫平滑肌收缩。妊娠早期子宫对缩宫素不甚敏感,随着妊娠月份增长,雌激素分泌逐渐增加而孕激素则下降,子宫对缩宫素的反应逐渐增强。小剂量缩宫素能使子宫平滑肌张力增高,收缩力加强,收缩频率增加,但仍保持节律性、对称性和极性;如剂量过大,可使肌张力持续增高,最后发生强直性收缩。

(2)用法:缩宫素 2.5U 加于 5% 葡萄糖 500mL 内,从 8 滴/min 开始,每 15min 根据宫缩情况进行调整,通常不超过 40 滴/min。对于不敏感者,可酌情加大缩宫素剂量。直至宫缩发动,并保持宫缩持续时间 40～60s,间隔时间 2～3min。

(3)注意事项:①先调整葡萄糖滴速为 8 滴/min,然后将缩宫素 2.5U 加于 5% 葡萄糖 500mL 瓶内,再将胶管内原有葡萄糖液放掉,使缩宫素按标准量滴入体内。②引产最好从早上开始,专人观察产程进展及孕妇血压、脉搏、胎心率。每 2h 记录一次血压、脉搏,每 15min 记录一次胎心率、宫缩、药液滴速,有无阴道出血、持续腹痛等不适。如发现宫缩过强、胎心率异常,应立即停止滴注;若血压增高,可减慢滴速。③一次引产用液量以不超过 1000mL 为宜,不成功时,第二天可重复或改用其他引产方法。④注意缩宫素过敏问题,过敏的表现为胸闷、气急、寒战,以致休克,需用抗过敏药物及对症治疗,并同时停用缩宫素。⑤判断宫缩以手触诊产妇子宫来衡量,或以胎儿监护仪观察,不能以问诊产妇所得来判断。

2.米索前列醇(PGEl)

(1)药理作用:米索前列醇为 20 世纪 80 年代人工合成的前列腺素 E 的衍生物,能激活胶原溶解酶,使胶原纤维松散、分离、溶解为较丰富的基质,从而使宫颈软化、缩短和部分扩张;同时也能引起子宫平滑肌收缩而发动分娩。

（2）用法：①米索前列醇：初次剂量为 $25\mu g$ 或 $50\mu g$，可经阴道后穹隆或宫颈管放置、直肠塞药、口服、舌下含服 5 种途径，根据宫缩情况，每 $4\sim6h$ 重复给药，24h 总量不超过 $200\mu g$；②卡前列甲酯栓(卡孕栓)0.1mg 置阴道穹隆，如无效，次日再放一枚。

（3）注意事项：①对有发热、肝肾功能不良、肺气肿、活动性哮喘、青光眼、癫痫及溃疡、心血管疾病、PG 过敏、阴道出血、绒毛膜羊膜炎、头盆不称、胎位异常、瘢痕子宫的孕妇禁忌使用；②宫缩过强时，立即给产妇吸氧，左侧卧位.25％硫酸镁 10mL 加于 25％葡萄糖 10mL，静脉注射，或硫酸沙丁胺醇 4.8mg，口服或舌下含服，以抑制宫缩；③密切观察胎心率改变，适时行人工破膜，若胎心异常、羊水粪染，应及时行剖宫产术。

（二）水囊引产术

1.机制

（1）水囊置入宫腔可机械性扩张宫颈口，促宫颈成熟，反射性引起宫缩。

（2）水囊内注入相应液体使宫腔容积增大，水囊在子宫壁及胎膜间的挤压促使胎膜剥离，两者共同引起子宫内前列腺素合成与释放增加，刺激子宫收缩。

2.水囊制作

用 2 个小号乳胶阴茎套，套在一起变为双层，将一根 14 号橡皮导尿管插入其内约 5cm 长，用手捏挤排出套内及夹层的空气，在阴茎套口处用丝线扎紧，检查有无漏气情况，然后用注射器抽尽套内空气，再用粗丝线将导尿管外端折叠扎紧，高压灭菌备用。

3.方法

产妇排尿后，取膀胱截石位，常规消毒外阴，铺无菌巾。阴道检查行宫颈评分。用阴道窥器暴露阴道，再次消毒阴道和宫颈，钳夹宫颈前唇，用小无齿卵圆钳夹持水囊前端，由宫颈慢慢送入宫颈内口稍上处，松解导尿管外端折叠，用注射器经导尿管缓慢向水囊注入 200mL 灭菌生理盐水。注完后再将导尿管外端折叠扎紧，尾端裹以无菌纱布或聚维酮碘纱布 $1\sim2$ 块将导尿管盘曲在阴道中段内，以防水囊滑出。听胎心，将产妇送回待产室。

4.注意事项

（1）手术前先行 B 型超声检查进行胎盘定位，避免伤及胎盘导致出血。

（2）严格执行无菌操作，水囊切勿触碰阴道壁。

（3）避免反复操作。

（4）放入时若有出血，量多，应立即取出停止操作，出血量少，可改换方向再放入。

（5）注水时遇有阻力，应停止操作。

5.术后处理

（1）术中、术后定期听胎心，观察产妇的体温、血压、阴道出血情况及宫缩。如术后体温超过 38℃，应取出水囊，加用抗生素。

（2）鼓励产妇缓慢走动或取坐位，促进宫颈扩张。

（3）一般水囊放置 24h 后或有产兆后取出，如宫缩过强、出血较多或有感染，应提早取出水囊，并设法结束分娩。

（4）水囊取出后，宫颈 Bishop 评分可达 9～10 分，宫缩弱者加用缩宫素静滴或人工破膜，促使分娩。

五、影响引产效果的因素

一般以宫颈评分来衡量。Bishop 认为,如评分大于 9 分,引产均能成功,且较安全;评分7～9分,引产成功率约为 80％;4～6 分的成功率为 50％;若评分不大于 3 分,引产时间过长,应改用其他方法。

六、健康指导

(1)产后应特别注意阴道出血的情况,若有异常应及时就诊。

(2)注意产褥期保健,预防感染。

(3)按时复诊。

第二章　正常妊娠及产前保健

第一节　妊娠生理

一、受精及着床、胚胎及胎儿发育

(一)受精及着床

精子在阴道内自精液中游离后,经宫颈管进入宫腔及输卵管腔,并在此精子获能。卵子从卵巢排出,经输卵管伞部进入输卵管,在输卵管壶腹部与峡部连接处等待受精。精子和卵子的结合过程,称为受精。已获能的精子穿过次级卵母细胞透明带为受精过程的开始,穿过透明带的精子外膜与卵子胞膜接触并融合,精子进入卵子内,随后卵子迅即完成第2次减数分裂形成卵原核,卵原核与精原核融合,核膜消失,染色体相互混合,形成二倍体的受精卵,完成了受精过程。受精常发生在排卵后12h内,整个受精过程约需24h。受精卵形成标志新生命的诞生。

受精后30h,受精卵开始有丝分裂,形成多个子细胞,但受精卵体积并不增大。受精后72h分裂为有16个细胞的实心细胞团,称为桑葚胚,随后早期胚泡形成。受精卵在有丝分裂的同时借助输卵管蠕动和输卵管上皮纤毛摆动向宫腔方向移动。受精后第4天早期胚泡进入宫腔。受精后第5~6天早期胚泡的透明带消失,总体积迅速增大,继续分裂发育,晚期胚泡形成。

受精后第6~7天晚期胚泡透明带消失后逐渐埋入并被子宫内膜覆盖的过程,称为受精卵着床,也称为受精卵植入。受精卵着床必需具备的条件有:①透明带消失;②胚泡细胞滋养细胞分化出合体滋养细胞;③胚泡和子宫内膜同步发育且功能协调;④孕妇体内有足够数量的孕酮,子宫有一个极短的敏感期允许受精卵着床。受精卵着床需经过定位、黏附和穿透3个过程。定位是指着床前透明带消失,晚期胚泡以其内细胞团端接触子宫内膜,多着床在子宫后壁上部;黏附是指晚期胚泡黏附在子宫内膜后,滋养细胞开始分化为两层,外层为合体滋养细胞层(是执行功能的细胞),内层为细胞滋养细胞层(是分裂生长的细胞);穿透是指合体滋养细胞分泌蛋白溶解酶,溶解子宫内膜,完全埋入子宫内膜中且被内膜覆盖。

受精卵着床后,子宫内膜迅速发生蜕膜变。按蜕膜与胚泡的部位关系,将蜕膜分为3部分。①底蜕膜:是指与胚泡及滋养层接触的子宫肌层的蜕膜,以后发育成为胎盘的母体部分;②包蜕膜:是指覆盖在胚泡表面的蜕膜,随胚泡发育逐渐突向宫腔并退化,因羊膜腔明显增大,使包蜕膜与真蜕膜相互融合无法分开;③真蜕膜:是指底蜕膜及包蜕膜以外覆盖子宫腔其他部分的蜕膜。

(二)胚胎及胎儿发育

受精后8周的人胚称为胚胎,是其主要器官结构完成分化的时期。受精后9周起称为胎儿,是其各器官进一步发育渐趋成熟时期。临床上妊娠时间通常从孕妇末次月经第 1 天开始计算,以 4 周为 1 个妊娠月,共 10 个妊娠月,全程共计 280d。按妊娠每 4 周为单位,将对胚胎及胎儿发育的特征描述如下。

4 周末:可辨认胚盘与体蒂。

8 周末:胚胎初具人形,能分辨出眼、耳、口、鼻、四肢。各器官正在分化发育,心脏已形成。B 型超声显像可见心脏搏动。

12 周末:胎儿身长约 9cm,顶臀长 6.1cm,体重约 14g。外生殖器已发育,胎儿四肢可活动,肠管已有蠕动。

16 周末:胎儿身长约 16cm,顶臀长 12cm,体重约 110g。从外生殖器可判断胎儿性别。头皮已长出毛发,胎儿开始出现呼吸运动。部分经产妇自觉有胎动。

20 周末:胎儿身长约 25cm.顶臀长 16cm,体重约 320g。全身覆有胎脂及毳毛,见少许头发。开始出现吞咽、排尿功能。用听诊器经孕妇腹壁可听到胎心音。

24 周末:胎儿身长约 30cm,顶臀长 21cm,体重约 630g。各脏器已发育,皮下脂肪开始沉积,但皮肤仍皱缩。出现眉毛。

28 周末:胎儿身长约 35cm,顶臀长 25cm,体重约 1000g。皮下脂肪少,皮肤粉红色。有呼吸运动,但因肺泡 2 型细胞产生的表面活性物质含量较少,出生后易患特发性呼吸窘迫综合征。

32 周末:胎儿身长约 40cm,顶臀长 28cm,体重约 1700g。皮肤深红,面部毳毛已脱落。睾丸开始下降。出生后存活率不高。

36 周末:胎儿身长约 45cm,顶臀长 32cm,体重约 2500g。皮下脂肪较多,面部皱纹消失,全身毳毛明显减少。指(趾)甲已达指(趾)端。出生后能啼哭及吸吮,生活力良好。出生后基本可存活。

40 周末:胎儿身长约 50cm,顶臀长 36cm,体重约 3400g。胎头双顶径大于 9.0cm。皮下脂肪多,全身皮肤粉红色,外观体型丰满,足底皮肤有纹理。女性大小阴唇发育良好,男性睾丸已下降至阴囊内。出生后哭声响亮,吸吮能力强,能很好存活。

二、胎儿附属物的形成及功能

胎儿附属物是指胎儿以外的组织,包括胎盘、胎膜、脐带和羊水。

(一)胎盘

胎盘是母体与胎儿间进行物质交换的器官,是胚胎与母体组织的结合体,由羊膜、叶状绒毛膜和底蜕膜构成。

1.胎盘的构成

(1)羊膜:为半透明膜,表面光滑,无血管、神经及淋巴,具韧性,位于胎盘的胎儿面,胎盘的最内层。

(2)叶状绒毛膜:是胎盘的主要部分。晚期囊胚着床后,滋养层迅速分裂增生。随胚胎发育,绒毛也迅速发育,约受精后第三周末,绒毛内血管形成,胎盘循环建立,胎儿-胎盘循环在胚胎血管与绒毛血管连接之后完成。与底蜕膜相接触的绒毛因营养丰富发育良好,称叶状绒毛膜。每个绒毛干中均有脐动脉和脐静脉,大部分的叶状绒毛逐渐分支,形成初级绒毛干、二级绒毛干、三级绒毛干,向绒毛间隙伸展,形成绒毛终末网。每个绒毛间隙中均有来自子宫的螺旋状小动脉开口,将新鲜的含氧高的母血注入其中,与该处的绒毛中的小血管内的胎儿血进行交换,再经相应的小静脉回流母体血液循环。母儿血液并非直接相通,而是隔着毛细血管壁、绒毛间质、绒毛上皮与母血进行物质交换。靠的是渗透、扩散和细胞的选择力,再经脐静脉返回胎儿体内。

(3)底蜕膜:构成胎盘的母体部分,占足月妊娠胎盘的很小部分。由固定绒毛的滋养层细胞与底蜕膜,共同形成底层蜕膜板。从此板向绒毛方向伸出一些蜕膜间隔,将胎盘母体面分成肉眼可见的 20 个左右胎盘小叶。分娩时胎盘由此处剥离。

2.足月妊娠时胎盘的结构

胎盘约在妊娠 12～16 周完全形成。妊娠足月时胎盘呈椭圆形或圆形,重约 450～650g,直径 16～20cm,厚 1～3cm,中间厚,边缘薄。分胎儿面与母面。胎儿面覆盖羊膜呈灰色,光滑半透明,脐带附着中央或附近,血管从附着点向四周呈放射状分布,分支伸入胎盘各小叶直达边缘。母体面与官壁的底蜕膜紧贴,呈暗红色,表面粗糙不平,由蜕膜间隔形成的浅沟将胎盘分为 15～20 个胎盘小叶,有的表面可见散在的钙化斑点。

3.胎盘的功能

胎盘的功能较复杂,主要是通过简单扩散、易化扩散、主动运转、膜融合 4 种方式完成物质交换和转运。

(1)气体交换:O_2 是维持胎儿生命最重要的物质。主要是利用胎血和母血中 O_2 与 CO_2 分压的差异,在胎盘中通过简单扩散作用进行气体交换。胎儿血红蛋白对 O_2 的亲和力强,能从母血中获得充分的 O_2,而 CO_2 通过绒毛间隙直接向母体迅速扩散。

(2)供应营养:胎儿生长发育所需要的葡萄糖、氨基酸、脂肪酸、维生素、电解质和水溶性维生素等经胎盘输送给胎儿,同时胎盘产生各种酶,如氧化酶、还原酶、水解酶等,将物质分解成为单质(如脂肪酸、氨基酸,或合成加工成糖原、蛋白质、脂肪等),通过易化扩散和主动运输的方式供给胎儿。可替代胎儿消化系统的功能。

(3)排出废物:胎儿的代谢产物如尿素、尿酸、肌酐、肌酸等,经胎盘渗入母血,由母体排出体外。可替代胎儿泌尿系统的功能。

(4)防御功能:胎盘可防止一般细菌及其他病原体直接通过,但屏障作用极有限,某些病原体(如细菌、弓形虫、衣原体、支原体、螺旋体等)可在胎盘形成病灶,破坏绒毛结构进入胎儿体内。各种体积微小病毒(如肝炎病毒、风疹病毒、巨细胞病毒)及分子量微小的有害药物均可通过胎盘影响胎儿。母血中免疫抗体如 IgG 能通过胎盘进入胎体,使胎儿出生后短时间内获得被动免疫力。

(5)合成功能:主要合成激素和酶。如绒毛膜促性腺激素(HCG)、胎盘生乳素(HPL)、雌激素、孕激素、妊娠特异性 β_1 糖蛋白($Ps\beta_1G$)、缩宫素酶、耐热性碱性磷酸酶等。

(二)胎膜

由平滑绒毛膜和羊膜组成。平滑绒毛膜为胎膜的外层,妊娠晚期与羊膜紧贴。内层为羊膜,与覆盖胎盘、脐带的羊膜层相连接。完整的胎膜可防止细菌入侵宫腔,也可能与甾体激素代谢有关,对分娩发动有一定作用。

(三)脐带

脐带是连接胎儿与胎盘的纽带。一端连于胎儿腹壁的脐轮,另一端附着于胎盘胎儿面中央,孕足月时长约 30～70cm,平均约 50cm,直径 1.0～2.5cm,外层为羊膜,内有两条脐动脉和一条脐静脉,血管周围由胶样结缔组织(华通胶)填充,主要保护脐带内血管。由于脐血管较长,常呈螺旋状迂曲。脐带是母儿进行物质交换的重要通道,一旦受压可引起血运障碍,致胎儿窘迫,甚至危及胎儿生命。

(四)羊水

充满羊膜腔内的液体称羊水。

1.羊水的形成

孕早期,主要是母体血清经过胎膜进入羊膜腔的透析液。孕中期后,胎儿尿液是羊水的重要来源。羊水不断产生又不断被羊膜吸收及胎儿原因,使羊水保持动态平衡。

2.羊水的成分、性状与量

(1)羊水的成分、性状:足月妊娠时羊水呈弱碱性,pH 值约为 7.20,比重为 1.007～1.025。孕早期为透明液,孕晚期羊水内含有胎儿脱落的毳毛、毛发、脂肪、无机盐和上皮细胞等,略浑浊。

(2)羊水的量:孕 8 周时 5～10mL,后随孕周而增多,孕 38 周可达 1000mL,此后逐渐减少,足月时约 800mL。过期妊娠量明显减少,可减少至 300mL 以下。

3.羊水的功能

(1)保护胎儿:羊水在宫内是胎儿的外围保护层,可防止胎体与羊膜粘连;起缓冲作用,避免直接受到外伤;保持有一定的活动度;保持胎儿的体液平衡;维持宫腔内的恒温,利于胎儿生长发育;临产宫缩时,使压力均匀分布,避免胎儿局部受压及脐带受压。

(2)保护母体:减少胎动时对母体的不适感;临产后帮助宫颈口及阴道的扩张;破膜后,羊水可冲洗和润滑产道,减少感染机会。

三、妊娠期母体的变化

(一)生殖系统变化

1.子宫

(1)宫体:宫体逐渐增大变软。子宫由非孕时(7～8)cm×(4～5)cm×(2～3)cm 增大至妊娠足月时 35cm×25cm×22cm。宫腔容量非孕时约 10mL 或更少,至妊娠足月子宫内容物约 5000mL 或更多,增加数百倍。子宫重量由非孕时的 50g 增加至足月时的 1000g 左右,约为非孕时的 20 倍。主要是子宫平滑肌细胞肥大以及少量肌细胞、结缔组织增生以及血管增多、增粗等。肌细胞可由非孕时长 20μm、宽 2μm,至足月长 500μm、宽 10μm,胞浆内充满有收缩性能的肌动蛋白和肌浆球蛋白,为临产后子宫阵缩提供物质基础。子宫肌壁厚度非孕时约 1cm 至妊娠中期逐渐增厚达 2.0～2.5cm,至妊娠晚期又逐渐变薄,妊娠足月厚度为 1.0～1.5cm 或更薄。

妊娠早期子宫形状如倒梨形,且不对称,至孕 12 周后增大子宫逐渐均匀对称呈球形,至妊娠晚期呈长椭圆形至足月。妊娠 12 周前子宫位于盆腔内,随着妊娠进展子宫长大,从盆腔上升入腹腔并轻度向右旋转,子宫发生右旋多认为与盆腔左侧有乙状结肠及直肠占据有关。

子宫各部增长速度不同,宫底于妊娠晚期增长最快,宫体含肌纤维最多,子宫下段次之,宫颈最少,以适应临产后子宫阵缩由宫底向下递减,促使胎儿娩出。自妊娠12~14周子宫出现不规律无痛性收缩,可由腹部检查触知,孕妇有时能感觉到。特点为稀发、不规律和不对称,尽管其幅度及频率随妊娠进展而逐渐增加,直至妊娠晚期,但宫缩时宫腔内压力通常在0.7~3.3kPa,持续时间约为30s,这种无痛性宫缩称为Braxton Hicks收缩,宫缩有促进子宫血窦和绒毛间隙中血液循环的作用。在妊娠足月时子宫血流量为450~650mL/min,比非孕期增加4~6倍,其中5%供肌层,10%~15%供子宫蜕膜层,80%~85%供胎盘。宫缩时子宫血流量明显减少。

(2)子宫峡部:位于宫体与宫颈之间最狭窄部位,是子宫的解剖内口与组织内口间的一狭窄地带,长0.8~1cm,随着妊娠进展,峡部逐渐伸展、拉长并变薄,形成子宫下段.分娩时可进一步伸展至7~10cm长,在有梗阻性分娩发生时,易在该处发生破裂。

(3)宫颈:妊娠早期宫颈黏膜充血及组织水肿,使其肥大、呈紫蓝色并变软。宫颈由于腺体肥大,增生并向外、向深部伸展,使鳞-柱状上皮的交界向宫颈表面推移,外观色红如糜烂状。宫颈腔内腺体分泌,黏液增多,形成黏稠黏液栓,有保护宫腔免受细菌侵袭的作用。接近临产时,宫颈管变短并出现轻度扩张。

2.卵巢

妊娠晚期略增大,排卵和新卵泡均停止。受孕后卵巢黄体因受绒毛膜促性腺激素刺激继续生长成为妊娠黄体。妊娠黄体较大,可形成体腔,内含黄色液体,是产生雌、孕激素的主要器官,对维持早期妊娠有重要作用。妊娠黄体的功能在妊娠头6~8周最大,约于妊娠10周完全被胎盘取代,黄体开始萎缩。

3.输卵管

妊娠期输卵管伸长,但肌层并不增厚,黏膜层上皮细胞略变扁平,在基质中可出现蜕膜细胞,有时黏膜呈蜕膜样改变。

4.阴道

妊娠期间阴道肌层肥厚,其周围结缔组织变软,血管增多,黏膜增厚,充血呈紫蓝色(Chadwick征),黏膜皱襞增多,伸展性增加。阴道上皮细胞含糖原增加,经乳酸杆菌作用乳酸增多,使阴道pH降低,对控制阴道内致病菌有一定作用。

5.外阴

妊娠期外阴及大小阴唇的肌肉与血管均增加,同时结缔组织变软,大、小阴唇色素沉着,小阴唇及**皮脂腺分泌增多**。

(二)乳房变化

孕期乳房有显著的改变,孕早期的数周内孕妇常感乳房触痛和刺痛。由于乳腺管和腺泡的增多致使乳房增大。乳头变大并有色素沉着而易于勃起,乳晕亦着色,因有较多散在的皮脂腺肥大而形成结节状突起称为蒙氏结节。

已知乳腺细胞膜有**垂体催乳激素受体**,细胞质内有雌激素和孕激素受体,妊娠期间胎盘分泌大量雌激素刺激乳腺腺管发育,分泌大量孕激素刺激乳腺腺泡发育。此外,乳腺发育完善还需垂体催乳素、人胎盘生乳素以及胰岛素、皮质醇、甲状腺激素等参与。妊娠期间虽有大量的多种激素参与乳腺发育，但妊娠期间并无乳汁分泌，可能与大量雌、孕激素抑制乳汁生成有关，于妊娠晚期，尤其在接近分娩期挤压乳房时，可有数滴淡黄稀薄液体溢出，但真正泌乳则在分娩后新生儿吸吮乳头时。

(三)循环系统变化

1.心脏

妊娠晚期因膈肌升高，心脏向左上方移位，更贴近胸壁，心尖搏动左移1～2cm，心浊音界稍扩大。心脏移位使大血管轻度扭曲，加之血流增加及血流速度加快，在多数孕妇的心尖区可听及Ⅰ～Ⅱ级柔和的吹风样收缩期杂音，有的出现第三心音。产后逐渐消失。心脏容量至妊娠晚期约增加10%，心率于妊娠晚期休息时每分钟增加10～15次。心电图因心脏位置改变而轻度电轴左偏。

2.心排出量

心排出量增加是妊娠期循环的重要改变，对维持胎儿生长极为重要。心排出量自妊娠10周逐渐增加，至妊娠32周达高峰。左侧卧位心排出量较未孕时增加约30%。孕妇体位对心排出量有影响，孕妇从仰卧位改至侧卧位时，心排出量约增加22%。每次心排出量平均约80mL，持续此水平直至分娩。临产时，心排出量增加，第二产程用力屏气逼出胎儿时较第一产程心排出量增加更多。胎儿娩出后，子宫血流迅速减少，同时子宫对下腔静脉的压迫解除，致使回心血量剧增，产后1h内心排出量可增加20%～30%，尤以在产褥期第3、第4日内最为严重，此时应注意心功能监测。

3.血压

在妊娠早期及妊娠中期血压变化不大或偏低，在妊娠晚期血压轻度升高。一般收缩压无变化，舒张压因外周血管扩张、血液稀释及胎盘形成动静脉短路而轻度降低，使脉压稍增大。

4.静脉压

妊娠对上肢静脉压无影响。腹静脉压自妊娠20周在仰卧位、坐位或站立时均升高，系因妊娠后盆腔血液回流至下腔静脉血量增加，增大子宫压迫下腔静脉使回心血流受阻。侧卧位可解除子宫压迫，改善静脉回流。由于下肢、外阴及直肠静脉压增高，加之妊娠期静脉壁扩张，孕妇易发生下肢、外阴静脉曲张和痔疮。孕妇长时间处于仰卧位姿势，能引起回心血量减少，心排出量随之减少，使血压下降，即发生仰卧位低血压综合征。

(四)血液变化

1.血容量

孕妇血容量于第6～8周开始逐渐增加，妊娠中期增长迅速，至32～34周达峰值，增加40%～45%，约1450mL，此后直至分娩呈平坡状态。血浆增加多于红细胞增加，血浆平均增加1000mL，红细胞平均增加450mL，约占血容量增加总量的1/3，出现血液稀释。

2.血液成分

(1)红细胞：妊娠期骨髓不断产生红细胞，网织红细胞轻度增多，红细胞到足月妊娠时增加33%。由于血液稀释，红细胞计数约为 $3.6×10^{12}/L$ (非孕妇女约为 $4.2×10^{12}/L$)，血红蛋白值约为110g/L(非孕妇女约为130g/L)，血细胞比容从未孕时0.38～0.47降至0.31～0.34。孕妇储备铁约为 0.5g，为适应红细胞增加和胎儿生长及孕妇各器官生理变化的需要，孕妇容易缺铁，应在妊娠中、晚期开始补充铁剂，以防血红蛋白值过分降低。

（2）白细胞：从妊娠 7～8 周开始轻度增加，至妊娠 30 周达高峰，为 $(5～12)×10^9/L$，有时可达 $15×10^9/L$［非孕妇女为 $(5～8)×10^9/L$］，主要为中性粒细胞增多，而单核细胞和嗜酸粒细胞几乎无改变。近期研究表明，中性粒细胞趋化性受损是细胞缺陷的表现，孕晚期孕妇中性粒细胞黏附减少，这可解释为什么孕妇感染率高。

（3）凝血因子：妊娠期血液处于高凝状态。因子 Ⅱ、因子 Ⅴ、因子 Ⅶ、因子 Ⅷ、因子 Ⅸ、因子 Ⅹ 增加，仅因子 Ⅺ、因子 Ⅻ 降低。血小板数无明显改变。妊娠晚期凝血酶原时间及活化部分凝血活酶时间轻度缩短，凝血时间无明显改变。血浆纤维蛋白原含量比非孕妇女约增加 50%，于妊娠晚期平均达 4.5g/L（非孕妇女平均为 3g/L），改变红细胞表面负电荷，出现红细胞线串样反应。故红细胞沉降率加快，可达 100mm/h。妊娠期纤溶酶原显著增加，优球蛋白溶解时间明显延长，表明妊娠期间纤溶活性降低，是正常妊娠的特点，胎盘可能与此有关。

（4）血浆蛋白：由于血液稀释，妊娠早期开始降低，至妊娠中期血浆蛋白为 60～65g/L，主要是白蛋白减少，约为 35g/L，以后持续此水平直至分娩。

（五）泌尿系统变化

由于孕妇及胎儿代谢产物增多，肾脏负担加重。妊娠期肾脏略增大，肾血流量及肾小球滤过率于妊娠早期均增加，整个妊娠期间维持高水平，肾血浆流量比非孕时约增加 35%，肾小球滤过率约增加 50%。孕妇体位对肾脏血流动力学的改变及肾小球滤过率有较大的影响，孕妇仰卧位的尿量以及钠的排泄与侧卧位相比减少一半，夜尿量多于日尿量。代谢产物尿素、肌酐等排泄增多，其血中浓度则低于非孕妇女。由于肾小球滤过率增加，肾小管对葡萄糖重吸收能力不能相应增加，约 15% 孕妇饭后出现糖尿。

受孕激素影响，泌尿系统平滑肌张力降低。自妊娠中期肾盂及输尿管轻度扩张，输尿管增粗及蠕动减弱，尿流缓慢；且右侧输尿管常受右旋妊娠子宫压迫，右侧较左侧输尿管更延长、扩张、迂曲，可致肾盂积水，孕妇易患急性肾盂肾炎，以右侧多见。孕早期膀胱受增大子宫的压迫其容量减少，排尿次数可增多。孕中期、孕晚期，盆腔内肌肉和结缔组织增生充血，膀胱向前上方移位，膀胱底部扩大加宽。受激素影响膀胱表面血管增粗、黏膜充血、水肿，在分娩过程中易出现损伤和感染，约有 3% 的孕妇在排尿时因膀胱收缩、内压增高，部分尿液逆流入输尿管中，易引起上行性泌尿系感染。妊娠期由于膀胱松弛，常出现张力性尿失禁，同时膀胱张力降低，容量逐渐增加，可达 1500mL，但排尿后可无残留尿。

（六）呼吸系统变化

妊娠期随子宫增大，横隔上升 4cm，使胸廓上移并增宽，主要表现为肋膈角增宽、肋骨向外扩展，胸**廓横径**及前后径加宽使周径加大 5～10cm。孕妇耗氧量于妊娠中期增加 10%～20%，而肺通气量约增加 40%，有过度通气现象，使动脉血氧分压增高达 12.2kPa，二氧化碳分压降至 4.3kPa，有利于供给孕妇及胎儿所需的氧，经胎盘排出胎儿血中的二氧化碳。妊娠晚期子宫增大，膈肌升高且膈肌活动幅度减少，胸廓活动加大，以胸式呼吸为主，气体交换保持不减。妊娠期呼吸次数**变化不大**，每分钟不超过 20 次，但呼吸较深。

归纳妊娠期肺功能的变化有：①肺活量无明显改变；②通气量每分钟约增加 40%，潮气量约增加 39%;③残气量约减少 20%;④肺泡换气量约增加 65%;⑤上呼吸道(鼻、咽、气管)黏膜增厚,轻度充血、水肿,易发生上呼吸道感染。

(七)消化系统变化

妊娠期齿龈受大量雌激素影响而肥厚,齿龈容易充血、水肿,易致齿龈出血、牙齿松动及龋齿。妊娠期胃肠平滑肌张力降低,贲门括约肌松弛,胃内酸性内容物逆流至食管下部产生胃烧灼感。胃液中游离盐酸及胃蛋白酶分泌减少。胃排空时间延长,易出现上腹部饱胀感,孕妇应防止饱餐。肠蠕动减弱,粪便在大肠停留时间延长出现便秘,常引起痔疮或使原有痔疮加重。

肝脏无明显增大,肝功能无明显改变。孕期血容量及心排出量均增加,但肝脏的血流量在孕期无明显改变,故心排出量分配到肝脏的血液比例减少,肝脏解毒排毒功能有所下降。妊娠期间血清胆固醇增加 25%~50%,甘油三酯增加 150%,分娩后迅速下降,产褥期后逐渐恢复正常。血清清蛋白量下降,球蛋白量轻度增加,因而清蛋白与球蛋白比例下降。由于妊娠期间胆囊扩张、排空时间延长,胆管平滑肌松弛,胆汁中的胆固醇水平增高、胆汁黏稠淤积,妊娠期间容易诱发胆石病。妊娠晚期血清胆红素水平升高及尿胆红素排泄增多,而胆红素耐量降低。

妊娠期间由于雌、孕激素以及胎盘生乳素等的作用,胰岛 B 细胞增生、肥大以及过度分泌,胰岛素分泌增加,致使孕妇空腹血糖稍低于非孕妇女,进行糖耐量试验时有发现孕妇有高血糖及高胰岛素血症时期延长,同时还有胰高血糖素受阻抑现象,这些改变导致肝细胞糖原的合成及储备减少。

(八)皮肤变化

孕妇腺垂体分泌促黑素细胞激素增加,增多的雌、孕激素有黑色素细胞刺激效应,使黑色素增加,导致孕妇乳头、乳晕、腹白线、外阴等处出现色素沉着。颧颊部并累及眶周、前额、上唇和鼻部,边缘较明显,呈蝶状褐色斑,习称妊娠黄褐斑,于产后自行消退,随妊娠子宫的逐渐增大和肾上腺皮质于妊娠期间分泌糖皮质激素增多,该激素分解弹力纤维蛋白,使弹力纤维变性,加之孕妇腹壁皮肤张力加大,使皮肤的弹力纤维断裂,呈紫色或淡红色不规律平行略凹陷的条纹,称为妊娠纹,见于初产妇。旧妊娠纹呈银色光亮,见于经产妇。

(九)内分泌系统变化

孕期母体内分泌功能有显著改变:一是母体原有内分泌腺功能活动增强;二是胎儿与胎盘在发育期间逐渐发展自身的内分泌系统(胎儿-胎盘单位)与功能。胎儿-胎盘单位的功能又影响母体内分泌系统的结构与功能,两者共同担负着维持整个妊娠过程的激素调控任务。

孕妇脑垂体、甲状腺、甲状旁腺、肾上腺均有不同程度增大,所分泌的催乳素、甲状腺素 T_4、甲状旁腺素、肾上腺皮质激素、醛固酮均增加。

1.垂体

妊娠期垂体稍增大,尤其在妊娠晚期,腺垂体增生肥大明显。嗜酸细胞肥大增多,形成"妊娠细胞"。

(1)促性腺激素:在妊娠早期,妊娠黄体及胎盘分泌大量雌、孕激素,对下丘脑及腺垂体形成负反馈作用,使卵泡刺激素及黄体生产素分泌减少,故妊娠期间卵巢内的卵泡不再发育成熟,也无排卵。

(2)催乳激素:从妊娠 7 周开始增多,随妊娠进展逐渐增量,妊娠足月分娩前达高峰约

$150\mu g/L$，为非孕妇女 $15\mu g/L$ 的 10 倍。催乳激素有促进乳腺发育的作用，为产后泌乳做准备。分娩后不哺乳，催乳素于产后 3 周内降至非孕时水平，哺乳者多在产后 $80\sim100$ 天或更长时间才降至非孕时水平。

2.肾上腺皮质

（1）皮质醇：为理糖激素，因妊娠期雌激素大量增加，使中层束状带分泌皮质醇增多 3 倍，进入血液循环约 75% 与肝脏产生的皮质甾类结合球蛋白结合，15% 与白蛋白结合。血中皮质醇虽大量增加，起活性作用的游离皮质醇仅为 10%，故孕妇无肾上腺皮质功能亢进表现。

（2）醛固酮：为理盐激素。外层球状带分泌醛固酮，于妊娠期增多 4 倍，起活性作用的游离醛固酮仅为 $30\%\sim40\%$，不致引起水钠潴留。

（3）睾酮：使内层网状带分泌睾酮增加，孕妇阴毛、腋毛增多增粗。

3.甲状腺

妊娠期由于腺组织增生和血管增多，甲状腺呈中等度增大.约比非孕时增大 65%。大量雌激素使肝脏产生甲状腺素结合球蛋白（TBG）增加 $2\sim3$ 倍。血中甲状腺激素虽增多，但游离甲状腺激素并未增多，孕妇无甲状腺功能亢进表现。孕妇与胎儿体内促甲状腺激素均不能通过胎盘，各自负责自身甲状腺功能的调节。

4.甲状旁腺

妊娠早期孕妇血浆甲状旁腺素水平降低，随妊娠进展，血容量和肾小球滤过率的增加以及钙的胎儿运输，导致孕妇血浆钙浓度缓慢降低，造成甲状旁腺素在妊娠中、晚期逐渐升高，出现生理性甲状旁腺功能亢进的表现。

（十）新陈代谢的变化

1.基础代谢率（BMR）

BMR 于妊娠早期稍下降，于妊娠中期渐增高，至妊娠晚期可增高 $15\%\sim20\%$。

2.体重

妊娠 12 周前体重无明显变化。妊娠 13 周起体重平均每周增加 350g，直至妊娠足月时体重平均增加 12.5kg，包括胎儿（3400g）、胎盘（650g）、羊水（800g）、子宫（970g）、乳房（405g）、血液（1450g）、组织间液（1480g）及脂肪沉积（3345g）等。

3.碳水化合物代谢

妊娠期胰岛功能旺盛，分泌胰岛素增多，使血中胰岛素增加，故孕妇空腹血糖值稍低于非孕妇女，糖耐量试验血糖增高幅度大且恢复延迟。可能由于胎盘分泌的激素有阻抑胰岛素的作用，依此有利于维持餐后葡萄糖对胎儿的供应。

4.脂肪代谢

妊娠期肠道吸收脂肪能力增强，血脂增高，脂肪能较多积存。妊娠期能量消耗多，糖原储备减少。遇能量消耗过多时或过度饥饿时，体内动用大量脂肪使血中酮体增加发生酮血症。孕妇尿中出现酮体多见于妊娠剧吐时，或产妇因产程过长、能量过度消耗使糖原储备量相对减少时。

5.蛋白质代谢

孕妇对蛋白质的需要量增加，呈正氮平衡状态。孕妇体内储备的氮（1g 氮等于 6.25g 蛋白质),除供给胎儿、胎盘生长及子宫、乳房增大的需要外,还为分娩期消耗做准备。故孕期应增加蛋白质的补充。

6.水代谢

孕期水潴留增加,妊娠期机体水分平均增加 6.5L,其中胎儿、胎盘、羊水约 3.5L,其余则为子宫、乳房组织增大、血容量的扩充以及组织间液的增加。妊娠期间水潴留主要发生在组织间液,至妊娠晚期组织间液可增加 1~2L。促使组织间液增多之原因有以下几方面:孕期雌激素增加,雌激素可使组织间隙基质所含的黏多糖产生去聚合作用,而发生水、电解质在组织间隙的潴留;孕期血浆白蛋白下降,血浆胶体渗透压亦下降,而致组织间隙体液增加;孕期由于子宫增大可阻碍下腔静脉血液回流,使下肢血液淤滞,由于静脉压力超过血浆渗透压,致使体液透过管壁在组织间隙潴留,若孕妇改变体位为侧卧位,则部分积聚的液体可随尿液排出。

7.矿物质代谢

胎儿生长发育需要大量钙、磷、铁。胎儿骨骼及胎盘的形成,需要较多的钙,妊娠晚期的胎儿体内含钙 25g、磷 14g,绝大部分是妊娠最后 2 个月内积累,至少应于妊娠最后 3 个月补充维生素 D 及钙,以提高血钙值。胎儿造血及酶合成需要较多的铁,孕妇储存铁量不足,需补充铁剂,整个孕期孕妇大概需要补充约 1000mg 铁,否则会因血清铁值下降发生缺铁性贫血。

(十一)骨骼、关节及韧带变化

骨质在妊娠期间通常无改变,仅在妊娠次数过多、过密又不注意补充维生素 D 及钙时,能引起骨质疏松症。妊娠晚期孕妇重心向前移,为保持身体平衡,孕妇头部与肩部应向后仰,腰部向前挺,形成典型孕妇姿势。部分孕妇自觉腰骶部及肢体疼痛不适,还可能与松弛素使骨盆韧带及椎骨间的关节、韧带松弛有关。

第二节　正常妊娠

一、早期妊娠诊断

(一)早期妊娠的病史与症状

1.停经

停经是妊娠最早的症状,凡月经周期正常的健康已婚或有性生活史的妇女,月经过期 10d以上应考虑妊娠的可能。停经已超过 8 周者,妊娠可能性更大。但以下情况值得注意。

(1)妊娠并非都有停经史:哺乳期及人工流产后月经尚未恢复而妊娠者或由于某种原因有意将停经史隐瞒,可无明确的停经史。少数妊娠在相当于月经期时有少量阴道出血,也会被误认为月经。

(2)有停经史并非都是妊娠:多种原因可造成停经。个别惧怕妊娠或急盼妊娠者不仅可以停经,而且还会出现一系列类似妊娠反应的表现,造成假孕。

2.早孕反应

停经 6 周左右,孕妇常出现恶心、呕吐、头晕、乏力、食欲不振、偏食、厌油腻等症状,常在晨起时明显,统称为早孕反应。早孕反应一般不重,妊娠 12 周左右自然消失。

3.尿频

妊娠早期出现尿频，是由于增大的子宫在盆腔内压迫膀胱所致，当增大的子宫进入腹腔，症状可消失。

4.其他症状

孕妇感觉乳房轻度胀痛和乳头疼痛，这是由于乳腺细胞和乳腺小叶增生所致。部分孕妇可感觉下腹隐痛或腰骶部酸痛。

(二)体征

1.皮肤色素沉着

皮肤色素沉着主要表现在面颊部及额部出现褐色斑点，典型者呈蝴蝶状，但并非妊娠所特有。

2.乳房

检查时可见乳头及乳晕着色加深，乳晕周围出现蒙氏结节；哺乳期妊娠者，常出现乳汁分泌突然减少。

3.生殖器官的变化

妊娠6～8周时可见阴道黏膜和宫颈充血呈紫蓝色，子宫增大变软呈球形，子宫峡部变宽而柔软，检查时感觉子宫颈与子宫体似不相连，称为黑格征(Hega's sign)。妊娠8周时，子宫体约为非孕时的2倍大，12周时约为非孕时的3倍大，此时在耻骨联合上多可触及。

4.脉象变化

妊娠脉象滑而略数。

(三)辅助检查

1.妊娠试验

测定血或尿中人绒毛膜促性腺激素(HCG)是目前诊断早孕最常用的方法，具体方法详见相关章节。

2.超声波检查

(1)B型超声显像法：是诊断早期妊娠快速准确的方法，同时还可用于胎龄估计。①妊娠显像：妊娠囊是子宫内出现的最早的影像，在妊娠第4～5周时可以出现，妊娠第6周可以100%地被检出。若妊娠囊内出现胎芽、胎心搏动和胎动，这是妊娠确诊的依据。②胎龄估计：对于月经不准，没有明确停经史者，可以应用超声波检查估计妊娠的时间，胚囊的大小以及胚芽的发育状态，作为妊娠发育和预后的重要指标，在估计胎龄时，妊娠10周以前测量胚囊直径较好，而10周以后头臀长的准确率较高。

(2)**超声多普勒法**：在增大的子宫区内，最早在妊娠7周时，用超声多普勒仅能听到有节律、单一高调的胎心音，胎心率多在150～160/min，可确诊为早期妊娠且为活胎。

3.基础体温测定

对于月经周期正常的妇女，基础体温高温相持续达18d以上，妊娠可能性大。尽管患者自己也能作出早期妊娠的**诊断**，但仍需根据病史、体征和辅助检查综合判断，对临床表现不典型者，应注意与卵巢囊肿、**囊性变**的子宫肌瘤以及膀胱尿潴留相鉴别。

二、中晚期妊娠的诊断

妊娠中晚期,子宫明显增大,可以触及胎体,听到胎心,确诊并不困难,此时不仅需确诊是否妊娠,而且还应对胎儿的发育、胎位是否正常做出判断。

(一)临床表现

1.子宫

子宫随妊娠进展逐渐增大,腹部检查时,根据手测宫底高度及尺测耻骨联合上子宫底长度,可以判断妊娠周数(表 2-1)。

妊娠中期以后可出现不规律的子宫收缩,这是一种生理现象,有促进子宫胎盘血液循环的作用,对胎儿的生长发育有利,妊娠 28 周以后子宫收缩明显增多。

2.胎体

孕 20 周后,经腹壁可以触及胎体,24 周后基本可以分辨头、体、臀和肢体等,胎头圆如球状,胎背宽而平坦,胎臀宽而软,形状不规则,肢体小并可感到小规则的活动,28 周后可经四步触诊法,检查胎儿的胎产式和胎方位。

表 2-1　不同妊娠周数的宫底高度及子宫长度

妊娠周效	手测宫底高度	尺测耻上子宫长度(cm)
12 周末	耻骨联合上 2～3 横指	
16 周末	脐耻之间	
20 周末	脐下一横指	18(15.3～21.4)
24 周末	脐上一横指	24(22.0～25.1)
28 周末	脐上 3 横指	26(22.4～29.0)
32 周末	脐与剑突之同	29(25.3～32.0)
36 周末	剑突下 2 横指	32(29.8～34.5)
40 周末	脐与剑突之间或略高	33(30.0～35.3)

3.胎心

用 Dopider 胎心听诊器,于孕 12 周可听到胎心音,用普通听诊器,于孕 18～20 周可听到正常胎心音,呈双音如钟表的滴答声,每分钟 120～160 次,孕 24 周以前可在脐耻之间沿中线听取,随胎儿长大,听胎心音的位置上移,24 周以后,胎儿心音多在胎背处听得最清楚,听到胎心音即可确诊妊娠且为活胎。

胎心音应与子宫杂音、腹主动脉音、胎动音、脐带杂音等区别,子宫杂音是一种柔软的吹风样杂音,子宫下段最清楚;腹主动脉音为单调的"咚、咚"响的强音,这两种杂音均与孕妇的脉搏一致;脐带杂音为粗糙的杂音,与胎心率一致,它可能是一过性的,改变体位后消失;胎动音为强弱不一致的无节律音响。

4.胎动

正常妊娠 16～20 周左右孕妇可感到胎动,并随妊娠进展逐渐加强,初次胎动的早晚个体差异很大,不能将此作为妊娠期限的根据。

5.其他

随妊娠进展,乳房增大,乳晕着色更加明显,妊娠晚期时还可以有少量乳汁分泌,但这不是妊娠特有的症状。妊娠中期以后腹中线、会阴部等处可有明显的色素沉着,下腹部以及大腿上1/3外侧均可出现紫红色或粉红色的斑纹,称"妊娠纹"。初产妇为粉红色或紫红色,产后形成斑痕,妊娠纹变成银白色。

(二)辅助检查

1.超声检查

妊娠中期以后,超声检查的目的除确定妊娠外,还可以检测胎儿数目、先露部位、胎儿性别、有无畸形,羊水量的多少,测量胎儿的各种径线以了解胎儿的生长发育情况以及胎盘种植的位置和胎盘成熟度等。近年来通过测量子宫胎盘和胎儿血流,进行胎儿生物物理评分,已成为胎儿宫内监测的手段。

2.胎儿心电图

用单极或双极导联,经孕妇腹壁做胎儿心电图,妊娠 12 周以后,即能显示较规律的图形,20 周后成功率更高,对诊断胎心异常有一定价值。

(三)胎位的诊断

1.胎产式

胎体纵轴与母体纵轴的关系称胎产式。两纵轴平行者称纵产式,两纵轴垂直者称横产式,两纵轴交叉呈角度者称斜产式,属暂时的,在分娩过程中多数转为纵产式,偶尔转为横产式。

2.胎先露

最先进入骨盆入口的胎儿部分称胎先露。纵产式有头先露及臀先露,横产式为肩先露。头先露因胎头屈伸程度不同又分为枕先露、前囟先露、额先露及面先露。臀先露因入盆的先露部分不同,又分为混合臀先露、单臀先露、单足先露和双足先露。偶见头先露或臀先露与胎手或胎足同时入盆,称复合先露。

3.胎方位

胎儿先露部的指示点与母体骨盆的关系称胎方位,简称胎位。枕先露以枕骨、面先露以颏骨、臀先露以骶骨、肩先露以肩胛骨为指示点。

通过腹部视诊、腹部触诊和必要时的肛门指诊、阴道检查及 B 型超声检查,确定胎产式、胎先露及胎方位。

三、胎产式、胎先露及胎方位

妊娠 28 周以前,羊水量较多、胎体较小,胎儿在子宫内的活动范围大,胎儿位置常不固定。妊娠 32 周后,胎儿生长快、羊水量相对减少,胎儿与子宫壁贴近,胎儿位置相对恒定。

(一)胎姿势

胎儿在子宫内的姿势称为胎姿势。正常胎姿势为胎头俯屈,颏部贴近胸壁,脊柱略前弯,四肢屈曲交叉于胸腹前,胎儿体积及体表面积明显缩小,呈头端小、臀端大的椭圆形,以适应宫腔形状。

(二)胎产式

胎体纵轴与母体纵轴的关系称为胎产式。两纵轴平行者称纵产式,占妊娠足月分娩总数的 99.75%;两纵轴垂直者称为横产式,仅占妊娠足月分娩总数的 0.25%。两纵轴交叉呈角度者称为斜产式,多在分娩过程中转为纵产式,偶尔转成横产式。

(三)胎先露

最先进入骨盆入口的胎儿部分称胎先露。纵产式有头先露及臀先露,头先露根据胎头屈伸程度不同分为枕先露、前囟先露、额先露及面先露;臀先露根据先露部分不同分为混合臀先露、单臀先露、单足先露和双足先露。头先露或臀先露与胎手或胎足同时入盆,称复合先露。横产式为肩先露。

(四)胎方位

胎儿先露部的指示点与母体骨盆的关系称胎方位。枕先露、面先露、臀先露、肩先露的指示点分别为枕骨、颏骨、骶骨、肩胛骨。因每个指示点与母体骨盆左、右、前、后、横的关系而有不同的胎位。如枕先露时,胎头枕骨位于母体骨盆的左前方,即为枕左前位,其余类推。

第三节　产前检查

分娩前准备,是指所有孕妇在妊娠期要安排好住院分娩的场所,当出现临产症状时,应送到预定医院住院,医务人员需仔细耐心的做好分娩前的检查。产科检查、体检,包括妊娠期、分娩期以母子两者为重点与其他学科有所不同的检查方法。此时稍有不慎,将失掉治疗机会,给母婴带来损害和后遗症。

孕妇在分娩前身体会发生急骤变化,一般症状轻微,容易被产妇所忽略。医务人员对临产前住院孕产妇应进行以下检查。

一、分娩前体检

对分娩前住院的产妇检查与孕期检查一样,包括问诊、一般全身检查、腹部外诊、肛查或阴道检查、骨盆测量和化验等。有时产妇临产后,分娩进展急速,很难详细问诊、仔细检查,尤其当产妇临产破水、产程进展快时,容易发生异常和误诊。

(一)体检

首先询问产前检查结果和过去分娩史,核实预产期,了解本次妊娠期间的情况,有无头痛、头晕眼花、水肿、恶心、呕吐等症状或其他不适,然后了解临产后的情况,并做全面查体,包括以下几方面。

(1)是否已经开始临产及进入产程阶段。

(2)如已临产,是不是正常产程进展,已进入产程何阶段。

(3)**母儿有无高危因素。**

(4)胎位、胎姿势是否正常(根据胎体顺骨盆轴均匀下降进入盆腔、产道检查、产力观察、胎儿大小等做出诊断),如发现异常应做进一步检查和处理。

(5)临产后有无合并症发生,对其预后做出初步估测。

(二)问诊

1.*对有临产前检查的产妇详问如下情况*

(1)阵痛开始时间,自然临产抑或诱发临产。

(2)破水者的破水时间、羊水量、浑浊程度、活动时羊水流出情况。

(3)有无出血,出血时间和出血量。

(4)有无阵痛的、规律的子宫收缩,开始于何时,强弱,发作时间和持续时间,有无剧烈疼痛等。

(5)有无阵痛以外的疼痛,是上腹痛或下腹痛,有无尿痛、尿急、尿频或排尿困难等异常现象,有无体温升高等。

2.对未做过产前临床检查或外院临时转来已临产者

除详细询问临产后的情况外尚需详细询问以下情况。

(1)病史和产史。

(2)家族史。

(3)妊娠、临产经过情况,在他院检查情况和处理情况,亟待解决什么问题等。

(三)全身一般检查

为了了解母儿情况和临产后产程进展情况,必需做如下的检查。

(1)测量血压、体重、体温、脉搏、呼吸,检查有无水肿、贫血以及膀胱、直肠有无胀满情况等。

(2)体温、脉搏、呼吸的测试对产妇有无心、肺功能异常和感染有启示作用。测量血压可发现有无慢性高血压合并妊娠或合并妊高征等。体重超量增加提示有隐性水肿,对明显的水肿、贫血应及时做有效的处理。最后对乳房的发育、乳头是否正常都应注意检查,并及时进行母乳喂养的宣传教育和指导。

(四)腹部诊查

(1)望诊:产妇平卧在产床上,医师站在孕妇右侧。检查腹部皮肤瘢痕、妊娠纹、色素沉着、腹部形态等。

(2)触诊:注意胎儿大小,胎位,胎先露与骨盆入口的关系,胎头是否衔接,宫高是否与孕周相符以及腹部的一般情况。

1)子宫底高度:有无压痛、羊水多少,胎位、胎势有无异常。

2)胎头是否衔接:如果胎头浮动于盆口上应考虑胎头浮动的原因。一般孕 38~40 周胎头基本进入盆口或衔接,如果孕足月或临产时胎头浮动未入盆者,应考虑有:①盆头不称;②骨盆狭窄;③胎儿过大;④儿头屈曲不良;⑤儿头偏于髂窝;⑥枕后位;⑦枕横位;⑧儿头仰伸;⑨宫颈不成熟或错算预产期等。可做骑跨试验,胎头高于耻骨联合上为阳性,压胎头进入盆口为阴性。阳性者有难产可能,必要时作 X 线检查,照骨盆正侧位像以资诊断。

3)子宫收缩:当阵痛发作时可触摸腹部子宫记录子宫收缩的间隔时间和收缩持续时间,阵痛过强、过弱,都需注意及时给以处理。

4)宫口开全或发生梗阻可在腹部摸到子宫生理收缩环的高低,发现有无异常等。

(3)听诊:随着分娩的进展胎心音逐渐向下移,可在下腹用 DeLee 氏听诊器清楚地听到胎心音,必要时可用胎心率监护仪监护胎心率。以后每听一次胎心与子宫收缩的阵痛曲线同时划在产程图上。连续动态观察母子情况。胎心音小于 100bpm 或大于 160bpm 者,表示胎儿宫内窒息,需积极找出原因并处理。

(五)肛查或阴道检查

了解胎先露下降情况外诊是粗略的估计,阴道检查可以确诊。

一般正常情况下,为避免感染,对临产产妇应做肛查。医师带指套涂油直接插入肛门直肠内触诊。如肛查不够满意,可借阴道检查证实。但需消毒外阴,带消毒手套。应避免不必要的阴道检查。阴道检查包括如下各项。

(1)软产道、会阴伸展情况,耻骨弓高低、形态,有无瘢痕、畸形,有无病变,阴道有无狭窄、静脉曲张,软硬度,宫颈管消失程度,软硬、开大情况,位置等,并给以宫颈评分,可按 Bishop 评分法进行。

(2)有无胎胞凸出,其紧张程度,有无羊水流出。

(3)宫口与胎头间有无胎盘组织、血块等异常情况。

(4)先露部为头则硬,用手指触摸胎头矢状缝位置,有无产瘤、颅骨重叠等现象。注意产瘤大小、位置。前囟门为四角形(菱形)软凹陷,后囟门为三角形软凹陷。

(5)胎先露下降的程度,儿头旋转和倾势情况等。如儿头浮于盆口之上,手指进入阴道检查,触及耻骨联合后面的上方为头,如先露部在坐棘上 2cm 可为 -2,如为棘平为 $=0$,如在棘下 2cm 可为 $+2$。儿头已衔接者,此时触不到坐棘,也不需触及、儿头达盆底时骨盆前、后壁全不能触及。也不需要触及。

(6)有无胎儿四肢或脐带脱出宫口外。

(7)重点测量骨盆骶耻内径及骨盆中段大小,骨盆侧壁形状,盆腔有无狭窄,骶尾关节活动否,坐骨棘间径及后矢状径的大小,骶骨弧度、前翘、稍弯、平直、外展、勾状等以及耻骨联合内面有无不平等。但如胎头已达盆底则不需勉强检查。

(8)如已破水,对羊水性质、羊水浑浊、羊水胎便样,分泌物有无臭味等均应做出判断。

(9)羊膜未破者,可借羊膜镜观察羊水浑浊程度、羊水量的多少。

(六)产程进展图

产程进展图在产妇临产即开始记录,包括有关分娩的问诊,诊察所见,产程动态观察结果,如宫口开大度、胎头下降度、胎心率、子宫阵痛的间隔时间和持续时间及随着时间变化有无改变。上述各项均一一记录在产程图纸上。最后将所记录的产程经过描绘成曲线,可以一目了然地观察到产程的全貌。产程图应详细记录。

1.临产开始的判断

(1)问诊时注意阵痛:由不规则的子宫收缩逐渐进入规律性阵痛,时间由 10～6min 逐渐缩短到 6～2min,鉴别是临产前阵痛还是假阵痛或与阵痛无关的疼痛,主要看阵痛是否由弱变强。以手触摸子宫的硬度,观察其间歇时间,持续时间、强弱,记录在产程图的子宫收缩曲线上。鉴别假阵痛与分娩初期的不规则子宫收缩可给镇静剂或注射杜冷丁,如为假临产宫缩,则子宫收缩停止,否则即是临产开始的轻微的子宫收缩,有周期性乃为分娩的开始。

(2)血性分泌物:为产兆开始的征象之一,经问诊或阴道检查测知,破水的有无以羊水流出的量和有无浑浊来判断。

(3)阴道检查:仔细辨认临产后宫口开大度,胎胞凸出,子宫收缩时宫口开大进展程度,胎头下降程度,估算出分娩开始,进入产程的时间。

（4）当阵痛发作时,胎胞紧张膨隆,间歇时弛缓。破水后胎头不固定者,羊水流出,尤以阵痛发作时流出较多。是否胎头衔接不良,应加以判断。破水后阴道检查或肛门检查均能明显辨认胎儿先露部硬而圆的实体为头。手指长、足趾短,皆很清楚。如为面先露、于其前方可触及鼻、眼,中下方为口唇等。如为臀先露,则触之软而大,臀沟和坐骨结节皆可触知,并触知一端为肛门,一端为生殖器。阵缩时可有胎便排出。

（5）胎膜破裂的判断:根据羊水结晶及 pH 检验及漏出液中的毳毛胎脂来证实。

（6）判断是否临产:以子宫收缩间隔时间和持续时间的关系和收缩的强弱、宫颈松软、退缩程度和宫口开大以及胎儿先露部的下降位置和下降状态可以判断分娩时间和产程进展情况。

（7）生理收缩环的观察:子宫收缩发作时在耻骨联合上方的腹壁上触摸子宫下截部有一横沟(腹壁太厚、膀胱胀满时摸不清)。此横沟随着宫口的开大和胎头的下降而上升。所以可以在腹壁的耻骨联合上相当于子宫下截部位触摸生理缩复环的位置粗略的估计出宫口开大的程度,如正常分娩者,缩复环的高度为 1cm,宫口开大为 2cm。高度 2cm 者宫口开大 3cm,高度 4cm 者宫口开大 5cm。高度 5cm 者宫口开大 7cm。高度 6cm 者宫口开全。如高度 6cm 则为异常现象。如达 10cm 以上为子宫破裂先兆,要及时检查并处理。

2.宫颈成熟分娩

宫颈成熟分娩的首要条件为宫颈成熟。可根据前述 Bishop 评分法进行评分。胎头先露部与薄的子宫外口边缘间的膜样组织包围的圆形为宫口,从宫外口一侧边缘向正中触摸,再由正中向对侧的宫口边缘触摸,初步可估算出宫口开大的程度(cm)。

3.胎儿先露部位置的判断

经外诊可估算胎先露的位置,也可经内诊确诊。胎先露位于骨盆哪个平面上或以 De-Lee 氏方法检查胎先露居坐棘水平上或下,多少厘米。如在棘上 2cm 可记—2cm,棘下 2cm 可记＋2cm,棘平者为 0cm。如已破水检查更清楚。可根据胎头的圆形实体、囟门、矢状缝、头发的触摸,胎先露的头颅骨居左、右何方、囟门和缝合的位置以确诊胎位和胎势有无异常。如枕后位以三角形的小囟门为先进部,并能触及矢状缝。枕前位时则以大囟门为先进部和矢状缝或可触及前额缝。臀位、横位可摸到臀部、下肢、肩胛、上肢等为先进部,为异常的特征。

4.囟门缝合的判断

矢状缝为左右头顶骨间的间隙,儿头骨适应变形功能、能使骨缝间重叠、形成产瘤。检查大、小囟门比较困难,如果产瘤增大、颅骨重叠,说明胎头下降受阻严重,可出现胎儿宫内窒息,应及时确诊给以处理。

5.胎位、胎姿势的判断

根据大小囟门、囟缝合的位置,经过阴道检查来判断胎位、胎姿势,胎头下降旋转有无异常,即胎头的先露部,大、小囟门位置、高低、偏向何处,是否顺骨盆轴的方向均匀下降和旋转,以及儿头屈曲程度,矢状缝或前额缝的方向,向骨盆平面的径线是否一致,而测知儿头的旋转程度,儿头有无产瘤和颅骨重叠来估计胎头变形功能的限度,如产瘤大、颅骨重叠重,囟门和囟缝检查不清,经确诊判断胎头下降受阻在骨盆哪个平面而给以处理。

单从胎头下降程度的检查,应检查胎头下降到坐棘水平之上或之下而定其高低,也可判断其分娩进展程度。但不意味胎头下降的胎方位和胎姿势。

6.儿头浮动的检查

已临产产妇儿头浮在骨盆入口平面之上,左右移动、如果胎头部分入盆口,即胎头浅入,此时胎头稍能移动,如果胎头的最大周径已进入骨盆入口,移动不可能时为胎头入盆固定。这样可根据儿头在盆口上移动情况判断胎头下降情况与胎头与骨盆的关系及是否头盆相称。

7.儿头下降部位的判断

腹部外诊触摸儿头大部分时,说明儿头在骨盆入口之上,外诊可触摸儿头一部分,大部分进入骨盆入口或外诊触摸到儿头的颈部时,儿头的最大周径通过骨盆入口达衔接。外诊有儿头的两侧隆起,有移动,防止儿头过度屈曲或屈曲不良。

一般正常分娩的经过是从儿头的矢状缝与骨盆横径相一致时儿头达骨盆入口,如与斜径相一致时儿头达骨盆中段,与前、后径一致时儿头已达骨盆出口。在外诊和阴道检查儿头下降的异常经过可以确诊儿头下降旋转异常。

8.有无产道异常和产力异常的判断

通过骨盆外测量值的异常可估计骨盆异常。如骶耻外径<17cm,可疑有骨盆狭窄,临产前一周可做骨盆内测量或拍摄 X 线骨盆正、侧位像和耻骨弓像,以资诊断。

二、骨盆测量

骨盆测量在妊娠期和产前是每个孕妇必经的产前检查步骤,是产前检查不可缺少的项目。一般临产前或预产期前入院时,需再测量一次,以核实有无异常。

骨盆测量,包括一般检查、骨盆外测量和骨盆内测量。根据 1992 年中国女性骨盆的研究资料中测量方法和数值,叙述如下。

从产科观点、分娩的三大因素为骨盆、胎儿及产力,其中骨盆是固定性结构因素,最为重要。产科工作者必需全面地掌握有关骨盆的知识。

人类学家及产科学者对女性骨盆作过广泛而深入的研究,指出女性骨盆的型态及径线尺度有着广泛的差异性,各国、各民族、各地区都具有一定的特殊性。骨盆发育受人种、自然地理、营养、劳动、体质发育、生活差异等诸多因素的影响。我国地域辽阔,人口众多,为此成立全国协作组进行中国女性骨盆的研究。

(一)全身一般检查

我国 20 个民族的统计分析表明,中国生育年龄妇女平均身高为(157.4±5.4)cm。骨盆发育与营养状态有关。身材高大、营养良好的妇女骨盆形态呈女型且宽大,身材高大者骨盆发育良好、难产及剖腹产率均低。妇女身材高者骨盆尺度大,其入口平面指数也随之增加。身高在 $150\sim164cm$ [平均(157.4±5.4)cm]者,其 Mergert 入口平面指数平均为 $151.2cm^2$,故可以用身高来估算骨盆入口大小。同样,身高与骨盆中段平面也成比例增减。

全身检查除身高外,视诊两肩必需平行对称,脊柱居中,米氏凹呈菱形,两臀对称,臀裂居中,臀沟在同一水平,四肢发育正常,行走正常。

(二)骨盆临床测量与 X 线测量

1.临床测量

骨盆测量分为骨盆外测量及骨盆内测量。

(1)骨盆外测量取直立位,按下列顺序测量:①米氏菱形区:此区上方为腰骶部,左右据点为髂后上棘,在体表呈两个凹陷点,左右两据点之间距为横径,平均为(9.4±0.9)cm。第5腰椎棘突直下的为上据点,下据点为两侧髂后上棘在臀肌边缘向下斜行线互相接触处,上下两据点的间距为其竖径,平均为(11.5±1.3)cm。②骶耻外径:将骨盆测量尺的一端置于第5腰椎棘突直下的一点,为其后据点,测量尺的另一端置于耻骨联合上缘下约1cm处为其前据点测量其间径,我国育龄妇女平均为(19.7±1.1)cm。然后产妇取仰卧位测量髂棘间径。以两侧髂前上棘外侧缘为左右据点,其间距平均为(25.1±1.5)cm。髂嵴间径:以测量尺的两端沿两侧髂嵴外边缘循行三次,其中两次相同的最大距离数值即为其间径,平均为(27.5±1.5)cm。③骨盆前部高度:上据点为耻骨横径上缘,下据点为同侧的坐骨结节正中区的垂直距离,平均为(10.0±0.9)cm。④耻骨联合高度:耻骨联合上缘与下缘的间距,平均为(5.6±0.7)cm。⑤耻骨弓形态:用两手拇指触诊,由耻骨弓顶端开始,沿两耻骨坐骨支下行至坐骨结节的前据点,粗略估算其形态和骨质厚度、软硬。⑥耻骨弓角度:将耻骨弓角度测量尺的顶端置于耻骨联合下缘,测量尺的一枝的外侧缘置于右侧耻骨支的内缘,另一枝的内侧缘置于左侧耻骨支的内缘,测量尺上显示的角度,平均为(86.9±6.7)cm。⑦可利用出口前后径:采用柯氏骨盆出口测量器、为半圆板顶端至骶尾关节体表之间的间距,平均为(10.6±1.2)cm。⑧耻骨弓废区:将柯氏骨盆出口测量器置于耻骨弓区,测量半圆板的顶端至耻骨联合下缘的间距,无废区者为29.38%.有废区者74.62%,平均(1.2±0.7)cm。⑨坐骨结节间径:两侧坐骨结节解剖学的前方据点内侧缘的间径,平均(8.9±0.8)cm。⑩出口前后径:前方据点为耻骨联合下缘,后方据点为骶尾关节体表间的间距,平均为(11.3±1.0)cm。⑪出口后矢状径:采用 Thorns 测量器,将其横枝置于两坐骨结节解剖学的前方据点之间,将横枝中央部附带的弯曲尺的末端置于骶尾关节体表面测量横枝中央至骶尾关节体表面的间距,平均为(8.6±1.2)cm。

(2)骨盆内测量取膀胱截石位进行测量:①骶耻内径:将示、中两指伸入阴道内触及骶岬上缘,测量耻骨联合下缘至骶岬上缘中点之间的距离。一般正常时手指不能触及,平均12cm。②坐棘间径:用改良的 DeLee 氏测量尺,置入阴道内测量两坐骨棘尖端的间距,平均为(9.6±0.8)cm。③骨盆中段前后径:置内诊手指于阴道内触及第4、第5骶椎的关节处,测量耻骨联合下缘至关节处的间距,平均为(11.3±0.8)cm。④坐骨切迹宽度:用手指触诊左右坐骨切迹宽度,以手指的指宽作为估计的数值。一般2指以下为13.95%,2指以上为86.05%。

以上为临床骨盆内外测量统计数值,供临床产科医师参考。

2.X 线测量包括骨盆正、侧面像和耻骨弓像

骨盆正侧面像可测量骨盆入口、中段、出口三个平面的横径和前后径,以及判断耻骨弓型态和角度,供产科医师估计盆头关系与骨盆各平面的大小。

三、实验室检查

产妇入院后,常规化验血和尿常规,血型,肝、肾功能和血糖,尿糖,尿比重等。必要时做凝血机能方面的化验。拍胸片,做心电图,给临床医师做参考。

第四节　孕期卫生

一、休息

睡眠应充足,保证晚上 8h 睡眠,白天增加 1h 午睡。

二、活动

正常妊娠可以适当活动,既可促进血液循环和改善肌肉张力,又可以减少因胃肠蠕动缓慢导致的腹胀、便秘等不适。妊娠 32 周后应当避免过重体力劳动,避免强迫性体位作业,以免诱发早产。

三、个人卫生

孕妇新陈代谢旺盛,汗腺分泌增多,应勤洗澡、换衣,衣着应宽松保暖,不宜束胸或束腹,不宜穿高跟鞋。

四、饮食、营养

妊娠期间随着胎儿生长发育,所需热量比非孕期增加 25% 以上,饮食要多样化,避免偏食,应摄取足够的热量,补充富含蛋白质、各种维生素及微量元素的食物,多食水果和蔬菜预防便秘,避免辛辣刺激食物,不宜吸烟和饮酒。

五、性生活

孕早期 3 个月及孕晚期 3 个月应避免性生活,以防流产、早产、胎膜早破和感染。

六、乳房护理

乳头皮肤应经常擦洗,预防皲裂,做好乳房护理,为产后哺乳做好准备。

七、孕期常见症状及处理

(一)消化道症状

孕早期晨起出现恶心、呕吐者,可给维生素 B_6 10～20mg,每日 3 次,口服,严重者按妊娠剧吐处理;消化不良者,给予维生素 B_1 20mg,每日 3 次,口服,或多酶片 3 片,每日 3 次,口服;便秘者,多食富含纤维素的蔬菜及水果,严重者可用缓泻剂或开塞露等,禁用腹泻药,以免引起流产及早产。

(二)贫血

妊娠后半期孕妇对铁的需求量增加,应酌情补充铁剂,如硫酸亚铁 0.3g,每日 1 次,口服,预防贫血。若已发生贫血,应按妊娠合并贫血处理。

(三)下肢肌肉痉挛

下肢肌肉痉挛多见于妊娠晚期。发生于小腿腓肠肌,是孕妇缺钙的表现,常在夜间发作,伸直下肢或局部按摩,痉挛多能迅速缓解,应及时补充钙剂,如乳酸钙 1g,每日 3 次口服。维生素 AD 丸 1 粒,每日 3 次,口服。

(四)下肢水肿

一般局限在膝以下,休息后消退,属正常现象。睡眠时采取左侧卧位,适当垫高下肢,可促进下肢血液回流,经休息后水肿不消退者,应考虑其他病理因素的可能,如妊娠高血压综合征等。

(五)下肢及外阴静脉曲张

随着妊娠进展,下肢及盆腔静脉回流受阻,引起静脉曲张,应避免长时间站立,适当卧床并抬高下肢以利静脉回流,分娩时注意防止曲张的外阴静脉破裂。

(六)痔

由增大的子宫压迫和腹压增加使痔静脉回流受阻,加上孕期常有便秘,可使痔疮进一步加重,因此应多吃蔬菜,少吃辛辣食物,必要时用缓泻剂。分娩后痔可减轻或自行消失。

八、其他

孕妇合并其他系统疾病时,应在医生指导下慎用药物,避免孕期感染,避免接触有害物质,避免在有害物质环境中工作、生活。

第五节　孕期监护

孕期监护的目的是尽早发现高危妊娠,及时治疗妊娠并发症和合并症,保障孕产妇、胎儿及新生儿健康。监护内容包括孕妇定期产前检查、胎儿监护、胎儿成熟度及胎盘功能监测等。

一、产前检查

(一)产前检查的时间

产前检查于确诊早孕时开始。早孕检查1次后,未见异常者应于孕20周起进行产前系列检查,每4周1次,32孕周后改为每2周1次,36孕周后每周检查1次,高危孕妇应酌情增加检查次数。

(二)产前检查的内容和方法

1.病史

(1)首次就诊应详细询问孕妇年龄、职业、婚龄、孕产次、籍贯、住址等,注意年龄是否过小或超过35岁。

(2)既往有无肝炎、结核病史,有无心脏病、高血压、血液病、肾炎等疾病史,以及发病时间、治疗转归等。

(3)家族中有无传染病、高血压、糖尿病、双胎及遗传性疾病史。

(4)配偶有无遗传性疾病及传染性疾病史。

(5)月经史及既往孕产史:询问初潮年龄、月经周期,经产妇应了解有无难产史、死胎、死产史、分娩方式及产后出血史。

(6)本次妊娠经过:早期有无早孕反应及其开始出现时间;有无病毒感染及用药史;有无毒物及放射线接触史;有无胎动及胎动出现的时间;孕期有无阴道出血、头痛、心悸、气短、下肢水肿等症状。

(7)孕周计算:多依据末次月经起始日计算妊娠周数及预产期。推算预产期,取月份减3或加9,日数加7。若为农历末次月经第一日,应将其换算成公历,再推算预产期。若末次月经不清或哺乳期月经未来潮而受孕者。可根据早孕反应出现时间、胎动开始时间、尺测耻上子宫底高度及 B 型超声测胎头双顶径等来估计。

2.全身检查

观察孕妇发育、营养、精神状态、步态及身高。身高小于 140cm 者常伴有骨盆狭窄;注意心、肝、肺、肾有无病变;脊柱及下肢有无畸形;乳房发育情况,乳头有无凹陷;记录血压及体重,正常孕妇血压不应超过 18.7/12.0kPa(140/90mmHg);或与基础血压相比不超过 4.0/2.0kPa(30/15mmHg);正常单胎孕妇整个孕期体重增加 12.5kg 较为合适,孕晚期平均每周增加 0.5kg,若短时间内体重增加过快多有水肿或隐性水肿。

3.产科检查

(1)早孕期检查:早孕期除做一般体格检查外,必需常规做阴道检查。内容包括确定子宫大小与孕周是否相符;发现有无阴道纵隔或横隔、宫颈赘生物、子宫畸形、卵巢肿瘤等;对于阴道分泌物多者应做白带检查或细菌培养,及早发现滴虫、真菌、淋菌、病毒等的感染。

(2)中、晚孕期检查:①宫高、腹围测量目的在于观察胎儿宫内生长情况,及时发现引起腹围过大、过小,宫底高度大于或小于相应妊娠月份的异常情况,如双胎妊娠、巨大胎儿、羊水过多和胎儿宫内发育迟缓等。测量时孕妇排空膀胱,取仰卧位,用塑料软尺自耻骨联合上缘中点至子宫底测得宫高,软尺经脐绕腹 1 周测得腹围。后者大约每孕周平均增长 0.8cm,16～42 孕周平均腹围增加 21cm。②腹部检查包括如下内容。视诊:注意腹形大小、腹壁妊娠纹。腹部过大、宫底高度大于停经月份则有双胎、巨大胎儿、羊水过多可能;相反可能为胎儿宫内发育迟缓(intrauterinegrowthretardation,IUGR)或孕周推算错误;腹部宽,宫底位置较低者,多为横位;若有尖腹或悬垂腹,可能伴有骨盆狭窄。触诊:触诊可明确胎产式、胎方位、估计胎儿大小及头盆关系。一般采用四步触诊法进行检查。

第一步,用双手置于宫底部,估计胎儿大小与妊娠周数是否相符,判断宫底部的胎儿部分,胎头硬而圆且有浮球感,胎臀软而宽且形状略不规则。第二步,双手分别置于腹部两侧,一手固定另一手轻深按,两手交替进行,以判断胎儿背和肢体的方向,宽平一侧为胎背,另一侧高低不平为肢体,有时还能感到肢体活动。第三步,检查者右手拇指与其余四指分开,于耻骨联合上方握住胎先露部,判定先露是头或臀,左右推动确定是否衔接,若胎先露浮动,表示尚未入盆。若固定则胎先露部已衔接。第四步,检查者面向孕妇足端,两手分别置于胎先露部两侧,沿骨盆入口向下深按,进一步确定胎先露及其入盆程度。

听诊:妊娠 18～20 周时,在靠近胎背上方的孕妇腹壁上可听到胎心。枕先露时,胎心在脐右(左)下方;臀先露时,胎心在脐(右)左上方;肩先露时,胎心在靠近脐部下方听得最清楚。当确定胎背位置有困难时,可借助胎心及胎先露判定胎位。

(三)骨盆测量

骨盆大小及形状是决定胎儿能否经阴道分娩的重要因素之一。故骨盆测量是产前检查必不可少的项目。分骨盆外测量和骨盆内测量。

1.骨盆外测量

(1)髂棘间径(IS):**测量两髂前上棘外缘的距离,正常值为 23～26cm。**

(2)髂嵴间径(IC):测量两髂嵴外缘的距离,正常值为 25～28cm。

（3）骶耻外径（EC）：孕妇取左侧卧位，左腿屈曲，右腿伸直，测第五腰椎棘突下至耻骨上缘中点的距离，正常值为 18～20cm。此径线可以间接推测骨盆入口前后径。

（4）坐骨结节间径（出口横径）（TO）：孕妇仰卧位、两腿弯曲，双手抱双膝，测量两坐骨结节内侧缘的距离，正常值为 8.5～9.5cm。

（5）出口后矢状径：坐骨结节间径＜8cm 者，应测量出口后矢状径，以出口测量器置于两坐骨结节之间，其测量杆一端位于坐骨节结间径的中点，另一端放在骶骨尖，即可测出出口后矢状径的长度，正常值为 8～9cm，出口后矢状径与坐骨结节间径之和大于 15cm，表示出口无狭窄。

（6）耻骨弓角度：检查者左、右手拇指指尖斜着对拢，放置在耻骨联合下缘，左、右两拇指平放在耻骨降支上面，测量两拇指间角度，为耻骨弓角度，正常值为 90°。小于 80°为不正常。

2.骨盆内测量

（1）对角径：指耻骨联合下缘至骶岬前缘中点的距离。正常值为 12.5～13.5cm，此值减去 1.5～2.0cm 为骨盆入口前后径的长度，又称真结合径。测量方法为在孕 24～36 周时，检查者将一手的示、中指伸入阴道，用中指尖触到骶岬上缘中点，示指上缘紧贴耻骨联合下缘，另一手示指标记此接触点，抽出阴道内手指，测量中指尖到此接触点距离为对角径。

（2）坐骨棘间径：测量两坐骨棘间的距离，正常值为 10cm。方法为一手示、中指放入阴道内，触及两侧坐骨棘，估计其间的距离。

（3）坐骨切迹宽度：其宽度为坐骨棘与骶骨下部的距离，即骶棘韧带宽度。将阴道内的示指置于韧带上移动，若能容纳 3 横指（5.5～6cm）为正常，否则属中骨盆狭窄。

（四）绘制妊娠图（pregnogram）

将每次检查结果，包括血压、体重、子宫长度、腹围、B 型超声测得胎头双顶径值，尿蛋白、尿雌激素/肌酐（E/C）比值、胎位、胎心率、水肿等项，填于妊娠图中，绘制成曲线，观察其动态变化，可以及早发现孕妇和胎儿的异常情况。

（五）辅助检查

常规检查血、尿常规，血型，肝功能；如有妊娠合并症者应根据具体情况做特殊相关检查；对胎位不清，胎心音听诊困难者，应行 B 型超声检查；对有死胎死产史、胎儿畸形史和遗传性疾病史，应进行孕妇血甲胎蛋白、羊水细胞培养行染色体核型分析等检查。

二、胎儿及其成熟度的监护

（一）胎儿宫内安危的监护

1.胎动计数

胎动计数可以通过自测或 B 型超声下监测。若胎动计数≥10/12h 为正常；小于 10/12h，提示胎儿缺氧。

2.胎儿心电图及彩色超声多普勒测定脐血的血流速度

此检查可以了解胎儿心脏及血供情况。

3.羊膜镜检查

正常羊水为淡青色**或乳白色**，若羊水混有胎粪，呈黄色、黄绿色甚至深绿色，说明胎儿宫内缺氧。

4.胎儿电子监测

胎儿电子监测可以观察并记录胎心率(FHR)的动态变化,了解胎动、宫缩时胎心的变化,估计和预测胎儿宫内安危情况。

(1)胎心率的监护:①胎心率基线(FHR-baseline),指无胎动及宫缩情况下记录 10min 的 FHR。正常在 120～160bpm,FHR＞160bpm 或＜120bpm,为心动过速或心动过缓,FHR 变异指 FHR 有小的周期性波动,即基线摆动,包括胎心率的变异振幅及变异频率,变异振幅为胎心率波动范围,一般 10～25bpm;变异频率为 1min 内胎心率波动的次数,正常≥6 次。②一过性胎心率变化,指与子宫收缩有关的 FHR 变化。加速是指子宫收缩时胎心率基线暂时增加 15bpm 以上,持续时间＞15s,这是胎儿良好的表现,可能与胎儿躯干或脐静脉暂时受压有关。减速是指随宫缩出现的暂短胎心率减慢,分三种。早期减速(ED),FHR 减速几乎与宫缩同时开始,FHR 最低点在宫缩的高峰,下降幅度＜50bpm,持续时间短,恢复快。一般认为与宫缩时胎头受压,脑血流量一时性减少有关。变异减速(VD),FHR 变异形态不规则,减速与宫缩无恒定关系,持续时间长短不一,下降幅度＞70bpm,恢复迅速。一般认为宫缩时脐带受压所致。晚期减速(LD),FHR 减速多在宫缩高峰后开始出现,下降缓慢,幅度＜50bpm,持续时间长,恢复亦慢。一般认为是胎盘功能不足,胎儿缺氧的表现。

(2)预测胎儿宫内储备能力:①无应激试验(NST),通过观察胎动时胎心率的变化情况了解胎儿的储备能力。用胎儿监护仪描记胎心率变化曲线,至少连续记录 20min。若有 3 次或以上的胎动伴胎心率加速≥15bpm,持续≥15s 为 NST 有反应型;若胎动时无胎心率加速、加速＜15bpm、或持续时间＜15s 为无反应型,应进一步做缩宫素激惹试验以明确胎儿的安危。②缩宫素激惹试验(OCT),又称宫缩应激试验(CST),用缩宫素诱导出规律宫缩,并用胎儿监护仪记录宫缩时胎心率的变化。若多次宫缩后连续出现晚期减速,胎心率基线变异减小,胎动后胎心率无加速为 OCT 阳性,提示胎盘功能减退;若胎心率基线无晚期减速、胎动后有胎心率加速为 OCT 阴性,提示胎盘功能良好。

(二)胎儿成熟度的监测

(1)正确计算胎龄,可按末次月经、胎动日期及单次性交日期推算妊娠周数。

(2)测宫高、腹围计算胎儿体重。胎儿体重=子宫高度(cm)×腹围(cm)+200。

(3)B 型超声测胎儿双顶径＞8.5cm,表示胎儿已成熟。

(4)羊水卵磷脂、鞘磷脂比值(L/S)＞2,表示胎儿肺成熟;肌酐浓度≥176.8μmol/L(2mg％),表示胎儿肾成熟;胆红素类物质,若用△OD 450 测该值＜0.02.表示胎儿肝成熟;淀粉酶值,若以碘显色法测该值≥450U/L,表示胎儿涎腺成熟;若羊水中脂肪细胞出现率达 20％,表示胎儿皮肤成熟。

三、胎盘功能监测

监测胎盘功能的方法除了胎动计数、胎儿电子监护和 B 型超声对胎儿进行生物物理监测等间接方法外,还可通过测定孕妇血、尿的一些特殊生化指标直接反映胎盘功能。

(一)测定孕妇尿中雌三醇值

正常值为 15mg/24h,10～15mg/24h 为警戒值,小于 10mg/24h 为危险值,亦可用孕妇随意尿测定雌激素/肌酐(E/C)比值,E/C 比值高于 15 为正常值,10～15 为警戒值,小于 10 为危险值。

(二)测定孕妇血清游离雌三醇值

妊娠足月该值若＜40nmol/L,表示胎盘功能低下。

(三)测定孕妇血清胎盘生乳素(HPL)值

该值在妊娠足月若＜4mg/L或突然下降50％,表示胎盘功能低下。

(四)测定孕妇血清妊娠特异性β糖蛋白(Psβ$_1$G)

若该值于妊娠足月＜170mg/L,提示胎盘功能低下。

第三章 正常分娩

第一节 分娩动因

分娩发动的确切原因至今尚不清楚,分娩是一个复杂的生理活动,单一学说难以完整地阐明,目前公认该过程为多因素综合作用的结果,可能与以下学说有关。

一、机械性理论

子宫在妊娠早、中期处于静息状态,对机械性和化学性刺激不敏感。妊娠晚期,宫腔容积增大,子宫壁伸展力及张力增加,宫腔内压力升高,子宫肌壁和蜕膜明显受压,肌壁的机械感受器受到刺激,尤其是胎先露部压迫子宫下段及宫颈发生扩张的机械作用,通过交感神经传至下丘脑,使神经垂体释放缩宫素,引起子宫收缩。过度增大的子宫如双胎妊娠、羊水过多常导致早产支持机械性理论。但研究发现,母血中缩宫素值增高却是在分娩发动之后,故不能认为机械性理论是分娩发动的始发原因。

二、内分泌控制理论(母体的内分泌调节)

(一)前列腺素(PG)

PG 对分娩发动起重要作用。现已确认 PG 能诱发宫缩并能促进宫颈成熟,但其合成与调节步骤尚不明确。妊娠子宫的蜕膜、羊膜、脐带、血管、胎盘及子宫肌肉都能合成和释放 PG,胎儿下丘脑、垂体、肾上腺系统也能产生 PG。因 PG 进入血液循环中迅速灭活,能够引起宫缩的 PG 必定产生于子宫本身。在妊娠晚期临产前,孕妇血浆中的 PG 前身物质花生四烯酸、磷酸酯酶 A2 均明显增加,在 PG 合成酶的作用下使 PG 逐渐增多,作用于子宫平滑肌细胞内丰富的 PG 受体,使子宫收缩,导致分娩发动。

(二)缩宫素及缩宫素受体

缩宫素有调节膜电位,增加肌细胞内钙离子浓度,增强子宫平滑肌收缩的作用;缩宫素作用于蜕膜受体,刺激前列腺素的合成和释放。足月妊娠特别是临产前子宫缩宫素受体显著增多,增强子宫对缩宫素的敏感性。但此时孕妇血液中缩宫素值并未升高,则不能认为缩宫素是分娩发动的始发原因。

(三)雌激素和孕激素

妊娠晚期,雌激素能兴奋子宫肌层,使其对缩宫素敏感性增加,产生规律宫缩,但无足够证据证实雌激素能发动分娩,雌激素对分娩发动的影响可能与前列腺素升高有关。孕激素能使妊娠期子宫维持相对静息状态,抑制子宫收缩。既往认为孕酮撤退与分娩发动相关,近年观察,分娩时产妇血液中未发现孕酮水平明显降低。

(四)内皮素(ET)

ET 是子宫平滑肌的强诱导剂,子宫平滑肌有 ET 受体。通过自分泌和旁分泌形式,直接在产生 ET 的妊娠子宫局部对平滑肌产生明显收缩作用,还能通过刺激妊娠子宫和胎儿胎盘单位,使合成和释放 PG 增多,间接诱发分娩。

(五)胎儿方面

动物实验证实,胎儿下丘脑-垂体-肾上腺轴及胎盘、羊膜和蜕膜的内分泌活动与分娩发动有关。随妊娠进展,胎儿需氧和营养物质不断增加,胎盘供应相对不足,胎儿腺垂体分泌促肾上腺皮质素(ACTH),刺激肾上腺皮质产生大量皮质醇,皮质醇经胎儿胎盘单位合成雌激素,促使蜕膜内 PG 合成增加,从而激发宫缩。但临床试验发现未足月孕妇注射皮质醇并不导致早产。

三、神经递质理论

子宫主要受自主神经支配,交感神经能兴奋子宫肌层的 α 肾上腺素能受体,促使子宫收缩。5-羟色胺、缓激肽、前列腺素衍生物以及细胞内的 Na^+、Ca^{2+} 浓度增加,均能增强子宫收缩。但自主神经在分娩发动中起何作用,至今因分娩前测定上述物质值并无明显改变而无法肯定。

综上所述,妊娠晚期的机械性刺激、内分泌变化、神经递质的释放等多种因素使妊娠稳态失衡,促使子宫下段形成和宫颈逐渐软化成熟,子宫下段及成熟宫颈受宫腔内压力而被动扩张,继发前列腺素及缩宫素释放,子宫肌细胞内钙离子浓度增加和子宫肌细胞间的间隙连接的形成,使子宫由妊娠期的稳定状态转变为分娩时的兴奋状态,子宫肌出现规律收缩,形成分娩发动。分娩发动是一个复杂的综合作用的结果,这一综合作用的主要方面就是胎儿成熟。最近研究发现,成熟胎儿有通过羊水、羊膜向子宫传递信号的机制。

第二节　决定分娩的因素

决定分娩的因素是产力、产道、胎儿及精神心理因素,若上述各因素均正常并能相互协调,胎儿经阴道顺利自然娩出,称为正常分娩。

一、产力

将胎儿及其附属物由子宫内逼出的力量,称为产力。产力包括子宫收缩力(简称宫缩)、腹肌及膈肌收缩力(统称腹压)和肛提肌收缩力。

(一)子宫收缩力

子宫收缩力是临产后的主要产力,贯穿于分娩的全过程。临产后的正常宫缩能使宫颈管变短直至消失、宫口扩张、胎儿先露部下降、胎儿胎盘娩出。正常宫缩具有以下特点。

1.节律性

临产的重要标志为出现节律性宫缩。正常宫缩是宫体肌不随意、规律的阵发性收缩,且伴有疼痛的感觉。每次收缩由弱到强(进行期),持续一段时间(极期),然后逐渐减弱(退行期),直至宫缩完全消失进入间歇期,间歇时子宫肌肉松弛。阵缩如此反复直至分娩结束。

临产后随产程的进展,宫缩持续时间逐渐延长,由临产开始时的 30s 延长至宫口开全后的 60s;间歇期逐渐缩短,由临产开始时的 5～6min 缩短至宫口开全后的 1～2min。宫缩强度也随产程进展逐渐加强,宫缩时的宫腔内压力在临产初期为 25～30mmHg,第一产程末增至 40～60mmHg,于第二产程可达 100～150mmHg,而间歇期宫腔压力仅为 6～12mmHg。宫缩时子宫肌壁血管及胎盘受压,子宫血流量及胎盘绒毛间隙的血流量减少;间歇期子宫肌肉松弛,子宫血流量恢复到原来水平,胎盘绒毛间隙的血流重新充盈,胎儿得到充足的氧气供应,对胎儿有利。

2.对称性和极性

正常宫缩受起搏点控制起自两侧宫角部,左右对称,协调地向宫底中间集中,而后向下扩散,速度为 2cm/s,约在 15s 内均匀协调地扩散至整个子宫,称为宫缩的对称性。宫缩以宫底部最强且持续时间最长,向下则逐渐减弱,称为宫缩的极性。宫底部收缩力的强度约为子宫下段的 2 倍,此为宫缩的极性。

3.缩复作用

宫体平滑肌与身体其他部位的平滑肌和骨骼肌有所不同,即宫缩时,宫体部肌纤维缩短变宽,间歇期宫体部肌纤维虽又重新松弛,但不能完全恢复到原来长度,随着产程进展,经过反复收缩,宫体部肌纤维越来越短,称为缩复作用。缩复作用使宫腔逐渐缩小,迫使胎先露部逐渐下降及宫颈管逐渐缩短直至消失。

(二)腹肌及膈肌收缩力

腹肌及膈肌收缩力是第二产程娩出胎儿的重要辅助力量。当宫口开全时,胎先露部下降至阴道。每当宫缩时,前羊水囊或胎先露部压迫直肠及盆底组织,引起反射性排便感。产妇表现为主动屏气,向下用力,腹肌及膈肌强力收缩使腹内压增高,配合子宫收缩力,促使胎儿娩出。合理使用腹压的关键时机是在第二产程,特别是在第二产程末期子宫收缩时运用最有效,过早使用腹压则会使产妇疲劳和宫颈水肿,导致产程延长。腹肌及膈肌收缩力在第三产程还可协助已剥离的胎盘娩出。

(三)肛提肌收缩力

肛提肌收缩力可协助胎先露部在骨盆腔进行内旋转。胎头枕部下降至耻骨弓下时,能协助胎头仰伸及娩出;当胎盘降至阴道内时,能协助胎盘娩出。

二、产道

产道是指胎儿娩出的通道,分为骨产道、软产道两部分。

(一)骨产道

骨产道指真骨盆。是产道的重要组成部分,其大小、形状与胎儿能否顺利娩出有着密切的关系。为便于了解分娩时胎先露通过骨产道的过程,将骨盆分为 3 个假想平面,每个平面又由多条径线组成。

1.骨盆入口平面

骨盆入口平面为骨盆腔上口,呈横椭圆形。其前方为耻骨联合上缘,两侧为髂耻缘,后方为骶岬上缘。有 4 条径线。

(1)入口前后径:即真结合径。耻骨联合上缘中点至骶岬上缘正中间的距离,正常值平均为 11cm,其长短与分娩有着密切的关系。

(2)入口横径:左右两髂耻缘间最宽距离,正常值平均为 13cm。

(3)入口斜径:左右各一。左斜径为左骶髂关节至右髂耻隆突间的距离;右斜径为右骶髂关节至左髂耻隆突间的距离,正常值平均为 12.75cm。

2.中骨盆平面

中骨盆平面为骨盆的最小平面,是骨盆腔最狭窄部分,呈前后径长的椭圆形。其前为耻骨联合下缘,两侧为坐骨棘,后为骶骨下端。有 2 条径线。

(1)中骨盆前后径:耻骨联合下缘中点通过两侧坐骨棘连线中点至骶骨下段间的距离,正常值平均为 11.5cm。

(2)中骨盆横径:也称坐骨棘间径。为两坐骨棘间的距离,正常值平均为 10cm,其长短与分娩机制关系密切。

3.骨盆出口平面

骨盆出口平面为骨盆腔下口,由两个在不同平面的三角形组成。两个三角形共同的底边为坐骨结节间径。前三角形的顶端为耻骨联合下缘,两侧为左右耻骨降支;后三角形的顶端为骶尾关节,两侧为左右骶结节韧带。有 4 条径线。

(1)出口前后径:耻骨联合下缘至骶尾关节间的距离,正常值平均为 11.5cm。

(2)出口横径:也称坐骨结节间径。两坐骨结节末端内侧缘间的距离,正常值平均为 9cm,其长短与分娩机制关系密切。

(3)出口前矢状径:耻骨联合下缘至坐骨结节间径中点的距离,正常值平均为 6cm。

(4)出口后矢状径:骶尾关节至坐骨结节间径中点间的距离,正常值平均为 8.5cm。若出口横径稍短,而出口后矢状径较长,两径之和大于 15cm,正常大小的胎头可通过后三角区经阴道娩出。

4.骨盆轴

骨盆轴是连接骨盆各平面中点的一条假想曲线。正常的骨盆轴上段向下向后,中段向下,下段向下向前。经阴道分娩时,胎儿沿骨盆轴娩出,助产时也应根据此轴的方向协助胎儿娩出。

5.骨盆倾斜度

骨盆倾斜度指妇女直立时,骨盆入口平面与地平面所形成的角度,一般为 60°。若倾斜角度过大,将影响胎头衔接。

(二)软产道

软产道是由子宫下段、宫颈、阴道及骨盆底软组织构成的弯曲通道。

1.子宫下段的形成

由非孕时长约 1cm 的子宫峡部随妊娠进展逐渐被拉长,妊娠 12 周后已扩展成宫腔的一部分,至妊娠晚期形成子宫下段。临产后子宫收缩使子宫下段进一步拉长达 7～10cm,肌壁变薄成为软产道的一部分。由于子宫肌纤维的缩复作用,子宫体部肌壁越来越厚,子宫下段肌壁被牵拉越来越薄。由于子宫体和子宫下段的肌壁厚薄不同,在两者间的子宫内面有一环状隆起,称为生理缩复环。

2.宫颈的变化

(1)宫颈管消失:临产前宫颈管长 2~3cm,临产后由于规律宫缩的牵拉、胎先露部及前羊水囊的直接压迫,宫颈内口向上向外扩张,宫颈管呈漏斗形,随后逐渐变短、消失,成为子宫下段的一部分。初产妇多是宫颈管先消失,而后宫颈外口扩张;经产妇则多是宫颈管消失与宫颈外口扩张同时进行。

(2)宫口扩张:临产前宫颈外口仅能容 1 指尖,经产妇可容 1 指。临产后,在子宫收缩和缩复牵拉、前羊水囊压迫和破膜后胎先露直接压迫下,宫口逐渐扩张,直至宫口开全(宫颈口直径约 10cm)。

3.骨盆底、阴道及会阴体的变化

前羊水囊及胎先露部下降使阴道上部扩张,破膜后胎先露部进一步下降直接压迫骨盆底,使软产道下段扩张成为一个向前弯曲的通道,阴道黏膜皱襞展平使腔道加宽。肛提肌肌束分开,向下、向两侧扩展,肌纤维拉长,5cm 厚的会阴体变成 2~4mm,以利于胎儿通过。临产后,会阴体虽能承受一定压力,若分娩时会阴保护不当,也易造成裂伤。

三、胎儿

在分娩过程中,除产力、产道因素外,胎儿能否顺利通过产道,还取决于胎儿大小、胎位及有无胎儿畸形。

(一)胎儿大小

胎儿大小是决定分娩难易的重要因素之一。胎儿过大致胎头径线过大,或胎儿过熟使胎头不易变形时,即使骨产道正常,也可出现相对性头盆不称,造成难产。胎头主要径线有以下几种。

1.双顶径

双顶径是胎头最大横径,为两顶骨隆突间的距离。妊娠足月时平均值约为 9.3cm。临床上常用 B 型超声检测此值估计胎儿大小。

2.枕额径

枕额径为鼻根上方至枕骨隆突间的距离,胎头以此径衔接,妊娠足月时平均值约为 11.3cm。

3.枕下前囟径

又称小斜径,为前囟中央至枕骨隆突下方间的距离,胎头俯屈后以此径通过产道,妊娠足月时平均值为 9.5cm。

4.枕颏径

又称大斜径,为颏骨下方中央至后囟顶部间的距离,妊娠足月平均值为 13.3cm。

(二)胎位

产道为一纵行管道。若为纵产式(头先露或臀先露)时,胎体纵轴与骨盆轴一致,容易通过产道。枕先露是胎头先通过产道,较臀先露易娩出,矢状缝和囟门是确定胎位的重要标志。头先露时,在分娩过程中颅骨重叠,胎头周径变小有利于胎头娩出;臀先露时,较胎头周径小且软的胎臀先娩出,阴道未经**充分扩张**,胎头娩出时无变形机会,使胎头娩出发生困难;肩先露时,胎体纵轴与骨盆轴垂直,妊娠足月胎儿不能通过产道,对母儿威胁极大。

（三）胎儿畸形

若胎儿畸形造成胎儿某一部分发育异常，如脑积水、连体儿等，由于胎头或胎体过大，常发生难产。

四、精神心理因素

影响分娩的因素除了产力、产道、胎儿之外，还包括产妇的精神心理因素。分娩对产妇来说是一种持久、强烈的应激源，可产生生理上及心理上的应激，产妇的精神心理因素可影响机体内部的平衡、适应力和产力。紧张、焦虑、恐惧等不良精神心理状态，可导致呼吸急促，气体交换不足，心率加快，循环功能障碍，神经内分泌发生异常，交感神经兴奋，使子宫收缩乏力，产程延长，造成难产；子宫胎盘血流量减少，胎儿缺血缺氧，出现胎儿窘迫。

在分娩过程中，产科工作者应耐心安慰产妇，鼓励产妇进食，保持体力，讲解分娩是生理过程，教会产妇掌握必要的呼吸技术和躯体放松技术，尽可能消除产妇的焦虑和恐惧心情。同时，开展家庭式产房，允许丈夫或家人陪伴分娩，以便顺利度过分娩全过程。

第三节　枕先露正常分娩机制

一、定义

胎儿先露部随骨盆各平面的不同形态，被动地进行系列的适应性转动，以其最小径线通过产道的全过程，称为分娩机制。

枕先露分娩占头位分娩总数的 95.75%～97.75%，其中以枕左前位最多见。如前所述，骨盆轴方向代表胎儿娩出的路线，是通过骨盆各假想平面中点的连接线，上段向下、向后，中段向下，下段向下、向前。且骨盆入口平面横径＞斜径＞前后径，中骨盆平面和骨盆出口平面均为前后径大于横径。分娩时，胎儿适应骨盆的特点在下降过程中被动地进行衔接、俯屈、内旋转、仰伸、复位、外旋转，以胎头最小径线通过产道，从而完成分娩过程。

二、枕先露正常分娩机制

以枕左前位为例，枕先露正常分娩机制如下。

（一）衔接

胎头双顶径进入骨盆入口平面，胎儿颅骨最低点接近或达到坐骨棘水平，称为衔接。胎头进入骨盆入口时呈半俯屈状态，以枕额径（11.3cm）衔接，由于枕额径大于骨盆入口前后径（11cm），**胎头矢状缝坐落在骨盆入口的右斜径（12.75cm）上**，胎儿枕骨在骨盆左前方。

部分初产妇可在预产期前 1～2 周内发生胎头衔接。若初产妇分娩开始而胎头仍未衔接，应警惕有无头盆不称。经产妇多于临产后胎头衔接。

（二）下降

下降指胎头沿骨盆轴前进的动作。下降呈间歇性，贯穿于整个分娩过程中，与其他动作相伴随。促使胎头下降的**动力有**以下几方面。

（1）宫缩时通过羊水传导的压力由胎轴传至胎头。

(2)宫缩时子宫底直接压迫胎臀。

(3)腹肌收缩的压力。

(4)胎体由弯曲而伸直、伸长,使胎头下降。

初产妇因为子宫颈扩张缓慢以及盆底软组织大,故胎头下降的速度较经产妇慢。临床上将胎头下降的程度作为判断产程进展的重要标志。伴随着胎头下降过程,胎儿受骨盆底的阻力作用,同时发生俯屈、内旋转、仰伸、复位及外旋转等分娩动作。

(三)俯屈

胎头衔接进入骨盆入口时,呈半俯屈状态。当胎头以枕额径(11.3cm)进入骨盆腔后沿骨盆轴继续下降至骨盆底,处于半俯屈状态的胎头枕部遇肛提肌的阻力,借杠杆作用进一步俯屈,胎头下颌紧贴于胸部,变胎头衔接时的枕额径为枕下前囟径(9.5cm),以胎头最小径线适应产道的最大径线继续下降。

(四)内旋转

胎头沿骨盆的纵轴旋转,使矢状缝与中骨盆及骨盆出口前后径相一致以适应中骨盆平面及出口平面前后径大于横径的特点,此过程称为内旋转。胎头的内旋转动作一般于第一产程末完成。

枕先露时,胎儿的枕部位置最低,枕左前位时遇到骨盆底肛提肌的阻力,肛提肌收缩将胎儿枕部推向骨盆阻力较小、空间较宽的前方,向前向中线旋转45°,使胎头小囟门转至耻骨弓下方。

(五)仰伸

胎头到达阴道外口后,宫缩、腹肌及膈肌的收缩力迫使胎头继续下降,而骨盆底肛提肌收缩力又将胎头向前推进,上下合力共同作用使胎头沿骨盆轴下段向下向前,再转向上,当胎头的枕骨下部到达耻骨联合下缘时,以耻骨弓为支点,胎头逐渐仰伸,胎头的顶、额、鼻、口、颏相继娩出。当胎头仰伸时,胎儿双肩径处在骨盆入口左斜径上。

(六)复位

胎头娩出时,胎儿双肩径沿骨盆左斜径下降。胎头娩出后,枕部向左旋转45°,使胎头与胎肩保持正常位置,这一过程称为复位。

(七)外旋转

胎头娩出后,胎肩在骨盆腔内继续下降时向中线旋转45°,使双肩径与骨盆出口前后径一致,而胎头为保持其矢状径与胎肩径的垂直关系随即在外继续向左转动45°,称为外旋转。

(八)胎儿娩出

胎头完成外旋转后,前肩(右肩)在耻骨弓下先娩出,随即后肩(左肩)从会阴前缘顺利娩出。胎头是胎体周径最大的部分,亦是分娩最困难的部分,当胎头及胎肩娩出后,胎体及四肢顺势滑出产道。

第四节　分娩的临床经过及处理

一、先兆临产

分娩发动之前,往往出现一些预示孕妇不久将临产的症状,称为先兆临产。

(一)不规则子宫收缩

孕妇临产前1~2周子宫的敏感性增加。常发生不规则收缩,但不逐渐增强,也不使子宫颈扩张和胎先露下降,故又称为假临产。

(二)胎儿下降感

胎儿下降感是指多数初孕妇可在分娩前2~3周有胎儿下降感觉,上腹部较前舒适,进食量增多,呼吸较轻快,此为胎先露下降进入骨盆上口使宫底下降的原因。因为压迫膀胱,常引起尿频的症状。

(三)见红

分娩开始前的24~48h内,由于宫颈内口附近的胎膜与子宫壁分离,毛细血管破裂,引起少量出血,并与宫颈管的黏液相混而排出的血性分泌物称为见红,是分娩即将开始的一个比较可靠的征象。如果出血多应警惕前置胎盘和胎盘早剥等异常情况。

二、临产的诊断

临产开始的主要标志是指有规律的子宫收缩且逐渐增强,持续30s或以上,间歇5~6min,宫颈管消失,伴进行性宫颈扩张和胎先露下降。

三、产程分期

分娩的全过程是指从规律性子宫收缩开始到胎儿及附属物娩出为止,简称总产程。临床一般将其划分为三个产程。

第一产程:又称宫颈扩张期。从规律宫缩开始到子宫颈口开全为止,初产妇约需12~16h,经产妇约6~8h。

第二产程:又称胎儿娩出期。从子宫颈开全(10cm)到胎儿娩出为止,初产妇约需1~2h,经产妇数分钟至1h。

第三产程:又称胎盘娩出期。从胎儿娩出到胎盘娩出为止,约需5~15min,不应超过30分钟。

四、分娩的临床经过

(一)第一产程的临床经过

1.规律宫缩

产程开始时,宫缩持续时间较短(约30s),间歇期较长(5~6min)。随着产程进展,宫缩持续时间逐渐延长(50~60s),间歇时间逐渐缩短(2~3min),到宫颈口近开全时,间歇时间仅1~2min,持续时间可达1min或1min以上。

2.子宫颈口扩张

随着子宫收缩增强,子宫颈口逐渐扩张、胎先露逐渐下降。子宫颈口扩张的规律是先慢后快,可分为两期。

(1)潜伏期:从规律宫缩到宫颈口开大 3cm,平均每 2～3h 开大 1cm,约需 8h,超过 16h 为潜伏期延长。

(2)活跃期:从子宫颈口扩张 3cm 到子宫颈口开全,此期又分为加速阶段、最大倾斜阶段和减速阶段。此期扩张速度明显加快,平均约为 4h,超过 8h 为活跃期延长。

若不能如期扩张,多因宫缩乏力、胎位不正、头盆不称等原因。当宫口开全时,宫口边缘消失,子宫下段及阴道形成宽阔管腔。

3.胎先露下降

在观察宫颈扩张的同时,要注意胎先露下降的程度,以坐骨棘平面为标志判断先露高低。

为细致观察产程进展,及时检查记录结果,及早处理异常情况,目前临床上多绘制产程图。产程图是以临产时间(小时)为横坐标,以宫口扩张程度(cm)为纵坐标在左侧,先露下降程度(cm)在右侧,画出宫口扩张曲线和胎头下降曲线,对产程进展可一目了然。

4.胎膜破裂

简称破膜。随着宫缩逐渐增强,当羊膜腔压力增加到一定程度时自然破膜。破膜多发生在宫口近开全时。

(二)第二产程的临床经过

第二产程子宫收缩频而强,宫口开全,胎膜已破,胎头降至阴道口,会阴逐渐膨隆,变薄,肛门隆起。胎头下降压迫直肠时,产妇有排便感,不由自主地向下屏气,在宫缩时胎头露出于阴道口,间歇时又缩回,称胎头拨露。经过几次拨露以后,胎头双顶径越过骨盆下口(骨盆出口),宫缩间歇时不再回缩,称为胎头着冠。此后,胎头会发生仰伸、复位及外旋转等动作,随之胎肩、胎体娩出,羊水随着涌出,第二产程结束。

(三)第三产程的临床检查

胎儿娩出后,子宫底降至脐平,子宫收缩暂时停止,产妇感到轻松。几分钟后,宫缩重新又开始,促使胎盘剥离娩出。由于子宫腔容积突然缩小,胎盘与子宫壁发生错位而剥离,然后排出。

胎盘剥离的征象有:①子宫底上升,子宫收缩呈球形;②阴道少量出血;③阴道口外露的脐带自行下降延伸;④用手掌足侧在耻骨联合上方按压子宫下段时,子宫体上升而外露的脐带不再回缩。

胎盘剥离及排出方式有两种。①胎儿面娩出式:特点是胎盘从中央开始剥离,胎盘后血肿逐渐扩大,而后边缘剥离,胎盘的子体面首先露出阴道口,胎盘娩出后,才有少量阴道出血。这种方式多见,出血量较少。②母体面娩出式:特点是胎盘从边缘开始剥离,血液沿剥离面流出,娩出时以胎盘母体面先露出阴道口,先有较多阴道出血,尔后胎盘排出。这种方式少见。

五、分娩各产程的处理及护理

(一)第一产程的处理及护理

1.询问病史

对未做产前检查者,应全面询问病史,完整填写产科记录表。包括孕产史、既往病史、遗传病史、本次妊娠及临产后的情况。

2.体查

除重点了解产妇呼吸循环系统的功能状况外,还必需全面进行产科检查。必要时尚需采取辅助诊断,如超声检查和某些化验检查。

3.一般处理

(1)沐浴更衣:产妇入院后,估计距分娩时间还长,可进行沐浴或擦浴,更衣后进入待产室待产。

(2)外阴皮肤准备:剃去阴毛,然后用温肥皂水和清水将外阴部皮肤洗净。

(3)灌肠:初产妇宫颈口开大 3～4cm,经产妇宫颈口开大 2cm 以前,子宫收缩不是很强,可用温肥皂水灌肠,清理直肠内的大便,使先露部易于下降,并避免污染,又可反射性地刺激子宫收缩,加速产程进展。但如患者有阴道出血、胎位异常、剖宫产史、子宫收缩过强、先兆早产、胎儿窘迫、严重心脏病及妊娠高血压综合征等情况,禁忌灌肠。

(4)其他:胎头已入盆而宫缩不强者,可在室内活动,有助于产程进展;鼓励产妇少量多次进食以及时补充分娩时大量消耗的能量和水分。对于食少或呕吐、出汗多、尿少及产程进展缓慢者,应适当给予静脉补充;定时排尿,以免充盈的膀胱影响产程进展;给产妇适当的精神关怀。

4.观察产程

(1)子宫收缩情况:可通过胎儿监护仪或腹部检查观察子宫收缩的持续时间、间歇时间、强度,并加以记录。

(2)胎心:临产后每隔1～2h 在子宫收缩间歇时听一次胎心音,随着产程进展,应半小时听一次,并记录其速率、强弱、规律性,如果胎心音由强变弱或超过 160 次/min、少于 120 次/min,均提示胎儿宫内窘迫,应给产妇吸氧并寻找原因进行处理。

(3)宫颈扩张及胎先露下降情况:通过肛门检查了解。方法是让产妇两腿屈曲分开,检查者右手示指戴橡皮指套或手套涂少量润滑剂,轻轻插入肛门,了解宫颈软硬、厚薄、宫颈扩张程度、胎膜有无破裂、胎先露及其高低、骨盆情况。此检查次数不宜过多,临产初期每4h 进行 1 次,经产妇或宫缩较紧者,间隔应适当缩短。

胎先露下降的程度以胎头颅骨最低点与坐骨棘水平的关系为标志。胎头颅骨最低点平坐骨棘水平时以"0"表示,记录为 S⁰,坐骨棘水平下 1cm 为"+1",记录为 S⁺¹;在坐骨棘水平上 1cm 为"-1",记录为 S⁻¹;以此类推。

(4)破膜情况:破膜后立即听胎心并记录破膜时间,注意羊水性质、颜色和量及有无并发脐带脱垂,破膜后胎头尚未入盆或胎位异常者,应绝对卧床休息,抬高床尾,并保持外阴清洁。破膜超过 12h,给予抗生素预防感染。

(5)准备接生:初产妇宫口开全、经产妇宫口开大 3～4cm,应护送至分娩室准备接生。

(二)第二产程的处理及护理

此期的处理及护理对产妇和胎儿的预后极为重要。

1.准备接生

产妇取仰卧位后,两腿屈曲分开,在臀下放一便盆或橡皮垫,先将消毒棉球或纱布球堵于阴道口,以防冲洗液进入**阴道**,然后用无菌肥皂水棉球擦外阴,再用温开水冲洗干净,冲洗顺序是自上而下,先周围后**中间**,冲洗后用棉球或纱布擦干,用 0.1％苯扎溴铵进行消毒,消毒顺序是先中间后周围。消毒完毕,撤去便盆,以无菌巾铺于臀下。接生者按外科手术要求,消毒、穿接生衣、戴无菌手套,站在产妇右侧,先铺大单于产妇臀下,再相继穿腿套,铺消毒巾,并准备好接生用品。

2.指导产妇正确使用腹压

宫口开全后,应指导产妇正确使用腹压,以加速产程进展。此时,可将产妇两腿屈曲,足蹬于床上,两手抓紧床边把手,每等宫缩时让产妇深吸一口气,然后缓慢持久地向下屏气用力,宫缩间歇时全身放松,安静休息,以恢复体力。当胎头将要着冠时,告诉产妇不要用力过猛,以免引起会阴撕裂伤,可在宫缩间歇时稍向下屏气,使胎头缓慢娩出。

3.密切注意胎心音

此期宫缩频繁而强烈,通常应每5～10min听一次胎心音,必要时用胎儿监护仪观察胎心率及其基线变异。若发现确有异常,应立即做阴道检查,尽快结束分娩。

4.接生及保护会阴

保护会阴的原则是协助胎头俯屈,让胎头以最小径线(枕下前囟径)在宫缩间歇时缓慢地通过阴道口,以防会阴裂伤。具体方法是:在产妇会阴部盖上一块消毒巾,接生者右肘支在床上,右手拇指与其余四指分开,利用手掌大鱼际肌顶住会阴部,每当宫缩时向上内方托压,同时左手应轻轻下压胎头枕部,协助胎头俯屈和下降,宫缩间歇时,保护会阴的手稍放松,以免压迫过久引起会阴水肿。当胎头着冠,枕骨在耻骨弓下露出时,胎头即将娩出,是发生会阴撕裂伤的关键时期,右手不可离开会阴,同时嘱产妇在阵缩时不要用力屏气,反要张口哈气,让产妇在宫缩间歇时稍向下屏气,助产者左手帮助胎头仰伸,并稍加控制使胎头缓慢娩出。

胎头娩出后,助产者先用左手从胎儿鼻根部和颈前部捋向下颏,挤出口鼻腔的黏液和羊水,然后协助胎头复位和外旋转,继而左手轻轻下压胎头,使前肩娩出,再上托胎头,协助后肩娩出。双肩娩出后,才可以松开保护会阴的手,双手扶持胎儿躯干及下肢,使胎儿以侧屈姿势娩出。胎儿娩出后将盆或弯盘放于阴道口下方接流出的血液,以测量出血量,记录胎儿娩出时间。

(三)第三产程的处理及护理

1.新生儿的处理及护理

(1)清理呼吸道:胎儿娩出后,在距离脐轮约15cm处,分别用两把止血钳夹住脐带,在两钳之间将脐带剪断,再次清除口鼻腔内的黏液及羊水,可用洗耳球或吸痰管吸之。新生儿哭声响亮表示呼吸道通畅,可按Apgar评分法进行评分。此评分是以新生儿出生后的心率、呼吸、肌张力、喉反射及皮肤颜色五项体征为标准(表3-1)。

表 3-1　新生儿 Apgar 评分法

体征	应得分数		
	0 分	1 分	2 分
每分钟心率	0	少于 100 次	100 次及以上
呼吸	0	浅慢且不规则	佳
肌张力	松弛	四肢稍屈	四肢活动
喉反射	无反射	有些动作	咳嗽、恶心
皮肤颜色	苍白	发绀	红润

正常新生儿每项均得 2 分,共 10 分;7 分以上只需进行一般处理;4～7 分缺氧较严重,需清理呼吸道、人工呼吸、吸氧、用药等抢救措施才能恢复,4 分以下缺氧严重,需紧急抢救,行气管内插管并给氧等,经处理后 5min 再次评分,借以估计胎儿情况是否好转。

(2)处理脐带:用 75% 乙醇溶液消毒脐根部周围,在距脐轮上 0.5cm 处用脐带线结扎第一道,于第一道结扎线上的 1cm 处再结扎第二道,松紧要适度,以防脐出血或脐带断裂。于第二道结扎线上 0.5cm 处剪断脐带,以 2.5% 碘酊或 75% 乙醇溶液消毒脐带残端,用无菌纱布覆盖,脐绷带包扎。目前还有气门芯、脐带夹、血管钳等方法取代双重结扎脐带法,均获得脐带脱落快和减少脐带感染的良好效果。在处理时,要注意新生儿的保暖。

以上处理完毕,经详细的体格检查后,让产妇看清新生儿性别,擦净新生儿足底胎脂,打新生儿左足印及产妇右手拇指印于新生儿病历上,系上标明新生儿性别、体重、出生时间、母亲姓名和床号的手腕带,包好包被,由助手送入新生儿室,用 5% 弱蛋白银或 0.25% 氯霉素滴眼,预防眼炎。

(3)注意保暖:擦干新生儿体表的血迹和羊水,注意保暖。

2.协助胎盘娩出

胎盘剥离征象:①宫体变硬,由球形变为狭长形,宫底升高达脐上;②阴道少量出血;③阴道口外的脐带自行下降延长;④接生者用左手掌尺侧缘轻压产妇耻骨联合上方,将宫体向上推,而外露的脐带不再回缩。确定胎盘已剥离后,让产妇稍加腹压,或接生者轻压宫底,另手轻轻牵拉脐带,使胎盘娩出。等胎盘排到阴道口时,即用双手托住胎盘向一个方向旋转,同时向外牵引,直至胎盘、胎膜全部娩出。

3.检查胎盘胎膜

将胎盘平铺在产床上,先用纱布擦去母体面血块,检查胎盘小叶有无缺损;然后提起胎盘,检查胎膜是否完整,胎儿面边缘有断裂血管以及时发现副胎盘,如有残留组织,应在无菌操作下伸手入宫腔内取出残留组织,记录胎盘大小、脐带长度和出血量。

4.检查软产道

胎盘娩出后,用无菌纱布拭净外阴血迹,仔细检查会阴、小阴唇内侧、尿道口周围、阴道及宫颈有无裂伤。若有裂伤,应立即缝合。

5.加强产后观察,预防产后出血

正常分娩出血量多数不足 300mL。产后在产房继续观察产妇 2h,注意子宫收缩、子宫底高度、阴道出血量、有无血肿、膀胱是否充盈等,测量血压、脉搏。若阴道出血量虽不多,但子宫收缩不良、子宫底上升者,表示宫腔内有积血,应挤压子宫底排出积血,并给予及时处理。产后 2h,将产妇同新生儿送同病室。

第五节　分娩镇痛

子宫本身的收缩并**不带来疼痛**,产痛主要因宫缩对肌肉的牵拉造成。有效的放松技巧,如深呼吸及转移注意力等,有助于缓解产时不适,统称为非药物镇痛。它具有方便、安全、有效及对母体和胎儿无害等特点,应加以提倡。

一、非药物镇痛

(一)孕期活动锻炼

孕妇尽可能保持正常的日常活动,坚持锻炼可加强盆底肌肉及腹肌的力量,增加弹性,有利于正常分娩。

孕期锻炼需要在专业人员的指导下进行,排除可能导致胎儿及母体危险的可能因素。活动强度由轻至重逐渐增加,以不感到疲劳为宜。如有持续的腹痛或阴道出血等应及时与医生联系。

1.坐位锻炼

坐位锻炼可加强盆底肌肉力量,适于看电视或玩牌时采用。孕妇在坐时两腿不能交叉受压,一腿应放在另一腿前方。两大腿尽可能地平行于地面,以可感觉到会阴部张力为宜。腰部要挺直,头部力量上引有助于伸展背部,防止身体的重量压在腰骶部,导致腰背酸痛。

2.蹲姿锻炼

蹲姿锻炼对加强盆底肌肉有效。蹲时两大腿平行于腹部两侧,防止挤压腹部。注意要穿平底鞋或赤足,双脚平放于地面以加强效果。下蹲时注意盆底肌肉要收缩上提,而不是向下屏气,以达到锻炼效果。

3.盆底肌肉收缩锻炼

做肛门会阴部收缩,如同憋尿的动作,坚持 3s 后放松,重复 10 次;然后尽可能快地收缩与放松 10~25 次,再做盆底肌肉上提动作,每次坚持 3s 后放松。可与坐姿锻炼同时进行。这一动作在产后同样有效,有助于恢复盆底肌肉的张力。

4.背部运动

背部运动可放松腰背部肌肉,防止腰背疼痛。两手、两膝着地,尽可能高地弓起背部,以放松拉伸腰背肌肉,坚持 3s,然后放低。可在每天睡前做 5~10 次。

(二)深呼吸技巧

在第一产程宫口开全以前,应用深呼吸放松技巧,可以减轻宫缩带来的不适,有如下三种类型的呼吸。

1.慢吸慢呼式腹式呼吸

一般于每次宫缩开始时和结束时应用,呼吸要领是腹式呼吸,宫缩开始时用鼻部缓慢向内吸气,同时腹部肌肉放松向前膨隆,吸气尽可能慢,以放松腹部肌肉,让子宫在收缩时有较大的向前伸张的空间,有助于缓解宫缩带来的不适。然后屏气,尽可能延长,使嘴收缩如壶嘴状,缓慢向外吐气。避免张口呼吸以防止口唇干燥。

2.快吸快呼式胸式呼吸

用于宫缩达高峰时,做快速表浅的胸式呼吸,如同轻微呻吟时的呼吸。

3.喘气和吹气式呼吸

用于第一产程活跃期宫口近开全时,这时产妇常因胎头压迫盆底而不自主地向下屏气,但因宫口尚未开全,此时屏气不但增加产妇体力消耗,还可造成子宫颈水肿反而延迟产程。指导产妇在想用力时张口喘气,做向外吹气的动作,以抑制向下用力。鼓励产妇取自己感觉舒适的体位,跪姿是很多产妇喜欢采用的姿势。卧位时避免长时间的仰卧位。在进行深呼吸时,产妇全身应尽量放松。向产妇解释宫缩的性质,让产妇明确宫缩是有间隔的,并了解正常产程的时限,告知产妇产程进展情况,可增强产妇自然分娩的信心。

(三)注意力转移

保持环境安静、舒适,听音乐、提供娱乐节目及组织观看健康教育节目等,都是较好的减轻疼痛的方法。

(四)水浴镇痛法

1.镇痛原理

水的浮力可以减轻人体关节所承受的压力;热水不仅使人放松,还可减轻分娩疼痛;热水淋洒在身上可起到按摩的作用,增加机体内源性镇痛物质的产生。

2.水浴时间

如果在家里,在进入活跃期之前都可进行热水浴。但若胎膜已破则不能水浴。在医院时,即使进入了活跃期也可行热水浴。

3.注意事项

水温不能太高,比体温稍高一点;产妇不能单独一人进行热水浴,陪伴者应随时和产妇在一起;热水浴期间应多喝水。

(五)音乐镇痛法

音乐镇痛法以柔和舒缓的音乐为主,选择产妇自己喜欢的音乐。

二、药物镇痛

药物镇痛的优点是起效快、苏醒快,须在医师和麻醉师指导下应用。

(一)镇静药物

镇静药物常用哌替啶和吗啡。因其可抑制胎儿呼吸,故应掌握用药时间,在胎儿娩出前至少2h应用,并在新生儿出生后用纳洛酮解除药物不良反应。

(二)氧化亚氮吸入

应用专门的氧化亚氮瓶和吸入装置,在麻醉师指导下应用。产妇保持清醒。

(三)硬膜外麻醉

行椎管穿刺注入麻醉药物,如芬太尼,可应用产妇自控持续镇痛装置。产妇保持清醒。有可能造成低血压,要注意监测血压。

第四章　正常产褥

第一节　产褥期母体的变化

一、生殖系统

生殖系统在产褥期的变化最大。子宫从胎盘娩出后到恢复至未孕状态的过程称为子宫复旧,主要包括子宫体肌纤维的缩复和子宫内膜的再生。在子宫复旧的过程中,其重量减轻,体积减小。子宫肌纤维的缩复是指肌细胞长度和体积缩减,而肌细胞数目并未减少。细胞内多余的胞浆蛋白在胞内溶酶体酶系作用下变性自溶,最终代谢产物通过血液和淋巴循环经肾脏排出体外。分娩后的子宫重约 1000g,17cm×12cm×8cm 大小;产后 1 周的子宫重约 500g,如12 孕周大;产后 10d 子宫降至骨盆腔,腹部触诊不能扪及;产后 2 周子宫重约 300g;6 周约50g,大小亦恢复至未孕时状态。分娩后 2～3d,子宫蜕膜分为浅、深两层。浅层蜕膜发生退行性变,坏死、脱落,成为恶露的一部分,随恶露排出。深部基底层的腺体和间质迅速增殖,形成新的子宫内膜。到产后 3 周,新生的子宫内膜覆盖了胎盘附着部位以外的子宫内壁。胎盘附着部位的子宫内膜至产后 6 周才能完全由新生的子宫内膜覆盖;产后宫颈松弛如袖管,外口呈环状。产后 2d 起,宫颈张力才逐渐恢复,产后 2～3d,宫颈口可容 2 指,宫颈内口 10d 后关闭,宫颈外形约在产后 1 周恢复,宫颈完全恢复至未孕状态约需 4 周。但宫颈由于分娩中 3 点或 9点处不可避免的轻度裂伤,外口由未产时的圆形变为经产后的一字形;产后阴道壁松弛,阴道皱襞消失,阴道腔扩大。产褥期阴道壁张力逐渐恢复,产后 3 周阴道皱襞开始重现,阴道腔逐渐缩小,但在产褥期末多不能恢复至原来的弹性及紧张度;会阴由于分娩时胎头压迫,多有轻度水肿,产后 2～3d 自行吸收消失。会阴裂伤或切口在产后 3～5d 多能愈合;处女膜在分娩时撕裂形成处女膜痕,是经产的重要标志,不能恢复;盆底肌肉和筋膜由于胎头的压迫和扩张,过度伸展而致弹性降低,并可有部分肌纤维断裂。若产褥期能坚持正确的盆底肌锻炼,则有可能恢复至正常未孕状态。但盆底组织有严重裂伤未能及时修补、产次多,分娩间隔时间过短的产妇,可造成盆底组织松弛,也是造成子宫脱垂、阴道前后壁膨出的主要原因。

二、循环系统

胎盘娩出后子宫胎盘循环终止,子宫肌的缩复使大量血液进入母血液循环,加之妊娠期水钠潴留也被重吸收进入血液。因此,产后第 2～3 天,母血液循环量可增加 15％～25％。心功能正常的产妇尚可耐受这一变化。若心功能不全可由于前负荷的增加诱发心力衰竭。循环血量经过自身调节在产后 2～6 周可恢复至未孕时水平。

三、血液系统

产褥早期产妇的血液仍呈高凝状态,这对于减少产后出血,促进子宫创面的恢复有利。这种高凝状态在产后 3 周才开始恢复。外周血中白细胞数增加,可达$(15\sim30)\times10^9/L$,以中性粒细胞升高为主,产后 1～2 周恢复正常。产褥期贫血较常见,经加强营养和药物治疗后可逐渐恢复。血小板数在产后增多。红细胞沉降率加快,产后 3～4 周恢复正常。

四、呼吸系统

产后膈肌下降,腹压减低,产妇的呼吸运动由妊娠晚期的胸式呼吸变为胸腹式呼吸。呼吸的幅度较深,频率较慢,每分钟 14～16 次。

五、消化系统

产妇体内孕酮水平下降,胃动素水平增加,胃肠道的肌张力和蠕动力逐渐恢复,胃酸分泌增加,于产后 1～2 周恢复至正常水平。因此,产褥早期产妇的食欲欠佳,喜进流食,以后逐渐好转。由于产妇多卧床,活动较少,膳食中的纤维成分少,盆底肌和腹肌松弛,胃肠动力较弱,易发生便秘。

六、泌尿系统

产后循环血量增加,组织间液重吸收使血液稀释,在自身调节机制的作用下,肾脏利尿作用增强,尿量增加,尤以产后第 1 周明显。妊娠期肾盂和输尿管轻度生理性扩张,于产后 4～6 周恢复正常。膀胱在分娩过程中受压,组织充血、水肿,处于麻痹状态,对尿液的刺激不敏感,再加上会阴伤口疼痛,产妇不习惯卧床排尿等因素,易发生尿潴留,多发生在产后 12h 内。

七、内分泌系统

胎儿娩出后,胎盘分泌的激素在母体中的含量迅速下降。雌激素 3d、孕激素 1 周降至卵泡期水平。人绒毛膜促性腺激素(HCG)一般在产后 2 周消失。胎盘生乳素(HPL)的半衰期为 30min,其消减较快,产后 1d 已测不出。其他的酶类或蛋白,如耐热性碱性磷酸酶(HSAP)、催产素酶(CAP)、甲胎蛋白(AFP)等,在产后 6 周均可恢复至未孕时水平。妊娠时的高雌、孕激素水平,负反馈抑制了下丘脑促性腺激素释放激素(Gn-RH)的分泌,使垂体产生惰性,产后恢复也较慢,恢复的时间与是否哺乳有关,一般产妇于产后 4～6 周逐渐恢复对 Gn-RH 的反应性。不哺乳的产妇,产后 6～8 周可有月经复潮,平均在产后 10 周恢复排卵。哺乳产妇的月经恢复较迟,有的在整个哺乳期内无月经来潮。但月经复潮晚来潮前有排卵的可能,应注意避孕。

妊娠过程中母体的甲状腺、肾上腺、胰岛、甲状旁腺等内分泌腺体的功能均发生一系列改变,多在**产褥期**恢复至未孕前状态。

八、免疫系统

妊娠是成功的半同种异体移植,孕期母体的免疫系统处于被抑制状态,以保护胎儿不被排斥,其表现有抑制性 T 淋巴细胞与辅助性 T 淋巴细胞的比值上升等。产后免疫系统的功能向增强母儿的抵抗力转变,母血中的自然杀伤细胞(NK 细胞)、淋巴因子激活的杀伤细胞(LAK 细胞)、大颗粒细胞(LGLs)数目增加,活性增强。但产褥期机体的防御功能仍较脆弱。

九、精神心理

产妇的心理变化对产褥期的恢复有重要影响。产妇的心理状态多不稳定且脆弱。在产后1周,绝大多数产妇都有不同程度的焦虑、烦闷等情绪,严重者可能发生产后抑郁综合征。对产妇进行社会心理护理,特别是产妇丈夫和家庭的支持和关怀,有利于避免其产后不良心理反应。

十、泌乳

妊娠期胎盘分泌大量雌激素促进了乳腺腺管发育,大量孕激素促进了乳腺腺泡发育,为产后泌乳准备了条件,但同时也抑制了孕期乳汁的分泌。分娩后,产妇血中雌、孕激素水平迅速下降,解除了对泌乳的抑制,同时母体内催乳激素(PRL)水平很高,这是产后泌乳的基础。此后乳汁的分泌在很大程度上依赖于婴儿吸吮。当婴儿吸吮时,感觉冲动从乳头传至大脑,大脑底部的腺垂体反应性地分泌催乳素,催乳素经血液到达乳房,使泌乳细胞分泌乳汁。同时感觉冲动可经乳头传至大脑底部的神经垂体反射性地分泌缩宫素,后者作用于乳腺腺泡周围的肌上皮细胞,使其收缩而促使乳汁排出。乳房的排空也是乳汁再分泌的重要条件之一。此外,乳汁分泌还与产妇的营养、睡眠、精神和健康状态有关。

乳汁是婴儿的最佳食品。它无菌、营养丰富、温度适中,最适合婴儿的消化和吸收。母乳的质和量随着婴儿的需要自然变化,产后最初几日分泌的乳汁称为初乳,质较黏稠,因其含较多的胡萝卜素,色偏黄,蛋白质的含量很高。此后分泌的乳汁称成熟乳,蛋白质含量较初乳低,脂肪和乳糖的含量较高。乳汁中除含有丰富的营养物质、多种微量元素、维生素外,还含有免疫物质,对促进婴儿生长、提高婴儿抵抗力有重要作用。

第二节　产褥期临床表现、处理及保健

一、产褥期临床表现

(一)体温

产后体温多数在正常范围内。产程延长或过度疲劳者,体温在产后最初24h内略升高,一般不超过38℃;产后3～4d因乳房充盈乳胀也可引起发热,体温达38.5℃,多在24h内恢复正常。如果体温超过38℃,应视为病态。

(二)脉搏

脉搏略缓慢,每分钟60～70次,与子宫胎盘循环停止及卧床休息等因素有关,约于产后1周恢复正常。

(三)呼吸

产后腹压降低,膈肌下降,由妊娠期的胸式呼吸变为胸腹式呼吸,使呼吸变深慢,每分钟14～16次。

(四)血压

产褥期血压变化不大。妊娠高血压疾病患者产后血压降低明显。产后出血者应定时量血压。

(五)子宫复旧

胎盘娩出后,子宫圆而硬,宫底在脐下一指。产后第 1d 因宫颈外口升至坐骨棘水平,致使宫底稍上升平脐,以后每日下降 1～2cm,至产后 10d 子宫降入骨盆腔内,此时腹部检查于耻骨联合上方扪不到宫底。

(六)恶露

产后随子宫蜕膜(特别是胎盘附着处蜕膜)的脱落,血液、坏死蜕膜等组织经阴道排出,称恶露。

1.血性恶露

血性恶露为产后 7d 的阴道排出物,色鲜红,量较多,有时有小血块、少量胎膜及坏死蜕膜组织。

2.浆液恶露

浆液性恶露为产后 1～2 周的阴道排出物,色淡红,似浆液,含血量少,但有较多的坏死蜕膜组织、宫颈黏液、阴道排液,且有细菌。

3.白色恶露

白色恶露为产后 2～4 周的阴道排出物,量少黏稠,色泽较白,含大量白细胞、坏死蜕膜组织、表皮细胞及细菌等。

正常恶露有血腥味,但无臭味,持续 4～6 周,总量为 250～500mL,个体差异较大。若子宫复旧不全或宫腔内残留胎盘、多量胎膜或合并感染时,恶露量增多,血性恶露持续时间延长并有臭味。

(七)产后宫缩痛

产后宫缩痛多见于经产妇。产褥早期因宫缩引起下腹部阵发性剧烈疼痛称产后宫缩痛。子宫在疼痛时呈强直性收缩,于产后 1～2d 出现,持续 2～3d 自然消失。哺乳时反射性缩宫素分泌增多,可使疼痛加重。

(八)褥汗

产褥早期,皮肤排泄功能旺盛,排出大量汗渍,以夜间睡眠和初醒时更明显,不属病态,于产后 1 周内自行好转。

二、产褥期处理

产褥期母体各系统变化很大,虽属生理范畴,但子宫内有较大创面,乳腺分泌功能旺盛,容易发生感染和其他病理情况,为保证母亲产后顺利恢复,应仔细观察产褥期改变,及时发现异常并进行处理。

(一)一般处理

1.产后 2h 内的处理

产后 2h 内极易发生严重并发症,故应在产房内严密地观察产妇,除协助产妇首次哺乳外,观察阴道出血量,注意子宫收缩、膀胱充盈与否等,并应测量血压、脉搏。若阴道出血量虽不多,宫底上升者,提示宫腔内有积血,应挤压宫底排出积血,并给予子宫收缩药。若产妇自觉肛门坠胀多有阴道后壁血肿,应行肛查确诊后给予及时处理。

2.提供好的休养环境

要求环境安静清洁,室内空气流通,保持一定的温度和湿度,夏季注意防止产褥期中暑,冬季注意保暖,避免产妇感冒和新生儿硬肿症。

3.活动与休息

产后保证充分休息和睡眠,睡眠时一般应以左、右侧卧位交替,以免子宫后倾。会阴切开者,应卧向健侧。产后24h,无特殊情况,可下床活动,早期活动有利于子宫复旧、恶露排出,大小便通畅,并可增强腹壁及盆底肌肉紧张度,减少子宫移位和阴道前后壁膨出,防止盆腔和下肢静脉血栓形成。但不宜过早参加重体力劳动,不宜站立过久,少蹲,以防子宫脱垂。

(二)饮食

产后1h可让产妇进流食或清淡半流食,以后可进普通饮食。食物应富有营养、足够热量和水分。若哺乳,应多进蛋白质和汤汁食物,并适当补充维生素和铁剂。

(三)尿潴留

产后尿量明显增多,应鼓励产妇尽早自解小便。产后4h即应让产妇排尿。若排尿困难,应解除怕排尿引起疼痛的顾虑,鼓励产妇坐起排尿,用热水熏洗外阴,用温开水冲洗尿道外口周围诱导排尿。下腹部正中放置热水袋,刺激膀胱肌收缩,也可针刺关元、气海、三阴交、阴陵泉等穴位。用强刺激手法,或肌内注射甲硫酸新斯的明1mg或加兰他敏注射液2.5mg,兴奋膀胱逼尿肌促其排尿。使用上述方法均无效时应予导尿,必要时留置导尿管1～2d,并给予抗生素预防感染。

(四)便秘

产后因卧床休息、食物中缺乏纤维素以及肠蠕动减弱,常发生便秘。应多吃蔬菜及早日下床活动。若发生便秘,应口服缓泻药、开塞露塞肛或肥皂水灌肠。

(五)子宫复旧及恶露

每日应在同一时间手测宫底高度,以了解子宫逐日复旧过程,测量前应嘱产妇排尿。产后宫缩痛,多在产后2～4d消失,无须特殊处理,疼痛严重者,可针刺中极、关元、三阴交、足三里等穴位,用弱刺激手法;也可用山楂100g,水煎加糖服;或服用止痛片或中药生化汤。

每日应观察恶露量、颜色及气味。若子宫复旧不全,恶露增多、色红且持续时间延长时,应及早给予子宫收缩药;若合并感染,恶露有腐臭味且有子宫压痛,应给予抗生素控制感染。

(六)会阴处理

用1:5000碘伏溶液或1:5000高锰酸钾溶液冲、擦洗外阴,每日2～3次,尽量保持会阴部清洁及干燥。会阴部有水肿者,可用50%硫酸镁液湿热敷。产后24h后可用红外线照射外阴。会阴部有缝线者,应每日检查伤口周围有无红肿、硬结及分泌物。于产后3～5d拆线。若伤口感染,应提前拆线引流或行扩创处理,并定时换药,合理应用抗生素。

三、产褥期保健

(一)适当活动及做产后健身操

尽早适当活动及做产后健身操,有助于体力恢复、排尿及排便,避免或减少静脉栓塞的发生率,且能使骨盆底及腹肌张力恢复,避免腹壁皮肤过度松弛。产后健身操应包括能增强腹肌张力的抬腿、仰卧起坐动作和能锻炼骨盆底肌及筋膜的缩肛动作。产后2周时开始加做胸膝卧位,以预防或纠正子宫后倾。上述动作每日做3次,每次15min,运动量应逐渐加大。

(二)计划生育指导

1.产褥期性生活指导

产褥期内应禁止性交,因生殖器尚未完全恢复前过早开始性生活,容易造成损伤和增加产褥期感染概率。

2.产后避孕措施的选择

产后哺乳者最好用工具避孕,不宜用口服避孕药,因其可影响乳汁的分泌。产后不哺乳者,通常于产后4~8周月经复潮,应及时采取避孕措施,工具避孕或口服避孕药均可采用。用延长哺乳期的方法避孕,效果不可靠,且长期哺乳可能造成下丘脑-垂体-卵巢轴的永久性障碍,甚至闭经、子宫萎缩和性功能障碍。

不适合再次妊娠的产妇,如妊娠合并心脏病、慢性肾炎、高血压病、糖尿病、结核等,最好于产后2~3日做绝育术,因此时子宫底较高,手术易进行;不愿绝育者,应做好避孕方法的指导。

(三)产后检查

产后检查包括产后访视和产后健康检查两部分。产后访视至少3次,分别为出院后3d内、产后14d、产后28d。了解产妇及新生儿健康状况和喂养情况,及时给予指导。产妇应于产后6~8周去医院做产后健康检查,有异常者提前检查。内容包括测血压,查血、尿常规,了解哺乳情况,并做妇科检查,观察盆腔内生殖器是否已恢复至非孕状态;最好同时带婴儿来医院做一次全面检查。

第五章 病理妊娠

第一节 流产

流产是指妊娠 28 周以前,胎儿体重不足 1000g,因某种原因使胚胎或胎儿脱离母体而排出。流产分为自然流产与人工流产,本节叙述自然流产。自然流产的发生率为 10%～18%。流产发生在妊娠 12 周以前称早期流产,发生在 12～28 周的为晚期流产。妊娠 20～27 周末出生的婴儿,偶有存活机会,称为有生机儿。

一、病因

病因有多个方面,但并非每例流产都能找出确切的原因。

1. 遗传因素

引起流产的遗传因素包括染色体异常、单基因突变以及多因子遗传。早期流产中 50%～60% 系染色体异常,其中多为染色体数目异常,其次为染色体结构异常。数目异常有三体、三倍体及 X 单体等;结构异常有染色体断裂、倒置、缺失和易位。染色体异常的胚胎多数结局为流产,极少数可能继续发育成胎儿,但出生后也会发生某些功能异常或合并畸形。若已流产,妊娠物有时仅为一空孕囊或已退化的胚胎。

2. 环境因素

孕妇接触环境中的物理、化学因素,有毒物质影响胚胎的发育,如 DDT、有机汞、一氧化碳、酒精、铅、镉、放射线、细胞毒性药物等。

3. 免疫因素

妊娠如同同种异体移植,胚胎与母体之间存在复杂而又特殊的免疫关系,这种关系使胚胎不被排斥。流产是免疫排斥的一种形式,是母胎间免疫平衡遭到破坏,胎儿同种移植失败的结果。免疫功能异常主要有以下几个方面:①抗原系统异常。配偶间共有抗原相容性高,组织相容性抗原(HLA)或血型抗原不相容(如 ABO 血型或 Rh 血型不合等)。②抗体系统异常。如封闭抗体缺乏或自身抗体水平异常(如抗磷脂抗体或抗核抗体等)。③子宫局部免疫异常与反复流产。如子宫蜕膜大颗粒淋巴细胞比率失衡及蜕膜血管免疫病理损伤等。④TH1 型细胞因子反应增强,TH1/TH2 比例失调而导致流产。

4. 母体因素

(1)母体患有全身性疾病,如各种传染病的急性期,细菌、病毒、原虫可经胎盘进入胎儿血液循环。

(2)孕妇合并内分泌疾病,如甲状腺功能低下、糖尿病、黄体功能不全等。

(3)孕妇患感染性疾病,近年来,感染与反复流产引起学者们的关注,特别是风疹病毒、支原体、沙眼衣原体、弓形虫、巨细胞病毒(CMV)、微小病毒 B19、梅毒螺旋体等感染与流产关系密切。

二、病理

早期流产时胚胎多数先死亡,随后发生底蜕膜出血,造成胚胎的绒毛与蜕膜层分离,已分离的胚胎组织如同异物,引起子宫收缩而被排出。有时也可能蜕膜海绵层出血坏死或有血栓形成,使胎儿死亡,然后排出。8 周以内妊娠时,胎盘绒毛发育尚不成熟,与子宫蜕膜联系还不牢固,此时流产妊娠物多数可以完整地从子宫壁分离而排出,出血不多。妊娠 8～12 周时,胎盘绒毛发育茂盛,与蜕膜联系较牢固,此时若发生流产,妊娠物往往不易完整分离排出,常有部分组织残留宫腔内影响子宫收缩,致使出血较多。妊娠 12 周后,胎盘已完全形成,流产时往往先有腹痛,然后排出胎儿、胎盘。有时由于底蜕膜反复出血,凝固的血块包绕胎块,形成血样胎块稽留于子宫腔内。血红蛋白因时间长而被吸收形成肉样胎块,或纤维化与子宫壁粘连。偶有胎儿被挤压,形成纸样胎儿,或钙化后形成石胎。

三、临床分类

流产是逐渐发展的过程,依腹痛轻重、出血量多少、胚胎是否排出分为如下几类。

1.先兆流产

为流产的早期阶段。轻微腹痛,阴道出血少于月经量。妇科检查宫口未开,子宫大小与停经月份相符。

2.难免流产

腹痛加重,阴道出血多于月经量,宫口已开张或胎膜已破,子宫大小与停经月份相符或稍小。

3.不全流产

妊娠物排出不全,部分残留子宫腔内,阴道出血不止,有时可造成大出血,甚至休克。妇科检查宫口扩张,有时可见胚胎组织堵住宫口,子宫一般小于停经月份,但当宫腔有积血时可大于停经月份。

4.完全流产

胚胎完全排出宫腔,阴道出血较少。宫口已闭,子宫恢复正常大小。

5.稽留流产

胚胎在宫内死亡但未自然排出;此时妊娠反应消失,如妊娠已至中期,自觉胎动消失,腹部不再增大。妇科检查,子宫小于妊娠月份。既往过期流产的定义为胚胎死亡 2 个月以上。现由于超声波的广泛应用,胚胎死亡可以及时发现,很少有超过 2 个月才诊断者。随着超声技术的普及,**稽留流产**诊断并不包括早期妊娠丢失,因此提出了新的分类:①无胚胎妊娠(anembryonicgestation),即空孕囊,指孕周≥7.5 周,未见胚胎。②孕早期胎儿死亡(first trimester fetal death),胎儿在妊娠 12 周前死亡。③孕中期胎儿死亡(second trimester fetal death),胎儿在妊娠 13～24 周死亡。

6.习惯性流产

连续自然流产 3 次。**早期**流产可为黄体功能不全,染色体异常;晚期流产可能为宫颈内口功能不全、子宫畸形,或母儿血型不合。习惯性流产多发生在既往流产的同一孕龄。

7.感染性流产

胚胎排出之前宫腔内发生感染,多见于不全流产、过期流产、非法堕胎。除流产症状之外,尚有发热,持续性下腹痛,腹膜刺激症状,盆腔器官压痛,阴道分泌物污秽、有臭味,严重者可出现中毒性休克。

四、诊断

1.症状

停经后、孕 28 周前出现阵发性下腹痛,阴道出血。

2.体征

不同类型的流产体征各不相同,详见临床分类(表 5-1)。

表 5-1 流产的诊断与处理

流产类型	症状			体征			治疗
	出血	腹痛	组织排出	宫口	宫口组织	子宫大小	
先兆流产	+	+	0	闭	0	相符	观察
难免流产	++	+++	开	0	相符	吸刮	
不全流产	+++	+++	+	开	+	小于孕周	吸刮
完全流产	+	0	0	闭	0	小于孕周	无
稽留流产	+	0	0	闭	0	小于孕周	吸刮
感染性流产	+++	+++	+或0	不定	+或0	不定	静脉用抗生素后吸刮

3.辅助检查

(1)B 型超声(B 超):能确定妊娠囊的大小、着床部位,有否胎心搏动,判断胚胎是否存活;不全流产及稽留流产等均可借助 B 超检查加以确定。宫颈内口功能不全者 B 超下见宫颈内口直径>2cm。

(2)血 β-HCG 检测:流产时血 HCG 水平下降。

五、鉴别诊断

早期流产应与异位妊娠及葡萄胎相鉴别,还应与功能失调性子宫出血及子宫肌瘤等相鉴别。

六、处理

1.先兆流产

(1)治疗以卧床休息为主,稳定情绪,禁止性交。窥阴检查时操作应轻柔。必要时可给镇静药,如苯巴比妥 0.03g,口服,每日 2~3 次。

(2)对黄体功能不全的患者可给黄体酮 20mg 肌内注射,每日 1 次;或绒毛膜促性腺激素(HCG)500~1000U,肌内注射,隔日 1 次;维生素 E 100mg,每日 1 次;直至阴道出血停止 1 周后逐渐停药。对无黄体功能不全的患者不应使用黄体酮。如上述治疗 2 周后不见缓解,应再次行 B 超扫描了解妊娠是否继续,并根据情况考虑终止妊娠或继续治疗。

(3)若合并感染,应进行抗感染治疗。

(4)积极寻找流产的原因。虽然孕卵或胚胎发育异常是早期流产的主要原因,但仍应按流产发生的可能原因,积极寻找,如应用免疫功能检测、血型检测、生物因素检查等方法。以便对症治疗。

2.难免流产及不全流产

应尽快刮宫,清除宫腔内胚胎。根据患者失血情况、子宫大小决定手术时机。如失血多,应防止和治疗休克,予以输液、输血,及时清理宫腔。中期妊娠者,胎儿较大、出血不止时,需在静脉滴注缩宫素下行钳夹术。

3.完全流产

妊娠小于 8 周,可不予刮宫。妊娠 8 周以上,因胚胎绒毛深入蜕膜层,不易剥离安全,必要时应清理宫腔。

4.稽留流产

胚胎停止发育一经诊断,应尽快清宫。在刮宫前应检查血小板、纤维蛋白原、凝血酶原时间,以免术中发生凝血功能障碍。术前 5d 应给予雌激素,以提高子宫肌肉对缩宫素的敏感性,口服己烯雌酚 5～10mg;每日 3 次,术前还应作好输血准备。如术中发现胎盘与宫壁粘连较重,不要强求 1 次刮干净,以避免损伤子宫。如确有凝血功能障碍,可输新鲜血及小剂量肝素。近来有报告口服抗孕激素药物米非司酮 50mg,每日 2 次,共 2d,第 3 天配合前列腺素,可促使排出。即使排出不全,手术刮宫亦较容易。

5.习惯性流产

受孕之前应对以往的流产进行分析,检查夫妇双方的血型、染色体,矫正子宫畸形,治疗生殖道炎症,监测黄体功能,坚持避孕半年至 1 年再孕。如确诊为宫颈内口功能不全,可于妊娠16～20 周行宫颈内口环扎术,术后予以保胎。

6.感染性流产

如出血不多,可先给予敏感的抗生素 3d,然后再予以刮宫。术中要轻柔操作,避免感染扩散。如感染严重,需行子宫切除。

第二节 早产

妊娠满 28 周至不足 37 周间分娩称为早产。分为自发性早产和治疗性早产两种,自发性早产包括未足月分娩和未足月胎膜早破;治疗性早产为妊娠并发症或合并症而需要提前终止妊娠者。

一、诊断标准

(1)早产妊娠 28～37 周间的分娩称为早产。

(2)早产临产:妊娠晚期(28～37 周)出现规律宫缩(每 20min 4 次或 60min 8 次),同时伴有宫颈的进行性改变(宫颈容受度≥80％,伴宫口扩张)。

二、早产预测

当妊娠不足 37 周,孕妇出现宫缩可以应用以下两种方法进行早产临产的预测:

(1)经阴道测量或经会阴测量或经腹测量(在可疑前置胎盘和胎膜早破及生殖道感染时),超声检测宫颈长度及宫颈内口有无开大。

妊娠期宫颈长度正常值:经腹测量为 3.2～5.3cm;经阴道测量为 3.2～4.8cm;经会阴测量为 2.9～3.5cm。

对有先兆早产症状者应动态监测宫颈长度和形态变化:宫颈长度大于 30mm 是排除早产发生较可靠的指标;漏斗状宫颈伴有宫颈长度缩短有意义。

(2)阴道后穹隆分泌物胎儿纤维连接蛋白(fFN)检测,fFN 阴性者发生早产的风险降低,1 周内不分娩的阴性预测值为 98%,2 周内不分娩的阴性预测值为 95%。fFN 检测前不宜行阴道检查及阴道超声检测,24h 内禁止性生活。检测时机:妊娠 22～35 周。

(3)超声与 fFN 联合应用,两者均阴性可排除早产。

三、早产高危因素

(1)早产史。

(2)晚期流产史。

(3)年龄<18 岁或>40 岁。

(4)患有躯体疾病和妊娠并发症。

(5)体重过轻(体重指数≤18kg/m^2)。

(6)无产前保健,经济状况差。

(7)吸毒或酗酒者。

(8)孕期长期站立,特别是每周站立超过 40h。

(9)有生殖道感染或性传播感染高危史,或合并性传播疾病如梅毒等。

(10)多胎妊娠。

(11)助孕技术后妊娠。

(12)生殖系统发育畸形。

四、治疗原则

1.休息

孕妇应卧床休息。

2.应用糖皮质激素

糖皮质激素促胎肺成熟。

(1)**糖皮质激素的应用指征:**①妊娠未满 34 周、7d 内有早产分娩可能者。②孕周>34 周但有临床证据证实胎肺未成熟者。③妊娠期糖尿病血糖控制不满意者。

(2)糖皮质激素的应用方法:①地塞米松 5mg,肌内注射,每 12h 1 次连续 2d;或倍他米松 12mg,肌内注射,每天 1 **次,**连续 2d。②羊膜腔内注射地塞米松 10mg。羊膜腔内注射地塞米松的方法适用于妊娠合**并糖尿病患者。**③多胎妊娠则适用地塞米松 5mg,肌内注射,每 8h 1 次,连续 2d,或倍他米松 12mg,肌内注射,每 18h 1 次,连续 3 次。

(3)糖皮质激素应用注意事项:副作用有孕妇血糖升高及降低母、儿免疫力。目前一般情况下,不推荐产前反复、多疗程应用。禁忌证为临床存在宫内感染证据者。

3.应用宫缩抑制剂

宫缩抑制剂可争取时间将胎儿在宫内及时转运到有新生儿重症监护室(NICU)设备的医疗机构,并能保证产前糖皮质激素应用。目前无一线用药。所有宫缩抑制剂均有不同程度的副作用而不宜长期应用。

(1)硫酸镁,孕期用药属于 B 类。

1)用法:负荷剂量为 3～5g,半小时内静脉滴入,此后依据宫缩情况以 1～2g/h 速度静脉点滴维持,宫缩抑制后继续维持 4～6h 后可改为 1g/h,宫缩消失后继续点滴 12h,同时监测呼吸、心率、尿量、膝腱反射。有条件者监测血镁浓度。血镁浓度 1.5～2.5mmol/L 可抑制宫缩。

2)禁忌证:重症肌无力、肾功能不全、近期心肌梗死史和心肌病史。

3)副作用:①孕妇发热、潮红、头痛、恶心、呕吐、肌无力、低血压、运动反射减弱,严重者呼吸抑制、肺水肿、心跳停止;②胎儿无负荷试验(NST)无反应型增加,胎心率变异减少,基线下降,呼吸运动减少;③新生儿呼吸抑制、低 Apgar 评分、肠蠕动降低、腹胀;④监测指标包括孕妇尿量、呼吸、心率、膝腱反射,血镁浓度。

备用 10%葡萄糖酸钙 10mL 用于解毒。

(2)β肾上腺素受体激动剂类药物,孕期用药属于 B 类。

1)用法:心率≥140/分应停药。

2)绝对禁忌证:心脏病、肝功能异常、子痫前期、产前出血、未控制的糖尿病、心动过速、低钾血症、肺动脉高压、甲状腺功能亢进症、绒毛膜羊膜炎。

3)相对禁忌证:糖尿病、偏头痛、偶发心动过速。

4)副作用:①孕妇心动过速、震颤、心悸、心肌缺血、焦虑、气短、头痛、恶心、呕吐、低钾血症、高血糖、肺水肿;②胎儿心动过速、心律失常、心肌缺血、高胰岛素血症;③新生儿心动过速、低血糖、低钙、高胆红素血症、低血压、颅内出血。

5)监测指标:心电图、血糖、血钾、心率、血压、肺部情况、用药前后动态监测心绞痛症状及尿量,总液体限制在 2400mL/24h。

(3)硝苯地平,孕期用药属于 C 类。

1)用法:首次负荷量为 30mg 口服或 10mg 舌下含服,20min1 次,连续 4 次。90min 后改为 10～20mg/(4～6)h 口服,或 10mg/(4～6)h 舌下含服,应用不超过 3d。

2)副作用:血压下降、心悸、胎盘血流减少、胎心率减慢。

3)禁忌证:心脏病、低血压和肾脏病。

(4)吲哚美辛孕期用药为 B 7D 类。

1)用法:150～300mg/d,首次负荷量为 100～200mg,直肠给药,或 50～100mg 口服,以后25～50mg/(4～6)h,限于妊娠 32 周前短期内应用。

2)副作用:孕妇主要是消化道反应,恶心呕吐和上腹部不适等,阴道出血时间延长,分娩时出血增加。胎儿如在妊娠 34 周后使用可使动脉导管缩窄、胎儿心力衰竭和肢体水肿,肾脏血流减少,羊水过少等。

3)禁忌证:消化道溃疡、吲哚美辛过敏者,凝血功能障碍及肝肾疾病患者。

(5)阿托西班(缩宫素受体拮抗剂)国外临床试验中用法为:短期静脉治疗,首先单次静脉注射 6.75mg 阿托西班,再以 300μg/min 输入 3h,继以 100μg/min 输入直至 45h。此后开始维持治疗(皮下给予阿托西班 30μg/min)直至孕 36 周。其更广泛的应用有待进一步评估。

(6)抗生素:抗生素的应用并不能延长孕周及降低早产率。①有早产史或其他早产高危因素的孕妇,应结合病情个体化应用。②早产胎膜早破的孕妇建议常规给予口服抗生素预防感染(见"早产胎膜早破"的处理)。

(7)胎儿的监测:超声测量评价胎儿生长发育和估计胎儿体重,包括羊水量和脐动脉血流监测及 NST。

(8)孕妇监测:包括生命体征监测,尤其体温和心率监测常可发现早期感染迹象;定期复查血、尿常规、C 反应蛋白等。

(9)分娩时机的选择:①对于不可避免的早产,应停用一切宫缩抑制剂;②当延长妊娠的风险大于胎儿不成熟的风险时,应选择终止妊娠;③妊娠小于 34 周时根据个体情况决定是否终止妊娠。如有明确的宫内感染则应尽快终止妊娠;④对于≥34 周的患者,有条件者可以顺其自然。

(10)分娩方式的选择:分娩方式的选择应与孕妇及家属充分沟通。①有剖宫产史者行剖宫产手术,但应在估计早产儿有存活可能性的基础上选择实施。②阴道分娩应密切监测胎心,慎用可能抑制胎儿呼吸的镇静剂。第二产程可常规行会阴侧切术。

五、早产胎膜早破

(1)早产胎膜早破(PPROM)定义:妊娠 37 周以前未临产而发生的胎膜破裂。

(2)PPROM 诊断:通过临床表现、病史和简单的试验及辅助检查来进行。①病史:对于 PPROIVI 的诊断有 90% 的准确度,不应被忽视。②检查:参见"胎膜早破"节。

(3)宫内感染:判断有无绒毛膜羊膜炎主要依据临床诊断。PPROM 孕妇入院后应常规进行阴道拭子细菌培养＋药敏检测。分娩后胎盘、胎膜和脐带行病理检查,剖宫产术中行宫腔拭子及新生儿耳拭子细菌培养可以帮助确诊,并作为选用抗生素时的参考。

宫内感染的临床指标如下(有以下三项或三项以上即可诊断):①体温升高≥38℃;②脉搏≥110/分;③胎心率>160/分或<110/分;④血白细胞升高达 $15×10^9/L$ 或有中性粒细胞升高;⑤C 反应蛋白上升;⑥羊水有异味;⑦子宫有压痛。

其中胎心率增快是宫内感染的最早征象。

(4)早产胎膜早破处理药物治疗前需做阴道细菌培养。

①抗生素:作用肯定,可用青霉素类或头孢类抗生素及广谱抗生素如红霉素类。

②糖皮质激素:可应用,用法同"早产"。

③宫缩抑制剂:如无宫缩不必应用。如有宫缩而妊娠小于 34 周,无临床感染征象可以短期应用,并根据各医院条件选择转诊。

④转诊:小于 34 周的孕妇建议在有 NICU 的医疗机构治疗。以宫内转运为宜。在给予基本评价与应急措施后,如短期内无分娩可能,尽早将胎儿在宫内转运到有 NICU 的医疗单位。

⑤终止妊娠:如孕周小,但发现感染应立即终止妊娠。妊娠大于 34 周,根据条件可不常规保胎。

第三节　过期妊娠

妊娠达到或超过 42 周,称为过期妊娠。过期妊娠的胎儿围产病率和死亡率增高,并随妊娠延长而加剧,妊娠 43 周时围产儿死亡率为正常值的 3 倍。44 周时为正常值的 5 倍。初产妇过期妊娠胎儿较经产妇者危险性增加。

一、诊断标准

注意月经史、孕期变化和超声检查综合评估,核对预产期。

(1)询问平时月经情况,有无服用避孕药等使排卵期推迟情况;B 超监测排卵。夫妇两地分居,根据性交日期推算;结合早孕反应时间、初感胎动时间。

(2)平时月经(LMP)规则,末次月经期明确,按 LMP 核对预产期。

(3)妊娠早期曾做妇科检查者,结合当时子宫大小推算。

(4)B 型超声检查:早孕期测定妊娠囊直径、头臀长;孕中期以后测定胎儿双顶径、股骨长等。

二、判断胎盘功能和胎儿安危评估

(1)胎动计数,胎心率。

(2)胎儿电子监护:无应激试验,注意基线变异和各种减速情况;必要时需做宫缩应力试验(CST),CST 多次反复出现胎心晚期减速或重度变异减速者,或基线变异减小,应警惕胎儿严重宫内缺氧情况。

(3)超声检查:羊水指数测定,羊水偏少或羊水过少提示胎盘功能减退;观察胎动、胎儿肌张力、胎儿呼吸样运动等。彩色超声多普勒检查可通过测定胎儿脐血流来判断胎盘功能与胎儿安危状况。

(4)羊膜镜检查:观察羊水颜色,了解胎儿是否有胎粪排出。若已破膜可直接观察到羊水流出量及其性状。

三、处理

1.宫颈成熟度检查

通常采用 Bishop 宫颈成熟度评分法。

2.终止妊娠

(1)确诊过期妊娠,应终止妊娠。

(2)确诊过期妊娠,若有下列情况之一应立即终止妊娠:①胎动减少;②胎儿电子监护显示胎儿宫内状况不良;③胎儿生长受限;④羊水过少;⑤羊水粪染;⑥伴有母体并发症;⑦胎死宫内。

3.终止妊娠方式选择

(1)宫颈成熟,无剖宫产指征,行人工破膜,若羊水量不少,羊水性状清,严密监护下可经阴道试产。

(2)宫颈成熟,人工破膜后宫缩不好,可以人工破膜+静脉滴注缩宫素引产。

(3)宫颈条件未成熟,无立即终止妊娠指征,在严密监护母胎状况下,可用促宫颈成熟药物,促宫颈成熟和引产(见宫颈成熟和引产)。

(4)对于存在相对头盆不称或头浮者,适宜小剂量缩宫素静脉滴注为主,缓缓引发宫缩,诱导进入产程。

(5)出现胎盘功能不良或胎儿状况不良征象,不论宫颈条件成熟与否,行剖宫产术尽快结束分娩。

4.产时监护

过期妊娠为高危妊娠,过期儿为高危儿,应在促宫颈成熟和引产以及各产程中对母儿实施严密监测。有条件医院进行连续胎儿电子监测,无条件则加倍听诊胎心率监测;观察羊水性状和产程进展。必要时进行胎儿头皮血 pH 检测。

5.剖宫产指征

(1)诊断过期妊娠,有立即终止妊娠指征、不适宜阴道分娩者。

(2)臀先露伴骨盆轻度狭窄。

(3)引产失败。

(4)产程延缓或停滞(包括胎先露下降和宫颈扩张延缓或停滞)。

(5)头盆不称。

(6)产程中出现胎儿窘迫征象(胎心率变化或异常胎儿电子描记图形)。

6.新生儿复苏准备

分娩前做好新生儿复苏准备。

四、延期妊娠

对于妊娠期限已经超过预产期、未满 42 孕周的延期妊娠,需要严密监测母胎情况,41 周后宜收入院观察,适时促宫颈成熟和引产。建议 42 周前结束分娩。

附:宫颈成熟度评估

目前多采用 Bishop 评分法。评分≥6 分提示宫颈成熟,评分<6 分提示宫颈不成熟,需要促宫颈成熟(表 5-2)。

表 5-2　宫颈 Bishop 评分

指标	0	1	2	3
宫颈口开大(cm)	未开 1~2	3~4	5	
宫颈管长度(cm)及消容(%)	>3(0~30)	≥1.5(40~50)	≥0.5(60~70)	0≥80)
宫颈软硬度	硬	中	软	
宫颈位置	后	中	前	
先露部高低(-3~+3)	-3	-2	-1→0	+1,+2

五、促宫颈成熟方法

1.前列腺素制剂促宫颈成熟

药物有 PGE₂ 制剂,如阴道内栓剂(可控释地诺前列酮栓,Dinoprostone,商品名:欣普贝生）；PGE，类制剂如米索前列醇（Misoprostol，简称米索）。欣普贝生通过美国食品药品监督管理局（FDA）和中国食品和药品管理局（SFDA）批准可用于妊娠晚期引产前的促宫颈成熟。2003 年美国 FDA 已将米索禁用于晚期妊娠的条文删除。

前列腺素制剂促宫颈成熟的注意事项：①严格掌握用药方法和注意事项。②孕妇患有心脏病、急性肝肾疾病、严重贫血、青光眼、哮喘、癫痫禁用。③有剖宫产史和其他子宫手术史禁用。④主要副作用是宫缩过频、过强，发现宫缩过强或过频及胎心异常者及时取出阴道内药物，必要时使用宫缩抑制剂。⑤已临产者及时取出促宫颈成熟药物。

2.其他促宫颈成熟方法

机械性扩张法包括：低位水囊、Foleys 管、昆布条、海藻棒等，在无感染及胎膜完整时使用。

六、引产方法

（1）缩宫素静脉点滴引产方法。

（2）人工破膜术引产适用于宫颈成熟者，不适用于头浮的孕妇。

（3）人工破膜术加缩宫素静脉滴注方法。

第四节　双胎妊娠

一次妊娠子宫腔内同时有两个或两个以上胎儿，称为多胎妊娠。多胎妊娠的发生率与种族、年龄及遗传等因素有关。近年来，由于促排卵药物及辅助生育技术的广泛应用，多胎妊娠的发生率明显上升。多胎妊娠中以双胎妊娠最多见。双胎妊娠分为双卵双胎（70％）和单卵双胎（30％）。

一、双胎妊娠分类及特点

1.双卵双胎

由两个卵子分别受精形成两个受精卵，两个受精卵往往着床在子宫蜕膜不同部位，可形成自己独立的胎盘，胎儿面见两个羊膜腔，中隔由两层羊膜及绒毛膜组成；有时两个胎盘紧邻融合在一起，但胎盘血液循环互不相通。双卵双胎与遗传、应用促排卵药物及多胚胎宫腔内移植有关。如果两个卵子在短期内不同时间受精而形成的双卵双胎称为同期复孕。

2.单卵双胎

由一个受精卵分裂而成两个胎儿，单卵双胎的发生不受年龄、遗传、种族、胎次的影响。单卵双胎由于受精卵分裂的时间不同有四种形式。

（1）双绒毛膜双羊膜囊：若分裂发生在受精后 72h 内（桑葚期），内细胞团形成而囊胚层绒毛膜未形成前即分裂成为两个胚胎。有两层绒毛膜及两层羊膜，胎盘为两个或一个。占单卵双胎的 18％～36％。

（2）单绒毛膜双羊膜囊：若分裂发生在受精后 72h 至 8d 内（囊胚期）分裂为双胎，内细胞团及绒毛膜已分化形成之后，而羊膜囊尚未出现前形成的双胎，在单卵双胎中占 70％。共同拥有一个胎盘及绒毛膜，其中隔有两层羊膜。

（3）单绒毛膜单羊膜囊：在受精后 8～13d，羊膜腔形成后分裂为双胎。两个胎儿共用一个胎盘,并共存于同一个羊膜腔内。占单卵双胎的 $1\%\sim2\%$,围生儿死亡率甚高。

(4)连体双胎:分裂若发生在受精后的 13d 以后,可导致不同程度、不同形式的连体双胎。

二、诊断标准

1.病史及临床表现

(1)双胎妊娠多有家族史。

(2)孕前有应用促排卵药物史或体外受精多个胚胎移植史。

(3)早孕反应往往较重,持续时间较长。

(4)子宫体积明显大于单胎妊娠。

(5)妊娠晚期,过度增大的子宫使横隔升高,有呼吸困难、胃部饱满、行走不便、下肢静脉曲张和水肿等压迫症状。

2.产科检查

如有以下情况应考虑双胎。

(1)子宫大于孕周且明显比同孕周单胎妊娠大,羊水量也较多。

(2)在妊娠晚期腹部触及多个肢体及两个胎头或三个胎极。

(3)子宫较大,胎头较小,不成比例。

(4)在不同部位听到两个很强、不同频率的胎心,或两个胎心音间有音区相隔,或同时计数 1min 同时听胎心频率不一致。

3.辅助检查

(1)B 超检查在妊娠早期可以见到两个胎囊;妊娠中、晚期依据胎儿颅骨及脊柱等声像图,B 超诊断符合率达 100%。

(2)双胎妊娠卵膜性诊断主要依靠早孕期 B 超检查,最佳诊断时间为 $10\sim14$ 孕周。早孕期妊娠囊分开很远,如果在各自的妊娠囊中各有 1 个羊膜腔,则是双绒毛膜双羊膜双胎;如果在胎膜相接部位有"lambda"或"双峰"征的为双绒毛膜。在 1 个妊娠囊中观察到 2 个羊膜腔,则为单绒毛膜双羊膜双胎。如果在 1 个绒毛膜腔中同时显示 2 个卵黄囊,则为单绒毛膜双羊膜双胎,如仅显示 1 个卵黄囊,则为单绒毛膜单羊膜双胎。中孕期胎儿性别不同双胎是双绒毛膜(双卵双胎)。

三、双胎妊娠并发症

1.母体并发症

贫血,早产,先兆子痫,羊水过多/过少,胎膜早破及脐带脱垂,子宫收缩乏力,产程延长;胎位异常;胎盘早剥;胎头交锁;梗阻性难产;产后出血等。

2.胎儿并发症

胎儿宫内生长受限(包括二胎或二胎之一);胎儿畸形;脐带异常;单绒毛膜双胎特有并发症。

(1)双胎输血综合征:①Ⅰ期受血胎儿羊水过多,供血胎儿羊水过少,胎儿膀胱内可以见到尿液;②Ⅱ期受血胎儿羊水过多,供血胎儿羊水过少,胎儿膀胱内看不见尿液;③Ⅲ期两胎分别呈羊水过多和羊水过少同时伴有不正常的脐血流;④Ⅳ期供血或受血胎儿中有腹水;⑤Ⅴ期任何一个胎儿死亡。

(2)双胎中一胎死亡:在早孕期如双胎的一胎发生胎死宫内尚未发现其对幸存者有任何影响,在中孕的早期仍然如此。在中孕的晚期如果发生一胎胎死宫内,则有导致晚期流产发生的可能性。而且在胎儿死亡4周还有可能发生凝血功能异常。存活胎儿预后与双胎类型、胎儿死亡原因、孕周及胎儿死亡距存活胎儿分娩时间长短等因素有关。在双绒毛膜双胎中,幸存者的预后主要受孕周的影响。单绒毛膜双胎一胎死亡,另一胎也有死亡风险(大约占20%)或脑脑伤风险(大约占25%)。

(3)双胎逆转动脉灌流(无心畸形 TRAP)。

(4)双胎生长不一致(选择性 IMGR)指两胎儿间体重差异≥20%(25%)。可能与胎盘因素(胎盘发育异常,如过小等)、染色体异常及双胎输血综合征等有关。

(5)双胎中一胎畸形。

3.完全葡萄胎和共存胎儿

一个是伴有一个胎儿的正常胎盘,而另一个则是完全性葡萄胎。大约60%的完全性葡萄胎与正常胎儿共存的双胎妊娠者将会因持续性滋养细胞肿瘤而需要化疗。目前尚无理想处理方法,但应监测孕妇血清 HCG 及呼吸道症状。

四、双胎妊娠产前诊断

(1)双胎妊娠胎儿先天性畸形的发生率是单胎妊娠的2倍。

(2)产前血清学筛查(单胎风险值计算)目前尚不适宜推广应用于双胎妊娠。

(3)孕早期10~14周 B 超胎儿颈后透明层(NT)测量对于发生胎儿染色体异常风险较高孕妇有重要价值。

(4)产前诊断指征同单胎。羊膜腔穿刺抽吸羊水进行染色体分析,可以提高双胎妊娠染色体异常诊断率。对于双卵双胎妊娠需要注意羊水样本来源之羊膜囊,分别提取2个样本。单卵双胎提取1个样本,若单卵单绒毛膜双羊膜囊双胎之一畸形需提取2个样本。

(5)绒毛活检对双胎妊娠不适宜,很难确定两个胎盘都取到样本,尤其是当两者很靠近时。

五、多胎妊娠产科处理

1.妊娠期

(1)定期产前检查,尽早确诊双胎妊娠。

(2)在妊娠早期尽早 B 超确定卵膜性质;单绒毛膜双胎妊娠在妊娠16周始每2周 B 超检查;双绒毛膜双胎妊娠每4周 B 超检查,包括胎儿生长发育、脐血流、羊水、宫颈等。

(3)加强营养,注意补充足够的蛋白质、铁剂、维生素、叶酸、钙剂等,避免过度劳累。

(4)预防并发症。

(5)**预防早产**。

(6)如果胎儿之一在妊娠早期死亡,可被活胎压缩变平而成纸样儿,两者均不需要处理;妊娠晚期死亡,一般不造成母体损害,但如有少量凝血活酶向母体释放,应监测母体凝血功能。

(7)若发现双胎输血综合征、双胎生长不一致、双胎逆转动脉灌流、双胎中一胎畸形应及早转诊;在有条件和资质**医疗机构**可以采取多次反复抽取受血儿羊水过多侧羊水、选择性减胎术、脐带血管凝固或结扎、胎儿镜下胎盘血管交通支激光凝固术、羊膜隔造口术、在 B 超引导下经胎儿腹壁穿刺胎儿腹腔或脐静脉输血等医疗干预措施。

2.分娩期处理

双胎妊娠多能经阴道分娩,需做好输血、输液及抢救孕妇的应急设备,并熟练掌握新生儿抢救和复苏的技术。

(1)终止妊娠指征:合并急性羊水过多,引起压迫症状;母体合并严重并发症,如子痫前期或子痫,不允许继续妊娠时;胎儿畸形;已达预产期(38周)尚未临产,胎盘功能逐渐减退或羊水减少者。

(2)分娩方式选择:结合孕妇年龄、胎次、孕龄、胎先露、不孕史及产科合并症等因素综合考虑,原则上适当放宽剖宫产指征。①阴道试产选择双胎均为头先露或胎一为头位,胎二为臀位。②剖宫产分娩指征异常胎先露如第一胎儿为肩先露、臀先露;宫缩乏力导致产程延长,经处理无改善;胎儿窘迫短时间不能经阴道分娩者;严重并发症需要立即终止妊娠者,如子痫前期、胎盘早剥或脐带脱垂者;连体畸形无法经阴道分娩者。

3.产程中和产后处理

(1)严密母胎安危监测。

(2)产程中注意宫缩及产程进展,宫缩乏力,可以给予低浓度缩宫素缓慢滴注。

(3)第一个胎儿娩出后,但绒毛膜双胎妊娠注意小儿所置的高低水平位置,并立即钳夹脐带,防第二胎儿失血。

(4)第一个胎儿娩出后,固定胎二成纵位,监测胎心。

(5)第一个胎儿娩出后,若无阴道出血,胎二胎心正常,等待自然分娩,一般在20min左右第二胎儿可以娩出。若等待10min仍无宫缩,可以人工破膜或给予低浓度缩宫素滴注促进子宫收缩。

(6)第一个胎儿娩出后,若发现脐带脱垂或可疑胎盘早剥或胎心异常,立即用产钳或臀牵引,尽快娩出第二个胎儿。

(7)预防产后出血:产程中开放静脉通道,做好输液及输血准备;第二胎儿娩出后立即给予缩宫素促进子宫收缩;产后严密观察子宫收缩及阴道出血量,尤其注意产后出血多发生在产后2h内。必要时应用抗生素预防感染。

第五节　羊水过多

羊水过多指妊娠期间羊水量超过2000mL者。在较长时期内形成,称为慢性羊水过多;在数日内羊水急剧增加,称为急性羊水过多。一旦诊断为羊水过多,应进行一系列检查以确定潜在的胎儿先天缺陷或染色体异常、一些潜在的异常如控制不佳的妊娠前糖尿病或妊娠期糖尿病,另外,Rh同族免疫,微小病毒感染,或母-胎溶血导致胎儿贫血,胎儿心输出量增加引起羊水过多。妊娠合并羊水过多母胎病率甚至病死率风险明显增加,需加强监护,同时要考虑可行的干预措施。

一、诊断标准

1.病史

了解和检查是否存在发生羊水过多的相关病因,包括胎儿和母体双方因素。

2.症状体征

(1)急性羊水过多:多发生在妊娠 20～24 周,数日内子宫迅速增大,横隔上抬,呼吸困难,不能平卧,甚至出现发绀,腹部张力过大,皮肤绷紧发亮,胎位不清,由于胀大的子宫压迫下腔静脉,影响静脉回流,引起下肢及外阴部水肿及静脉曲张。

(2)慢性羊水过多:多发生在妊娠 28～32 周,羊水可在数周内逐渐增多,属缓慢增长,孕妇多能适应,常在产前检查时发现宫高、腹围大于停经孕周。腹壁皮肤发亮、变薄,触诊时感到皮肤张力大,胎位不清,有时扪及胎儿部分有浮沉感。

(3)羊水过多容易并发妊娠高血压、胎位异常、早产。破膜后因子宫骤然缩小,可以引起胎盘早剥,破膜时脐带可随羊水滑出造成脐带脱垂。产后因子宫过大容易引起子宫收缩乏力导致产后出血。

3.辅助检查

通常是因腹部触诊及宫高过度增加而怀疑,并通过 B 超检查确诊。

(1)B 超检查羊水指数(AFI)测定:妊娠晚期 AFI>20cm。

(2)B 超测定单个最大羊水暗区深度(AFV):另一种方法是 B 超测定单个最大羊水暗区深度(AFV)≥1cm。

(3)同孕龄正常妊娠 AFI 的百分位数判定:也有认为羊水过多为 AFI 超过同孕龄正常妊娠 AFI 的第 95 个百分位数(≥95th)。

(4)B 超胎儿发育检查。

(5)母血相关指标检查:血糖代谢、感染指标、血型、AFP 等。

(6)胎儿染色体检查,羊水 AFP 测定等。

二、治疗原则

处理主要取决于胎儿有无畸形、孕周和孕妇症状的严重程度。

1.羊水过多合并胎儿畸形

处理原则为及时终止妊娠。

(1)利凡诺引产中期妊娠,慢性羊水过多,孕妇的一般情况尚好,无明显心肺压迫症状,经腹羊膜腔穿刺,放出适量羊水后注入利凡诺 50～100mg 引产。

(2)采用高位破膜器,自宫颈口沿胎膜向上送 15～16cm 刺破胎膜,使羊水以每小时 500mL 的速度缓慢流出,以免宫腔内压力骤减引起胎盘早剥。破膜放羊水过程中注意血压、脉搏及阴道出血情况。放羊水后,腹部放置沙袋或加腹带包扎以防休克。破膜后 12h 仍无宫缩,需用抗生素。若 24h 仍无宫缩,适当应用硫酸普拉酮钠促宫颈成熟,或用催产素、前列腺素等引产。

(3)**注意监测阴道出血和宫高变化**,及早发现胎盘早剥。

2.羊水过多胎儿正常

应根据羊水过多的程度与胎龄而决定处理方法:

(1)症状严重孕妇**无法忍受**(胎龄不足 37 周),应穿刺放羊水,用 15～18 号腰椎穿刺针行羊膜腔穿刺,以每小时 500mL 的速度放出羊水,一次放羊水量不超过 1500mL,以孕妇症状缓解为度。放出羊水过多可引起早产。放羊水应在 B 型超声监测下进行。防止损伤胎盘及胎儿。严格消毒防止感染,酌情用镇静保胎药以防早产。3～4 周后可重复以减低宫腔内压力。

(2)吲哚美辛在孕 32 周前可考虑使用该药,超过 32 周使用可导致胎儿动脉导管过早闭合、胎儿大脑血管收缩和肾功能损害。起始剂量为母亲 25mg 口服,每天 4 次。每周测量 AFI 2～3 次,一旦 AFI 恢复正常即停药。鉴于吲哚美辛有使动脉导管闭合的副作用,故不宜广泛应用。

(3)如果患者因羊水过多出现先兆早产,胎龄未满 34 周应使用糖皮质激素并给予宫缩抑制剂。在使用宫缩抑制剂后如仍不能控制宫缩可考虑羊水抽吸。

(4)妊娠已近 37 周,在确定胎儿已成熟的情况下,行人工破膜,终止妊娠。注意羊水流出速度控制,防止胎盘早剥。

(5)症状较轻可以继续妊娠,注意休息,低盐饮食,酌情用镇静药。

(6)严密动态观察羊水量变化。

(7)病因治疗。

(8)预防并发症。

3.分娩期和产后处理

(1)注意产程进展和母儿监测。

(2)保证先露为顶部。

(3)及早发现胎盘早剥、脐带脱垂。

(4)预防产后出血。

第六节　羊水过少

妊娠晚期羊水量少于 300mL 者为羊水过少。

一、诊断标准

1.临床表现

(1)宫高腹围小于停经孕周。

(2)子宫紧裹胎体,子宫外形不规整感。

(3)胎膜早破者有阴道流液。

(4)临产后阴道检查可见前羊水囊不明显。

(5)破膜时羊水少,或稠厚黄绿。

2.胎心电子监护

取决于对胎儿影响程度。

(1)基线变异减少。

(2)NST 无反应型。

(3)胎心监护可有变异减速、晚期减速。

3.B 型超声检查

(1)羊水量检查:①目前确定羊水量主要通过 B 超测量,包括测定羊水指数(AFI)和单个最大羊水暗区深度。因为单个最大羊水暗区深度未考虑到胎儿位置可能相对于子宫并不对称，诊断羊水过少主要依靠 AFI。②B 超诊断羊水过少标准是妊娠晚期羊水指数（AFI）＜5cm，5～8cm 考虑羊水较少。最大羊水池深度＜2cm 为羊水过少，值≤1cm 为严重羊水过少。③因羊水量随着妊娠进展而发生改变，所以仅以足月时的 AFI 作为诊断标准。④也有将羊水过少定义为 AFI 小于同孕龄正常妊娠 AFI 第五百分位数的。

（2）胎盘-胎儿检查：①胎儿畸形检查。②胎儿生长大小检查。③胎儿脐动脉血流 S/D 比值。

（3）并发症相关指标检查：①子宫胎盘功能不良相关如高血压、慢性胎盘早剥、系统红斑性狼疮、抗磷脂综合征等相关检查。②过期妊娠。③胎膜早破检查包括阴道流液 pH 检测和羊齿状结晶检查。

二、治疗原则

妊娠晚期羊水过少处理原则是针对病因治疗，同时对症处理。

（1）未足月胎膜早破、妊娠高血压、胎儿宫内生长受限、过期妊娠、胎儿畸形参见相应章节。

（2）羊水过少，胎儿无畸形，胎盘功能严重不良，短时间不能阴道分娩，剖宫产结束妊娠。

（3）先行 OCT 试验，如 OCT（－），说明胎儿储备能力尚好，宫颈成熟，严密监护下破膜后观察宫缩，必要时行缩宫素引产。

（4）孕周较小，胎儿不成熟，羊膜腔灌注法期待治疗。

（5）母体输液水化羊水量与母亲血容量间存在相关性，给母亲输液提升体液量或降低母亲渗透压可增加胎儿尿流量，从而改善羊水过少。

（6）产程中严密监测胎儿安危，包括持续胎儿电子监护。

（7）产程中注意母体供氧和监测。

（8）新生儿复苏准备。

（9）羊膜腔灌注法临床应用。①经腹壁羊膜腔灌注通常在未破膜情况下，B 超引导避开胎盘，以 10mL/min 输入 37℃ 的 0.9％生理盐水 200～500mL，注意监测羊水指数，预防感染和进行保胎处理。②通常在产程中或已经破膜时行经阴道羊膜腔灌注。以 10mL/min 输入 37℃ 的 0.9％生理盐水 200～500mL，使 AFI 达 8cm。如 AFI≥8cm，胎心减速无改善，停止输注，考虑剖宫产尽快结束分娩。

羊水较少者动态监测，查找病因并及时处理。

第七节　胎膜早破

胎膜破裂发生于产程正式开始前称为胎膜早破。胎膜早破的影响因素有：创伤，宫颈内口松弛，生殖道病原微生物上行性感染，支原体感染，羊膜腔压力增高，胎儿先露部与骨盆入衔接不好，胎膜发育不良，孕妇缺乏铜、锌等微量元素，此外有羊膜腔侵入性医疗操作等，不同的影响因素对胎膜早破的发生时间有一定影响。孕龄＜37 孕周的胎膜早破又称为早产（未足月）胎膜早破（见"早产"节）。

一、诊断标准

1.临床表现

(1)孕妇突感较多液体自阴道流出,继而有少量间断性或持续性的阴道流液。

(2)腹压增加时,如咳嗽、负重时阴道流出较多液体。

(3)有些病例并无明显的阴道流液突增感,主诉仅为持续的少量阴道流液。

(4)检查可见阴道口有液体流出,或阴道窥视见宫颈口有液体流出。

(5)感染时阴道排液可有臭味。

(6)存在相关诱发因素的临床表现。

2.辅助检查

(1)阴道检查见阴道流液,或见阴道后穹隆有羊水池,或见宫颈口有液体流出;必要时将胎先露部上推或增加腹压(如咳嗽等)。

(2)阴道液酸碱度检查 pH≥7.0,胎膜早破可能性极大。注意排除血液、尿液、精液及感染因素影响。

(3)阴道液涂片检查:阴道液干燥片检查有羊齿状结晶为羊水;涂片用 0.5％美蓝染色,可见淡蓝色或不着色的胎儿上皮及毳毛;用苏丹Ⅲ染色可见橘黄色脂肪小粒;用 0.5％硫酸尼罗蓝染色可见橘黄色胎儿上皮细胞等可确定为羊水。

(4)B超检查羊水减少,必要时动态观察。

(5)羊膜镜检查可以直视胎先露部,看不到前羊膜囊,即可确诊胎膜早破。

二、治疗原则

(1)足月前胎膜早破见"早产"节,足月胎膜早破收入院。臀位等胎位异常按相应处理原则。有剖宫产指征则行剖宫产。

(2)足月妊娠伴胎膜早破者 80％～90％在破膜 24h 内临产。

(3)监测体温、脉搏、呼吸、血压等。

(4)监测伴发影响因素的相关指标,例如监测感染指标;如感染存在,原则是尽快结束分娩。

(5)胎儿电子监护基线率、加速、减速及宫缩情况。

(6)卧床休息,尤指胎头高浮者。

(7)破膜后 12h 应用抗生素预防感染。

(8)宫颈条件成熟,12h 无宫缩者引产。

(9)宫颈条件未成熟者,促宫颈成熟后引产。

(10)引产过程中及产程中注意严密观察产程进展及进行母胎监测。

(11)破膜时间长,建议产后行宫腔内容物细菌培养,胎盘送病理检查,小儿出生后做咽拭子或耳拭子细菌培养。

(12)注意预防产后出血及产后感染。

第八节 妊娠期肝内胆汁淤积症

妊娠期肝内胆汁淤积症(ICP)主要发生在妊娠晚期,少数发生在妊娠中期,以皮肤瘙痒和胆汁酸升高为特征。是一种严重的妊娠期并发症,此病仍是导致围产儿病死率升高的主要原因之一。

其病因可能与体内雌激素大量增加影响肝细胞的功能有关,有明显的地域和种族差异;有家族史及复发倾向。

其对孕、产妇的主要影响是瘙痒及凝血功能异常导致产后出血。其对胎儿的主要危害是早产、胎儿宫内窘迫,胎儿死亡常发生。

一、高危因素

1.母亲因素

(1)孕妇年龄>35岁以上。

(2)具有慢性肝胆疾病。

(3)家族中有ICP者。

(4)前次妊娠为ICP史。

2.本次妊娠因素

(1)双胎妊娠ICP患病率较单胎显著升高。

(2)人工授精后孕妇ICP发病相对危险度增加。

二、临床表现

1.皮肤瘙痒

主要首发症状,初起为手掌、脚掌,逐渐加剧而延及四肢、躯干,瘙痒程度各有不同,夜间加重,70%以上发生在妊娠晚期,平均发病孕周为30周。

2.黄疸

瘙痒发生后2~4周,部分患者可出现黄疸,发生率为20%~50%。

3.皮肤抓痕

皮肤抓痕是因瘙痒抓挠皮肤出现条状抓痕,皮肤活检无异常表现。

4.其他表现

少数病例可有消化道非特异性表现,极少数孕妇出现体重下降及维生素K相关凝血因子缺乏。

三、辅助检查

1.胆汁酸系列

(1)胆汁酸改变是ICP最主要的实验室证据。

(2)胆汁酸可用于评估ICP严重程度。

(3)甘胆酸敏感性强,可作为筛查和随访ICP的指标。

2.肝功能系列

(1)丙氨酸氨基转移酶和门冬氨酸氨基转移酶:正常或轻度升高,其变化与血清胆汁酸、胆红素变化不平行。

(2)α-谷胱甘肽转移酶:其在 ICP 诊断中的敏感性及特异性可能优于胆汁酸和氨基转移酶。

(3)α-羟丁酸脱氢酶:ICP 孕妇血清中 α-羟丁酸脱氢酶较正常孕妇有显著升高,但能否作为评估 ICP 严重程度的指标未见支持研究。

3.胆红素系列

血清总胆红素正常或轻度升高,平均为 $30\sim40\mu mol/L$,最高不超过 $200\mu mol/L$,以直接胆红素升高为主。

4.肝炎系列病毒学检查

单纯 ICP 者,其肝炎病毒学系列检查结果为阴性。

5.肝脏 B 超

ICP 患者肝脏无特征性改变,因此肝脏 B 超对于 ICP 诊断意义不大,仅对排除孕妇有无肝胆系统基础疾病有一定意义。

6.肝脏病理学检查

仅在诊断不明,而病情严重时进行。

7.胎盘病理学检查

ICP 胎盘绒毛间腔狭窄,但胎盘重量、容积及厚度是否差异不明。

四、诊断标准

1.妊娠期筛查

(1)产前检查发现黄疸,肝酶和胆红素升高,皮肤瘙痒,即测定并跟踪血甘胆酸变化。

(2)ICP 高危因素者 28 周测定血甘胆酸,结果正常者 3～4 周后重复。

(3)孕 32～34 周常规测定血甘胆酸。

2.诊断基本要点

(1)以皮肤瘙痒为主要症状,无皮疹,少数孕妇可出现轻度黄疸。

(2)全身情况良好,无明显消化道症状。

(3)可伴肝功能异常,胆红素升高。

(4)分娩后瘙痒、黄疸迅速消退,肝功能恢复正常。

3.确诊要点

鉴于甘胆酸敏感性强而特异性弱,总胆汁酸特异性强而敏感性弱,因此确诊 ICP 可根据临床表现并结合这两个指标综合评估。一般空腹检测血甘胆酸值 $>500\mu g/dL(10.75\mu mol/L)$ 或总胆汁酸值 $\geqslant10\mu mol/L$,可诊断为 ICP。

4.疾病严重程度判断

常用的分型指标包括瘙痒程度和时间、血清甘胆酸、总胆汁酸、氨基转移酶、胆红素水平,但没有一项指标能单独预测与不良围产儿结局间的确切关系,比较一致的观点认为总胆汁酸水平与疾病程度的关系最为相关。

(1)轻型:①血清总胆汁酸 $10\sim39\mu mol/L$;甘胆酸 $10.75\sim43\mu mol/L(500\sim2000\mu g/dL)$;②总胆红素 $<21\mu mol/L$,直接胆红素 $<6\mu mol/L$;③丙氨酸氨基转移酶 $<200U/L$,天冬氨酸氨基转移酶 $<200U/L$;④临床症状以瘙痒为主,无明显其他症状。

(2)重型:①血清总胆汁酸 $\geq40\mu mol/L$;甘胆酸 $>43\mu mol(>2000\mu g/dL)$;②总胆红素 $\geq21\mu mol/L$,直接胆红素 $\geq6\mu mol/L$;③丙氨酸氨基转移酶 $\geq200U/L$,天冬氨酸氨基转移酶 $\geq200U/L$;④瘙痒严重,伴有其他症状;⑤特殊性 <34 周出现 ICP、双胎、子痫前期、复发性 ICP,曾因 ICP 致围产儿死亡者。

五、治疗原则

1.治疗目标

缓解瘙痒症状,降低血胆酸水平,改善肝功能;延长孕周,改善妊娠结局。

2.病情监测

(1)孕妇生化指标监测:根据孕周和程度,选择监测间隔。

(2)胎儿宫内状况监测:强调发现胎儿宫内缺氧并采取措施与治疗同样重要。①胎动是评估胎儿宫内状态最简便、客观、即时的方法。②胎儿电子监护 NST 在 ICP 中的价值研究结果不一致,更应认识到胎心监护的局限性,并强调 ICP 具有无任何预兆胎死宫内的可能,而产程初期 OCT 异常者对围生儿预后不良的发生有良好的预测价值。

(3)脐动脉血流分析:对预测围产儿预后有意义,建议孕 34 周后每周分析 1 次。

(4)产科 B 超:只能作为了解胎儿宫内情况的瞬间指标。

(5)羊膜腔穿刺和羊膜镜检查:不建议作为 ICP 孕妇常规检查。

3.门诊管理

(1)门诊治疗:无症状或症状较轻、血甘胆酸 $<21.5\mu mol/L$ 或总胆汁酸 $<20\mu mol/L$、丙氨酸氨基转移酶 $<100U/L$,且无规律宫缩者。

(2)口服降胆酸药物,$7\sim10d$ 为 1 个疗程。

(3)随访缩短产前检查间隔,重点监测血甘胆酸及总胆汁酸,加强胎儿监护。

4.住院治疗标准

(1)血甘胆酸 $>21.5\mu mol/L$ 或总胆汁酸 $\geq20\mu mol/L$,丙氨酸氨基转移酶 $>100U/L$。

(2)ICP 患者出现规律宫缩、瘙痒严重者。

(3)门诊治疗无效者。

(4)伴其他情况需立即终止妊娠者。

5.药物治疗

(1)**基本原则**:尽可能遵循安全、有效、经济和简便原则。目前尚无一种药物能治愈 ICP,治疗中**及治疗后**需及时监测治疗效果、不良反应,及时调整用药。

(2)降胆酸基本药物:①熊去氧胆酸(UDCA),缺乏大样本随机对照试验,与其他药物对照治疗相比,在缓解瘙痒、降低血清学指标、延长孕周、改善母儿预后方面具有优势,为 ICP 治疗的一线药物。停药后可**出现反跳**情况。建议按照 $15mg/(kg \cdot d)$ 的剂量,分 3 次口服。②S-腺苷蛋氨酸(SAMe),没有**良好的**循证医学证据证明其确切疗效和改良围产结局方面的有效性。建议作为 ICP 临床二线用药或联合治疗。停药后可出现反跳情况。静脉滴注,每日 1g,疗程

12~14d。③地塞米松(DX)主要应用在妊娠 34 周之前估计在 7d 之内可能发生早产的 ICP 患者。

(3)降胆酸联合治疗:比较集中的联合方案是 UDCA＋SAMe。

六、产科处理

1.继续妊娠,严密观察

(1)血甘胆<43μmol/L 或总胆汁酸浓度<30μmol/L,肝酶正常或轻度升高,无黄疸,孕周<37 周。

(2)孕周<34 周,尽可能延长孕周。

2.需尽早终止妊娠

(1)孕周>37 周,血甘胆酸>43μmol/L 或总胆汁酸>30μmol/L,伴有黄疸,胆红素>20pmol/L。

(2)孕周 34~37 周,血甘胆酸>64.5μmol/L 或总胆汁酸>40μm01/L;伴有黄疸,胆红素>20μmol/L;或既往因 ICP 致围产儿死亡者,此次妊娠已达 34 周,又诊断重症 ICP。

(3)孕 32~34 周,重症 ICP,宫缩>4 次/h 或强度>30mmHg,保胎药物治疗无效者。

(4)重症 ICP,孕周>28 周,高度怀疑胎儿宫内窘迫。

3.权衡后综合考虑

(1)孕周 34~37 周,血甘胆酸 43~64.5μmol/L 或总胆汁酸 30~40μmol/L。

(2)孕周<34 周,血甘胆酸>64.5μmol/L 或总胆汁酸>40μmol/L。

(3)ICP 合并其他产科合并症,如双胎妊娠、子痫前期等。

4.阴道分娩指征

(1)血甘胆酸<21.5μmol/L,肝酶正常或轻度升高,无黄疸。

(2)无其他产科剖宫产指征者。

(3)小于 40 周。

5.剖宫产指征

(1)重症 ICP。

(2)既往死胎死产、新生儿窒息或死亡史。

(3)胎盘功能严重下降或高度怀疑胎儿窘迫。

(4)合并双胎或多胎、重度子痫前期等。

(5)存在其他阴道分娩禁忌证。

第十一节　母儿血型不合

母儿血型不合指孕妇与胎儿之间血型不合。胎儿红细胞携带的来自父体的血型抗原母体恰好缺乏,胎儿红细胞通过胎盘进入母体循环系统后诱导母体免疫系统产生特异性抗体,该抗体通过胎盘进入胎儿循环系统后与胎儿红细胞结合,发生免疫反应破坏胎儿红细胞,导致胎儿或新生儿溶血性疾病。

Rh 血型不合及 ABO 血型不合是常见的两种类型,我国约 96％的病例为 ABO 血型不合,因此本节主要阐述 ABO 血型不合。

一、疾病特点

1.血型特点

(1)ABO 血型不合:①母亲血型主要为 O 型,父亲血型主要为 A 型、B 型或 AB 型。若父母血型相同、父亲血型为 O 型或母亲血型为 AB 型则不会发病。②肠道寄生菌、某些疫苗、植物或动物含有 ABO 血型抗原物质,所以第一胎可以发病。③ABO 血型抗原主要是 IgM 抗原,在胎儿红细胞上表达较弱,所以新生儿溶血症状较轻。

(2)Rh 血型不合:①母亲 Rh 血型为阴性、经产妇或有输血史。②Rh 血型抗原的抗原性较强,新生儿溶血症状较重。

2.临床表现

ABO 血型不合胎儿期一般无明显表现,新生儿期主要表现为高胆红素血症和贫血。Rh 血型不合临床表现较重,可出现严重的胎儿水肿、贫血、肝脾大及新生儿高胆红素血症,且高胆红素血症出现早、上升快,部分患儿可出现胆红素性脑病或心力衰竭,甚至胎死宫内。

二、诊断

1.产前诊断

(1)病史:①高胆红素血症患儿分娩史;②流产、早产、死胎等异常孕产史;③输血或血液制品使用史。

(2)夫妻血型检查:孕妇血型为 O 型,配偶血型为 A 型、B 型、AB 型。或孕妇为 Rh 阴性血型,配偶为 Rh 阳性血型。

(3)血型抗体滴度测定:孕妇外周血抗 A 或抗 B 抗体滴度水平并不总是与胎儿溶血程度成正比,但仍应动态监测。妊娠 16 周检查结果可作为抗体基础水平,以后间隔 2～4 周复查,抗 A 或抗 B 抗体滴度高于 1∶64、Rh 血型抗体滴度高于 1∶16 应高度重视,抗体效价进行性升高可能胎儿受累。

(4)羊水穿刺检测:超声引导下穿刺采集羊水,用分光光度计分析羊水中胆红素吸光度值,结果位于Ⅰ区提示无溶血或轻度溶血,位于Ⅱ区提示中度溶血,位于Ⅲ区提示严重溶血。属创伤性诊断技术。

(5)超声诊断:胎儿肝脾大、水肿、腹水、羊水过多等征象往往提示严重溶血。

(6)胎儿电子监测:孕龄 32 周开始定期行胎儿电子监测。

(7)脐血穿刺检测:在超声引导下穿刺采集脐带血,检测胎儿血型以及有无溶血反应如抗人球蛋白试验(间接法)、抗体释放试验、游离抗体试验等。属创伤性诊断技术,我国较少使用。

2.出生后诊断

(1)新生儿溶血或严重贫血临床表现:如皮肤苍白并迅速变黄,心率快加、呼吸急促、口周发绀,甚至明显的心力衰竭征象,全身皮肤水肿、肝脾大、腹水等。

(2)脐血或新生儿外周血检测:血型为 A 型、B 型、AB 型或 Rh 阳性,间接胆红素水平升高,血红蛋白及红细胞容积下降,网织红细胞及有核红细胞增高,Coombs 试验、抗体释放试验或游离抗体试验阳性。

三、治疗

1.妊娠期治疗

(1)早期中期晚期妊娠各 10d 综合治疗,可使用 25％葡萄糖、维生素 C、维生素 K、维生素 E 等,间断吸氧,也可服用茵陈汤等中药。

(2)严重的 Rh 血型不合病例可考虑孕妇血浆置换或宫内输血。

(3)有死胎史或本胎 Rh 抗体滴度升高到 1:(32～64)或出现较严重的胎儿溶血征象,可提前终止妊娠,胎肺不成熟者可先应用肾上腺皮质激素促胎肺成熟再终止妊娠。

2.新生儿期治疗

重点是防治贫血、心力衰竭和胆红素性脑病。蓝光疗法及苯巴比妥、白蛋白等药物治疗对大多数病例的高胆红素血症具有较好的治疗效果。当新生儿出生时血红蛋白低于 120g/L 伴水肿、肝脾大、充血性心力衰竭者,或血清胆红素达 342μmol/L(20mg/dL),或出现胆红素脑病症状者可选择换血治疗。

第十二节　脐带异常

胎膜未破时脐带位于胎先露前方或一侧,称为脐带先露,也称隐性脐带脱垂。若胎膜已破,脐带进一步脱出于胎儿先露的下方,经宫颈进入阴道内,甚至到外阴部,称为脐带脱垂,其发生率为 0.4％～10％。

一、病因

骨盆狭窄、头盆不称、臀先露、横位、羊水过多、脐带过长等。

二、对母儿影响

1.对产妇影响

增加剖宫产率。

2.对胎儿影响

隐性脱垂、宫缩不强时可能危害不大。若宫缩强,先露下降,脐带受压严重,可至胎心明显减速,若脐带脱垂,已有宫缩,胎儿严重缺氧,脐血流阻断 7～8min,胎儿即可死亡。

三、诊断

有上述脐带脱垂原因时,应随时想到有脐带脱垂发生的可能。如果胎膜未破,胎心出现减速(变异),尤其是改变体位后胎心恢复者应考虑脐带先露,若胎膜已破,胎心异常应立即行阴道检查,是否能触及宫颈口异物,并触及是否有血管搏动,可以诊断脐带脱垂或确诊胎儿是否存活。B超等有助于明确诊断。

四、处理

(1)一旦发现脐带脱垂,胎心存在或基本正常,若宫颈口未开全,应抬高臀部,立即剖宫产;若宫颈口已开全,先露较低应立即用产钳牵拉娩出胎儿;若臀先露应立即行臀牵引。若胎心消失时间较长,应按死胎处理。

（2）隐性脐带脱垂，经产妇、胎膜未破、宫缩良好者，取头低臀高位，胎心持续良好者，可经阴道分娩。初产妇、足先露或肩先露者，应选择剖宫产。

五、预防与注意事项

（1）妊娠晚期及临产后，超声检查有助于尽早发现脐带先露。

（2）对临产后胎先露迟迟不入盆者，尽量不做或少做肛查或阴道检查。

（3）需人工破膜者，应行高位破膜，避免脐带随羊水流出而脱出。

第十三节　异常妊娠

妊娠期少数孕妇早孕反应严重，恶心、呕吐频繁，不能进食，导致营养障碍、水电解质紊乱并威胁孕妇生命时，称为妊娠剧吐。其发生率约为 4%。

一、病因

迄今尚不十分清楚。早孕反应的出现和消失恰与孕妇体内人绒毛膜促性腺激素（HCG）值变化相吻合，多胎和葡萄胎孕妇血中 HCG 值明显升高，发生妊娠剧吐者也显著增加，而在终止妊娠后，症状立即消失，均提示本症与 HCG 关系密切，但症状轻重不一定和 HCG 值成正比。有些神经系统功能不稳定、精神紧张的孕妇，妊娠剧吐多见，说明本症也可能与自主神经功能紊乱有关。

二、检查

1.血液检查

查血常规及血细胞比容，了解有无血液浓缩，有条件者可检查全血黏度和血浆黏度。查血清电解质、二氧化碳结合力或血气分析以判断有无电解质紊乱及酸碱平衡失调。肝肾功能检查，包括胆红素、转氨酶、尿素氮、尿酸和肌酐等。

2.尿液检查

测定尿量、尿比重、尿酮体等。

3.心电图检查

此项尤为重要，可及时发现有无低钾血症或高钾血症所致的心率失常及心肌损害。

三、诊断和鉴别诊断

根据病史和临床表现，诊断并不困难。首先要明确是否为妊娠，并排除葡萄胎、消化系统或神经系统等其他疾病引起的呕吐，如孕妇合并急性病毒性肝炎、胃肠炎、胰腺炎、脑膜炎、尿毒症等，尤其是胃癌、胰腺癌等恶性肿瘤，它们虽属罕见并发症，但一旦漏诊，将贻误患者生命，也应予以考虑。

四、治疗

妊娠剧吐者，应该住院治疗。

（1）禁食 2～3d，每天静脉滴注葡萄糖液和葡萄糖盐水共 3000mL，但需根据患者体重酌情增减。同时应根据化验结果决定补充电解质和碳酸氢钠溶液的剂量，输液中加入维生素 C 及维生素 B₆。每天尿量至少应达到 1000mL，贫血严重或营养不良者，也可输血或静脉滴注复方氨基酸 250mL。尿酮体阳性者应适当多给予葡萄糖液。在此期间，医护人员对患者的关心、安慰及鼓励是很重要的。

（2）一般经上述治疗 2～3d 后，患者病情多迅速好转。呕吐停止后，可以少量多次进食及口服多种维生素，同时输液量可逐天递减至停止静脉补液。输液期间及停止补液以后，必需每天查尿酮体，早晚各 1 次，阳性者恢复原输液量。若效果不佳（包括复发病例），可用氢化可的松 200～300mL 加入 5％葡萄糖液内缓慢静脉滴注（皮质激素在人类应用尚无致畸报告）。同时进行静脉高营养疗法，每 5～7 天监测体重以判断疗效。对于孕周大于 14 周的患者可酌情给予止吐药，如甲氧氯普胺（胃复安），10g，tid；或异丙嗪，25mg，tid；或苯海拉明，12.5～25mg，q 4～6h，均可缓解恶心和呕吐等症状。甲氧氯普胺可能引起嗜睡、头晕和肌张力障碍等不良反应，其余药物无明显副作用且未发现有致畸风险。此外，可试用针灸疗法，在手腕掌侧折痕近端 5cm 处针灸，30min1 次，每天 3 次，可有效缓解剧吐。

（3）若剧吐后出现发绀窒息，应考虑是否有胃液吸入综合征；若剧吐后出现胸痛、呕血，应考虑是否有 Mallory-Weiss 综合征，即由于剧吐引起的食管和胃交界处黏膜破裂出血，该征必需紧急手术治疗。

（4）经上述治疗，若病情不见好转，而出现以下情况，应考虑终止妊娠：①体温升高达 38℃以上，卧床时心率每分钟超过 120 次。②持续性黄疸和（或）蛋白尿，肝肾功能严重受损。③有多发性神经炎及中枢神经系统病变，经治疗后不见好转。④有颅内或眼底出血，经治疗后不见好转。

第十四节　胎儿窘迫

胎儿窘迫是指胎儿在子宫内因急性或慢性缺氧和酸中毒所致的一系列病理状态，严重者危及其健康和生命或发生胎死宫内。胎儿窘迫可分急性及慢性两种，急性常发生在分娩期，慢性发生在妊娠晚期，但可延续至分娩期并加重。

一、诊断标准

1.病史

（1）慢性胎儿窘迫常伴有妊娠期高血压疾病、妊娠合并慢性肾炎、过期妊娠、妊娠期肝内胆汁淤积症、糖尿病、羊水过少、胎儿宫内生长受限、严重贫血等病史。

（2）急性胎儿窘迫常伴有脐带脱垂或脐带受压、前置胎盘大出血、帆状血管前置、胎盘早期剥离、急产、催产素静脉滴注引产或加速产程，或产程中有严重头盆不称等病史。

2.临床表现

（1）胎动减少，每 12h 内少于 10 次，甚至消失。

（2）破膜后，羊水持续绿色或由清变为绿色，浑浊、稠厚、量少。

（3）无宫缩时，胎心率持续在 160/min 以上或在 110/min 以下。

3.辅助检查

(1)NST 表现为无反应型,OCT 及 CST 有频繁的变异减速及晚期减速。

(2)B超羊水少,特别是动态观察羊水量变化更有意义;B超检测脐动脉血流 S/D 比值。

(3)胎儿血气测定 pH＜7.20(正常值 7.25～7.35),PO_2＜10mmHg(正常值 15～30mmHg),PCO_2＞60mmHg(正常值 35～55mmHg)。

二、治疗原则

1.急性胎儿窘迫

(1)立即改变体位,可纠正仰卧位的低血压,也可缓解脐带受压。

(2)应积极寻找原因并立即给予治疗,如宫缩过强而出现心率显著变化,在滴注催产素者应立即停用宫缩剂,必要时使用宫缩抑制剂,若入量不足要纠正电解质紊乱及酸中毒等。

(3)给母亲吸氧,最好采用面罩高流量纯氧间断给氧。

(4)尽快终止妊娠。对多次宫缩中反复出现变异减速或晚期减速而宫口未开全者,宜以剖宫产终止妊娠,如宫口已开全而头位较低者,可行产钳助产;宫口未开全者,可以剖宫产终止妊娠。

2.慢性胎儿窘迫

(1)查明有无妊娠并发症或合并症及严重程度,将母体情况及胎儿窘迫程度作全盘考虑,作出处理决定。

(2)定期做产前检查,估计胎儿大小及其情况,嘱孕妇卧床休息,取左侧卧位,定时低流量吸氧,每日 2～3 次,每次 30min。积极治疗妊娠合并症及并发症。

(3)对孕龄小于 34 周有合并症或并发症者,可用地塞米松使胎儿成熟,以备及早终止妊娠。

(4)终止妊娠,妊娠接近足月胎动已减少,NST 表现为无反应型,B超羊水量已逐步减少者,OCT 出现晚期减速等不必顾及宫颈成熟度,应考虑及时终止妊娠,以剖宫产为宜。

(5)距离预产期越远,胎儿娩出后存活可能性越小,预产越差,须根据条件尽量采取保守治疗,以期延长孕龄,同时促胎肺成熟,应向家属说明情况。

第十五节　胎儿生长受限

胎儿生长受限(FGR)是胎儿在子宫内生长发育受到遗传、营养、环境、疾病等因素的影响未能达到**其潜在**所应有的生长速率,表现为足月胎儿出生体重＜2500g;或胎儿体重低于同孕龄平均**体重**的 2 个标准差;或低于同孕龄正常体重的第 10 百分位数。

一、诊断标准

1.病史

(1)孕妇及丈夫身高、**体重**的影响:如身材短、体重低者易发生胎儿生长受限。

(2)营养:如孕妇在**孕前或妊娠**时有严重营养不良,其摄入热量明显减少者,偏食,可发生胎儿生长受限。

(3)高原地区：海拔 3000～3500m 地区因氧分压低,胎儿生长受限发生率高。

(4)双胎与多胎：在双胎及多胎中,胎儿平均体重明显低于同胎龄单胎,FGR 发生率亦显著增高。

(5)孕妇有长期大量吸烟、饮酒,甚至毒瘾史者。

(6)胎儿因素：①染色体异常如 21-三体、18-三体及 13-三体等胎儿生长受限发生率高。②感染,已肯定风疹病毒及巨细胞病毒感染,可引胎儿生长受限。

(7)母体妊娠并发症或合并症：如妊娠高血压疾病、妊娠合并慢性高血压、妊娠合并慢性肾炎、妊娠合并伴有血管病变的糖尿病,均可影响子宫血流量,子宫-胎盘血流量降低,营养的传递及氧供减少,导致胎儿生长受限。

(8)胎盘病变：胎盘小或伴有滋养细胞增生,血管合体膜增厚及广泛梗死,可发生胎儿生长受限。另外,胎盘血管瘤,脐带病变如脐带帆状附着及单脐动脉均可导致胎儿生长受限。

2.临床指标

(1)准确判断孕周：核实预产期。根据末次月经、早孕反应、初感胎动日期、初次产前检查时子宫大小及 B 超情况核实预产期。

(2)产前检查：①测量子宫底高度(耻骨联合中点至宫底的腹壁弧度实长),若小于平均宫底高度 3cm,或连续 2 次在妊娠同上位于第 10 百分位数或以下提示胎儿生长受限。②测孕妇体重妊娠晚期体重增加缓慢,明显低于平均水平,增长低于 0.3kg/周,应考虑胎儿生长受限。

3.B 超检查

(1)测双顶径、头围、腹围、股骨长度等项目,按计算式预测胎儿体重。如估计胎儿体重在同孕周平均体重的第 10 百分位数或以下,注意动态观察变化情况。

(2)仔细检查胎儿有无畸形。

(3)测羊水量与胎盘成熟度。

(4)测子宫动脉血流及脐动脉血流,S/D、脉搏指数(PI)、阻力指数(RI)。

(5)胎儿生物物理评分。

(6)胎盘成熟度及胎盘功能检查。

4.实验室检查

(1)孕早、中期发现胎儿生长受限,可考虑做羊水细胞培养以除外染色体异常的可能。

(2)血液黏稠,血细胞比容高。

(3)胎儿胎盘功能监测。

二、治疗原则

1.一般治疗

(1)纠正不良生活习惯,加强营养,注意营养均衡。

(2)卧床休息,取左侧卧位以改善子宫胎盘血液循环。

(3)给面罩低流量吸氧,每日 2～3 次,每次 30min。

(4)胎儿安危状况：监测 NST、胎儿生物物理评分、胎盘功能监测等。

2.合并症

积极治疗妊娠合并症及并发症。

3.宫内治疗

(1)给予葡萄糖,复方氨基酸、ATP、脂肪乳、复合维生素。

(2)补充锌、铁、钙、维生素 E 及叶酸。

(3)改善子宫血流 β-肾上腺素受体激动剂、低分子肝素、阿司匹林。

(4)预计 34 周前分娩的胎儿,应进行促胎肺成熟治疗。

4.产科处理

(1)产前诊断明确有染色体异常或严重先天畸形者,在征得患者同意后,终止妊娠。

(2)胎盘功能不良者,经治疗有效,胎儿宫内情况良好,可在严密监护下继续待至足月,不宜超过预产期。

(3)终止妊娠。出现下列情况者,应终止妊娠:①一般治疗效果差,孕龄超过 34 周;②胎儿窘迫,胎盘功能减退或胎儿停止生长 3 周以上;③妊娠合并症或并发症加重,继续妊娠对母儿均不利,应尽快终止妊娠;④孕龄小于 34 周,已用地塞米松以促肺成熟 2～3 日,并做好新生儿复苏准备。

(4)终止妊娠方式选择:根据有无胎儿畸形、孕妇合并症及并发症严重情况,胎儿宫内状况综合分析决定分娩方式,适当放宽剖宫产指征。

①阴道产,胎儿情况良好,NST 及脐动脉血流正常,胎儿成熟,宫颈条件较好,无其他并发症,密切观察产程,胎心监护下,可经阴道分娩。

②合并胎盘功能不良,发现羊水有胎粪污染或胎心有重度变异减速、晚期减速,立即行剖宫产。

分娩时应有新生儿科医师在旁,并做好新生儿窒息抢救准备,并做认真查体。

第十六节　死胎

妊娠 20 周后胎儿在宫内死亡者称死胎,胎儿在分娩过程中死亡称为死产,亦是死胎的一种。

死胎在宫内滞留过久,因坏死的蜕膜及变性绒毛所释放的组织凝血活酶进入母体,可引起母体凝血功能障碍。一般胎儿死亡后,母血中纤维蛋白原以每周 0.2～0.85g/L(20～85mg/dL)的速度递减,当血中纤维蛋白原浓度降至 1g/L(100mg/dL)以下时可发生凝血功能障碍,故胎儿死亡时间在 3 周以上,有可能发生因凝血功能障碍所致的产后出血。

一、诊断标准

1.临床表现

(1)孕妇自觉胎动消失。

(2)孕妇自觉腹部不再增大,反而缩小。

(3)子宫较应有的妊娠月份为小,腹围缩小,乳房亦缩小。

(4)听不到胎心。

2.辅助检查

B超示胎心消失,胎体变形包括颅骨重叠、脊柱成角等。

二、治疗原则

(1)确诊胎儿已死亡,应尽早引产,死亡不久的可直接采取羊膜腔内注射药物或前列腺素引产终止妊娠。

(2)胎儿死亡后超过3周尚未排出者,应做凝血功能检查,除血小板计数、凝血时间、凝血酶原及凝血酶时间检查外,重点检查纤维蛋白原,如其值<1.5g/L,血小板<$100×10^9$/L时,应给予治疗,同时监测血纤维蛋白原水平,恢复至2g/L时再行引产。应作好预防产后出血的准备,准备好治疗DIC的物品。

(3)应用抗生素预防感染。

(4)排出的胎盘、脐带、胎膜及胎儿均做病理检查,以寻找死亡原因。

(5)疑有宫内感染者应对产妇、胎儿及胎盘做各种血的特殊测定及特殊的病理检查。

第六章　异常分娩

第一节　胎位异常

胎位异常是造成难产的常见原因之一。分娩时枕前位约占90%,而胎位异常约占10%。其中胎头位置异常居多。有因胎头在骨盆内旋转受阻的持续性枕横位、持续性枕后位。有因胎头俯屈不良呈不同程度仰伸的面先露、额先露;还有高直位、前不均倾位等。总计约占6%～7%,胎产式异常的臀先露约占3%～4%,肩先露极少见。此外还有复合先露。

一、持续性枕横位

在分娩过程中,胎头以枕后位或枕横位衔接,在下降过程中,强有力的宫缩多能使胎头向前转135°或90°,转成枕前位而自然分娩。如胎头持续不能转向前方,直至分娩后期,仍然位于母体骨盆的后方或侧方,致使发生难产者,称为持续性枕横位(POTP)或持续性枕后位(POPP)。

(一)原因

1.骨盆狭窄

男人型骨盆或类人猿型骨盆其特点是入口平面前半部较狭窄,后半部较宽大,胎头较容易以枕后位或枕横位衔接,又常伴中骨盆狭窄,影响胎头在中骨盆平面向前旋转,致使成为持续性枕后位或持续性枕横位。

2.胎头俯屈不良

如胎头以枕后位衔接,胎儿脊柱与母体脊柱接近,不利于胎头俯屈,胎头前囟成为胎头下降的最低部位,而最低点又常转向骨盆前方,当前囟转至前方或侧方时,胎头枕部转至后方或侧方,形成持续性枕后位或持续性枕横位。

(二)诊断

1.临床表现

临产后,胎头衔接较晚或俯屈不良,由于枕后位的胎先露部不易紧贴宫颈和子宫下段,常导致宫缩乏力及宫颈扩张较慢;因枕骨持续位于骨盆后方压迫直肠,产妇自觉肛门坠胀及排便感,致使宫口尚未开全时,过早使用腹压,容易导致宫颈前唇水肿和产妇疲劳,影响产程进展,常导致第二产程延长。

2.腹部检查

头位胎背偏向母体的后方或侧方,母体腹部的2/3被胎体占有,而肢体占1/3者为枕前位,胎体占1/3而肢体占2/3为枕后位。

3.阴道(肛门)检查

宫颈部分扩张或开全时,感到盆腔后部空虚,胎头矢状缝位于骨盆斜径上,前囟在骨盆右前方,后囟(枕部)在骨盆左后方为枕左后位,反之为枕右后位;当发现产瘤(胎头水肿)、颅骨重叠,囟门触不清时,需借助胎儿耳廓及耳屏位置及方向判定胎位。如耳廓朝向骨盆后方,则可诊断为枕后位;如耳廓朝向骨盆侧方,则为枕横位。

4.B超检查

根据胎头、颜面及枕部的位置,可以准确探清胎头位置,以明确诊断。

(三)分娩机制

胎头多以枕横位或枕后位衔接。如在分娩过程中,不能转成枕前位时,可有以下两种分娩机制。

1.枕左后(枕右后)

胎头枕部到达中骨盆向后行45°内旋转,使矢状缝与骨盆前后径一致,胎儿枕部朝向骶骨成枕后位。其分娩方式有两种。

(1)胎头俯屈较好:当胎头继续下降至前囟抵达耻骨弓下时,以前囟为支点,胎头俯屈,使顶部和枕部自会阴前缘娩出,随后胎头仰伸,相继由耻骨联合下娩出额、鼻、口、颏。此种分娩方式为枕后位经阴道分娩最常见的方式。

(2)胎头俯屈不良:当鼻根出现在耻骨联合下缘时,以鼻根为支点,胎头先俯屈,从会阴前缘娩出前囟、顶及枕部,然后胎头仰伸,使鼻、口、颏部相继由耻骨联合下娩出。因胎头以较大的枕额周径旋转,胎儿娩出更加困难,多需手术助产。

2.枕横位

部分枕横位于下降过程中无内旋转动作,或枕后位的胎头枕部仅向前旋转45°成为持续性枕横位,多数需徒手将胎头转成枕前位后自然或助产娩出。

(四)对母儿的影响

1.对产妇的影响

胎位异常常导致继发宫缩乏力,产程延长,常需手术助产;且容易发生软产道损伤,增加产后出血及感染的机会;如胎头长时间压迫软产道,可发生缺血、坏死、脱落,形成生殖道瘘。

2.对胎儿的影响

由于第二产程延长和手术助产机会增多,常引起胎儿窘迫和新生儿窒息,使围生儿发病率和死亡率增高。

(五)治疗

1.第一产程

严密观察产程,让产妇朝向胎背侧方向侧卧,以利胎头枕部转向前方。如宫缩欠佳,可静滴缩宫素。宫口开全之前,嘱产妇不要过早屏气用力,以免引起宫颈水肿而阻碍产程进展。如果产程无明显进展或出现胎儿窘迫,需行剖宫产术。

2.第二产程

如初产妇已近2h,经产妇已近1h,应行阴道检查,再次判断头盆关系,决定分娩方式。当胎头双顶径已达坐骨棘水平面或更低时,可先行徒手转儿头,待枕后位或枕横位转成枕前位,使矢状缝与骨盆出口前后径一致,可自然分娩,或阴道手术助产(低位产钳或胎头吸引器);如转成枕前位有困难,也可向后转成正枕后位,再以低产钳助产,但以枕后位娩出时,需行较大侧切,以免造成会阴裂伤。如胎头位置较高,或疑头盆不称,均需行剖宫产术,中位产钳禁止使用。

3.第三产程

因产程延长,易发生宫缩乏力,故胎盘娩出后立即肌内注射宫缩剂,防止产后出血;有软产道损伤者,应及时修补。新生儿重点监护。手术助产及有软产道裂伤者,产后给予抗生素预防感染。

二、高直位

胎头以不屈不仰姿势衔接于骨盆入口,其矢状缝与骨盆入口前后径一致,称为高直位。是一种特殊的胎头位置异常;胎头的枕骨在母体耻骨联合的后方,称高直前位,又称枕耻位;胎头枕骨位于母体骨盆骶岬前,称高直后位,又称枕骶位。

(一)诊断

1.临床表现

临产后胎头不俯屈,胎头进入骨盆入口的径线增大,胎头迟迟不能衔接,胎头下降缓慢或停滞,宫颈扩张也缓慢,致使产程延长。

2.腹部检查

枕耻位时,胎背靠近腹前壁,不易触及胎儿肢体,胎心位置稍高,在腹中部听得较清楚;枕骶位时,胎儿小肢体靠近腹前壁,有时在耻骨联合上方,可清楚地触及胎儿下颌。

3.阴道检查

发现胎头矢状缝与骨盆前后径一致,前囟在耻骨联合后,后囟在骶骨前,为枕骶位,反之为枕耻位。由于胎头紧嵌于骨盆入口处,妨碍胎头与宫颈的血液循环,阴道检查时常可发现产瘤,其范围与宫颈扩张程度相符合。一般直径为3～5cm,产瘤一般在两顶骨之间,因胎头有不同程度的仰伸所致。

(二)分娩机制

1.枕耻位

如胎儿较小,宫缩强,可使胎头俯屈、下降,双顶径达坐骨棘平面以下时,可能经阴道分娩;但胎头俯屈不良而无法入盆时,需行剖宫产。

2.枕骶位

胎背与母体腰骶部贴近,妨碍胎头俯屈及下降,使胎头处于高浮状态,迟迟不能入盆。

(三)治疗

1.枕耻位

可给予试产,加速宫缩,促使胎头俯屈,有望阴道分娩或手术助产,如试产失败,应行剖宫产。

2.枕骶位

一经确诊,应行剖宫产。

三、枕横位中的前不均倾位

头位分娩中,胎头**不论**采取枕横位、枕后位或枕前位通过产道,均可发生不均倾势(胎头侧屈),枕横位时较多见,枕前位与枕后位时则罕见。而枕横位的胎头(矢状缝与骨盆入口横径一致)如以前顶骨先入盆则称为前不均倾。

(一)诊断

1.临床表现

因胎头迟迟不能入盆,宫颈扩张缓慢或停滞,使产程延长,前顶骨紧嵌于耻骨联合后方压迫尿道和宫颈前唇,导致尿潴留,宫颈前唇水肿及胎膜早破。胎头受压过久,可出现胎头水肿,又称产瘤。左枕横时产瘤于右顶骨上;右枕横时产瘤于左顶骨上。

2.腹部检查

前不均倾时胎头不易入盆。临产早期,于耻骨联合上方可扪到前顶部,随产程进展,胎头继续侧屈,使胎头与胎肩折叠于骨盆入口处,因胎头折叠于胎肩之后,使胎肩高于耻骨联合平面,于耻骨联合上方只能触到一侧胎肩而触不到胎头。

3.阴道检查

胎头矢状缝在骨盆入口横径上,向后移靠近骶岬,同时前、后囟一起后移,前顶骨紧紧嵌于耻骨联合后方,使盆腔后半部空虚,而后顶骨大部分嵌在骶岬之上。

(二)分娩机制

以枕横位入盆的胎头侧屈,多数以后顶骨先入盆,滑入骶岬下骶骨凹陷区,前顶骨再滑下去,至耻骨联合成为均倾姿势,少数以前顶骨先入盆,由于耻骨联合后面平直,前顶骨受阻,嵌顿于耻骨联合后面,而后顶骨架在骶岬之上,无法下降入盆。

(三)治疗

一经确诊为前不均倾位,应尽快行剖宫产术。

四、面先露

面先露多于临产后发现。系因胎头极度仰伸,使胎儿枕部与胎背接触。面先露以颏为指示点,有颏左前、颏左横、颏左后、颏右前、颏右横和颏右后六种胎位。以颏左前和颏右后多见,经产妇多于初产妇。

(一)诊断

1.腹部检查

因胎头极度仰伸入盆受阻,胎体伸直,宫底位置较高,颏左前时,在母体腹前壁容易扪及胎儿肢体,胎心由胸部传出,故在胎儿肢体侧的下腹部听得清楚。颏右后时,于耻骨联合上方可触及胎儿枕骨隆突与胎背之间有明显的凹陷,胎心遥远而弱。

2.阴道(肛门)检查

阴道检查可触到高低不平、软硬不均的颜面部,如宫口开大时,可触及胎儿的口、鼻、颧骨及眼眶,并根据颏部所在位置确定其胎位。

(二)分娩机制

1.颏左前

胎头以仰伸姿势入盆、下降,胎儿面部达骨盆底时,胎头极度仰伸,颏部为最低点,故转向前方。胎头继续下降并极度仰伸,当颏部自耻骨弓下娩出后,极度仰伸的胎颈前面处于产道的小弯(耻骨联合),胎头俯屈时,胎头后部能够适应产道的大弯(骶骨凹),使口、鼻、眼、额、前囟及枕部自会阴前缘相继娩出,但产程明显延长。

2.颏右后

胎儿面部达骨盆底后,有可能内旋转135°以颏左前娩出。如因内旋转受阻,成为持续性颏右后,胎颈极度伸展,不能适应产道的大弯,足月活胎不能经阴道娩出。

(三)对母儿的影响

1.对产妇的影响

颏左前时因胎儿面部不能紧贴子宫下段及宫颈,常引起宫缩乏力,使产程延长,颜面部骨质不能变形,易发生会阴裂伤。颏右后可发生梗阻性难产,如不及时发现,准确处理,可导致子宫破裂,危及产妇生命。

2.对胎儿和新生儿的影响

胎儿面部受压变形,颜面皮肤发绀、肿胀,尤以口唇为著,影响吸吮,严重时会发生会厌水肿影响呼吸和吞咽。新生儿常于出生后保持仰伸姿势达数日之久。

(四)治疗

1.颏左前

如无头盆不称,产力良好,经产妇有可能自然分娩或行产钳助娩;初产妇有头盆不称或出现胎儿窘迫征象,应行剖宫产。

2.颏右后

应行剖宫产术。如胎儿畸形,无论颏左前或颏右后,均应在宫口开全后,全麻下行穿颅术结束分娩,术后常规检查软产道,如有裂伤,及时缝合。

五、臀先露

臀先露是最常见的异常胎位,约占妊娠足月分娩的3%~4%。因胎头比胎臀大,且分娩时后出胎头无法变形,往往娩出困难;加之脐带脱垂较常见,使围生儿死亡率增高,为枕先露的3~8倍。臀先露以骶骨为指示点,有骶左前、骶左横、骶左后、骶右前、骶右横和骶右后6种胎位。

(一)原因

妊娠30周以前,臀先露较多见,妊娠30周以后,多能自然转成头先露。持续为臀先露原因尚不十分明确,可能的因素有以下几种。

1.胎儿在宫腔内活动范围过大

羊水过多,经产妇腹壁松弛以及早产儿羊水相对偏多,胎儿在宫腔内自由活动形成臀先露。

2.胎儿在宫腔内活动范围受限

子宫畸形(如单角子宫、双角子宫等)、胎儿畸形(如脑积水等)、双胎、羊水过少、脐带缠绕致脐带相对过短等均易发生臀先露。

3.胎头衔接受阻

狭窄骨盆、前置胎盘、肿瘤阻塞盆腔等,也易发生臀先露。

(二)临床分类

根据胎儿两下肢的**姿势**分为以下几种。

1.单臀先露或腿直臀先露

胎儿双髋关节屈曲,双膝关节直伸。以臀部为先露,最多见。

2.完全臀先露或混合臀先露

胎儿双髋关节及膝关节均屈曲,有如盘膝坐,以臀部和双足为先露,较多见。

3.不完全臀先露

胎儿以一足或双足、一膝或双膝或一足一膝为先露,膝先露是暂时的,随产程进展或破水后发展为足先露,较少见。

(三)诊断

1.临床表现

孕妇常感肋下有圆而硬的胎头,由于胎臀不能紧贴子宫下段及宫颈,常导致宫缩乏力,宫颈扩张缓慢,致使产程延长。

2.腹部检查

子宫呈纵椭圆形,胎体纵轴与母体纵轴一致,在宫底部可触到圆而硬、按压有浮球感的胎头;而在耻骨联合上方可触到不规则、软且宽的胎臀,胎心在脐左(或右)上方听得最清楚。

3.阴道(肛门)检查

在肛查不满意时,阴道检查可扪及软而不规则的胎臀或触到胎足、胎膝,同时了解宫颈扩张程度及有无脐带脱垂。如胎膜已破,可直接触到胎臀,外生殖器及肛门,如触到胎足时,应与胎手相鉴别。

4.B型超声检查

B超能准确探清臀先露类型与胎儿大小、胎头姿势等。

(四)分娩机制

在胎体各部中,胎头最大,胎肩小于胎头,胎臀最小。头先露时,胎头一经娩出,身体其他部分随即娩出,而臀先露时则不同,较小而软的胎臀先娩出,最大的胎头则最后娩出。为适合产道的条件,胎臀、胎肩、胎头需按一定机制适应产道条件方能娩出,故需要掌握胎臀、胎肩及胎头三部分的分娩机制,以骶右前为例加以阐述。

1.胎臀娩出

临产后,胎臀以粗隆间径衔接于骨盆入口右斜径上,骶骨位于右前方,胎臀继续下降,前髋下降稍快,故位置较低,抵达骨盆底遇到阻力后,前髋向母体右侧行45°内旋转,使前髋位于耻骨联合后方,此时粗隆间径与母体骨盆出口前后径一致。胎臀继续下降,胎体侧屈以适应产道弯曲度,后髋先从会阴前缘娩出,随即胎体稍伸直,使前髋从耻骨弓下娩出,随后,双腿双足娩出,当胎**臀及两**下肢娩出后,胎体行外旋转,使胎背转向前方或右前方。

2.胎肩娩出

当胎体行外旋转的同时,胎儿双肩径衔接于骨盆入口右斜径或横径上,并沿此径线逐渐下降,当双肩达骨盆底时,前肩向右旋转45°转至耻骨弓下,使双肩径与骨盆中、出口前后径一致。同时胎体侧屈使后肩及后上肢从会阴前缘娩出。随后,前肩及前上肢从耻骨弓下娩出。

3.胎头娩出

当胎肩通过会阴时,胎头矢状缝衔接于骨盆入口左斜径或横径上,并沿此径线逐渐下降,同时胎头俯屈,当枕骨达骨盆底时,胎头向母体左前方旋转45°,使枕骨朝向耻骨联合。胎头继续下降。当枕骨下凹到达耻骨弓下缘时,以此处为支点,胎头继续俯屈,使颏、面及额部相继自会阴前缘娩出,随后枕部自耻骨弓下娩出。

(五)对母儿的影响

1.对产妇的影响

胎臀不规则,不能紧贴子宫下段及宫颈,容易发生胎膜早破或继发性宫缩乏力,增加产褥感染与产后出血的风险,如宫口未开全强行牵拉,容易造成宫颈撕裂,甚至延及子宫下段。

2.对胎儿和新生儿的影响

胎臀高低不平,对前羊膜囊压力不均匀,常致胎膜早破、脐带脱垂,造成胎儿窘迫甚至胎死宫内。由于娩出胎头困难,可发生新生儿窒息、臂丛神经损伤及颅内出血等。

(六)治疗

1.妊娠期

妊娠30周前,臀先露多能自行转成头位,如妊娠30周后仍为臀先露应注意寻找形成臀位原因。

2.分娩期

分娩期应根据产妇年龄、胎次、骨盆大小、胎儿大小、臀先露类型以及有无并发症,于临产初期做出正确判断,决定分娩方式。

(1)择期剖宫产的指征:狭窄骨盆、软产道异常、胎儿体重大于3500g、儿头仰伸、胎儿窘迫、高龄初产、有难产史、不完全臀先露等。

(2)决定阴道分娩的处理:可根据不同的产程分别处理。

第一产程:产妇应侧卧,不宜过多走动,少做肛查,不灌肠,尽量避免胎膜破裂。一旦破裂,立即听胎心。如胎心变慢或变快,立即肛查,必要时阴道检查,了解有无脐带脱垂。如脐带脱垂,胎心好,宫口未开全,为抢救胎儿,需立即行剖宫产术。如无脐带脱垂,可严密观察胎心及产程进展。如出现宫缩乏力,应设法加强宫缩,当宫口开大4～5cm时胎足即可经宫口娩出阴道。为了使宫颈和阴道充分扩张,消毒外阴之后,使用"堵"外阴方法。宫缩时,用消毒巾以手掌堵住阴道口让胎臀下降,避免胎足先下降。待宫口及阴道充分扩张后再让胎臀娩出。此法有利于后出胎头的顺利娩出。在堵的过程中,应每隔10～15min听胎心1次,并注意宫口是否开全。宫口已开全再堵易引起胎儿窘迫或子宫破裂。宫口近开全时,要做好接生和抢救窒息新生儿的准备。

第二产程:接生前应导尿,排空膀胱。初产妇应做会阴侧切术。可有三种分娩方式:①**自然分娩**:胎儿自然娩出,不做任何牵拉,极少见,仅见于经产妇、胎儿小、产力好、产道正常者。②**臀助产术**,当胎臀自然娩出至脐部后,胎肩及后出胎头由接生者协助娩出。脐部娩出后,胎头娩出最长不能超过8min。③**臀牵引术**,胎儿全部由接生者牵引娩出。此种手术对胎儿损伤大,不宜采用。

第三产程:产程延长,**易并发子宫乏力性出血**。胎盘娩出后,应静脉推注或肌内注射缩宫素防止产后出血。手术**助产分娩**于产后常规检查软产道,如有损伤,应及时缝合,并给抗生素预防感染。

六、肩先露

胎体纵轴和母体纵轴相垂直为横产式,胎体横卧于骨盆入口之上,先露部为肩,称为肩先露。约占妊娠足月分娩总数的 0.1%～0.25%,是对母儿最不利的胎位。除死胎和早产儿肢体可折叠娩出外,足月活胎不可能经阴道娩出。如不及时处理,容易造成子宫破裂,威胁母儿生命。根据胎头在母体左(右)侧和胎儿肩胛朝向母体前(后)方,分为肩左前、肩右前、肩左后和肩右后四种胎位。

(一)原因

与臀先露发生原因类似,初产妇肩先露首先必需排除狭窄骨盆和头盆不称。

(二)诊断

1.临床表现

先露部胎肩不能紧贴子宫下段及宫颈,缺乏直接刺激,容易发生宫缩乏力,胎肩对宫颈压力不均匀,容易发生胎膜早破,破膜后羊水迅速外流,胎儿上肢或脐带容易脱出,导致胎儿窘迫,甚至胎死宫内。随着宫缩不断加强,胎肩及胸廓一部分被挤入盆腔内,胎体折叠弯曲,胎颈被拉长,上肢脱出于阴道口外,胎头和胎臀仍被阻于骨盆入口上方,形成嵌顿性或忽略性肩先露。

宫缩继续加强,子宫上段越来越厚,子宫下段被动扩张越来越薄,由于子宫上下段肌壁厚薄相差悬殊,形成环状凹陷,并随宫缩逐渐升高,甚至可达脐上,形成病理缩复环,是子宫破裂的先兆。如不及时处理,将发生子宫破裂。

2.腹部检查

子宫呈横椭圆形,子宫底高度低于妊娠周数,子宫横径宽,宫底部及耻骨联合上方较空虚,在母体腹部一侧可触到胎头,另一侧可触到胎臀。肩左前时,胎背朝向母体腹壁,触之宽大平坦。胎心于脐周两侧听得最清楚。根据腹部检查多可确定胎位。

3.阴道(肛门)检查

胎膜未破者,因胎先露部浮于骨盆入口上方,肛查不易触及胎先露部;如胎膜已破,宫口已扩张者,阴道检查可触到肩胛骨或肩峰、肋骨及腋窝。腋窝尖端示胎儿头端,据此可决定胎头在母体左(右)侧,肩胛骨朝向母体前(后)方,可决定肩前(后)位。例如胎头于母体右侧,肩胛骨朝向后方,则为肩右后位。胎手若已脱出阴道口外,可用握手法鉴别是胎儿左手或右手,因检查者只能与胎儿同侧手相握,例如肩右前位时左手脱出,检查者用左手与胎儿左手相握。余类推。

4.B超检查

B超检查能准确探清肩先露,并能确定具体胎位。

(三)治疗

1.妊娠期

妊娠晚期发现肩先露应及时矫正。可采用胸膝卧位或试行外倒转术转成纵产式(头先露或臀先露)并包扎腹部以固定产式。如矫正失败,应提前入院决定分娩方式。

2.分娩期

根据胎产式、胎儿大小、胎儿是否存活、宫颈扩张程度、胎膜是否破裂、有无并发症等决定分娩方式。

（1）足月，活胎，未临产，择期剖宫产术。

（2）足月，活胎，已临产，无论破膜与否，均应行剖宫产术。

（3）已出现先兆子宫破裂或子宫破裂征象，无论胎儿是否存活，均应立即剖宫产，术中如发现宫腔感染严重，应将子宫一并切除（子宫次全切除术或子宫全切术）。

（4）胎儿已死，无先兆子宫破裂征象，如宫口已开全，可在全麻下行断头术或毁胎术。术后应常规检查子宫下段、宫颈及阴道有无裂伤。如有裂伤应及时缝合。注意预防产后出血，并需应用抗生素预防感染。

七、复合先露

胎先露部（胎头或胎臀）伴有肢体（上肢或下肢）同时进入骨盆入口，称为复合先露。临床以头与手的复合先露最常见，多发生于早产者，发生率为 1.43‰~1.60‰。

（一）诊断

当产程进展缓慢时，做阴道检查发现胎先露旁有肢体而明确诊断。常见胎头与胎手同时入盆。应注意与臀先露和肩先露相鉴别。

（二）治疗

（1）无头盆不称，让产妇向脱出的肢体对侧侧卧。肢体常可自然缩回。脱出的肢体与胎头已入盆，待宫口开全后于全麻下上推肢体，将其回纳，然后经腹压胎头下降，以低位产钳助娩，或行内倒转术助胎儿娩出。

（2）头盆不称或伴有胎儿窘迫征象，应行剖宫产术。

第二节　产道异常

产道包括骨产道（骨盆腔）与软产道（子宫下段、宫颈、阴道、外阴），是胎儿经阴道娩出的通道。产道异常可使胎儿娩出受阻，临床上以骨产道异常多见。

一、骨产道异常

骨盆径线过短或形态异常，致使骨盆腔小于胎先露部可通过的限度，阻碍胎先露部下降，称骨盆狭窄。狭窄骨盆可以为一个径线过短或多个径线同时过短，也可为一个平面狭窄或多个平面同时狭窄。当一个径线狭窄时要观察同一个平面其他径线的大小，再结合整个骨盆腔大小与形态进行综合分析，做出正确判断。

（一）分类

1.骨盆入口平面狭窄

骨盆入口平面狭窄以扁平骨盆为代表，主要为入口平面前后径过短。狭窄分 3 级：Ⅰ级（临界性），绝大多数可以自然分娩，骶耻外径 18cm，真结合径 10cm；Ⅱ级（相对性），经试产来决定可否经阴道分娩，骶耻外径 16.5~17.5cm，真结合径 8.5~9.5cm；Ⅲ级（绝对性），骶耻外径≤16.0cm，真结合径≤8.0cm，足月胎儿不能经过产道，必需行剖宫终止妊娠。在临床中常遇到的是前两种，我国妇女常见以下两种类型。

（1）单纯扁平骨盆：骨盆入口前后径缩短而横径正常。骨盆入口呈横扁圆形，骶岬向前下突。

(2)佝偻病性扁平骨盆:骨盆入口呈肾形,前后径明显缩短,骨盆出口横径变宽,骶岬前突,骶骨下段变直向后翘,尾骨呈钩状突向骨盆出口平面。髂骨外展,髂棘间径≥髂嵴间径,耻骨弓角度增大。

2.中骨盆及骨盆出口平面狭窄

狭窄分3级:Ⅰ级(临界性),坐骨棘间径10cm,坐骨结节间径7.5cm;Ⅱ级(相对性),坐骨棘间径8.5~9.5cm,坐骨结节间径6.0~7.0cm;Ⅲ级(绝对性),坐骨棘间径≤8.0cm,坐骨结节间径≤5.5cm。我国妇女常常以下两种类型。

(1)漏斗骨盆:骨盆入口各径线值均正常,两侧骨盆壁向内倾斜似漏斗得名。其特点是中骨盆及骨盆出口平面均明显狭窄,使坐骨棘间径、坐骨结节间径均缩短,耻骨弓角度<90°。坐骨结节间径与出口后矢状径之和小于15cm。

(2)横径狭窄骨盆:骨盆各横径径线均缩短,各平面前后径稍长,坐骨切迹宽,测量骶耻外径值正常,但髂棘间径及髂嵴间径均缩短。中骨盆及骨盆出口平面狭窄,产程早期无头盆不称征象,当胎头下降至中骨盆或骨盆出口时,常不能顺利地转成枕前位,形成持续性枕横位或枕后位造成难产。

3.均小骨盆

骨盆外形属女型骨盆,但骨盆各平面均狭窄,每个平面径线较正常值小2cm或更多,称均小骨盆。多见于身材矮小、体形匀称的妇女。

4.畸形骨盆

骨盆失去正常形态称畸形骨盆。

(1)骨软化症骨盆:现已罕见。系因缺钙、磷、维生素D以及紫外线照射不足使成人期骨质矿化障碍,被类骨质组织所代替,骨质脱钙、疏松、软化。由于受躯干重力及两股骨向内上方挤压,使骶岬向前,耻骨联合前突,坐骨结节间径明显缩短,骨盆入口平面呈凹三角形。严重者阴道不能容两指,一般不能经阴道分娩。

(2)偏斜型骨盆:系骨盆一侧斜径缩短,一侧髂骨翼与髋骨发育不良所致骶髂关节固定,以及下肢及髋关节疾病。

(二)临床表现

1.骨盆入口平面狭窄的临床表现

(1)胎头衔接受阻:一般情况下初产妇在妊娠晚期,即预产期前1~2周或临产前胎头已衔接,即胎头双顶径进入骨盆入口平面,颅骨最低点达坐骨棘水平。若入口狭窄,即使已经临产胎头仍未入盆,经检查胎头跨耻征阳性。胎位异常如臀先露、面先露或肩先露的发生率是正常骨盆的3倍。

(2)若已临产,根据骨盆狭窄程度、产力强弱、胎儿大小及胎位情况不同,临床表现也不一样。①骨盆临界性狭窄:若胎位、胎儿大小及产力正常,胎头常以矢状缝在骨盆入口横径衔接,多取后不均倾势,即后顶骨先入盆,后顶骨逐渐进入骶凹处,再使前顶骨入盆,则于骨盆入口横径上成头盆均倾势。临床表现为潜伏期活跃早期延长,活跃后期产程进展顺利。若胎头迟迟不入盆,此时常出现胎膜早破,其发生率为正常骨盆的4~6倍。胎膜早破母儿可发生感染。

胎头不能紧贴宫颈内口诱发宫缩,常出现继发性宫缩乏力。②骨盆绝对性狭窄:若产力、胎儿大小及胎位均正常,但胎头仍不能入盆,常发生梗阻性难产,这种情况可出现病理性缩复环,甚至子宫破裂。如胎先露部嵌入骨盆入口时间长,血液循环障碍,组织坏死,可形成泌尿生殖道瘘。在强大的宫缩压力下,胎头颅骨重叠,可出现颅骨骨折及颅内出血。

2.中骨盆平面狭窄的临床表现

(1)胎头能正常衔接:潜伏期及活跃早期进展顺利,当胎头下降达中骨盆时,由于内旋转受阻,胎头双顶径被阻于中骨盆狭窄部位之上,常出现持续性枕横位或枕后位,同时出现继发性官缩乏力,活跃后期及第二产程延长甚至第二产程停滞。

(2)胎头受阻于中骨盆:有一定可塑性的胎头开始变形,颅骨重叠,胎头受压,异常分娩使软组织水肿,产瘤较大,严重时可发生脑组织损伤、颅内出血、胎儿窘迫。若中骨盆狭窄程度严重,宫缩又较强,可发生先兆子宫破裂及子宫破裂。强行阴道助产可导致严重软产道裂伤及新生儿产伤。

(3)骨盆出口平面狭窄的临床表现:骨盆出口平面狭窄与中骨盆平面狭窄常同时存在。单纯骨盆出口平面狭窄者,第一产程进展顺利,胎头达盆底受阻,第二产程停滞,继发性宫缩乏力,胎头双顶径不能通过出口横径,强行阴道助产可导致软产道、骨盆底肌肉及会阴严重损伤,胎儿严重产伤,对母儿危害极大。

(三)诊断

在分娩过程中,骨盆是个不变因素,也是估计分娩难易的一个重要因素。狭窄骨盆影响胎位和胎先露部的下降及内旋转,也影响宫缩。在估计分娩难易时,骨盆是首先考虑的一个重要因素。应根据胎儿的大小及骨盆情况尽早做出有无头盆不称的诊断,以决定适当的分娩方式。

1.病史

询问有无佝偻病、脊髓灰质炎、脊柱和髋关节结核以及骨盆外伤等病史。对经产妇应详细询问既往分娩史如有无难产史或新生儿产伤史等。

2.一般检查

测量身高,孕妇身高<145cm 时应警惕均小骨盆。观察孕妇体型、步态,有无下肢残疾,有无脊柱及髋关节畸形,米氏菱形窝是否对称。

3.腹部检查

观察腹型,检查有无尖腹及悬垂腹,有无胎位异常等。骨盆入口异常因头盆不称、胎头不易入盆常导致胎位异常,如臀先露、肩先露。中骨盆狭窄则影响胎先露内旋转而导致持续性枕横位、枕后位等。部分初产妇在预产期前 2 周左右,经产妇于临产后胎头均应入盆。若已临产胎头仍未入盆,应警惕是否存在头盆不称。检查头盆是否相称的具体方法:孕妇排空膀胱后,取仰卧位,**两腿**伸直。检查者将手放在耻骨联合上方,将浮动的胎头向骨盆腔方向推压。若胎头低于耻骨联合,表示胎头可入盆(头盆相称),称胎头跨耻征阴性;若胎头与耻骨联合在同一平面,表示可疑头盆不称,称胎头跨耻征可疑阳性;若胎头高于耻骨联合,表示头盆明显不称,称胎头跨耻征阳性。对**出现此**类症状的孕妇,应让其取半卧位两腿屈曲,再次检查胎头跨耻征,若转为阴性,提示为**骨盆倾**斜度异常,而不是头盆不称。

4.骨盆测量

(1)骨盆外测量：骶耻外径＜18cm为扁平骨盆。坐骨结节间径＜8cm,耻骨弓角度＜90°为漏斗骨盆。各径线均小于正常值2cm或以上为均小骨盆。骨盆两侧斜径(以一侧髂前上棘至对侧髂后上棘间的距离)及同侧直径(从髂前上棘至同侧髂后上棘间的距离)相差大于1cm为偏斜骨盆。

(2)骨盆内测量：对角径＜11.5cm,骶骨岬突出为入口平面狭窄,属扁平骨盆。应检查骶骨前面弧度。坐骨棘间径＜10cm,坐骨切迹宽度＜2横指,为中骨盆平面狭窄。如坐骨结节间径＜8cm,则应测量出口后矢状径及检查骶尾关节活动度,如坐骨结节间径与出口后矢状径之和小于15cm,为骨盆出口平面狭窄。

(四)对母儿影响

1.对产妇的影响

骨盆狭窄影响胎头衔接及内旋转,容易发生胎位异常、胎膜早破,宫缩乏力,导致产程延长或停滞。胎先露压迫软组织过久导致组织水肿、坏死形成生殖道瘘。胎膜早破、肛查或阴道检查次数增多及手术助产增加产褥感染机会。剖宫产及产后出血者增多,严重梗阻性难产若不及时处理,可导致子宫破裂。

2.对胎儿及新生儿的影响

头盆不称易发生胎膜早破、脐带脱垂,脐带脱垂可导致胎儿窘迫甚至胎儿死亡。产程延长、胎儿窘迫使新生儿容易发生颅内出血、新生儿窒息等并发症。阴道助产机会增多,易发生新生儿产伤及感染。

(五)分娩时处理

处理原则：根据狭窄骨盆类别和程度、胎儿大小、胎心率、宫缩强弱、宫口扩张程度、胎先露下降情况、破膜与否,结合既往分娩史、年龄、产次有无妊娠合并症及并发症决定分娩方式。

1.一般处理

在分娩过程中,应使产妇树立信心,消除紧张情绪和恐惧心理。保证能量及水分的摄入,必要时补液。注意产妇休息,监测宫缩、胎心,观察产程进展。

2.骨盆入口平面狭窄的处理

(1)明显头盆不称(绝对性骨盆狭窄)：胎头跨耻征阳性者,足月胎儿不能经阴道分娩。应在临产后行剖宫产术结束分娩。

(2)轻度头盆不称(相对性骨盆狭窄)：胎头跨耻征可疑阳性,足月活胎估计体重＜3000g,胎心正常及产力良好,可在严密监护下试产。胎膜未破者可在宫口扩张3cm时行人工破膜,若破膜后**宫缩较强**,产程进展顺利,多数能经阴道分娩。试产过程中若出现宫缩乏力,可用缩宫素静脉滴注加强宫缩。试产2～4h胎头仍迟迟不能入盆,宫口扩张缓慢,或伴有胎儿窘迫征象,应及时行剖宫产术结束分娩。若胎膜已破,为了减少感染,应适当缩短试产时间。

(3)骨盆入口平面狭窄的试产：必须以宫口开大3～4cm,胎膜已破为试产开始。胎膜未破者在宫口扩张3cm时可**行人工破膜**。宫缩较强,多数能经阴道分娩。试产过程中如果出现宫缩乏力,可用缩宫素静脉滴注加强宫缩。若试产2～4h,胎头不能入盆,产程进展缓慢,或伴有胎儿窘迫征象,应及时行剖宫产术。如胎膜已破,应适当缩短试产时间。骨盆入口平面狭窄,主要为扁平骨盆的妇女,妊娠晚期或临产后,胎头矢状缝只能衔接于骨盆入口横径上。胎头侧屈使其两顶骨先后依次入盆,呈不均倾势嵌入骨盆入口,称为头盆均倾不均。前不均倾为前顶骨先嵌入,矢状缝偏后。后不均倾为后顶骨先嵌入,矢状缝偏前。当胎头双顶骨均通过骨盆入口平面时,即可顺利地经阴道分娩。

3.中骨盆平面狭窄的处理

在分娩过程中.胎儿在中骨盆平面完成俯屈及内旋转动作。若中骨盆平面狭窄,则胎头俯屈及内旋转受阻,易发生持续性枕横位或持续性枕后位,产妇多表现为活跃期或第二产程延长及停滞、继发性宫缩乏力等。若宫口开全,胎头双顶径达坐骨棘平面或更低,可经阴道徒手旋转胎头为枕前位,待其自然分娩。宫口开全,胎心正常者可经阴道助产。胎头双顶径在坐骨棘水平以上,或出现胎儿窘迫征象,应行剖宫产术。

4.骨盆出口平面狭窄的处理

骨盆出口平面是产道的最低部位,应于临产前对胎儿大小、头盆关系做出充分估计,决定能否经阴道分娩,诊断为骨盆出口平面狭窄者,不能进行试产。若发现出口横径狭窄,耻骨弓角度变锐,耻骨弓下三角空隙不能利用,胎先露部后移,利用出口后三角空隙娩出。临床上常用出口横径与出口后矢状径之和来估计出口大小。出口横径与出口后矢状径之和大于15cm时,多数可经阴道分娩,有时需阴道助产,应做较大的会阴切开。两者之和小于15cm时,不应经阴道试产,应行剖宫产术终止妊娠。

5.均小骨盆的处理

胎儿估计不大,胎位正常,头盆相称,宫缩好,可以试产,通常可通过胎头变形和极度俯屈,以胎头最小径线通过骨盆腔,可能经阴道分娩。若有明显头盆不称,应尽早行剖宫产术。

6.畸形骨盆的处理

根据畸形骨盆种类、狭窄程度、胎儿大小、产力等综合判断。如果畸形严重、明显头盆不称者,应及早行剖宫产术。

二、软产道异常

软产道包括子宫下段、宫颈、阴道及骨盆底软组织构成的弯曲管道。软产道异常所致的难产较少见,临床上容易被忽视。在妊娠前或妊娠早期应常规行双合诊检查,了解软产道情况。

(一)外阴异常

1.外阴白色病变

皮肤黏膜慢性营养不良,组织弹性差,分娩时易发生会阴撕裂伤,宜行会阴后一侧切开术。

2.外阴水肿

某些疾病如重度子痫前期、重度贫血、心脏病及慢性肾炎孕妇若有全身水肿,可同时伴有重度外阴水肿,分娩时可妨碍胎先露部下降,导致组织损伤、感染和愈合不良等情况。临产前可用50%硫酸镁液湿热敷会阴,临产后仍有严重水肿者,在外阴严格消毒下进行多点针刺皮肤放液;分娩时行会阴后一侧切开;产后加强会阴局部护理,预防感染,可用50%硫酸镁液湿热敷,配合远红外线照射。

3.会阴坚韧

会阴坚韧尤其多见于35岁以上高龄初产妇。在第二产程可阻碍胎先露部下降,宜做会阴后一侧切开,以免胎头娩出时造成会阴严重裂伤。

4.外阴瘢痕

瘢痕挛缩使外阴及阴道口狭小,且组织弹性差,影响胎先露部下降。如瘢痕的范围不大,可经阴道分娩,分娩时应做会阴后一侧切开。如瘢痕过大,应行剖宫产术。

(二)阴道异常

1.阴道横隔

阴道横隔多位于阴道上段或中段,较坚韧,常影响胎先露部下降。因在横隔中央或稍偏一侧常有一小孔,常被误认为宫颈外口。在分娩时应仔细检查。

(1)阴道分娩:横隔被撑薄,可在直视下自小孔处将横隔作"X"形切开。横隔被切开后因胎先露部下降压迫,通常无明显出血,待分娩结束再切除剩余的隔,用可吸收线将残端做间断或连续锁边缝合。

(2)剖宫产:如横隔较高且组织坚厚,阻碍先露部下降,需行剖宫产术结束分娩。

2.阴道纵隔

(1)伴有双子宫、双宫颈时,当一侧子宫内的胎儿下降,纵隔被推向对侧,阴道分娩多无阻碍。

(2)发生于单宫颈时,有时胎先露部的前方可见纵隔,可自行断裂.阴道分娩无阻碍。纵隔厚时应于纵隔中间剪断,用可吸收线将残端缝合。

3.阴道狭窄

产伤、药物腐蚀、手术感染可导致阴道瘢痕形成。若阴道狭窄部位位置低、狭窄程度轻,可经阴道分娩。狭窄位置高、狭窄程度重时宜行剖宫产术。

4.阴道尖锐湿疣

分娩时,为预防新生儿患喉乳头瘤,应行剖宫产术。病灶巨大时可能造成软产道狭窄,影响胎先露下降时,也宜行剖宫产术。

5.阴道壁囊肿和肿瘤

(1)阴道壁囊肿较大时,会阻碍胎先露部下降,可行囊肿穿刺,抽出其内容物,待分娩后再选择时机进行处理。

(2)阴道内肿瘤大妨碍分娩,且肿瘤不能经阴道切除时,应行剖宫产术,阴道内肿瘤待产后再行处理。

(三)宫颈异常

1.宫颈外口黏合

宫颈外口黏合多在分娩受阻时发现。宫口为很小的孔,当宫颈管已消失而宫口却不扩张,一般用手指稍加压力分离,黏合的小孔可扩张,宫口即可在短时间内开全。但有时需行宫颈切开术,使宫口开大。

2.宫颈瘢痕

因孕前曾行宫颈深部电灼术或微波术、宫颈锥形切除术、宫颈裂伤修补术等所致。虽可于妊娠后软化,但宫缩很强时宫口仍不扩张,应行剖宫产。

3.宫颈坚韧

宫颈组织缺乏弹性,或精神过度紧张使宫颈挛缩,宫颈不易扩张,多见于高龄初产妇,可于宫颈两侧各注射 0.5％利多卡因 5～10mL，也可静脉推注地西泮 10mg。如宫颈仍不扩张，应行剖官产术。

4.宫颈水肿

宫颈水肿多见于扁平骨盆、持续性枕后位或滞产，宫口没有开全而过早使用腹压，致使宫颈前唇长时间被压于胎头与耻骨联合之间，血液回流受阻引起水肿，影响宫颈扩张。多见于胎位异常或滞产。

(1)轻度宫颈水肿：①可以抬高产妇臀部；②同宫颈坚韧处理；③宫口近开全时，可用手轻轻上托水肿的宫颈前唇，使宫颈越过胎头，能够经阴道分娩。

(2)严重宫颈水肿：经上述处理无明显效果，宫口扩张小于 3cm，伴有胎儿窘迫，应行剖宫产术。

5.宫颈癌

宫颈硬而脆，缺乏伸展性，临产后影响宫口扩张，若经阴道分娩，有发生大出血、裂伤、感染及肿瘤扩散等危险，不应经阴道分娩，应考虑行剖宫产术，术后手术或放疗。

6.子宫肌瘤

较小的肌瘤没有阻塞产道可经阴道分娩，肌瘤待分娩后再行处理。子宫下段及宫颈部位的较大肌瘤可占据盆腔或阻塞于骨盆入口，阻碍胎先露部下降，宜行剖宫产术。

第三节　产力异常

产力包括子宫收缩力、腹肌和膈肌收缩力以及肛提肌收缩力，其中以宫缩力为主。在分娩过程中，子宫收缩(简称宫缩)的节律性、对称性及极性不正常或强度、频率有改变，称为子宫收缩力异常。临床上多因产道或胎儿因素异常造成梗阻性难产，使胎儿通过产道阻力增加，导致继发性产力异常。产力异常分为子宫收缩乏力和子宫收缩过强两类。每类又分协调性宫缩和不协调性宫缩。

一、子宫收缩乏力

(一)原因

子宫收缩乏力多由几个因素综合引起。

1.头盆不称或胎位异常

胎先露部下降受阻，不能紧贴子宫下段及宫颈，因此不能引起反射性宫缩，导致继发性子宫收缩乏力。

2.子宫因素

子宫发育不良，子宫畸形(如双角子宫)、子宫壁过度膨胀(如双胎、巨大胎儿、羊水过多等)，经产妇的子宫肌纤维变性或子宫肌瘤等。

3.精神因素

初产妇尤其是高龄初产妇，精神过度紧张、疲劳均可使大脑皮层功能紊乱，导致子宫收缩乏力。

4.内分泌失调

临产后,产妇体内的雌激素、缩宫素、前列腺素的敏感性降低,影响子宫肌兴奋阈,致使子宫收缩乏力。

5.药物影响

产前较长时间应用硫酸镁,临产后不适当地使用吗啡、哌替啶、巴比妥类等镇静剂与镇痛剂;产程中不适当应用麻醉镇痛等均可使宫缩受到抑制。

(二)临床表现

根据发生时期产力异常可分为原发性和继发性两种。原发性宫缩乏力是指产程开始即宫缩乏力,宫口不能如期扩张,胎先露部不能如期下降,产程延长;继发性宫缩乏力是指活跃期即宫口开大 3cm 及以后出现宫缩乏力,产程进展缓慢,甚至停滞。子宫收缩乏力有两种类型,临床表现不同。

1.协调性宫缩乏力(低张性子宫收缩乏力)

宫缩具有正常的节律性、对称性和极性,但收缩力弱,宫腔压力低(2.0kPa),持续时间短,间歇期长且不规律,当宫缩达极期时,子宫体不隆起和变硬,用手指压宫底部肌壁仍可出现凹陷,产程延长或停滞。由于宫腔内压力低,对胎儿影响不大。

2.不协调性宫缩乏力(高张性子宫收缩乏力)

宫缩的极性倒置,宫缩不是起自两侧宫角。宫缩的兴奋点来自子宫的一处或多处,节律不协调,宫缩时宫底部不强,而是体部和下段强。宫缩间歇期子宫壁不能完全松弛,表现为不协调性子宫收缩乏力。这种宫缩不能使宫口扩张和胎先露部下降,属无效宫缩。产妇自觉下腹部持续疼痛,拒按,烦躁不安,产程长后可导致肠胀气,排尿困难,胎儿胎盘循环障碍,常出现胎儿窘迫。检查时下腹部常有压痛,胎位触不清,胎心不规律,宫口扩张缓慢,胎先露部下降缓慢或停滞。

3.产程曲线异常

子宫收缩乏力可导致产程曲线异常。常见以下 4 种。

(1)潜伏期延长:从临产规律宫缩开始至宫口扩张 3cm 称为潜伏期,初产妇潜伏期约需 8h,最大时限为 16h。超过 16h 称为潜伏期延长。

(2)活跃期延长:从宫口扩张 3cm 至宫口开全为活跃期。初产妇活跃期正常约需 4h,最大时限 8h,超过 8h 为活跃期延长。

(3)活跃期停滞:进入活跃期后,宫颈口不再扩张达 2h 以上,称为活跃期停滞,根据产程中定期阴道(肛门)检查诊断。

(4)第二产程延长:第二产程初产妇超过 2h,经产妇超过 1h 尚未分娩,称为第二产程延长。

以上 4 种异常产程曲线,可以单独存在,也可以合并存在。当总产程超过 24h 称为滞产。

(三)对母儿影响

1.对产妇的影响

产程延长,产妇休息不好,精神疲惫与体力消耗,可出现疲乏无力、肠胀气、排尿困难等,还可影响宫缩,严重时还可以引起脱水、酸中毒。又由于产程延长,膀胱受压在胎头与耻骨联合之间,导致组织缺血、水肿、坏死,形成瘘,如膀胱阴道瘘或尿道阴道瘘。另外,胎膜早破以及产程中多次阴道(肛门)检查均可增加感染机会;产后宫缩乏力,易引起产后出血。

2.对胎儿的影响

宫缩乏力影响胎头内旋转,增加手术机会。不协调子宫收缩乏力不能使子宫壁完全放松,影响子宫胎盘循环。胎儿在宫内缺氧,胎膜早破,还易造成脐带受压或脱垂,造成胎儿窘迫,甚至胎死宫内。

(四)治疗

1.协调性宫缩乏力

无论是原发性或继发性,一旦出现宫缩乏力,首先寻找原因,如判断无头盆不称和胎位异常,估计能经阴道分娩者,考虑采取加强宫缩的措施。

(1)第一产程:①一般处理:消除精神紧张,产妇过度疲劳,可给予地西泮(安定)10mg缓慢静脉注射或哌替啶100mg肌内注射或静脉注射,经过一段时间,可使宫缩力转强;对不能进食者,可经静脉输液,10%葡萄糖液500~1000mL内加维生素C 2g,伴有酸中毒时可补充5%碳酸氢钠。②加强宫缩:经过处理,宫缩力仍弱,可选用下列方法加强宫缩。

人工破膜:宫颈口开大3cm以上,无头盆不称,胎头已衔接者,可行人工破膜。破膜后,胎头紧贴子宫下段及宫颈,引起反射性宫缩,加速产程进展。Bishop提出用宫颈成熟度评分法估计加强宫缩措施的效果。如产妇得分在3分以下,加强宫缩均失败,应改用其他方法。4~6分的成功率约为50%,7~9分的成功率约为80%,9分以上均成功。

缩宫素静脉滴注:适用于宫缩乏力、胎心正常、胎位正常、头盆相称者。将缩宫素1U加入5%葡萄糖液200mL内,以8滴/min,即2.5mU/min开始,根据宫缩强度调整滴速,维持宫缩强度每间隔2~3min,持续30~40s。缩宫素静脉滴注过程应有专人看守,观察宫缩,根据情况及时调整滴速。经过上述处理,如产程仍无进展或出现胎儿窘迫征象,应及时行剖宫产术。

(2)第二产程:第二产程如无头盆不称,出现宫缩乏力时也可加强宫缩,给予缩宫素静脉滴注,促进产程进展。如胎头双顶径已通过坐骨棘平面,可等待自然娩出,或行会阴侧切后行胎头吸引器或低位产钳助产;如胎头尚未衔接或伴有胎儿窘迫征象,均应立即行剖宫产术结束分娩。

(3)第三产程:为预防产后出血,当胎儿前肩露出于阴道口时,可给予缩宫素10U静脉注射,使宫缩增强,促使胎盘剥离与娩出及子宫血窦关闭。如产程长,破膜时间长,应给予抗生素预防感染。

2.不协调性宫缩乏力

处理原则是镇静,调节宫缩,恢复宫缩极性。给予强镇静剂哌替啶100mg肌内注射,使产妇充分休息,醒后多能恢复为协调宫缩。如未能纠正,或已有胎儿窘迫征象,立即行剖宫产术结束分娩。

(五)预防

(1)应对孕妇进行产前教育,解除孕妇思想顾虑和恐惧心理,使孕妇了解妊娠和分娩均为生理过程,分娩过程中医护人员热情耐心,家属陪产均有助于消除产妇的紧张情绪,增强信心,预防精神紧张所致的子宫收缩乏力。

(2)分娩时鼓励产妇及时进食,必要时静脉补充营养。

(3)避免过多使用镇静药物,产程中使用麻醉镇痛应在宫口开全前停止给药,注意及时排空直肠和膀胱。

二、子宫收缩过强

(一)协调性子宫收缩过强

宫缩的节律性、对称性和极性均正常,仅宫缩过强、过频,如产道无阻力,宫颈可在短时间内迅速开全,分娩在短时间内结束,总产程不足 3h 称为急产,经产妇多见。

1.对母儿影响

(1)对产妇的影响:宫缩过强过频,产程过快,可致宫颈、阴道以及会阴撕裂伤。接生时来不及消毒,可致产褥感染。产后子宫肌纤维缩复不良易发生胎盘滞留或产后出血。

(2)对胎儿和新生儿的影响:宫缩过强影响子宫胎盘的血液循环,易发生胎儿窘迫、新生儿窒息甚至死亡;胎儿娩出过快,胎头在产道内受到的压力突然解除,可致新生儿颅内出血;来不及消毒接生,易致新生儿感染;如坠地可致骨折、外伤。

2.处理

(1)有急产史的产妇:在预产期前 1~2 周不宜外出远走,以免发生意外,有条件应提前住院待产。

(2)临产后不宜灌肠,提前做好接生和抢救新生儿窒息的准备。胎儿娩出时勿使产妇向下屏气。

(3)产后仔细检查软产道,包括宫颈、阴道、外阴,如有撕裂,及时缝合。

(4)新生儿处理:肌内注射维生素 K 每日 2mg,共 3 日,以预防新生儿颅内出血。

(5)如属未消毒接生,母儿均给予抗生素预防感染,酌情接种破伤风免疫球蛋白。

(二)不协调性子宫收缩过强

1.强直性宫缩

强直性宫缩多因外界因素造成,如临产后分娩受阻或不适当应用缩宫素,或胎盘早剥血液浸润子宫肌层,均可引起宫颈内口以上部分子宫肌层出现强直痉挛性宫缩。

(1)临床表现:产妇烦躁不安,持续性腹痛,拒按,胎位触不清,胎心听不清,有时还可出现病理缩复环、血尿等先兆子宫破裂征象。

(2)处理:一旦确诊为强直性宫缩,应及时给予宫缩抑制剂,如 25% 硫酸镁 20mL 加入 5% 葡萄糖液 20mL 缓慢静脉推注。如属梗阻原因,应立即行剖宫产术结束分娩。

2.子宫痉挛性狭窄环

子宫壁某部肌肉呈痉挛性不协调性收缩所形成的环状狭窄,持续不放松,称为子宫痉挛性狭窄环。多在子宫上下段交界处,也可在胎体某一狭窄部,以胎颈、胎腰处常见。

(1)原因:多因精神紧张、过度疲劳以及不恰当地应用宫缩剂或粗暴地进行产科处理所致。

(2)临床表现:产妇出现持续性腹痛,烦躁不安,宫颈扩张缓慢,胎先露下降停滞。胎心时快时慢,阴道检查可触及狭窄环。特点是此环不随宫缩上升。

(3)处理:认真寻找原因,及时纠正。禁止阴道内操作,停用缩宫素。如无胎儿窘迫征象,可给予哌替啶 100mg 肌内注射,一般可消除异常宫缩。当宫缩恢复正常,可行阴道手术助产或等待自然分娩。如经上述处理,狭窄环不缓解,宫口未开全,胎先露部高,或已伴有胎儿窘迫,应立即行剖宫产术。如胎儿已死亡,宫口开全,则可在全麻下经阴道分娩。

第七章 产后出血

产后出血指产后 24h 内阴道出血量≥500mL。据研究,如精确测量近半数妇女产后出血量达到或超过 500mL。因此这一定义还存在争议。目前,产后出血仍是我国孕产妇死亡的首要原因。引起产后出血的主要原因有子宫收缩乏力、胎盘残留、软产道损伤及凝血功能障碍等,有时由非单一因素引起。临床对出血量的估计往往不足,因此必需牢记,当临床估计出血量达到 500mL 时,也许致命的产后出血已经开始了,必需予以高度重视。迅速做好抢救的人员、物品、药品等各种准备,并随时与家属沟通,获得家属的支持理解与配合,且不可等休克出现时才启动抢救程序,失去抢救时机,造成不可挽回的结果。

第一节 产后子宫收缩乏力

一、病因及发病机制

妊娠后子宫在几个月内由原来的容量 10mL 左右增加 500~1000 倍,而在产后数周内就要恢复到非孕状态,这主要依赖子宫肌肉的收缩和缩复。子宫体部肌肉特别肥厚,呈螺旋状交错成网状排列,当胎盘剥离排出宫腔后,由于子宫肌纤维的收缩和缩复作用,使肌纤维间的血管、血窦受压闭合、血流停滞、血栓形成,使出血迅速减少。如子宫收缩乏力,胎盘附着部子宫肌壁间血管、血窦不能关闭即可引起出血。子宫收缩乏力的常见原因如下。

1.子宫肌源性

(1)子宫肌肉过度伸展:巨大胎儿、羊水过多、多胎妊娠等使子宫肌肉过度伸展,影响产后子宫正常收缩和缩复。

(2)子宫壁异常:子宫畸形、子宫发育不良、子宫肌瘤、子宫体手术瘢痕等使子宫肌纤维失去正常收缩能力。

(3)子宫肌纤维有退行性变:子宫炎症、多次生育的经产妇子宫肌纤维有退行性变。

(4)子宫肌肉水肿:严重贫血、妊娠高血压疾病等患者,子宫肌肉水肿,影响子宫收缩。胎盘卒中时,子宫壁有渗血影响子宫收缩。

(5)**前置胎盘**:胎盘附着在子宫下段子宫肌被动收缩部分,胎盘剥离后,由于该部位肌纤维薄弱收缩无力,不易缩复,血窦不易闭合而出血。

(6)膀胱、直肠过度充盈影响子宫缩复。

(7)缩宫素引产、催产易导致产后子宫弛缓。

(8)绒毛膜羊膜炎,严重时炎症累及子宫肌亦可使产后子宫缩复受到影响。

2.神经源性

(1)产妇平素体质虚弱,有急、慢性病史。

（2）产程过长，精神过度紧张，较长时间未很好进食。睡眠不佳，神倦体乏，致子宫收缩不良。

（3）临产后使用过多镇静药或麻醉药。

二、临床表现

1.症状

与产妇全身状况、有无器质性疾病、有无贫血及产后出血的急缓、出血的量而不同。

（1）大量急性出血：产妇自觉头晕、心悸、恶心、呕吐、出冷汗、呼吸短促、烦躁不安，检查可发现患者面色苍白、脉搏细速，血压下降，并可迅速陷入休克状态。若抢救不及时，甚至可在数小时内死亡。这类病例临床容易及时发现，不致延误处理。

（2）少量连续不断的出血或间断的阵发性出血：这类病例初期常被忽视。早期仅表现为脉搏增快，血压正常甚至可以反射性各升高。待出血量多达机体不能代偿时，方出现明显休克症状，此时往往失血已很多，贻误抢救时机，造成救治上的困难。

（3）潜在性出血：有些产妇血液淤积在宫腔内或阴道内或剖宫产术后腹腔内出血，剖宫产同时剔除肌瘤，创面止血等。显性出血不多，这种病例更容易被忽视。按压子宫时可有大量血及血块排出，有时按压子宫流出血清样物质，要警惕宫腔积聚血块，产后宫腔积血可达1000mL以上。胎盘娩出后经常触摸宫底了解子宫收缩情况可避免此种情况的发生，肥胖患者有时触摸宫底困难，尤应注意。阴道出血不多，但患者出现烦躁不安、心率增快、面色苍白等时，要注意腹腔内出血的可能。

需要强调的是，对于重度子痫前期的患者，由于血液浓缩，与正常妊娠时引起的血容量增加不同，对于产后出血耐受性差，处理更要积极。

2.查体

（1）一般情况：产妇呈休克状态。

（2）子宫缩复情况：胎盘娩出后子宫软，轮廓不清，阴道出血阵发性增多，血液暗红色。按摩子宫时，子宫可变硬，阴道出血减少，停止按摩后子宫又变软，流出的血液可凝固。

三、诊断及鉴别诊断

1.测量出血量

正确估计出血量是诊断和治疗产后出血的前提。胎儿娩出后，须严密观察出血情况并准确测量出血量。临床对产后出血量常估计不足，以致未能及时纠正失血而引起休克。单凭估计测算的出血量往往低于实际失血量。实际上，根据精确测量半数阴道分娩的患者，产后出血超过500mL，近半数剖宫产患者，产后出血量达1000mL，凭估计得出的失血量仅为实际失血量的1/2，因此每个接产者都应严格准确地测定产后失血量，特别不能忽略会阴切开、腹部切口的失血，以及敷料、纱布、布巾等处的血量。较简单而能在产房人员较少情况下做到的是产后在产妇臀下放置专用的接血器或弯盘，收集产后2h流出的血，最后用量杯测量。现市场上有可供计血量用的计血垫，使用很方便，产妇也较舒服。相对精确的方法是在产前将产包内的物品称重，产后再把被血浸湿的上述物品——称重，所增重量即为失血量（按血液比重1.05g换算成1mL），但因羊水与血混在一起，羊水量也只能估计，因此也只能是相对精确。为更精确地测量产后出血，有作者在负压瓶中加入肝素12500U，记录分娩过程中羊水和血的混合总量,测定血液与羊水混合液中血细胞比容(HCT)含量,通过公式计算血和羊水混合液中的出血量。公式为:血羊水中血量＝总血液与羊水混合液量×血羊水中的 HCT/产前外周血 HCT。这样可以比较精确地计算剖宫产时的出血量。

2.明确出血原因

产后出血的诊断关键是要找出出血原因。必需详细了解出血情况,仔细检查腹部、软产道及胎盘,必要时辅以实验室检查。

3.阴道出血时间

是鉴别产后出血发生原因的重要依据。

(1)在胎儿娩出后紧接着出现阴道出血,持续不断、色鲜红,尤其在急产、产钳助产、手转或器械旋转胎头、臀牵引术、巨大胎儿娩出后,应首先考虑软产道裂伤。

(2)胎儿娩出后,间隔一个短时间后出现出血,常见为胎盘部分剥离或胎盘滞留,量或多或少,色暗红、有血块,可伴有子宫收缩、宫底上升等现象。

(3)胎盘排出后出血则以子宫收缩乏力或胎盘小叶残留多见。前者大多有诱因,子宫软,轮廓不清,出血量多或时多时少,在子宫收缩时出血少,子宫弛缓时出血多。后者可通过仔细检查胎盘诊断,有胎盘胎膜残留时亦常同时存在子宫收缩乏力。

(4)凝血功能障碍引起的产后出血多有诱发因素,如重度妊娠高血压疾病、胎盘早剥、羊水栓塞、死胎等,阴道出血不凝固,使用宫缩药无效,血液检查:血小板计数$<100×10^9/L$ 或进行性下降,纤维蛋白原下降、凝血酶原时间延长等。有时产后出血若未及时补充血容量丧失大量凝血因子,休克未控制,可发生酸中毒损伤血管内皮而继发 DIC。

四、预防

(1)督促孕妇定期做产前检查,注意孕妇的身心健康。凡有异常情况,如贫血、营养不良、合并心血管病、肝病、血液病、妊娠期糖代谢异常等应及时调治,改善身体素质。对高危孕妇应提前入院或转上级医院。

(2)正确处理产程:第一产程,要注意产妇精神心理的护理,保证其正常休息和饮食,及时督促排空大小便,防止尿潴留、产程延长、滞产、产妇过度疲劳等。第二产程要注意宫缩,避免第二产程延长及粗暴按压宫底逼出胎儿的做法,出头、娩肩、胎儿躯干的娩出要尽量缓慢,这不但有利于吸净胎儿口腔及鼻腔的黏液,保持新生儿呼吸道的畅通,亦可使拉长的子宫肌纤维逐渐回缩,使胎儿娩出后的子宫能更快、更有效地促使胎盘娩出。特别在双胎分娩时两个胎儿娩出要有一定的间隔时间,不可过于匆忙。对有产后出血高危因素者,于娩肩时静脉推注缩宫素10U,或含服卡孕栓 1mg 或米索前列醇 $200\mu g$。第三产程是防治产后出血的关键,注意胎盘剥离征象,**及时娩**出,胎盘未剥离前不可过早地按摩子宫或牵拉脐带,干扰子宫正常收缩,引起胎盘剥离**不全或子宫内翻**。

(3)加强对妊娠高血压、多胎妊娠、羊水过多、瘢痕子宫、产后出血史、合并内外科疾病等高危孕产妇的监护,建立静脉通路,并配血备血。正确使用镇静药及麻醉药,以防子宫收缩乏力。

(4)产后应严密观察出血情况,按摩子宫,防止宫腔积血,在产房至少监护 1h,发现出血多时要及时处理,要注意**防止尿潴**留。

五、处理

1.按摩子宫止血

（1）腹部按摩法：按摩子宫必需将宫腔内积血压出，一手从耻骨联合上方将子宫向上托起，另一手置于子宫底部，拇指在前其余四指在后，有节律地进行按摩，有时不易握持，可于耻骨联合上方按压下腹中部，使子宫向上升高，另一手在腹部按摩子宫，按摩过程中要及时按压宫底使积血排出。

（2）阴道按摩法：腹部按摩无效时及时改用此法。术者一手握拳置于阴道前穹隆，顶住子宫前壁，另一手自腹部按压子宫后壁使子宫前屈，两手相对紧紧压迫子宫并做按摩，此法能刺激子宫收缩，并能压迫子宫血窦，持续15min多能奏效。手术前须先挤出子宫腔内凝血块，注意无菌操作及阴道内的手不可压力过大。

2.宫缩药止血

按摩同时加用子宫收缩药，临床常用药物如下。

（1）缩宫素：选择性兴奋子宫平滑肌，加强收缩力和收缩频率，对宫颈作用弱。10～20U，稀释后静脉注射；或加入5％葡萄糖液500mL中，静脉滴注。

（2）麦角生物碱类：麦角新碱对子宫体及子宫颈都有兴奋作用，引起子宫强直性收缩，机械地压迫血管而止血。0.2mg肌内注射或缓慢静脉注射。不良反应主要有：恶心、呕吐、面色苍白、血压升高。高血压、心脏病者慎用。甲麦角新碱为麦角新碱的甲基衍生物，与其作用相似，血压升高的不良反应较少、较轻。由于影响泌乳，现临床上很少用此类药物。

（3）前列腺素类：前列腺素有多种类型，其中PGE1、PGE2、PGF2α及其衍生物对子宫平滑肌具有较强的收缩作用，近年来较多用于治疗子宫收缩乏力引起的产后出血，效果良好。卡前列甲酯（PGO5）是PGF2α的衍生物，15-甲基PGF2α甲酯（卡孕栓）1mg或米索前列醇（PGEi类似物）200μg可直接置入肛门内或含服，使用方便、经济实用，卡前列素氨丁三醇是含有天然前列素PGF2α的(15S)-15甲基衍生物的氨丁三醇盐溶液，适用于肌内注射。注射后15～30min药物浓度可达高峰。常用剂量为250μg，深部肌内注射，或宫颈、宫体注射。无效可间隔15～30min再次注射，总次数不超过8次。价格昂贵，一般用于难治性或较凶险的产后出血。不良反应较轻，主要有恶心、呕吐、腹泻、发热、潮热、高血压等，一般症状较轻，无须特殊处理。过敏、哮喘、心血管疾病、青光眼、严重肝、肾疾病者慎用。

3.宫纱填塞止血

经过上述处理产后出血多可控制，如仍继续出血，可宫纱填塞止血。特制的长纱布条可有不同型号，消毒后备用。填纱时助手固定宫底，术者在严格无菌操作下用长弯钳或卵圆钳将宫纱顺次填入子宫腔，注意不能留有空隙。止血的原因是由于刺激子宫体感受器，通过大脑皮质刺激子宫收缩，以及纱布直接压迫止血。宫纱填塞后，注意患者血压、脉搏，注意有无继续阴道出血，宫底是否升高，有无宫腔积血而未外流，填塞是否起作用，填塞同时进行抗休克治疗，并继续应用宫缩药及广谱抗生素预防感染。一般在1h内止血，24h内取出。取时慢慢抽出，抽出一段停几分钟，待子宫逐渐缩小收缩，再抽出一部分，再等待，直至全部取出。取出纱条有可能再次出血，故须在静脉输液及缩宫素点滴下进行，有条件者配血备用。剖宫产时遇有子宫收缩乏力性出血，有作者认为也可填塞宫纱，但要确实有效时再缝合子宫切口，应尽力避免术后出血仍不能控制,再次开腹手术,给患者带来更大痛苦,甚至危及生命。

4.经腹结扎血管或子宫切除

经阴道分娩者,如经上述处理仍不能止血,无选择性动脉造影栓塞条件,应在输血抗休克的情况下开腹。而剖宫产时的子宫收缩乏力性出血,按摩和用宫缩药无效时直接进行此处理较填塞宫纱更直观、方便。

(1)双侧子宫动脉上行支结扎:主要用于剖宫产时子宫收缩乏力性出血病例。以肠线结扎双侧子宫动脉及静脉,可达到暂时的止血目的,肠线脱落后血管可再通,也可有侧支循环形成。以后仍可有正常月经和妊娠。用铬制肠线及大圆针进行缝合,把子宫拉向一侧,触摸子宫峡部两侧跳动的子宫动脉,从子宫前面经宫颈旁肌层进针,包括一定量的肌层在内,以免损伤子宫血管,并可闭塞子宫肌层内的动脉分支,亦可使缝扎更为牢固。经后部离子宫动静脉2~3cm阔韧带无血管区穿出打结。结扎后观察片刻,子宫因缺血呈粉红色,出血被控制,视为有效。结扎后可能因子宫缺血,强烈收缩,在术后最初24~48h内出现剧烈的产后子宫收缩痛,须应用哌替啶止痛。恶露较未结扎子宫动脉者少,色较暗。为加强止血功能,还有人主张在卵巢固有韧带下方、接近卵巢子宫动脉吻合处用同样方法结扎一道。

(2)髂内动脉结扎止血:是控制盆腔内严重出血的有力措施。结扎指征:子宫收缩乏力性出血经非手术治疗无效,中央性前置胎盘,宫颈、阴道、子宫下段撕裂伤及渐渐增大的后腹膜、阴道或阔韧带血肿。髂内动脉是髂总动脉的一个分支,第一步先扪到髂内、外动脉分叉处,然后在圆韧带和输卵管之间打开后腹膜,延伸到骨盆侧壁,并分离到髂总动脉分叉处之远侧端1~2cm处,辨认输尿管,将其轻柔地向中线牵开,解剖血管表面的疏松结缔组织,显露髂总分叉处,继续分离髂内动脉,清扫髂内动脉外膜,使之与邻近组织游离,在分叉的远侧端2~3cm处,紧贴髂内动脉下方,用Babcock钳自外向内侧方向使动脉与其下方完全游离,抬起髂内动脉,通过直角钳引入7-0丝线分两道结扎髂内动脉。注意结扎前应先压迫该段血管并由台下助手触摸足背动脉搏动及观察该侧足趾颜色,以防误扎髂外动脉。在髂内动脉的直下方为髂内静脉,操作必需仔细,防止撕裂静脉,引起出血,而止血非常困难。缝合后腹膜前注意止血,如有渗血,可用吸收性明胶海绵压迫止血,或在髂血管区喷洒生物蛋白胶。

有人曾经对髂内动脉结扎止血的作用机制进行了研究,发现髂内动脉结扎后其远端的搏动压力接近消失,结扎侧的压力下降了77%;如结扎两侧髂内动脉,则压力下降了85%;如结扎单侧,对侧压力仅减少14%。并发现,结扎髂内动脉后,切断子宫动脉仍有血液流出,流出速度快,需要结扎断端才能止血。所以说,结扎髂内动脉后的血流动力学影响仅改变了动脉系统的搏动,而类似静脉血流。证明髂内动脉侧支循环丰富,在双侧结扎之后,盆腔脏器不致发生缺血坏死。

(3)急症剖宫产子宫切除术:主要是由于胎盘因素,如植入性胎盘、前置胎盘、胎盘早剥引起的产后出血,或剖宫产瘢痕破裂、剖宫产切口延伸至子宫动脉和宫颈无法修复或出血无法控制,剖宫产子宫收缩乏力,各种止血措施无效等原因而进行的急救措施以挽救产妇生命。一般只作次全子宫切除术,保留双侧附件。

妊娠期盆腔组织充血扩大,每一例手术操作均须注意止血,任一血管的漏扎均可发生严重出血。尤其处理子宫卵巢固有韧带及输卵管断端时应特别注意,结扎这一较厚的断端时退缩一根血管未扎到,是剖宫产术后晚期腹腔内出血或引起附件血肿的最常见原因。因此,如果这一断端太粗,可将卵巢固有韧带及输卵管和它伴行的血管分成两个单独断端缝扎,在很大程度上可以防止血管退缩。断端双重钳夹及双层缝扎可以防止这种现象出现。

剖宫产子宫切除术的对象常常是有过剖宫产史者,在宫颈与膀胱后壁之间的正常疏松间隙为致密的结缔组织所替代,这时绝不能试图应用钝性剥离找到这一间隙,常可造成膀胱后壁的损伤甚至穿破。锐性分离 2～3cm,或沿中线锐性分离常可穿越旧的瘢痕,再次分离就很容易。

剖宫产子宫切除术的最重要并发症是输尿管和膀胱的损伤,术中必需充分注意。

(4)B-Lynch 外科缝线术(国内有人称之为捆绑式子宫缝合法):英国 Milton Keynes 医院报道的一种外科手术控制产后出血的缝合方法。手术步骤如下:做子宫下段横切口,如为剖宫产则为原切口,探查宫腔并清宫,用 70mm 的圆针,2-0 铬肠线,在距离子宫切口右下方和宫旁各 3cm 处进针,穿过宫腔至切口上方 3cm 处出针,将肠线垂直加压拉向宫底并绕向后壁,至切口相对应部位进针至宫腔,从切口左侧出针至子宫后壁,再从后壁绕宫底垂直拉向前壁,在与右侧相应部位缝合左侧缘,加压牵拉两侧肠线,检查有无阴道出血,如止血良好,结扎。缝合关闭子宫切口。在子宫的表面从前壁至后壁可见两条铬肠线位于子宫体的两侧。据报道,效果良好,但例数尚少,国内近年也不断有作者报道手术效果良好,并在绕行宫体时间断缝合子宫肌层,防止子宫收缩后肠线游离。

(5)选择性动脉造影栓塞术:随着介入放射医学的发展,血管造影导管及栓塞物的进一步改善,选择性动脉造影栓塞术越来越多地应用于严重产科出血,成功率达 85%～90%。对治疗难以控制的产后出血有良好应用前景。优点有:无须开腹手术,可在短时间内完成,侵袭较少;可保留子宫,保留生育功能;侧支循环致再出血的可能性较小;不是永久性闭塞,栓塞剂日后可吸收,10 天到数周内栓塞的大多数血管可再通,从而避免缺血坏死。限于设备及技术条件目前尚难以普及。主要并发症归纳为 3 种:栓塞后缺血、盆腔感染及血管造影术本身的并发症。

(6)其他。葡萄糖酸钙促宫缩:平滑肌的收缩依赖 ATP 分解产生能量,而 ATP 分解需钙离子参与,始能活化产生能量,故注射葡萄糖酸钙有助于维持肌肉神经兴奋性,增强子宫收缩。

5.补充血容量

迅速建立通畅的静脉通路是抢救成功的先决条件,有产后出血高危因素时临产后就要建立静脉通路,产后出血最好建立两条静脉通路,一条用宫缩药促进子宫收缩,一条补充血容量。休克静脉穿刺失败时应及早行大静脉穿刺或静脉切开,大静脉穿刺还可以测量中心静脉压,指导补液量和速度。因产后出血多为急性失血,血容量的快速补充对保持微循环的畅通、防止发展到休克失代偿期具有重要意义。产后大出血、失血性休克的抢救以补充晶体液和血液为主。

(1)晶体液:含有机体必需的电解质,既能维持渗透压疏通微循环,又能很快进入组织间隙与组织接触,利于细胞获得电解质。输入晶体液血液稀释,红细胞携氧能力降低,但血液黏滞性也降低,心排血量增加,组织灌流量增加,可改善血液携氧能力,使组织得到较充分的供氧。另外,在出血尚未控制时,输入晶体液,血液稀释,丢失的血液红细胞相对减少,机体的损失也相对减少。晶体液输入后,2/3～3/4 很快进入组织间隙,也只有组织间隙充盈后静脉压升高,所补液体不再向组织间隙丢失,方可维持有效循环量。晶体液的输入量应为估计失血量的 3 倍。输晶体液同时迅速联系输血,及时输血。

常用晶体液有生理盐水、林格注射液、平衡液、葡萄糖注射液。大量输生理盐水可致高钠、高氯性酸中毒,林格注射液比生理盐水符合生理要求,平衡液比生理盐水或林格液更接近血浆和细胞外液的电解质组成,兼有补充血容量及纠正酸中毒之效,是最常用的补充血容量溶液。休克早期不应补糖,尤其是高渗糖,因在休克代偿期,儿茶酚胺分泌增加,可使肝糖原分解产生高血糖,在缺氧的情况下对糖的氧化能力降低,糖氧化不全产生酮体。糖尚有利尿作用,不利于血容量的恢复。休克纠正后组织细胞处于糖饥饿状态,则应补糖。

(2)输血:全血,人体的总血量为体重的 7%～8%,一次失血在 500mL 以内或总血量的 10% 以内,可由组织间液进入血循环而得到代偿,失血量超过总量的 10% 未达 20%,在输入平衡液的同时应备血输血或输胶体液。超过 1000mL 的大量出血应及时输血,原则上补充量相当于丢失量。输新鲜全血是最适宜的治疗。

现在提倡成分输血,产后出血输浓缩红细胞可提高携氧能力,250mL 可提高血细胞比容 3%～4%。如出血量 1500mL 以内,可仅输红细胞和晶体液。如出血量大,应同时输含凝血因子的新鲜冷冻血浆。大量出血可引起稀释性凝血功能障碍,单纯输晶体液和浓缩红细胞可引起血小板和可溶性凝血因子的损耗,导致功能性的凝血障碍,在临床上和 DIC 鉴别有一定的困难。稀释性凝血功能障碍损害止血功能,并进一步加重血液丢失,可引起血小板减少症、低纤维蛋白血症,凝血酶原时间、部分凝血酶时间延长。可根据血小板计数、凝血功能、纤维蛋白原水平输入相应的成分。血小板计数应维持在 $50 \times 10^9/L$ 以上,一个单位的血小板含有 5.5×10^{10} 个血小板,可使血小板计数增加 $5 \times 10^9/L$,一般输 6～10U。纤维蛋白原水平低于 1g/L,应输注新鲜冷冻血浆,可按每千克体重 10～15mL 计算,当纤维蛋白原非常低,产妇继续出血时,可输纤维蛋白原,输入 1g 可提升血液中纤维蛋白原 25g/L,一次可输入 2～4g。或快速输入冷沉淀物,常用剂量为 1～1.5U/10kg。

(3)胶体液:产后出血时血容量减少,血浆胶体渗透压降低,应适当补充胶体溶液,以维持正常胶体渗透压。

①右旋糖酐-40 溶液:为 6% 的分子量为 2 万～4 万葡聚糖胶体溶液。该液能扩充血容量,维持胶体渗透压,降低血黏度,疏通微循环,防止血凝集,对抢救失血性休克,防止 DIC 发生有一定作用,每例患者用量不超过 1000mL。过快输入可致肺水肿、心力衰竭,心肺功能不良者慎用。

②羟乙基淀粉(706 代血浆):6% 的羟乙基淀粉溶液,分子量为 45 万,血管内半衰期为 12h。能**扩充血容量**,维持胶体渗透压。不良反应同右旋糖酐-40 溶液。

③人血白蛋白:可提供蛋白质,减轻组织水肿,扩充血容量,但价格昂贵,产后出血时较少用。

补液中的注意事项:最好能在出血后 1～2h 内补足失血量的 1/3～1/2;按全血量:晶体量＝1:3 的比例输入;根据收缩压调整输血速度,当收缩压＜60mmHg(8.0kPa)、80mmHg (10.7kPa)、90mmHg(12.0kPa)时,1h 输血速度应分别达 1500mL、1000mL 和 500mL;充分了解患者的心肺功能,避免**输液**过多、过快而致急性左心衰竭及肺水肿。患者神志、面色、皮肤温度色泽明显好转,血压正常、脉压差≥30mmHg(4.0kPa)、尿量每小时≥30mL 可认为血容量已补足。治疗过程中要注意保暖并予持续低流量吸氧。

第二节 胎盘滞留

正常情况下胎儿娩出后子宫短暂休息约 5min 后继续收缩,胎盘附着面缩小,胎盘与子宫自海绵蜕膜层分离,形成胎盘后血肿,最终胎盘完全自宫壁上剥离,子宫收缩迫使胎盘降至子宫下段或阴道上部,产妇稍加腹压,由助产者协助胎盘娩出。如胎儿娩出后 30min 胎盘尚未娩出称为胎盘滞留,是产后出血和感染的重要原因,发生率为 0.1%~1%。近年来,在导致子宫切除的产后出血病例中,胎盘因素超过子宫收缩乏力成为首要原因。

一、分类、病因

1.胎盘剥离不全

胎盘一部分已与子宫蜕膜层分离,其他部分尚未分离,影响子宫正常收缩,由于剥离面的血窦开放可致出血不止。多见于子宫收缩乏力,或第三产程胎盘未剥离时,过早、过度地揉挤子宫或牵拉脐带所致。

2.胎盘全部剥离而滞留

胎盘已从宫壁全部剥离,但仍滞留宫腔内,多因子宫收缩乏力,腹肌收缩不良,或因膀胱充盈压迫子宫下段,使胎盘不能排出,影响子宫收缩而引起出血。

3.胎盘嵌顿

胎盘已完全剥离,由于子宫收缩不协调,发生狭窄环,胎盘被阻于其上方,称为胎盘嵌顿。狭窄环可发生在子宫的任何部位,但以宫体与下段交界处较常见。其原因可能与产力异常或不恰当地应用子宫收缩药有关。由于局部狭窄,血块可积聚于宫腔内,形成隐性出血,有时也可有大量显性出血。

4.胎盘粘连

胎盘全部或部分粘连于子宫壁上,不能自行剥离者称为胎盘粘连。全部粘连时可无出血,部分粘连时可引起大量出血。胎盘粘连与子宫内膜损伤瘢痕形成及蜕膜发育不良、血液供应不足等有关。本病常见于既往有子宫内膜炎(产后或流产后感染)、子宫内膜损伤(如多次刮宫术、刮宫过度或剖宫产后)、子宫肌瘤及子宫畸形等。

5.植入性胎盘

由于蜕膜层发育不良或完全缺如,胎盘绒毛直接植入子宫肌层内称为植入性胎盘,可分为部分性植入和完全性植入。完全性者比较少见,且不伴出血;部分性者可自剥离面发生出血。胎盘植入的程度可有不同,有时绒毛仅和子宫肌层相接触,有时可侵入子宫肌的深层或穿过肌层达浆膜层。常见于严重子宫内膜炎、多次刮宫、子宫肌瘤剜除术进入宫腔、徒手剥离胎盘等,这些因素还易致胎盘前置,子宫下段蜕膜菲薄易有胎盘植入。

6.胎盘部分残留

部分胎盘小叶或副胎盘残留子宫内,影响子宫的正常收缩和缩复,造成产后出血。有研究认为,这常常是由于胎盘小叶植入引起残留,是日后形成胎盘息肉,引起晚期产后出血的原因。

二、临床表现

1.第三产程延长

胎儿娩出 30min 以上,胎盘仍未能娩出。

2.阴道出血

出血量视胎盘滞留类型、滞留时间长短、子宫收缩强弱及处理方法是否有效而异。除胎盘完全粘连及完全植入者外,由于宫缩受阻,胎盘剥离面的血窦不能关闭,造成不同程度的出血。胎盘嵌顿时,血液受阻不能外流,积于宫腔内,使宫底向上移位,严重者血液可经输卵管流入腹腔。

3.子宫收缩及缩复不良

由于胎盘滞留宫腔,宫腔内积血致使子宫收缩无力,缩复不良,宫底位置升高。

三、诊断

90%的胎盘在胎儿娩出后 15min 自然娩出,如胎儿娩出后 15min 胎盘尚未娩出,应考虑胎盘滞留的可能,胎盘滞留关键在于找出滞留原因。

1.病史及阴道出血情况

各种类型的胎盘滞留常有其致病原因,根据病史可作诊断参考。阴道出血量可因胎盘滞留类型不同而异。胎盘完全粘连或完全植入者无出血;胎盘部分剥离或部分粘连、部分植入性胎盘则出血量多。胎盘嵌顿则为隐性出血,血液潴留在宫腔内。

2.体征

(1)胎儿娩出后脐带不下降,牵拉脐带、挤压宫底,均不见胎盘娩出,伴或不伴一定量的出血,提示胎盘尚未剥离。

(2)子宫底部收缩,脐带下降,但胎盘不娩出,表示胎盘已剥离。阴道检查时若发现宫颈及子宫下段松软开大,而子宫上下段之间有一坚硬的狭窄环提示胎盘嵌顿。

(3)用一般方法如注射宫缩药,按揉子宫无上述发现,则应考虑为胎盘粘连或植入,可试行徒手剥离,如手法可以剥离则为胎盘粘连,无法剥离则为植入。

(4)B超检查可明确胎盘位置及植入性胎盘。对有多次流产史、前次剖宫产史、既往胎盘粘连产后出血史、前置胎盘等患者,产前 B 超仔细探查如果缺乏胎盘下的透声区往往提示胎盘粘连或植入。胎盘粘连典型声像表现包括:①胎盘后子宫肌层低回声区消失;②子宫膀胱腹膜返折强回声线不连续;③胎盘内腔隙状回声;④胎盘组织团块凸起于子宫浆膜面等。

(5)磁共振成像(MRI):与超声相比,MRI 显示软组织更清晰,范围更开阔。MRI 对诊断瘢痕子宫、非前壁胎盘及可疑胎盘粘连、植入的病例更有价值。超声检查高度可疑或诊断不明确者,MRI 可作为进一步的检查手段。目前,MRI 诊断胎盘附着异常尚无统一诊断标准,大量研究总结了胎盘附着异常的一些特殊 MRI 表现。胎盘粘连显示胎盘附着处肌层变薄、欠规则;胎盘植入则可见子宫肌层受累;胎盘穿透可见病灶侵犯至浆膜层,甚至膀胱、肠管等邻近组织。胎盘植入有以下 3 个特征:子宫肌壁异常膨突;胎盘声像不均质;T2WI 相胎盘内部呈现暗带等。借助这些特征,MRI 可评估胎盘侵入肌壁的范围和程度、邻近组织器官受累情况,为制定治疗方案和选择手术方式提供参考。

(6)病理检查:胎盘附着处组织的病理检查可确定胎盘粘连、胎盘植入的深度。

四、治疗

多数分娩的第三产程持续时间极短，一般在胎儿娩出后，再经 2 次子宫收缩，胎盘即剥离而娩出，即在 3～5min 结束。若超过 10min 而出血量逐渐增多时，应根据不同病因进行处理，绝不能盲目等待。

1.胎盘已剥离未排出

用手按摩子宫使之收缩，观察胎盘剥离征兆。轻压子宫底，轻轻牵拉脐带，用正确手法协助娩出胎盘。膀胱膨胀时先导尿排空膀胱，再行上述处理。不可在无宫缩时压迫子宫或用力牵拉脐带。

2.胎儿娩出后 15min

胎盘未剥离，而阴道出血不多可用缩宫素 20U 加生理盐水 20mL 从脐静脉注入，可促进胎盘剥离，自然娩出，这样可使 70% 的产妇免于手取胎盘。如经过上述处理，等待 10min 胎盘仍未娩出，应警惕胎盘粘连或植入，可试用手取胎盘。

3.胎盘嵌顿

静脉注射地西泮 10mg，或阿托品 0.5mg 皮下注射，或哌替啶 100mg 肌内注射，可使狭窄环放松，如不成功可行全身麻醉，用手指扩张，使狭窄环松解，然后取出胎盘。

4.胎盘剥离不全或粘连

伴阴道出血在输血输液条件下即行人工剥离取出胎盘：术者一手从腹壁将子宫下压，另一手五指并拢呈圆锥状，沿脐带进入宫腔，找到胎盘与子宫附着的下缘，将手背平贴于子宫壁，在胎盘与子宫壁之间左右摆动分离胎盘。分离面必需越过胎盘顶部，在肯定胎盘已全部分离后将其握在手中带出阴道口。取出的胎盘均应仔细拼凑检查，确定是否完整。

5.胎盘残留

胎盘娩出后均须仔细检查是否完整，尤其要注意胎盘子面的边缘，有无胎盘断裂的痕迹，以发现副胎盘或胎盘残留。如疑不全者，用手探查宫腔取出残留胎盘，但如残留胎盘较小而分散，难以用手剥取，或宫口已闭合，不能容术者的手入宫腔时可用大号刮勺刮宫。注意操作轻柔，术中应用宫缩药。

6.胎盘植入

切忌勉强剥离或强行牵拉脐带，试图强行娩出，否则可导致子宫穿孔、致命的出血或子宫内翻。应根据病变范围及有无出血来确定处理方案。对完全性植入胎盘，尤其是并发前置胎盘时须行子宫切除术。对部分植入胎盘，少数要求保留生育功能的产妇，近年来亦有非手术治疗的报道。特别在剖宫产时，可行局部病灶切除、氩气刀烧灼等，阴道分娩者，用宫纱压迫止血后可用**化疗**等非手术疗法。

但非手术治疗需具备以下条件：

(1)有及时输血条件；

(2)治疗前做阴道、宫颈管细菌培养、药敏试验，以后须定期复查；

(3)应用高效广谱抗生素；

(4)通过 B 超可随时**监测**宫腔内容物；

(5)定期测定血 HCG 浓度；

(6)若应用化疗,则需有化疗后的各种监测。

化疗药的应用:

(1)氟尿嘧啶(5-FU):氟尿嘧啶 500mg+5％葡萄糖液 500mL 静脉滴注,1/d,共 7d,定期测 HCG、B 超、血常规、血小板、肝功能。

(2)甲氨蝶呤(MTX):

①MTX 50mg 静脉注射 8h1 次,用 1d,以后 50mg 静脉注射 2d1 次,及甲酰四氢叶酸 6mg 肌内注射 1/d。

②MTX 20mg 肌内注射,1/d,共 2d。

③MTX 1mg/kg,肌内注射每周 1 次,共 10 次。因 MTX 用量较大,应隔日或每日查血 HCG,明显下降可停药。

(3)也有采用子宫动脉介入化疗治疗胎盘植入报道。另需注意,虽然非手术治疗可能保留患者的生育功能,但患者也冒着化疗副反应或再发出血的风险,化疗引起严重骨髓抑制导致死亡的病例也有报道,应引起警惕。

第三节　急性子宫内翻

子宫内翻指胎儿娩出后子宫底部向宫腔内陷入,甚至自宫颈翻出的病变,是产科少见但严重的并发症。可造成产妇出血、休克、感染,甚至死亡。随着医疗条件的改善、住院分娩的普及,本病发病率明显减少,但仍偶有发生。

一、病因与发病机制

子宫内翻都发生在弛缓的子宫,可能由于子宫底部收缩而子宫下段放松,若同时腹内压增高可使子宫翻出。常见原因如下。

1.先天性子宫发育不良

子宫壁薄弱,常呈软弱无力状态,易受外力作用而翻出。

2.脐带过短或缠绕

在胎儿娩出过程中,宫底承受过度牵拉而内翻。

3.第三产程处理不当

牵拉脐带是引起子宫内翻的直接原因,尤其当胎盘附着在宫底,合并有胎盘粘连、胎盘部分植入,致使子宫体伴随尚未剥离的胎盘被牵拉而翻出。或欲协助胎盘娩出或为排出宫内积血时,在收缩不良的子宫底上,不适当地用力挤压下推宫底,也可致子宫翻出。

二、分类

1.按发生程度分类

(1)Ⅰ度子宫翻出:宫底向宫腔陷入但仍在宫腔内未越过宫颈,又称部分性子宫翻出。

(2)Ⅱ度子宫翻出:宫底翻出越过宫颈至阴道内,又称完全性子宫翻出。

(3)Ⅲ度子宫翻出:宫底翻出至阴道口外,阴道上段亦随子宫翻出,又称子宫翻出脱垂。

2.按子宫翻出的急缓程度分类

(1)急性子宫翻出:胎儿娩出后至产后 3d 内发生的子宫翻出,以第三产程最多发生,占子宫翻出的 75%。

(2)慢性子宫翻出:产后 3d 之后才发现的子宫翻出,多是急性子宫翻出未及时发现的患者。

三、临床表现

1.急性子宫内翻

(1)下腹剧痛及休克:当急性子宫内翻发生时产妇产生剧烈腹痛且迅速陷入休克,可能是腹膜突然受到牵拉,发生强烈刺激,加之局部血管受压,血流受阻引起。但休克与失血量可不成正比,也有人认为是出血量估计不足。

(2)阴道出血:出血量多少不定,如胎盘仍附着在子宫壁上,出血可能不多;如胎盘已完全剥离或部分剥离,可发生大出血,更加重出血程度。

(3)阴道肿物:在阴道口或阴道内可见一大的红色球形物,表面可有出血,仔细检查可见肿物外上方有宫颈环绕,胎盘未娩出时可见胎盘附着其表面,如在胎盘剥离后脱出,在其翻出面可见到关闭的血窦及输卵管开口部。腹部检查耻骨联合上方触不到规整的产后子宫轮廓,而可触及漏斗状的凹陷。

(4)多伴有排尿和排便困难。

2.慢性子宫内翻

(1)多有因急性子宫内翻,未及时发现,幸免于死而迁延时日的病史。

(2)下腹坠痛或阴道坠胀感,阴道不规则出血,合并感染时阴道可流脓,有臭味。

(3)排尿排便不畅,可有贫血、发热和体质下降。

(4)阴道检查可见阴道内暗红色球形肿物,表面可有溃疡,亦可见输卵管开口。

四、诊断

1.病史

常有第三产程处理不当,如强力牵拉脐带或大力用手在下腹部挤压下推子宫的病史。

2.症状

产后剧烈下腹痛及不明原因的休克或伴有大量阴道出血。

3.体检

下腹部扪不到子宫,耻骨联合后触及一漏斗状的凹陷。阴道检查:可见球形软组织包块,在其顶端两侧有输卵管开口凹陷。双合诊可触到肿物自扩大的宫颈口脱出。

4.金属导尿管

导尿困难提示子宫已不在正常位置,随翻出的子宫而移位。

五、鉴别诊断

1.子宫黏膜下肌瘤

产时无休克史,而在孕前多有月经过多史。在阴道内发现球形肿块,沿肿块向上有较细的蒂通过宫颈与宫体连接,用子宫探针可自肿块周围探入宫腔。双合诊在盆腔扪到子宫。

2.子宫脱垂

患者一般情况良好,阴道腔内或阴道口外见到的球形肿块顶端有子宫口,肿块表面为触之不出血的阴道黏膜。

六、治疗

及早发现及时处理是关键。处理方法应根据产妇有无休克、发病时间长短、阴道出血多少、胎盘有无剥离而定。

1.一般治疗

对由于剧痛陷入休克的患者,首先要输液、输血,纠正休克,等一般情况好转即行手法复位;如产妇一般情况良好,可先给予哌替啶、吗啡、阿托品等止痛及使子宫颈松弛,也可给予利托君或硫酸镁静脉滴注放松子宫,做好输血准备后行阴道徒手还纳术。

2.子宫还纳

如胎盘尚未剥离,应先复位再剥离胎盘,以免复位前剥离胎盘加重出血与休克。如因胎盘附着而还纳困难或胎盘部分剥离伴有大出血时,可先剥离胎盘。

复位的方法有以下几种。

(1)经阴道徒手还纳术。最好在全身麻醉下进行,用哌替啶 50mg 或地西泮 10mg 缓慢静脉滴注。严密消毒外阴、阴道及翻出的子宫,导尿,术者将手插入阴道,手掌托宫底,手指分开触及宫颈和宫体折叠顶端,手指着力于宫体两侧,慢慢将宫体向上送,使最后翻出的部位最先复位,另一手在腹部协助,使翻出的宫腔面及宫底逐渐全部上升直至在腹部触到宫底为止,然后阴道内手指夹持宫颈与腹部手配合缓慢按摩宫体,使子宫收缩。阴道徒手还纳时操作应轻柔,勿用力过大过猛,以免损伤子宫壁,切勿向上推翻出的宫底中部,以免将宫底推成陷窝反而阻碍复位。一旦复位,立即停用宫缩抑制药,改用缩宫素静脉滴注,促使子宫收缩,并用手固定子宫在正常位置,严密观察宫缩、阴道出血,必要时填塞宫纱防止子宫再次翻出,应用广谱抗生素预防感染。

(2)经腹组织钳牵拉子宫复位术:用于急性部分性子宫翻出经阴道复位失败者。麻醉下剖腹进入腹腔,用手指扩张子宫体部翻转环,用两把鼠齿钳分别夹住翻出的子宫壁,自子宫翻转环下内侧开始,逐步牵拉,或由助手由阴道向上顶,使子宫复位。

(3)经腹子宫切开复位术:分经腹子宫后壁切开复位术及经腹子宫前壁切开复位术,适用于组织钳牵拉失败者。如宫颈环紧而使还纳困难时,可切开宫颈环前壁或后壁,使环放松,后壁切开简单,但易与盆底粘连致子宫后屈,前壁切开要打开膀胱腹膜返折,然后切开环之前壁,以免损伤膀胱。还纳后将切口用肠线缝合。

经手术整复的子宫虽能妊娠,但妊娠分娩时应注意胎盘粘连滞留、产后出血、子宫破裂及再发子宫内翻,故有子女者最好整复后结扎输卵管。

七、预防

1.正确处理第三产程

勿在胎盘未剥离时强力牵拉脐带企图娩出胎盘。

2.正确掌握按压按摩子宫方法

切勿单纯向盆底方向按压宫底协助娩出胎盘或宫内积血,应按压耻骨联合上方子宫下段处将子宫向上托起,剥离的胎盘自然娩出。

3.双胎、羊水过多时子宫过度膨胀

胎儿娩出后子宫易松弛,可在胎儿娩出后肌内注射或静脉注射 10U 缩宫素或含服前列腺素制剂,促进宫缩及胎盘剥离,也可防止子宫内翻。

第八章 产褥期感染

第一节 产褥期感染的病因及病原菌

产褥期感染系指发生在产褥期内生殖道的感染。盆腹腔感染是产褥期最常见的严重并发症,由于抗菌药物的不断问世,产褥期感染引起的产妇死亡明显减少,但由于抗生素滥用等原因引起的细菌耐药,给治疗带来了新的困难,故产褥期感染仍是造成孕产妇死亡的重要原因。

产褥期发热绝大多数系产褥感染引起,多年来习惯用产褥病率作为产褥感染的指标。其定义为分娩24h后至10d内,每日4次口表测体温,凡有2次达到或超过38℃者称为产褥期发热。需要注意的是产褥期发热还可由生殖道以外的原因引起,如乳腺炎、上呼吸道感染、泌尿系统感染、血栓性静脉炎等,应注意鉴别。

一、病因

感染的发生决定于机体内外综合因素,即细菌的种类、数量、毒力大小和机体防御能力等。在孕期和非孕期阴道内虽有许多细菌寄生,包括某些条件致病菌,但多并不致病,这是由于正常生殖道具有良好的自然防御功能。外阴及小阴唇自然合拢,遮盖阴道口和尿道口;阴道前后壁紧贴,均可防止外来异物和细菌侵入;阴道内的酸性环境,能防止嗜碱性细菌生长繁殖;宫颈黏液呈碱性,阻止嗜酸性细菌数量上升,宫颈黏液栓及宫颈内口闭合,也可机械地阻止阴道内细菌数量上升;月经来潮,子宫内膜定期脱落,也可清除子宫内的细菌。产褥期生殖道的自然防御机制被破坏,产妇内环境发生变化,易发生感染。

1.诱因

贫血、营养不良及慢性消耗性疾病都可降低产妇抵抗力,有利于病原体的侵入及免疫反应的发生,增加感染机会。

2.外界因素

如使用消毒不严格的敷料、污染的被褥、衣物,孕晚期阴道检查、盆浴、性生活可将病原菌带入体内;孕妇其他部位的感染如皮肤疖肿、外耳炎等可以通过孕妇本人的手传入生殖道。

3.与分娩有关的因素

产前有绒毛膜羊膜炎,分娩过程中有胎膜早破、产程延长、羊膜腔感染、过多的肛查或阴道检查、子宫内胎儿监护、产伤、出血及手术助产、剖宫产等都会增加感染机会。加之产妇由于分娩所致脱水、疲劳、失血、饮食不调、原有营养不良及慢性疾病等都可使机体抵抗力降低,增加感染机会。Parkland 医院报道有高危因素者阴道分娩后子宫炎感染发生率高达6%。

二、病原菌

产褥感染多为内源性需氧菌与厌氧菌的混合感染。另外,常见于下生殖道的人型支原体、解脲支原体及阴道加德纳菌也可能与产后子宫感染有关。各种原因导致的机体抵抗力低下，原寄生在身体各部位的细菌均可引起感染。原生殖道本身的炎性病灶或潜伏的病原菌更是产褥感染的主要病原菌。外界的病原菌也可直接或间接接触引起产褥感染，如无菌操作不严格，医疗器械物品消毒不彻底，医务人员呼吸道带菌或上呼吸道感染，均可通过飞沫将病原菌传给患者。偶尔可由不消毒生产引起。

1.需氧菌

(1)大肠埃希菌及相关的革兰阴性杆菌如变形杆菌、嗜血杆菌、假单胞菌属等，存在于正常阴道菌群中，在会阴及尿道周围上皮细胞内也有寄生，产后迅速增加，是产褥感染中最常见的病原菌，易引起菌血症和感染性休克，也是医源性感染的主要病原菌。

(2)链球菌：是盆腹腔感染的主要病原菌，包括 A 组、B 组及 D 组链球菌，以 B 组链球菌致病力最强，可产生多种外毒素和溶组织酶，溶解组织内多种蛋白，使细菌侵袭致病的毒力和播散能力增强，而引起严重产褥感染，常同时合并新生儿感染。D 组链球菌平时存在于阴道及肠道菌群内，在非孕妇并不引起重要疾病，有 15%～25%孕妇的阴道中可发现这类链球菌，这些产妇发生羊膜腔感染、产褥期子宫内膜炎及新生儿感染的危险性增多。Udagawa 综述 30 例分娩前后 A 组链球菌感染，17 例在临产前、产时或产后 12h 内出现感染表现，其孕妇及围生儿病死率分别为 88%和 60%，13 例在产后病情加重者产妇病死率为 55%。A 组链球菌有时有小范围的流行，应予注意。

(3)葡萄球菌类：主要为金黄色葡萄球菌和表皮葡萄球菌，两者致病能力有显著差异，金黄色葡萄球菌能产生细胞外的凝固酶，故致病性较强；表皮葡萄球菌不产生凝固酶，故致病力较弱。金黄色葡萄球菌多为外源性感染，或产妇为金黄色葡萄球菌携带者，易引起切口感染和乳腺炎，虽不是产褥感染最常见的病原菌，但一旦感染后果较严重。因金黄色葡萄球菌能产生青霉素酶，因此对青霉素不敏感。表皮葡萄球菌引发的感染较轻。

近年来，淋球菌感染逐渐增多，应引起注意。

2.厌氧菌

(1)厌氧性链球菌和厌氧性类杆菌属：寄生于阴道、肠道中，当阴道有损伤，胎膜残留，组织出血坏死，局部组织氧化还原电势降低时迅速繁殖。产褥感染患者宫腔细菌培养中约有 80%阳性。最常见的是类杆菌属，其重要性在于对多种抗生素耐药及易形成腹腔脓肿，产生大量脓液，并有恶臭，还可引起血栓性静脉炎，感染栓子脱落，可发生远处感染。常见有脆弱类杆菌、消化球菌、消化链球菌。

(2)梭状芽孢杆菌，是专性厌氧菌，以产气荚膜杆菌毒性最强，在产褥感染中不常见，可引起腹部切口感染，弥漫性子宫肌炎、腹膜炎、败血症。

3.支原体、衣原体

支原体和衣原体是介于细菌与病毒之间的微生物，可引起产褥感染，一般症状较轻。

4.特异性病原体

如破伤风杆菌等引起特异性感染，后文将详述。

第二节　急性子宫内膜炎

一、发病机制

产褥感染时,子宫内膜是最常见受累部位,病原体由胎盘剥离面侵入,但由于侵入的细菌毒性和产妇抵抗力的强弱不同,炎症病变的范围亦可不同。轻者,炎症过程局限于宫腔内表面的原胎盘附着部位,然后扩散至全子宫蜕膜层,一般常累及子宫浅表肌层。重者则可向深肌层,乃至浆膜层扩散,故子宫内膜炎常伴子宫肌炎。现倾向于称之为产后子宫感染。感染还可累及宫旁组织,《威廉姆斯产科学(21 版)》统称为子宫炎伴盆腔蜂窝织炎。

二、临床表现

产后 3～4d 发病,轻度发热,多不超过 38.5℃,可有头痛,嗜睡,全身不适,食欲不佳,下腹隐痛或产后阵缩痛加剧,时间延长,恶露量多,常为土褐色,有臭味。妇科检查:子宫复旧延缓,质软,子宫底有轻度压痛。积极治疗炎症得到控制者,坏死内膜组织脱落,在 10d 左右得到修复而痊愈。

三、诊断

根据上述临床表现,阴道窥器检查:发现脓样、带臭味恶露,双合诊子宫有轻度压痛可以确诊。感染病原体的确定,主要依靠取子宫腔分泌物做细菌培养。收取标本的棉拭子应有套管,以防宫颈污染。感染常为厌氧菌混合感染,须送有厌氧菌培养条件的实验室。

四、鉴别诊断

1.泌尿系感染

女性尿道短,尿道与肛门距离近,产时多次肛门检查或阴道检查易受污染;分娩过程中胎头下降压迫膀胱,使膀胱向上移位,导致排尿不畅和尿潴留,常须导尿,导致细菌侵入泌尿道。因此产后常有泌尿系感染发生,如尿道炎、膀胱炎、肾盂肾炎等。患者出现尿急、尿频、尿痛、血尿及腰痛,严重者出现寒战高热。中段尿化验检查尿中有红细胞及白细胞等,尿培养有细菌生长,一般诊断不难。有些患者没有典型的泌尿系感染症状,而表现为尿潴留,自主排尿感觉不明显等,应予注意。由于导尿可引起泌尿系感染,故不主张为了诊断而进行导尿。

2.乳汁淤积及乳腺炎

多见于产后 2～3d,乳房充血膨胀,变硬,产妇自觉局部胀痛,有轻度发热。检查乳房有硬块、压痛。将淤积的乳汁排出后肿块及一般症状即消失。乳汁淤积时间长,可因感染而发生乳腺炎,因而发病多在产后 2～3 周。生殖道检查均无感染征象。

3.呼吸道感染

产褥期产妇体质较弱,出汗多,易因呼吸道感染而发热及全身不适,多有鼻塞、流涕、咳嗽、咽痛等症状,严重者可出现胸痛、呼吸困难等。根据临床表现不难鉴别。

五、治疗

1.一般疗法

宜食高营养、易消化的食物,鼓励患者多饮水,若不能进食则静脉补液,宜采取半卧位以利恶露引流,并应用子宫收缩药,如缩宫素 10U,肌内注射,或麦角流浸膏 4ml,口服,每日 3 次,或益母草膏 15g,口服,每日 3 次,或八珍益母丸 1～2 丸,每日 3 次,应连续应用 7～10d。

2.抗感染治疗

(1)应用宫腔拭子培养加药敏明确致病菌及选择有效抗生素。在未明确致病菌前,宜选择广谱抗生素,以后可根据细菌培养和药敏结果选择有效抗生素。抗生素的选择还要根据当地最常见病原菌并参考患者既往用药及经济情况,亦要考虑药物对哺乳的影响。生殖道感染常为需氧菌和厌氧菌的混合感染,因此要选择对厌氧菌有效的广谱抗生素或配伍对厌氧菌有效的药物,如甲硝唑、替硝唑或圣诺安等。

(2)一般子宫内膜炎症状较轻,可选择口服抗生素,如头孢氨苄片,0.5g,每日 3 次;阿莫西林(羟氨苄西林),0.5g,每日 3 次;阿莫西林与酶抑制药克拉维酸(棒酸)组成的联合制药奥格门丁,对产酶耐药金黄色葡萄球菌及某些产酶阴性杆菌均有效,因此抗菌谱更广,0.375～0.625g,口服,每日 3 次。甲硝唑(灭滴灵)用法为 0.2g,口服,每日 3 次。

对青霉素过敏者可改用大环内酯类,抗菌谱类似于青霉素,此外对支原体、衣原体等也有抑菌作用。可用红霉素 300mg,口服,每日 3～4 次,麦迪霉素,200mg,每日 3～4 次;或新一代大环内酯类抗生素,如罗红霉素 150mg,每日 2 次,阿奇霉素,第 1 天 0.5g,第 2～第 5 天为 0.25g/d。

喹诺酮类抗生素中亦有多种药物为广谱抗菌药物,如氧氟沙星 0.2g,每日 2 次,环丙沙星 0.5g,每日 2 次,利复星(甲磺酸左氧氟沙星),0.1g,每日 2 次。米诺环素(美满霉素)100mg,每日 2 次等,如哺乳尽量不用。

体温高、感染明显者,也可肌内注射或静脉滴注抗生素,详见第三节。

第三节　盆腔、腹腔感染

一、发病机制

一般盆、腹腔感染都是通过下生殖道的细菌向上播散引起感染。剖宫产后继发生殖道感染较阴道分娩者高,可能与较多的宫腔操作,异物反应,缝合部位组织坏死、血肿,污染的羊水进入腹腔有关。此外,滞产、产程延长,反复阴道检查,产后出血等,亦加重了感染的危险性。

二、感染途径

1.上行性感染病原体

从宫颈上行,首先感染子宫内膜,一般仅局限于子宫内膜表面。病原体毒力强或机体抵抗力弱,病原体可从宫腔上行累及输卵管黏膜,一般为双侧性,最初局限于黏膜皱襞,有充血水肿及多形核白细胞浸润,导致皱襞上皮片状脱落而发生粘连。炎症病变同时向外扩散至肌壁及浆膜层,继续发展就形成盆腔腹膜炎。这一感染途径是淋球菌感染的典型途径。

2.淋巴系统蔓延

通常是从宫颈或宫壁微小创伤的淋巴管向外播散,首先在宫旁组织发生不同程度的淋巴管及淋巴管周围炎、静脉与静脉周围炎及阔韧带蜂窝织炎,病变继续深入,扩展至输卵管系膜及输卵管浆膜层,最后整个输卵管受累。因此这一感染途径,输卵管炎症是从外向内,最后波及黏膜,产褥期盆腹腔感染通常经这一途径感染。由于盆腔器官的淋巴系统及血液供应的相互关系非常密切,感染易波及盆腔各部位,急性盆腔腹膜炎、盆腔及腹腔脓肿是常见并发症。严重者可出现产褥期败血症及中毒性休克。

3.血液播散

侵入全身其他器官的病原菌再经血液播散至盆腔内生殖器官,主要是输卵管结核的感染途径。

三、临床表现

1.一般情况

急性病容,颜面潮红,一般情况尚好。如病程迁延,有化脓病灶后,一般情况变差,虚弱乏力,脉搏可超过 100/min,面色发黄。

2.发热

发病即出现高热,39~40℃,有恶寒或寒战,随之体温呈不规则的弛张热。如炎症病灶由于粘连而被阻隔,高热可很快下降,如高热下降之后又复上升,提示炎症有蔓延扩展或产生化脓性病灶。脉率加快与体温成正比;如两者不成比例,脉搏极度加快可能炎症病变广泛播散。

3.腹痛

开始即局限于下腹部,有肛门坠胀,排便时腹痛加重,有时伴有尿痛。常有便秘、腹胀。粪便可带黏液,是结肠壁受炎症刺激的结果。

4.体征

下腹部压痛显著,以腹股沟韧带中点直上 1.5~2cm 处最明显,严重者拒按,腹肌强直,反跳痛明显。妇科检查:恶露量多,有异味,宫颈有不同程度的红肿。双合诊:子宫复旧不良,有剧烈触痛。两侧附件区压痛明显,因腹肌紧张,盆腔情况难以查清。

5.脓肿表现

虽经治疗,病情持续恶化,高热呈稽留热,腹膜刺激征加剧,出现直肠压迫感,排便及排尿痛等直肠和膀胱刺激症状,并有脉搏浅快、腹胀、肠鸣音减弱、肠麻痹等全身中毒症状。双合诊及肛诊可感觉盆腔饱满,子宫直肠窝组织增厚,发硬或有突出波动的肿块,显著触痛。

如出现大量脓血便、脓尿或阴道排出大量脓液后,所有高热、腹痛、腹部压痛等临床症状明显好转,检查原先存在的肿块消失或缩小,提示盆腔脓肿已向直肠、膀胱或阴道穿破。

如病情突然恶化或腹痛持续加剧,伴恶心、呕吐、寒战,随之脉搏细速、血压下降,冷汗淋漓等休克状态;体检:腹膜部弥漫性压痛,腹肌强直,反跳痛显著,腹胀,肠鸣音减弱或消失等现象,提示脓肿向腹腔破裂。

四、诊断

1.病史、临床表现、局部体征等

结合病史、临床表现、局部体征等不难诊断。但盆腔脓肿的临床表现与急性附件炎类似,临床难以鉴别。因此要重视发病情况及病程演变过程。凡急性附件炎经过适当及足量抗生素治疗 48~72h,患者一般情况、发热腹痛、腹膜刺激征白细胞计数、血沉等均无明显好转,在排除误诊(如急性阑尾炎穿孔)或抗生素耐药后,应考虑盆腔脓肿的可能。盆腔脓肿的存在是抗感染治疗失败的最常见原因。

2.B超及CT检查

对严重腹肌紧张、拒按而盆腔检查不满意者,可通过B超或CT检查进行辅助诊断。B超声像图可显示在子宫旁有不均质的实性肿块,肿块边界不清。但在感染早期对诊断帮助不大。可是B超及CT对盆腔脓肿的诊断有较大意义。B超扫描可发现在子宫两侧或子宫直肠窝有椭圆形或不规则的液性暗区,由于脓液中多含有细胞碎屑且较黏稠,在液性暗区内弥散着众多细光点。CT对脓肿诊断有良好的特异性和敏感性,是盆腔脓肿较精确的诊断方法。

3.后穹隆穿刺

抽吸子宫直肠窝渗液体做同种淀粉酶(输卵管黏膜产生的淀粉酶)测定,同时测定血中淀粉酶值。当输卵管黏膜有炎症浸润时,此酶含量明显降低(正常值300U/L)。淀粉酶降低程度与炎症严重程度成正比,而患者血清中浓度仍可维持在140U/L,两者比值如小于1.5,则可诊断为急性输卵管炎。如同时检测抽出液的白细胞计数增高则诊断急性输卵管炎更可靠。

五、治疗

1.一般治疗

患者取半卧位,有利于恶露排出及将炎症局限于盆腔内。重症病例要加强支持治疗,可少量多次输新鲜血,注意补充水分及热量,防止水电解质紊乱及低蛋白血症。

2.抗生素治疗

最好根据细菌培养结果和药敏试验选择抗生素。但通常由于治疗需要在得到细菌培养结果前开始,因此,可根据引起产褥感染的常见病原体结合临床经验以及既往用药情况,患者经济情况选择抗生素。由于盆腔感染多为混合感染,一般应联合应用抗生素或选择广谱抗生素。

美国妇产科学会1998年推荐的产后盆腔感染的抗生素方案见表8-1,可供参考。

表 8-1 剖宫产后盆腔感染抗生素治疗方案

方案	评价
克林霉素900mg+庆大霉素1.5mg/kg,每8h1次	有效率90%~97%,庆大霉素单次用药亦可
上述方案加用氨苄西林	适用于脓毒血症或疑存在肠球菌感染
克林霉素+氨曲南	代替庆大霉素用于肾功能不全患者
广谱青霉素	氨苄西林-克拉维酸,替卡西林-克拉维酸
广谱头孢菌素	头孢替坦、头孢西丁、头孢噻肟
亚胺培南+西司他丁	作为保留抗生素用于特殊指征

(1)克林霉素+庆大霉素:克林霉素作用于敏感菌核糖体的50S亚基,通过抑制肽链延长而影响蛋白质的合成。对大多数革兰阳性菌和厌氧菌(包括脆弱类杆菌、产气荚膜杆菌、放线菌)等有抗菌作用。不良反应较轻,可引起肝功损害及白细胞、血小板下降。与庆大霉素合用有效率95%以上,20世纪80年代后期有研究者认为上述方案治疗无效的患者可能是由于存在肠球菌感染,故在开始治疗或治疗后2~3d无效时加用氨苄西林。2000年报道这一方案用

于治疗剖宫产术后子宫炎和盆腔蜂窝织炎患者 322 例,单用克林霉素加庆大霉素治愈率 54％,另外 40％治疗 48h 后加用氨苄西林治愈,6％无效。

由于庆大霉素用量过大、疗程过长可发生耳、肾损害,且 20 世纪 80 年代后,临床分离菌对庆大霉素耐药性迅速增加,国内应用庆大霉素明显减少。有作者应用克林霉素加用第二代头孢菌素,或加用氨曲南效果类似于氨基糖苷类。氨曲南(aztreonam),为单环酰胺类抗生素,对大多数革兰阴性需氧菌具有高度的抗菌活性,作用机制主要为与敏感革兰阴性需氧菌细胞膜上青霉素结合蛋白高度亲和而抑制细胞壁的合成。其对细菌产生的大多数 β 内酰胺酶高度稳定,也无诱导细菌产生 β 内酰胺酶的作用。不良反应少见。用法为 3～4g/d,分 2～3 次静脉注射。

(2)青霉素类药物:如哌拉西林(氧哌嗪青霉素),替卡西林(羧噻吩青霉素),美洛西林(硫苯咪唑青霉素)等。抗菌谱广,价格便宜,不良反应小,可作为临床一线治疗用药。系酰胺类青霉素,抗菌谱广,对革兰阳性菌、阴性菌均有较好的抗菌活性,每次 2～5g,每日 2～3 次静脉注射。替卡西林(羧噻吩青霉素),主要用于铜绿假单胞菌及敏感的革兰阴性杆菌引起的感染,8～12g/d,分 2～3 次静脉注射。美洛西林系半合成广谱青霉素,对革兰阴性菌和阳性菌的作用比氨苄西林及替卡西林强。对流感杆菌、化脓性链球菌、淋球菌、肺炎杆菌、脑膜炎双球菌、大肠埃希菌等均有较强的抗菌作用。对变形杆菌、破伤风杆菌、产气杆菌及厌氧菌亦有效。用法为 2～6g/d,分 2～4 次静脉给药,重症感染 8～12g/d。

(3)头孢菌素类抗生素:头孢唑林钠是第一代头孢菌素,为广谱抗生素,可作为剖宫产预防用药和一线治疗用药。用法:1g,肌内注射,每日 2 次,较重感染可用 2～3g,静脉滴注,每日 2～3 次。其他头孢菌素类如头孢替坦、头孢西丁、头孢曲松等在严重感染时也可使用。

(4)含 β 内酰胺酶抑制药的抗生素:克拉维酸、舒巴坦和他唑巴坦是 β 内酰胺酶抑制药,因此适用于因产酶而耐药的细菌感染,增加了与之联合的抗生素的抗菌谱和抗菌活性。可用于较重的产褥期感染。如阿莫西林-克拉维酸(安灭菌),替卡西林-克拉维酸(特美汀),氨苄西林钠-舒巴坦(凯德林)、头孢哌酮/舒巴坦等。用法:安灭菌 2.4g 静脉滴注,每日 2～3 次;特美汀 3.2g,静脉滴注,每日 2～3 次;凯德林 3.0g,静脉滴注,每日 2～3 次;头孢哌酮/舒巴坦 2～4g,每日 2 次。

(5)碳青霉烯类抗生素:亚胺培南-西司他丁(泰能)及美罗培南是目前最强的抗生素,对引起产褥感染的常见耐药细菌如肠球菌、金黄色葡萄球菌、脆弱拟杆菌及铜绿假单胞菌等均具有杀灭作用,宜作为保留抗生素。

抗生素一般需应用 3d 无效时方可考虑更换。对青霉素和头孢菌素类过敏者,大环内酯类或喹诺酮类药物亦可选择。红霉素 3.75～5mg/kg,静脉滴注,每 6h 1 次;环丙沙星,0.2g,静脉滴注,每日 2 次。但自 20 世纪 90 年代开始,B组溶血性链球菌对红霉素的耐药性由 7％上升至 25％,对氯洁霉素的耐药性由 3％上升至 15％,至 2003 年,37％的 B组溶血性链球菌对红霉素耐药,17％的对氯洁霉素耐药。

3.腹腔、盆腔脓肿的治疗

如形成盆腹腔脓肿,根据脓肿位置及时经穹隆或腹壁切开引流。子宫严重感染经积极治疗无效,炎症继续扩散,出现不能控制的出血、败血症或脓毒血症时,应当机立断行子宫切除术,切断感染源,挽救患者生命。

六、预防

1.无菌技术

接产和剖宫产术时严格无菌操作,严格器械的灭菌消毒。

2.预防性应用抗生素

对剖宫产患者:①必需从手术前开始用药,根据常用抗生素半衰期及血浆中达峰浓度时间考虑。一般于术前30min～1h给药,术后3h给药失去预防作用。②给药时间宜短,以12～24h为限。③可供选择的抗生素种类繁多,以广谱、抗菌力强、不良反应小为最理想。头孢类、青霉素类、甲硝唑等均可单独或联合使用。

第四节　产褥期败血症

产褥期败血症是指致病菌侵入血液循环,持续存在,迅速繁殖,产生大量毒素,引起严重的全身症状,是产褥感染最严重的阶段,可发展为感染性休克,导致产妇死亡。

一、病因

常见于分娩时消毒不严,胎盘、胎膜残留,产妇全身情况差和致病菌毒力大、数量多的情况。败血症当前仍是孕产妇死亡的原因之一,最常见的致病菌为金黄色葡萄球菌和B组溶血性链球菌和厌氧菌。

二、临床表现

产后体温不正常,休克时可表现为体温不升,亦有突然出现寒战高热,体温可高达40℃以上,血细菌培养常为阳性,但由于抗生素的应用,有时可为阴性。查体:腹部可有压痛及反跳痛、恶露有异味,眼结膜、全身黏膜和皮肤常出现瘀点。严重者出现脉速、血压下降、休克、肾衰竭、谵妄及昏迷。

三、诊断

根据病史、体征可做出初步诊断,对临床诊断为败血症的患者应做血细菌培养,但很多患者在发生败血症以前已接受抗菌药物的治疗,往往影响到血液细菌培养的结果,以致一次培养很可能得不到阳性结果,故应在1d内连续数次抽血做细菌培养,抽血时间最好选择在预计发生寒战、发热前,可以提高阳性率。必要时可抽骨髓做细菌培养。对临床表现极似败血症而血液细菌培养多次阴性者,应考虑到厌氧菌和真菌性败血症的可能,可分别做相应的血培养。

四、治疗

1.清除感染灶胎盘、胎膜残留

容易合并感染,在应用抗生素及宫缩药的情况下,清除残留组织。盆腔脓肿应切开引流,子宫严重感染行子宫切除,是控制感染,预防病情恶化的必要手段。

2.抗生素的应用

应早期、大剂量使用抗生素,产褥期的感染以混合感染常见,故应选用广谱抗生素。血培养结果回报后可根据细菌种类及药物敏感试验决定抗生素的应用。

一旦考虑有产褥期败血症应选用强有力的抗生素,静脉内用药,以免发生感染性休克。可选用β内酰胺酶抑制药,如阿莫西林-克拉维酸(安灭菌)、替卡西林-克拉维酸(特美汀)、氨苄西林钠-舒巴坦(凯德林)、头孢哌酮/舒巴坦等。第三代头孢菌素类(如头孢曲松,2g,每日1～2次;头孢噻肟,2g,每日2～3次)等静脉注射。碳青霉烯类抗生素如下。

(1)亚胺培南(亚胺硫霉素-西拉司丁钠):又名泰能,一般作为保留抗生素,但在产褥期败血症患者可以使用。亚胺硫霉素对青霉素结合蛋白亲和力很强,可使细菌迅速肿胀、溶解,亚胺霉素对多种β内酰胺酶稳定,对某些β内酰胺酶还是有效的抑制药。该药抗菌谱极广,抗菌活性甚强,对革兰阴性、阳性菌,需氧菌和厌氧菌皆有良好作用。西拉司丁钠能抑制肾去氢肽酶-1,保护亚胺硫霉素在肾脏中不被破坏,使其在尿中的回吸收率增加4～10倍。泰能为两者的等量制剂,能为人体很好耐受。0.5～1g,溶于5%～10%的葡萄糖液中,100mL溶解0.5g,每日2～4次,不良反应主要有:①局部反应。红斑、局部疼痛和硬结,血栓性静脉炎。②变态反应。皮疹、瘙痒、药物热等及罕见之中毒性表皮坏死。③胃肠道反应。恶心、呕吐、腹泻等。④血液系统嗜酸细胞增多症、白细胞减少症、中性白细胞减少症(包括粒细胞缺乏症)、血小板减少症、血小板增多症、贫血。部分患者出现抗人球蛋白试验阳性反应。⑤肝损害。血清转氨酶、碱性磷酸酶、胆红素轻度升高。⑥肾功能损害。肌酐及尿素氮升高。⑦中枢神经系统。肌痉挛、精神错乱、癫痫发作。⑧假膜性肠炎偶见。

(2)美罗培南:又名美平、麦洛培南,主要成分为盐酸酚苄胺,通过干扰细菌细胞壁的合成起到抗菌杀菌作用,对β内酰胺酶稳定,并与青霉素结合蛋白有高度亲和性,对需氧菌、厌氧菌具有广谱抗菌特性。对革兰阴性菌作用优于亚胺培南,对革兰阳性菌作用不及亚胺培南,可作为产褥期败血症的保留用药。成人常用剂量为0.5～1g/d,分2～3次静脉滴注。根据年龄和症状可调整剂量,对重症感染者,每天剂量可增至2g。使用期限原则上为14d以内。偶见过敏性休克,肝、肾功能障碍,假膜性结肠炎,间质性肺炎等中枢神经系统症状。有时出现腹痛、腹泻、恶心、呕吐、食欲缺乏等消化道症状。偶见口内炎、念珠菌感染,维生素K、B族缺乏症状,头痛、倦怠感。勿与丙戊酸钠同时使用。

3.提高全身抵抗力

严重患者可多次少量输新鲜血,纠正水、电解质酸碱平衡失调,给予高热量和易消化的食物,适当补充维生素。

4.对症处理

高热者采用药物或物理降温,在严重患者可用人工冬眠或在抗生素应用的情况下短期加用肾上腺皮质激素,如氢化可的松,200mg/d,或地塞米松20mg/d,可减轻中毒症状。

第五节 剖宫产术后急性感染

剖宫产术后急性感染包括子宫内膜炎、宫旁感染、腹部切口感染、子宫切口感染等。剖宫产分娩产妇产后感染率明显高于阴道分娩。

一、剖宫产术后腹部切口感染

(一)诱因

(1)肥胖、糖尿病、营养不良、手术止血不良、血肿形成、缝线过密、异物、贫血、胎膜破裂时间过长、产程延长、羊膜腔感染、胎儿内监护、手术时间过长、激素治疗及免疫抑制药治疗等。

(2)急诊剖宫产腹部伤口感染率高于选择性剖宫产。剖宫产术后腹部切口感染率各家报道不一,为 0.15%～16%,与是否预防应用抗生素有关。

(二)类型

腹部切口感染包括腹部切口蜂窝织炎、切口脓肿及切口坏死性感染。

1.腹部切口蜂窝织炎

常由 A 组溶血性链球菌感染引起,不出现局部积脓。

2.腹部切口脓肿

是最常见的腹部切口感染类型,由 A 组溶血性链球菌以外的其他细菌感染引起。

3.腹壁切口坏死性感染

是最严重的腹部切口感染类型,根据引起感染的病原菌不同可分为芽孢杆菌感染和非芽孢杆菌感染,前者常由手术污染引起,可感染腹壁各层,可产生大量外毒素,导致正常组织特别是肌肉发生坏死,使细菌更易进入,甚至引起产褥期败血症。这些外毒素可导致肾小管发生坏死,溶血性血红蛋白尿、无尿及进行性加重的黄疸,还可导致患者谵妄和昏迷。

(三)临床表现

1.腹部切口蜂窝织炎

常在手术后 24h 出现,患者表现为局部明显红肿、剧痛,炎症范围可迅速扩大,病变区与正常组织分界不清,可有高热、寒战、头痛、全身无力、白细胞计数增加等。

2.腹部切口脓肿

常合并有子宫感染,术后体温可逐渐升高,出现切口疼痛、局部组织红肿、压痛,严重感染时可出现局部组织坏死或腹壁切口全层裂开。

3.腹部切口坏死性感染

目前很罕见,一旦出现,后果十分严重,病死率高达 20%～50%。芽孢杆菌坏死性感染的潜伏期通常为 2～3d,也有在感染 6h 内出现症状者,刀口疼痛,局部水肿、压痛,引流物污浊、有臭味,含大量细菌但多形核白细胞极少,由于切口组织局部积气,在水肿部位可闻及捻发音,伤口附近的皮肤可变为黄色和青铜色,体温一般为轻度开高,常在体温升高出现后不久即出现全身不适、面色苍白、出冷汗,病情继续发展可出现脉快、血压下降、休克、肾衰、谵妄及昏迷。非芽孢杆菌坏死性感染也常于术后 3d 从切口渗出黑色伴臭味的水样物,X 线检查可见局部软组织中有气体聚积。

(四)治疗

在开始抗生素治疗前要对伤口进行需氧菌和厌氧菌培养,同时取分泌物进行革兰染色涂片显微镜检查,初步确定致病菌为革兰阳性菌或革兰阴性菌或混合感染。

1.腹壁切口脓肿

首先要拆除切口缝线,引流通畅,否则会导致感染扩散。局部热敷、理疗等可改善局部血液循环,增加局部抵抗力,促进炎症吸收和局限化。须选择广谱抗生素或联合应用抗生素。

2.蜂窝织炎

处理蜂窝织炎时无须打开切口引流,关键是诊断和抗生素选择。尽管蜂窝织炎多为单一细菌感染所致,临床上仍选用广谱抗生素。局部可用硫酸镁湿热敷、中药外敷、理疗等。

3.坏死性感染

对芽孢杆菌感染首选大剂量青霉素,通常为 2000 万～4000 万 U/d,替换药物包括四环素或氯霉素。如怀疑为非芽孢杆菌感染,则加用克林霉素 1.2～2.4g/d 和氨基糖苷类抗生素,如卡那霉素 1g/d。同时应尽早清创,切除被感染的肌肉,少数病例需要多次清创,并辅以高压氧舱治疗。

4.其他感染

伤口换药时不主张局部应用抗生素。

二、子宫切口感染

(一)诱因

子宫下段横切口距阴道很近,若合并营养不良、手术止血不良、血肿形成、异物、贫血、胎膜破裂时间过长、产程延长、羊膜腔感染、胎儿内监护、手术时间过长、激素治疗及免疫抑制药治疗等,易引起切口感染。尤以子宫切口撕裂、切口出血多、缝合过多过密是最常见的原因。

(二)病理

子宫切口感染,切缘组织坏死脱落,切口不能按期愈合,肠线溶解后血管重新开放引起大出血。

(三)临床表现

术后持续发热,一般为低热,阴道出血伴肠线脱落,甚至大出血,是晚期产后出血的重要原因,检查子宫较正常产褥期大,下段可有压痛,B超可见子宫下段切口处隆起混合性肿块,边界模糊,部分可有宫腔积血。化验检查血常规白细胞可升高。

(四)治疗

1.宫缩药

缩宫素 10U,肌内注射,或麦角流浸膏 4mL,口服,每日 3 次,或益母草膏 15g,口服,每日 3 次,或八珍益母丸 1～2 丸,每日 3 次,应连续应用 7～10d。

2.抗感染治疗

选用静脉用广谱抗生素,药物选择参见本章第二节。

3.合并晚期产后出血

若出血量少或稍多,应住院给予抗生素及宫缩药,严密观察阴道出血量是否显著减少。若出现阴道大量出血则须及时抢救,怀疑胎盘胎膜残留行刮宫术须慎重,因剖宫产组织残留机会极罕见,且刮宫还可能造成原切口再损伤导致更多量出血。若已确诊为子宫切口裂开,应尽快剖腹探查。术中见组织坏死范围不大,炎性反应不重,患者未生育,可行清创缝合以及子宫动脉或髂内动脉结扎止血而保留子宫。若术中见组织坏死范围广泛,炎性反应严重,则应切除子宫,由于病灶在子宫下段,故以全子宫切除术为宜。术中应放置引流。术后应给予足够量广谱抗生素。晚期产后出血在有条件的医院也可采用选择性动脉造影栓塞术,曾对剖宫产术后晚期产后出血患者采用髂内动脉栓塞治疗成功。

第六节 产后破伤风

破伤风杆菌广泛存在于泥土和人畜粪便中,是一种革兰染色阳性厌氧性芽孢杆菌。破伤风杆菌及其毒素都不能侵入正常的皮肤和黏膜,故破伤风都发生在有创面的情况。

一、病因

破伤风是由破伤风杆菌侵入人体伤口生长繁殖、产生毒素所引起的一种急性特异性感染。

二、发病机制

分娩时,助产者的手、器械、敷料等未经消毒或消毒不严,将泥土、粪便或尘埃中的破伤风杆菌带入产道的会阴切口、宫颈裂口及宫腔胎盘剥离面等伤口而感染;当创面混有其他需氧化脓菌感染而造成伤口局部缺氧时,破伤风杆菌即可繁殖。破伤风杆菌常局限在创伤组织,但它产生的外毒素可扩散到全身,引起临床症状。新生儿脐带未经消毒也可引起新生儿破伤风。由于推广新法接生,提倡注射破伤风类毒素,产后破伤风已很少见,边远地区农村偶尔可发现,尚有剖宫产后母婴感染破伤风的报道。

三、病理生理

破伤风杆菌在伤口的局部生长繁殖,产生外毒素,外毒素有痉挛毒素和溶血毒素两种,前者对神经有特殊的亲和力,能引起肌痉挛,后者则能引起组织局部坏死和心肌损害。破伤风的痉挛毒素由血液循环和淋巴系统到达脊髓前角灰质或脑干的运动神经核,结合在灰质中突触小体膜的神经节苷脂上,使其不能释放神经性递质,以至于 α 运动神经失去正常的抑制性,引起特征性的全身骨骼肌紧张性收缩或阵发性痉挛。毒素也能影响交感神经,导致大汗、血压不稳和心率增速。所以破伤风是一种毒血症。

四、临床表现

破伤风的潜伏期一般为 6～10d,亦有短于 24h 或长达 20～30d 甚至数月者。患者先有头痛、头晕、咀嚼时由于咬肌紧张而稍有障碍,烦躁不安、打哈欠等前驱症状,一般持续 12～24h。继而发生强直性和阵发性肌痉挛。表现为牙关紧闭、苦笑面容、角弓反张、呼吸困难、尿潴留等。每次发作持续数秒至数分钟,患者面色发绀,呼吸急促,口吐白沫,流涎,磨牙,头频频后仰,四肢抽搐不止,全身大汗淋漓,非常痛苦,但患者神志始终清醒。发作的间歇期,疼痛稍减,但肌肉仍不能完全松弛。喉肌及胸肌痉挛可抑制呼吸而导致死亡,病程一般为 3～4 周。自第 2 周后,随病程的延长,症状逐渐减轻。但在痊愈后的一个较长时间内,某些肌群有时仍有紧张和反射亢进的现象。

五、诊断及鉴别诊断

产后出现上述典型症状,结合不消毒生产或分娩时消毒不严格,诊断不难。但要注意与产后子痫鉴别,后者一般有妊娠高血压病史,抽搐的间歇期肌肉松弛,不出现角弓反张,产后 24h 内易发病,也有迟至产后数天发作的。

六、预防

产后破伤风是可以预防的,严格按新法接生,废弃旧法,已使破伤风很少见。对于不消毒生产的产妇及其新生儿,采用被动免疫法,尽早肌内注射破伤风抗毒素1500U,母婴剂量相同,就诊时超过12h,剂量可加倍,必要时2~3d后可再注射1次。应询问有无过敏史,并做皮内过敏试验。过敏者要进行脱敏法注射,并注意观察变态反应,及时处理。有条件者可肌内注射人体破伤风免疫球蛋白250~500U,免疫效能比破伤风抗毒素大10倍以上,1次注射后可在体内存留4~5周,唯其来源较少,制备复杂,目前尚不能普遍应用。

七、治疗

产后破伤风是一种极为严重的疾病。要采取积极的综合治疗措施,包括消除毒素来源,中和毒素,控制和解除痉挛,保持呼吸道畅通和防止并发症等。破伤风的病死率约为10%。

1.消除毒素来源(处理伤口)

需在控制痉挛下,进行彻底的清创术。消除坏死组织和异物后,敞开伤口以利引流,并用3%过氧化氢溶液或1:1000高锰酸钾溶液冲洗和经常湿敷。

2.使用破伤风抗毒素中和游离的毒素

因破伤风抗毒素和人体破伤风免疫球蛋白均无中和已与神经组织结合的毒素的作用,故应尽早使用,以中和游离的毒素。一般用2万~5万U抗毒素加入5%葡萄糖溶液500~1000mL,缓慢静脉滴注;剂量不宜过大,以免引起血清反应。对清创不够彻底的患者及严重患者,以后每日再用1万~2万U抗毒素肌内注射或静脉滴注,共3~5d。宫腔的创面亦可行宫腔点滴抗毒素。新生儿破伤风可用2万U抗毒素,静脉滴注,此外也可做脐周注射。还有将抗毒素5000~10000U做蛛网膜下腔注射的治疗方法,认为可使抗毒素直接进入脑组织内,效果较好,并可不再全身应用抗毒素。如同时加用泼尼松龙12.5mg,可减少这种注射所引起的炎症和水肿反应。

如有人体破伤风免疫球蛋白或已获得自动免疫的人的血清,则完全可以代替破伤风抗毒素。人体破伤风免疫球蛋白一般只需注射1次,剂量为3000~6000U。

3.控制和解除痉挛

患者入住单人病室,环境应尽量安静,防止光声刺激。注意防止发生坠床或压疮。控制和解除痉挛是治疗过程中很重要的一环,如能做好,在极大程度上可防止窒息和肺部感染的发生,减少死亡。

(1)病情较轻者,使用镇静药和安眠药物,以减少患者对外来刺激的敏感性。但忌用大剂量,以免造成患者深度昏迷。地西泮5mg口服或10mg静脉注射,每日3~4次,控制和解除痉挛,效果较好。也可用巴比妥钠0.1~0.2g,肌内注射或10%水合氯醛15mL口服或20~40mL直肠灌注,每日3次。病情较重者,可用氯丙嗪50~100mg,加入5%葡萄糖溶液250mL,缓慢静脉滴注,每日4次。

(2)抽搐严重,甚至不能做治疗和护理者,可用硫喷妥钠0.5g做肌内注射(要警惕喉头痉挛,用于已做气管切开的患者,比较安全),副醛2~4mL,肌内注射(副醛有刺激呼吸道的不良反应,有肺部感染者不宜使用),或肌肉松弛药,如氯化琥珀胆碱、氯化筒箭毒碱、三碘季胺酚、氨酰胆碱等(在气管切开及控制呼吸的条件下使用)。如并发高热、昏迷,可加用氢化可的松

200～400mg,静脉滴注,每日1次。

给予各种药物时,应尽量减少肌内注射的次数,能混合者可混合1次注射,或由静脉滴注;可口服的患者尽量改口服,以减少对患者的刺激。

4.防治并发症

(1)补充水和电解质,纠正水电解质代谢失调,如缺水、酸中毒等。对症状较轻的患者,应争取在痉挛发作的间隙期间自己进食。对症状严重、不能进食或拒食者,应在抗痉挛药物的控制下或做气管切开术后,放置胃管进行管饲。也可做全胃肠外营养补充。

(2)青霉素(80万～100万U,肌内注射,每4～6h1次)可抑制破伤风杆菌,并有助于其他感染的预防,应及早使用。甲硝唑400mg,口服,每6h1次,或1g直肠内给药,每8h1次,持续7～10d。此外,还应保持呼吸道畅通,对抽搐频繁而又不易用药物控制的患者,应早期做气管切开术;病床旁应备有抽吸器、人工呼吸器和氧气等,以便急救。

第九章 产前出血

第一节 前置胎盘

前置胎盘是妊娠晚期严重威胁母婴安全的并发症之一,也是导致妊娠晚期阴道出血的最常见原因。1683 年 Portal 首次描述了前置胎盘,1709 年 Schacher 通过尸体解剖首次演示了胎盘和子宫准确的关系。其发生率国外资料报道为 3‰～5‰,美国 2003 年出生统计数据表明前置胎盘的发生率是 1/300;Crane 等 1999 年对 93000 例分娩患者进行统计发现前置胎盘的发生率约为 1/300。美国 Parkland 医院 1998～2006 年分娩量为 280000 例,前置胎盘的发生率约为 1/390。国内资料报道为 0.24‰～1.57‰,且随着剖宫产率的升高而上升,汶上县人民医院近 5 年的发生率为 3.15‰。

一、定义和分类

胎盘的正常附着位置在子宫体的后壁、前壁或侧壁,远离宫颈内口。妊娠 28 周后,胎盘附着于子宫下段,甚至胎盘下缘达到或覆盖宫颈内口,其位置低于胎先露部,称为前置胎盘。根据胎盘下缘与宫颈内口的关系,将前置胎盘分为 4 类。

1.完全性前置胎盘

胎盘组织完全覆盖宫颈内口。

2.部分性前置胎盘

胎盘组织部分覆盖宫颈内口。

3.边缘性前置胎盘

胎盘边缘到达宫颈内口,但未覆盖宫颈内口。

4.低置胎盘

胎盘附着于子宫下段,其边缘非常接近但未达到宫颈内口。

另有学者根据足月分娩前 28 天以内阴道超声测量胎盘边缘距宫颈内口的距离进行分类,从而对于分娩方式给予指导:①距宫颈内口 20mm 以外:该类前置胎盘不一定是剖宫产的指征;②距宫颈内口 11～20mm:发生出血和需要剖宫产的可能性较小;③距宫颈内口 0～10mm:发生出血和需要剖宫产的可能性较大;④完全覆盖子宫内口:需要剖宫产。需要指出的是,胎盘下缘和子宫内口的关系可随着宫口扩张程度的改变而改变,如宫口扩张前的完全性前置胎盘在宫口扩张 4cm 时可能变成部分性前置胎盘,因为宫口扩张超过了胎盘边缘。

二、母婴影响

1.对母亲的影响

前置胎盘是导致产后出血的重要原因之一,由于前置胎盘患者子宫下段缺乏有效收缩,极易发生产后出血并难以控制,同时前置胎盘常合并胎盘植入,并发胎盘植入进一步增加出血的风险和出血量。尽管 20 世纪后半期前置胎盘引起的孕妇死亡率显著降低,但前置胎盘仍是引起孕产妇死亡的重要原因。Oyelese 和 Smulian 报道前置胎盘孕产妇的死亡率为 30/100 000。前置胎盘的胎盘剥离面位置低,细菌易经阴道上行侵入,加之多数产妇因失血而导致机体抵抗力下降,易发生产褥感染。

2.对围产儿的影响

早产是前置胎盘引起围产儿死亡的主要原因。美国 1997 年出生和婴儿死亡登记显示,合并前置胎盘新生儿死亡率增加 3 倍,这主要是由于早产率的增加。另一项大规模试验报道即使足月分娩新生儿死亡率仍相对增加,这些风险部分与 FGR 和产前无产检有关。Crane 等发现先天性畸形的增加与前置胎盘有关,通过对孕妇年龄和不明因素控制,他们发现合并前置胎盘时发生胎儿先天性异常的风险增加了 2.5 倍。

三、高危因素

1.既往剖宫产史

剖宫产史是前置胎盘发生的独立风险因子,但具体原因不详。Miller 等对 150 000 例分娩病例进行研究发现,有剖宫产史的妇女发生前置胎盘的风险增加了 3 倍,且风险随着产次和剖宫产的次数增加。有学者报道,一次剖宫产后的发生率为 2%,2 次剖宫产后的发生率为 4.1%,3 次剖宫产后的发生率则为 22%。同时,瘢痕子宫合并前置胎盘还增加了子宫切除的风险,Frederiksen 等报道,多次剖宫产合并前置胎盘的子宫切除率高达 25%,而单次剖宫产史合并前置胎盘的子宫切除率仅为 6%。

2.人工流产史

有报道显示,人工流产后即妊娠者前置胎盘发生率为 4.6%。人工流产、刮匙清宫、吸宫、宫颈扩张均可损伤子宫内膜,引起内膜瘢痕形成,再受孕时蜕膜发育不良,使孕卵种植下移;或因子宫内膜血供不足,为获得更多血供及营养,胎盘面积增大而导致前置胎盘。流产次数愈多,前置胎盘发生率愈高。

3.年龄与孕产次

孕妇年龄与前置胎盘的发生密切相关。小于 20 岁者前置胎盘的发生率是 1/1500,年龄超过 35 岁者前置胎盘的发生率是 1:100。原因可能与子宫血管系统老化有关。经产妇、多产妇与前置胎盘的发生也有关。Babinszki 等发现妊娠次数超过 5 次者前置胎盘的发生率为 2.2%。Ananth(2003)等也报道多胎妊娠前置胎盘的发生率较单胎妊娠高 40%。

4.两次妊娠相隔时间较长

妊娠的间隔时间也与前置胎盘的发生有关。研究发现分娩间隔超过 4 年与前置胎盘的发生有关。可能由于年龄的增加引起子宫瘢痕形成或血管循环较差。

5.不良生育史

有前置胎盘病史的妇女下次妊娠复发的风险增加 10 倍。这可能与蜕膜血管化缺陷有关。胎盘早剥与前置胎盘也有一定关系,有胎盘早剥病史的妇女发生前置胎盘的风险增加了 2 倍。

6.胎盘面积过大和胎盘异常

胎盘形态异常是前置胎盘发生的高危因素。在双胎或多胎妊娠时,胎盘面积较单胎大常侵入子宫下段。胎盘形态异常主要指副胎盘、膜状胎盘等,副胎盘的主胎盘虽在宫体部,而副胎盘则可位于子宫下段近宫颈内口处;膜状胎盘大而薄,直径可达 30cm,能扩展到子宫下段,其原因与胚囊在子宫内膜种植过深,使包蜕膜绒毛持续存在有关。

7.吸烟

Williams 等(1991)发现吸烟女性前置胎盘风险增加了 2 倍。可能是 CO 导致胎盘代偿性肥大,或者蜕膜的血管化作用缺陷导致子宫内膜炎症,或者萎缩性改变参与前置胎盘的形成。

8.辅助生育技术

与自然受孕相比,人工助孕前置胎盘发生风险增加 6 倍;曾自然受孕再次人工辅助生育者,前置胎盘风险增加 3 倍。

9.其他

前置胎盘还与男性胎儿有关,前置胎盘在男性胎儿的早产中较多见,原因可能与母体激素分泌或者早熟有关。

四、发病机制

正常情况下,孕卵经过定位、黏着和穿透 3 个阶段后着床于子宫体部及底部,偶有种植于子宫下段者;子宫内膜迅速发生蜕膜变,包蜕膜覆盖于囊胚,随囊胚的发育而突向宫腔;妊娠 12 周左右包蜕膜与真蜕膜相贴而逐渐融合,子宫腔消失,而囊胚发育分化形成的羊膜、叶状绒毛膜和底蜕膜形成胎盘,胎盘定位于子宫底部、前后壁或侧壁上。如在子宫下段发育生长,也可通过移行而避免前置胎盘的发生。但在子宫内膜病变或胎盘过大时,受精卵种植于下段子宫,而胎盘在妊娠过程中的移行又受阻,则可发生前置胎盘。

胎盘移行其实是一种误称,因为蜕膜通过绒毛膜绒毛侵入到宫口两边并持续存在,低置胎盘与子宫内口的移动错觉是因为在早期妊娠时无法使用超声对这种三维形态进行精确的定义。

五、临床表现

1.症状

典型表现是妊娠中晚期或临产时发生无诱因、无痛性反复阴道出血,阴道出血多发生于 28 周以后,也有将近 33%的患者直到分娩才出现阴道出血。胎盘覆盖子宫内口,随着子宫下段形成和宫口的扩张不可避免地会发生胎盘附着部分剥离,血窦开放出血。而子宫下段肌纤维收缩力差,不能有效收缩压闭开放的血窦致使阴道出血增多。第一次阴道出血多为少量且通常会自然停止,但可能反复发作,有 60%的患者可出现再次出血。阴道出血发生时间的早晚、反复发生的次数、出血量的多少与前置胎盘的类型有很大关系。完全性前置胎盘往往出血时间早,**在妊娠** 28 周左右,出血的次数频繁,量较多,有时一次大量出血即可使患者陷入休克状态;**边缘性**前置胎盘初次发生较晚,多在妊娠 37~40 周或临产后,量也较少;部分性前置胎盘初次出血时间和出血量介于上述两者之间。

2.体征

反复多次或者大量**阴道出血**,胎儿可发生缺氧、窘迫甚至死亡。产妇如大量出血时可有面色苍白、脉搏微弱、血压**下降**等休克征象。腹部检查:子宫大小与停经周数相符,先露部高浮,约有 15%并发胎位异常,以臀位多见,可在耻骨联合上方听到胎盘杂音。

六、诊断

依据患者高危因素和典型临床表现一般可以对前置胎盘及其类型做出初步判断。准确诊断依据如下。

1.超声检查

是目前诊断前置胎盘的主要手段。1966 年 Gottesfeld 等首次通过超声对胎盘位置进行定位。最简单、安全和有效检查胎盘位置的方法是经腹超声,准确率可达 98%。运用彩色多普勒超声可预测前置胎盘是否并发胎盘植入,彩超诊断胎盘植入的图像标准主要是胎盘后间隙消失或(和)胎盘实质内有丰富的血流和血窦,甚至胎盘内可以探及动脉血流。1969 年 Kratochwil 首次应用阴道超声进行胎盘定位。经阴道超声可以从本质上改善前置胎盘诊断的准确率。尽管在可疑的病例中将超声探头放入阴道看似很危险,但其实是很安全的。Rani 等对经腹超声已经诊断为前置胎盘的 75 例患者进行会阴超声检测,经分娩验证有前置胎盘的 70 例患者中发现了 69 例,阳性预测值为 98%,阴性预测值为 100%。阴道超声诊断优势包括:门诊患者的风险评估、阴道试产选择和胎盘植入的筛查。另外,与前置胎盘密切相关的前置血管最初定位于子宫下段,通过阴道超声也能排除。使用阴道超声对产前出血进行检测应当成为常规。

2.磁共振成像(MRI)

很多研究报道使用 MRI 可以辅助诊断前置胎盘,尤其在诊断后壁胎盘时较超声更具有意义,因为超声很难清晰显示并评价子宫后壁的情况。由于价格昂贵等原因近期使用 MRI 成像代替超声检查尚不大可能。

3.产后检查胎盘及胎膜

对于产前出血患者,产后应仔细检查娩出的胎盘,以便核实诊断。前置部位的胎盘有紫黑色陈旧血块附着,若胎膜破口距胎盘边缘距离<7cm 则为部分性前置胎盘。

七、鉴别诊断

前置胎盘在孕中期主要与前置血管、宫颈疾病引起的出血相鉴别,孕晚期主要与胎盘早剥相鉴别。这些通过病史、临床表现和 B 超检查一般不难鉴别。

八、治疗

处理原则包括抑制宫缩、止血、纠正贫血和预防感染。具体处理措施应根据阴道出血量、孕周、胎位、胎儿是否存活、是否临产及前置胎盘的类型等综合考虑做出决定。

1.期待疗法

期待疗法指在保证孕妇安全的前提下积极治疗、尽量延长孕周以提高围生儿存活率。适用于妊娠<34 周、胎儿存活、阴道出血量不多、一般情况良好的患者。在某些情况下如有活动性出血,住院观察是理想的方法。然而在大多数情况下,当出血停止、胎儿健康、孕妇可出院观察,门诊监测并定期复查彩超监测胎儿的生长情况。但这些患者和家属必需了解可能出现的并发症并能立即送孕妇到医院。Wing 等将在家卧床休息与住院治疗的孕 24～36 周前置胎盘出血的孕妇比较发现,孕期和围生期结局相似,但却节省了费用。期待疗法的措施包括以下几方面。

(1)一般处理:多左侧卧位休息以改善子宫胎盘血液循环,定时间断吸氧(每日 3 次,30min/次)以提高胎儿血氧供应,密切观察每日出血量,密切监护胎儿宫内情况。

(2)纠正贫血:给予补血药物如力蜚能口服,当患者血红蛋白<80g/L 或血细胞比容<30%,应适当输血以维持正常血容量。

(3)抑制宫缩:在期待过程中应用宫缩抑制剂可赢得时间,为促胎肺成熟创造条件,争取延长妊娠 24~72h。可选用的药物包括硫酸镁、利托君等。

(4)促胎肺成熟:若妊娠<34 周,可应用糖皮质激素促胎肺成熟。常用地塞米松 5~10mg,肌内注射,每日 2 次,连用 2d。紧急情况下,可羊膜腔内注入地塞米松 10mg。糖皮质激素最佳作用时间为用药后 24 小时到 1 周,且使用药后不足 24h 分娩,也能一定程度地减少新生儿肺透明膜病、早产儿脑室出血的发生率并降低新生儿死亡率。

2.终止妊娠保守治疗

成功后,应考虑适时终止妊娠。研究表明,与自然临产或大出血时紧急终止妊娠相比,在充分准备下,择期终止妊娠的母儿患病率和病死率明显降低。

(1)终止妊娠指征:孕周达 36 周以上,且各项检查提示胎儿成熟者;孕周未达 36 周,但出现胎儿窘迫征象者,孕妇反复发生多量出血甚至休克者,无论胎儿是否成熟,为保证母亲安全均应终止妊娠。

(2)剖宫产:所有前置胎盘的孕妇都应该剖宫产终止妊娠,除非边沿性前置胎盘产程进展顺利,胎头下降压迫胎盘没有活动性出血者。如果病情稳定则在孕 35~36 周羊膜腔穿刺提示胎肺已成熟情况下可行择期剖宫产。

1)术前准备:应做好一切抢救产妇和新生儿的人员和物质准备,向家属交代病情,准备好大量的液体和血液,至少建立 2 条以上畅通的静脉通道。

2)切口选择:子宫切口的选择应根据胎盘附着部位而定,若盘附着于子宫后壁,选子宫下段横切口;附着于侧壁,选偏向对侧的子宫下段横切口;附着于前壁,根据胎盘边缘位置,选择子宫体部或子宫下段纵切口。无论选择哪种切口均应尽量避开胎盘。

3)止血措施:①胎儿娩出后,立即从静脉和子宫肌壁注射缩宫素各 10U;高危患者可选用欣母沛 250μg,肌内注射或子宫肌壁注射。②如果无活动性出血,可等待胎盘自然剥离;如有较多的活动性出血,应迅速徒手剥离胎盘,并按摩子宫促进宫缩,以减少出血量。③胎盘附着部位局限性出血可以加用可吸收缝线,局部"8"字缝合,或者用止血纱布压迫;如果仍然出血、子宫收缩乏力,宫腔血窦开放,则需要用热盐水纱布填塞宫腔压迫止血。1989 年 Druzin 报道子宫下段宫腔填塞纱布能够有效止血,在填塞纱布 12h 后自阴道取出。我院汶上县人民医院采用此办法亦收到良好疗效。④对少部分浅层植入、创面不能缝扎止血者,应迅速缝合子宫切口以恢复子宫的完整性和正常的解剖位置,促进宫缩。⑤活动性出血严重,采用上述方法均不能止血者,可行子宫动脉或髂内动脉结扎;对肉眼可见的大面积胎盘植入无法剥离者,应该当机立断行子宫切除术。

(3)阴道分娩:边缘性前置胎盘和低置胎盘、枕先露、阴道出血不多、估计在短时间内能结束分娩者,可以试产。可行人工破膜,让胎头下降压迫胎盘前置部分止血,并可促进子宫收缩加快产程。若破膜后胎头下降不理想、产程进展不良或仍然出血者,应立即改行剖宫产。阴道分娩时如果胎盘娩出困难禁止强行剥离。

九、胎盘植入和凶险性前置胎盘

1.胎盘植入

胎盘植入是由于子宫底蜕膜发育不良,胎盘绒毛侵入或穿透子宫肌层所致的一种异常的胎盘种植。按植入程度不同,可分为侵入性胎盘:胎盘绒毛进入蜕膜基底层;植入性胎盘:胎盘绒毛侵入子宫肌层;穿透性胎盘:胎盘组织侵入邻近器官。按胎盘植入面积不同,可分为完全性植入和部分性植入。文献报道,胎盘植入的发生率0.01%~0.9%,发生率的变化取决于胎盘植入的诊断标准(临床或者组织病理学的诊断)和所研究人群。与1950年报道的数据相比,近年来胎盘植入的发生率增加了将近10倍,原因可能由于剖宫产率的增加。

胎盘植入的风险因子包括孕妇年龄≥35岁、子宫瘢痕、黏膜下肌瘤、宫腔粘连综合征、剖宫产再次妊娠间隔时间短和胎儿性别。前置胎盘并发胎盘植入的概率为1.18%~9.3%。胎盘植入的一些风险因子和并发症可能导致两者共存。

由于胎盘植入可发生致命性大出血,危及产妇生命,所以对胎盘植入的关键是控制出血。方法包括子宫切除和保留子宫的保守治疗方法。

2.凶险性前置胎盘

1993年Chattopadhyay首先将前次剖宫产,此次为前置胎盘者定义为凶险型前置胎盘。凶险型前置胎盘可包括以下几种情况:①有剖宫产史的中央性前置胎盘,且胎盘主体在子宫前壁;②年龄>35岁,有多次流产史,彩超高度怀疑胎盘植入者;③超声显示胎盘面积较大,胎盘"端坐"子宫颈口上方,附着于子宫下段前后左右壁,宫颈管消失者;④剖宫产术中见子宫下段饱满,整个子宫下段前壁及两侧壁血管怒张明显者。凶险型前置胎盘产前出血量与普通型前置胎盘无差别,但产后出血量及子宫切除率却大大增加。据报道其剖宫产术中平均出血量高达3000mL以上,甚至可达10000mL以上,子宫切除率也高达50%以上。

凶险型前置胎盘在终止妊娠时要注意:①安排有丰富经验的产科医生上台手术,并有优秀的麻醉医生在场;②要有良好的医疗监护设备,建立两条以上畅通的静脉通道及配备大量的血源(至少3000mL以上);③此类孕妇多数要行子宫切除术,医患双方要有思想准备,术前应向孕妇及家属充分告知风险;④当出现不可控制的大出血时,应立即行子宫切除的。

第二节　胎盘早剥

胎盘早剥是指妊娠20周后或分娩期,正常位置的胎盘于胎儿娩出前,部分或全部从子宫壁剥离。是妊娠晚期的一种严重并发症,起病急、进展快,若处理不及时可危及母儿生命,围产儿死亡率为20%~35%,是无胎盘早剥的15倍。

一、发病率

胎盘早剥国外发病率为1%~2%,国内为0.46%~2.1%。妊娠晚期发生阴道出血者30%存在着胎盘早剥,胎盘早剥占所有出生的1%。发生率高低与分娩后是否仔细检查胎盘有关。

二、危险因素及发病机制

胎盘早剥的发病机制尚未完全阐明,其发病可能与以下因素有关。

1.年龄增加和产次增加

国内外有文献报道,年龄增加及产次增加均可增加胎盘早剥发病的风险,35 岁以上者发生胎盘早剥的风险增加。

2.孕妇血管病变

子痫前期、子痫、慢性高血压合并妊娠等妊娠高血压疾病均可以导致胎盘早剥;妊娠高血压病者胎盘微血管发生广泛的痉挛,当底蜕膜螺旋小动脉痉挛或硬化,引起远端毛细血管缺血坏死以致破裂出血,血液流至底蜕膜层形成血肿,导致胎盘自子宫壁剥离。

3.胎膜早破

有资料记载,胎膜早破并发胎盘早剥者占全部胎盘早剥的 28.6%,胎膜早破并发胎盘早剥的发生率为 2.77%,间断腰痛、血性羊水、胎心异常为常见的临床表现。胎膜早破并发胎盘早剥时围产儿的死亡率为 12.5%。

4.吸烟

国外有学者报道,吸烟是胎盘早剥的独立危险因素,妊娠妇女如果戒烟,则可将胎盘早剥的风险降低 7%。

5.孕前低体重

国外文献表明,孕前体重指数(BMI)与胎盘早剥的发生有关,BMI<18.5 的低体重者,妊娠时并发胎盘早剥的风险增加 20%～30%。相反,也有文献报道,孕前肥胖者,只要在妊娠期间体重均匀增加,其发生胎盘早剥的风险可降低。

6.血栓形成倾向

妊娠发生静脉血栓的危险度比正常状态高出 2～4 倍,如果妊娠妇女携带有与易栓症相关的血栓形成因子,发生静脉血栓的危险度更会加剧。血栓形成倾向这一高凝状态可能损害胎盘的血液循环,更容易有血栓形成,严重的会有胎盘梗死,从而导致各种病理情况发生:胎盘早剥、流产、先兆子痫与胎儿宫内发育迟缓等。

7.先前妊娠发生早剥

前次妊娠有发生胎盘早剥病史者,该次妊娠再次发生胎盘早剥的风险增加;但是临床上对于胎盘早剥者再发风险的发生率不清。

8.子宫肌瘤

子宫肌瘤合并妊娠者,在妊娠期间肌瘤可增大,并导致胎盘早剥等不良结局。

9.创伤(如车祸)

外伤后,胎盘局部底蜕膜血管破裂,出血后形成血肿,如果血肿持续扩大,导致胎盘自附着的母体面剥离。

10.男胎发生胎盘早剥的时间较早

芬兰有学者报道,男胎儿较女胎儿发生胎盘早剥的时间更早,但具体机制未明。

11.子宫静脉压突然升高

妊娠晚期或临产后,孕产妇长时间取仰卧位时,可发生仰卧位低血压综合征。此时由于巨大的妊娠子宫压迫下腔静脉,回心血量减少,血压下降,而子宫静脉瘀血,静脉压升高,导致蜕膜静脉床瘀血或破裂,导致部分或全部胎盘自子宫壁剥离。

12.宫腔内压力骤减

双胎分娩时第一胎儿娩出过速,羊水过多时人工破膜后羊水流出过快,均可使宫腔内压力骤然降低而发生胎盘早剥。

三、病理

胎盘早剥分为显性剥离、隐性剥离及混合性出血 3 种类型。胎盘早剥的主要病理变化是底蜕膜出血,形成血肿,使胎盘自附着处剥离。

1.显性剥离

若剥离面小,血液很快凝固,临床多无症状;若剥离面大,继续出血,形成胎盘后血肿,使胎盘的剥离部分不断扩大,出血逐渐增多,当血液冲开胎盘边缘,沿胎膜与子宫壁之间经宫颈管向外流出,即为显性剥离或外出血。

2.隐性剥离

若胎盘边缘仍附着于子宫壁上,或胎膜与子宫壁未分离,或胎头已固定于骨盆入口,均能使胎盘后血液不能外流,而积聚于胎盘与子宫壁之间,即为隐性剥离或内出血。由于血液不能外流,胎盘后积血越积越多,宫底随之升高。

3.混合性出血

当内出血过多时,血液仍可冲开胎盘边缘与胎膜,经宫颈管外流,形成混合性出血。偶有出血穿破羊膜而溢入羊水中,使羊水成为血性羊水。

4.子宫胎盘卒中

胎盘早剥发生内出血时,血液积聚于胎盘与子宫壁之间,由于局部压力逐渐增大,使血液侵入子宫肌层,引起肌纤维分离,甚至断裂、变性。当血液浸及子宫浆膜层时,子宫表面呈蓝紫色瘀斑,尤其在胎盘附着处更明显,称为子宫胎盘卒中。此时,由于肌纤维受血液浸润,收缩力减弱。有时血液渗入阔韧带以及输卵管系膜,甚至可能经输卵管流入腹腔。

四、临床表现

以阴道出血、腹痛或腰痛,胎心音变化,胎位不清,子宫板硬,血性羊水等为主要临床表现。

1.轻型

(1)以外出血为主要症状:胎盘剥离面通常不超过胎盘的 1/3,多见于分娩期。主要症状为阴道出血,出血量一般较多,色黯红,可伴有轻度腹痛或腹痛不明显,贫血体征不显著。若发生于分娩期则产程进展较快。

(2)腹部检查:子宫软,宫缩有间歇,子宫大小与妊娠周数相符,胎位清楚,胎心率多正常,若出血量多则胎心率可有改变,压痛不明显或仅有轻度局部(胎盘早剥处)压痛。

(3)产后检查胎盘:可见胎盘母体面上有凝血块及压迹。有时症状与体征均不明显,只在产后检查胎盘时,胎盘母体面有凝血块及压迹,才发现胎盘早剥。

2.重型

(1)以内出血为主要症状:胎盘剥离面超过胎盘的 1/3,同时有较大的胎盘后血肿,多见于重度妊高征。主要症状为突然发生的持续性腹痛和(或)腰酸、腰痛,其程度因剥离面大小及胎盘后积血多少而不同,积血越多疼痛越剧烈。严重时可出现恶心、呕吐,甚至面色苍白、出汗、脉弱及血压下降等休克征象。可无阴道出血或仅有少量阴道出血,贫血程度与外出血量不相符。

(2)腹部检查:触诊子宫硬如板状,有压痛,尤以胎盘附着处最明显。若胎盘附着于子宫后壁,则子宫压痛多不明显。子宫比妊娠周数大,且随胎盘后血肿的不断增大,宫底随之升高,压痛也更明显。胎盘后血肿穿破胎膜溢入羊水中成为血性羊水,是胎盘早剥的一个重要体征,因此一旦出现血性羊水应高度怀疑胎盘早剥。偶见宫缩,子宫处于高张状态,间歇期不能很好放松,因此胎位触不清楚。若胎盘剥离面超过胎盘的 1/2 或以上,胎儿多因严重缺氧而死亡,故重型患者的胎心多已消失。

发生子宫胎盘卒中者,多有血管病变或外伤史,且早产、新生儿窒息、产后出血的发生率显著增高,严重威胁母儿生命。

五、诊断

主要根据病史、临床症状及体征。有腹部外伤史、妊娠高血压疾病病史者,出现子宫变硬,无间歇期,典型者呈板状腹,胎心音听不清,胎位扣不清。结合以下的辅助检查,即可以诊断。

1.B 超检查

B 超是诊断胎盘早剥的最敏感的方法。由于轻型胎盘早剥症状与体征不够典型,诊断往往有一定困难,应仔细观察与分析,并借 B 型超声检查来确定。文献报道 B 超的诊断符合率为 46.7%~95%,敏感性为 24%,特异性为 96%,阳性预测值为 88%,阴性预测值为 53%。妊娠 20 周左右胎盘厚 2~2.5cm,一般不超过 3cm;晚期妊娠可为 3~4cm,一般不超过 5cm。

对剥离面积小尤其显性剥离或胎盘边缘部分剥离而无腹痛表现、诊断有难度者应采用每隔 20min 超声动态观察,若发现:①胎盘厚度增厚,回声增强不均匀;②胎盘与宫壁之间的低回声或强回声区扩大;③羊水内出现强回声光点或低回声团块;④胎心减慢至 70~100 次/min。若有胎盘后血肿,超声声像图显示胎盘与子宫壁之间出现液性暗区,界限不太清楚。对可疑及轻型有较大帮助。重型患者的 B 超声像图则更加明显,除胎盘与宫壁间的液性暗区外,还可见到暗区内有时出现光点反射(积血机化)、胎盘绒毛板向羊膜腔凸出以及胎儿的状态(有无胎动及胎心搏动)。

2.胎心监测

胎心监测仪发现胎心率出现基线无变异等缺氧表现,且探及无间歇期的宫缩波,强直收缩等,均提示有胎盘早剥的可能。

3.胎儿脐血流 S/D 值升高

对提示轻型胎盘早剥的存在有较好的敏感性。

4.化验检查

主要了解患者贫血程度及凝血功能。

(1)血尿常规检查:了解患者贫血程度;尿常规了解肾功能情况,必要时尚应做血尿素氮、尿酸及二氧化碳结合力等检查。

(2)血浆清蛋白水平:有报道血浆清蛋白水平降低可导致血管内胶体渗透压降低,血管内液渗出至组织间隙,导致组织水肿,可能诱发胎盘早剥。

（3）DIC的筛选试验及纤溶确诊试验：严重的胎盘早剥可能发生凝血功能障碍，主要是由于从剥离处的胎盘绒毛和蜕膜中释放大量的组织凝血活酶（因子Ⅲ）进入母体循环内，激活凝血系统，导致弥散性血管内凝血（DIC）。应进行有关实验室检查，包括DIC的筛选试验（如血小板计数、凝血酶原时间、纤维蛋白原测定和3P试验）以及纤溶确诊试验（如Fi试验即FDP免疫试验、凝血酶时间及优球蛋白溶解时间等）。

试管法：取2～5mL血液放入小试管内，将试管倾斜，若血液在6min内不凝固，或凝固不稳定于1h内又溶化，提示血凝异常。若血液在6min凝固，其体内的血纤维蛋白原含量通常在1.5g/L以上；血液凝固时间超过6min，且血凝块不稳定，其体内的血纤维蛋白原含量通常在1～1.5g/L；血液超过30min仍不凝，其体内的血纤维蛋白原含量通常少于1g/L，仅适用于基层医院。

六、鉴别诊断

妊娠晚期出血，除胎盘早剥外，尚有前置胎盘、子宫破裂及宫颈病变出血等，应加以鉴别，尤其应与前置胎盘及子宫破裂进行鉴别。

1.前置胎盘

轻型胎盘早剥，也可为无痛性阴道出血，体征不明显，行B型超声检查确定胎盘下缘，即可确诊。子宫后壁的胎盘早剥，腹部体征不明显，不易与前置胎盘区别，B超检查亦可鉴别。重型胎盘早剥的临床表现极典型，不难与前置胎盘相鉴别。

2.先兆子宫破裂

往往发生在分娩过程中，出现强烈宫缩、下腹疼痛拒按、烦躁不安、少量阴道出血、有胎儿窘迫征象等。以上临床表现与重型胎盘早剥较难区别。但先兆子宫破裂多有头盆不称、分娩梗阻或剖宫产史，检查可发现子宫病理缩复环，导尿有肉眼血尿等，而胎盘早剥常是重度妊高征患者，检查子宫呈板样硬。

七、并发症

1.DIC与凝血功能障碍

重型胎盘早剥，特别是胎死宫内的患者可能发生DIC与凝血功能障碍。临床表现为皮下、黏膜或注射部位出血，子宫出血不凝或仅有较软的凝血块，有时尚可发生尿血、咯血及呕血等现象。对胎盘早剥患者从入院到产后均应密切观察，结合化验结果，注意DIC的发生及凝血功能障碍的出现，并给予积极防治。

2.产后出血

胎盘早剥对子宫肌层的影响及发生DIC而致的凝血功能障碍，发生产后出血的可能性大且严重。**必需提高警惕。**

3.急性肾功能衰竭

重型胎盘早剥大多伴有妊高征，在此基础上加上失血过多、休克时间长及DIC等因素，均严重影响肾的血流量，造成双侧肾皮质或肾小管缺血坏死，出现急性肾衰竭。

4.羊水栓塞

胎盘早剥时，羊水可以经过剥离面开放的子宫血管，进入母血循环，羊水中促凝物质和有形成分会造成凝血功能障碍和肺血管栓塞，导致羊水栓塞。

八、治疗

治疗原则:一经诊断,尽快终止妊娠;纠正休克及凝血功能障碍,防止并发症。

1.纠正休克

患者入院时,情况危重、处于休克状态者,应积极补充血容量,纠正休克,尽快改善患者状况。输血必需及时,输浓缩红细胞、血浆、血小板、纤维蛋白原等。当血红蛋白(HB)<70g/L,及血细胞比容(HCT)<25%时,需要输入浓缩红细胞。

2.及时终止妊娠

胎盘早剥危及母儿的生命安全。母儿的预后与处理是否及时有密切关系。胎儿未娩出前,胎盘可能继续剥离,难以控制出血,持续时间越长,病情越严重,并发凝血功能障碍等并发症的可能性也越大。因此,一旦确诊,必需及时终止妊娠。终止妊娠的方法根据胎次、早剥的严重程度,胎儿宫内状况及宫口开大等情况而定。

3.分娩方式

(1)经阴道分娩:经产妇一般情况较好,出血以显性为主,宫口已开大,估计短时间内能迅速分娩者,可经阴道分娩,先行破膜,使羊水缓慢流出,缩减子宫容积。破膜后用腹带包裹腹部,压迫胎盘使之不再继续剥离,并可促进子宫收缩,必要时配合静脉滴注催产素缩短产程。分娩过程中,密切观察患者的血压、脉搏、宫底高度、宫缩情况及胎心等的变化。有条件者可用胎儿电子监测仪进行监护,更能早期发现宫缩及胎心的异常情况。

(2)剖宫产:重型胎盘早剥,特别是初产妇不能在短时间内结束分娩者;胎盘早剥虽属轻型,但有胎儿窘迫征象,需抢救胎儿者;重型胎盘早剥,胎儿已死,产妇病情恶化,处于危险之中又不能立即分娩者;破膜引产后,产程无进展者,均应及时行剖宫产术避免 DIC 和产后出血的发生。一般认为胎盘剥离的时间超过 6 小时发生 DIC 的机会明显增加。术中取出胎儿、胎盘后,应及时行宫体肌内注射宫缩剂、按摩子宫,一般均可使子宫收缩良好,控制出血。若发现为子宫胎盘卒中,同样经注射宫缩剂及按摩等积极处理后,宫缩多可好转,出血亦可得到控制。

(3)剖宫产术后全子宫切除术:若子宫仍不收缩,出血多且血液不凝,出血不能控制时,则应在输入新鲜血的同时行子宫切除术。对于胎盘早剥引起的产后大出血、DIC、子宫胎盘卒中是否切除子宫,应持慎重态度,尤其对无存活孩子的年轻妇女。子宫切除术仅适用于经多种措施积极处理后,子宫持续不收缩,出血多且不凝,为预防和治疗 DIC,一般行阴道上子宫切除术,保留双侧附件。

(4)胎盘早剥合并胎死宫内者的分娩方式探讨:有人认为,若胎儿已死宫内,如行剖宫产术对再次妊娠不利,可在宫颈上注射阿托品,徒手进入宫腔取胎盘和胎儿。此法并不比剖宫产引起的出血多,同时可减少宫腔或腹腔感染机会。

4.子宫胎盘卒中的处理

(1)应用缩宫素等收缩子宫类药物,促使子宫收缩。

(2)按摩子宫,直接刺激子宫收缩。

(3)PGF 2α0.5～1.0mg,宫体注射,勿注入血管内,以防止血压急剧升高。

(4)结扎子宫动脉上行支,减少子宫血流,达到减少出血或止血的目的。缝合时注意缝合子宫肌层,一方面可以减少子宫血流,避免损伤结扎的血管,另一方面多缝一些肌层止血效果好。

(5)经过以上处理,子宫仍然不能有效收缩者,并出血不止,则果断切除子宫。

5.防止产后出血

胎盘早剥患者容易发生产后出血,故在分娩后应及时应用子宫收缩剂如催产素、欣母沛等,并按摩子宫。若经各种措施仍不能控制出血,子宫收缩不佳时,须及时做子宫切除术。若大量出血且无凝血块,应考虑为凝血功能障碍,并按凝血功能障碍处理。产后 24h 内每 15~30min 严密观察并记录患者意识、皮肤颜色、宫底高度、子宫收缩情况、阴道出血量及有无不凝血,监测并记录血压、脉搏、呼吸、尿量,观察全身贫血状态及体征。

6.凝血功能障碍的处理

(1)输纤维蛋白原:若血纤维蛋白原低,同时伴有活动出血,且血不凝,经输入新鲜血等效果不佳时,可输纤维蛋白原 3g,将纤维蛋白原溶于注射用水 100mL 中静脉滴注。通常给予 3~6g 纤维蛋白原即可收到较好效果。每 4g 纤维蛋白原可提高血纤维蛋白原 1g/L。

(2)输新鲜血浆:新鲜冰冻血浆疗效仅次于新鲜血,尽管缺少红细胞,但含有凝血因子,一般 1L 新鲜冰冻血浆中含纤维蛋白原 3g,且可将 Ⅴ、Ⅷ 因子提高到最低有效水平。因此,在无法及时得到新鲜血时,可选用新鲜冰冻血浆作应急措施。

(3)肝素:肝素有较强的抗凝作用,适用于 DIC 高凝阶段及不能直接去除病因者。胎盘早剥患者 DIC 的处理主要是终止妊娠以中断凝血活酶继续进入血内。对于处于凝血障碍的活动性出血阶段,应用肝素可加重出血,故一般不主张应用肝素治疗。

(4)抗纤溶剂:6-氨基己酸等能抑制纤溶系统的活动,若仍有进行性血管内凝血时,用此类药物可加重血管内凝血,故不宜使用。目前临床已经较少使用抗纤溶类药物。

7.预防肾功能衰竭

在处理过程中,应随时注意尿量,若每小时尿量少于 30mL,应及时补充血容量;少于 17mL 或无尿时,应考虑有肾衰竭的可能,可用 20% 甘露醇 250mL 快速静脉滴注,或呋塞米 40mg 静脉推注,必要时可重复使用,一般多能于 1~2d 内恢复。经处理尿量在短期内不见增加,血尿素氮、肌酐、血钾等明显增高,二氧化碳结合力下降,提示肾功能衰竭情况严重,出现尿毒症,此时应进行透析疗法,以抢救产妇生命。

九、预防

加强产前检查,积极预防与治疗妊高征;对合并高血压病、慢性肾炎等高危妊娠应加强管理;妊娠晚期避免仰卧位及腹部外伤;胎位异常行外倒转术纠正胎位时,操作必需轻柔;处理羊水过多或双胎分娩时,避免宫腔内压骤然降低。要严密观察产程,选择宫缩间歇时人工破膜,缓慢放出羊水,防止宫内压骤降。对有产前出血的患者,在排除见红、前置胎盘等因素外,要高度怀疑胎盘早剥,尽快确诊,及时手术,防止 DIC 发生,确保母儿生命安全。

第三节 前置血管

前置血管是一种罕见的产科并发症,是由于没有胎盘组织的血管穿过胎先露前面的胎膜覆盖于子宫内口。这种疾病最早于 1831 年由 Benckiser 正式报道并命名,至今仍有文献将其称作 Benckiser 出血。前置血管的发生率为 1/5 000~1/2 000,大多数与帆状胎盘有关(血管穿过胎膜到达胎盘而不是直接进入胎盘)。前置血管主要分为两种类型:1 型是单叶胎盘伴随帆状血管附着;2 型是指血管走行于双叶胎盘或副胎盘之间并跨过宫颈内口。前置血管是胎儿失血性死亡的重要风险,特别当胎膜破裂或者羊膜腔穿刺时前置血管撕裂可发生短时间内胎儿大量失血,分娩前尚未诊断出前置血管的试产过程中,围生儿死亡率高达 75%~100%。即使没有发生血管破裂,血管受压也能使胎儿血液循环发生改变。由于前置血管病情凶险,一旦发生便可引起医疗纠纷,应当引起产科医生高度的重视。

一、高危因素

前置血管的高危因素与胎盘异常密切相关,包括前置胎盘、双叶胎盘、副胎盘、帆状胎盘和多胎妊娠。Naeye 等对 46 000 个胎盘进行检查发现 1.7% 为双叶胎盘,其中 2/3 有帆状血管附着。而在双胎中脐带帆状附着者约占 10%,易伴发前置血管。IVF 也是前置血管的风险因子之一,Baulies 等发现 IVF 孕妇中前置血管的发生率为 48/1 0000,而自然受孕孕妇的发病率是 4.4/10 000。亦有报道认为前置血管中胎儿畸形增多,例如尿路畸形、脊柱裂、心室间隔缺损和单脐动脉等。

二、发病机制

前置血管的形成原因尚不明确,仍处于假设阶段未经证实。有学者认为早孕时体蒂(脐带的始基)总是以和血供最丰富的蜕膜部位接触的绒毛膜伸向胎儿,随妊娠进展血供丰富区移至底蜕膜,而叶状绒毛为找血供较好的蜕膜部位,以摄取更多的营养单向生长伸展,但脐带附着处的绒毛因营养不良而萎缩,变为平滑绒毛膜,该说法可解释双叶胎盘间的脐带帆状附着,也可解释双胎妊娠时前置血管的形成。

三、临床表现

前置血管通常表现为自发性或者人工胎膜时血管破裂发生的无痛性阴道出血。前置血管破裂也可发生于胎膜破裂前,或者胎膜破裂时并未涉及前置血管,但随着胎膜裂口的增大而使邻近的血管破裂也可发生出血和紧随其后的胎心率改变。由于前置血管破裂时的出血完全是胎儿血,因此少量出血就可能导致胎儿窘迫,胎心率迅速下降,有时可呈正弦波型,如果大量失血可以引起胎儿窒息和失血性休克。足月妊娠时胎儿循环血容量仅约 250mL,当失血超过 50mL 时胎儿即可发生失血性休克。前置血管还表现为胎先露压迫帆状血管时表现出的胎儿心动过缓;有时阴道指诊可以触及前置血管,压迫血管能引起胎心减速。前置血管受压导致的围生儿死亡率可高达 50%~60%。Fung 和 Laul 在 1980~1997 年对 48 例前置血管的妊娠结局进行分析发现,31 例前置血管是在产时和产后明确诊断的,这些患者有 20 例发生了产时出血,20 例阴道娩出的胎儿有 8 例 5 分钟 Apgar 评分小于 7 分,有 12 例因贫血需要输血,2 例发生死亡。这组研究中胎儿死亡率达 22.5%。

四、诊断

前置血管在产前不易明确诊断。在阴道试产过程中,当胎儿头顶触及可搏动的血管时可诊断前置血管伴随脐带先露;胎膜破裂后,阴道急性流血伴随胎心缓慢或者胎儿死亡也可诊断前置血管。曾有学者报道使用羊膜镜在产前诊断出前置血管。磁共振曾被报道用于检测前置血管但由于费用等原因实际运用可能性较小，在急诊状态下因不能迅速获取信息而应用较少。

目前，对前置血管的诊断以超声为主。当高度怀疑前置血管时可采用彩色超声多普勒、阴道超声进行产前诊断。产前通过超声检查和多普勒图像能够使前置血管的检出率增加。当脐动脉波形和胎儿心率一致即可以明确诊断。Gianopoulos 等于 1987 年首次报道了产前使用超声对前置血管进行诊断，随后的研究提出经阴道超声和彩色多普勒能更好地对前置血管做出诊断。Sepulveda 等对 832 例孕中、晚期的单胎妊娠孕妇使用经腹超声与彩色多普勒超声相结合的方法探查发现，仅有 7 例孕 30 周以上的孕妇未能探查到脐带附着部，其余绝大部分（95%）都能在 1min 之内探查到脐带附着部。8 例疑为前置血管的孕妇有 7 例在产后证实为脐带帆状附着，另一例为球拍状胎盘。由于技术水平的限制，目前超声检查仍仅用于高危人群的诊断而并不适于作为常规筛查手段。

如果需准确判断阴道出血的来源，可以采用以下方法。

1.细胞形态学检查

将阴道出血制成血涂片，显微镜下观察红细胞形态。如有较多有核红细胞或幼红细胞并有胎儿血红蛋白存在，则胎儿来源的可能性大。

2.蛋白电泳试验

将阴道血经溶血处理后行琼脂糖凝胶电泳。本法需 1h 左右，敏感度较高，但须有一定设备。

3.Kleihauer-Betke 试验

将阴道血制成血涂片染色后显微镜下观察。是基于有核红细胞中胎儿血红蛋白与成人血红蛋白之间结构上的差异导致胎儿的血红蛋白比成人的血红蛋白更能抵抗酸变性。Kleihauer 抗酸染色阳性胎儿细胞的胞质呈深红色，而周围母体的有核红细胞则无色。该试验灵敏度虽较高但方法烦琐，染色过程需 30min，临床应用性较差。

4.Apt 试验

是根据胎儿血红蛋白不易被碱变性，而成人血红蛋白则容易碱变性的原理设计的，其方法是用注射器从阴道内及静脉导管内获得血样，然后与少量自来水混合以溶解红细胞。离心 5min 后，移出上清液，每 5mL 加入 1% 的 NaOH 1mL，如果为粉红色说明是胎儿血红蛋白，成人血红蛋白为棕红色的。

五、处理

人工破膜时必需有产科指征，胎膜自然破裂时也需特别关注有高危因素的孕妇，应密切注意阴道出血和胎心率的变化。如发生前置血管破裂，如胎儿存活应即刻剖宫产终止妊娠，同时做好新生儿复苏的准备。2004 年 Oyelese 等对 155 例前置血管患者妊娠结局进行分析发现，产前诊断前置血管和未诊断者新生儿存活率分别为 97% 和 44%，新生儿输血率为 3.4% 和 58.5%。Oyelese 等推荐前置血管患者在妊娠末 3 个月入院，给予皮质激素促胎肺成熟治疗，完善产前检查后在约 35 周剖宫产终止妊娠。如果小于 35 周可在门诊通过阴道超声监测宫颈管长度，有宫缩或者阴道出血时入院。如果产时高度怀疑前置血管则需迅速娩出胎儿并给予新生儿复苏。新生儿娩出后，如有重度贫血情况可通过脐静脉输血。如胎儿已死亡则阴道分娩。产后仔细检查胎盘以明确诊断。

第四节 绒毛膜血管瘤

胎盘绒毛膜血管瘤是由于绒毛干血管生成紊乱所致的一种真性肿瘤,是胎盘中最常见的良性肿瘤,由血管和结缔组织构成。

一、发病率

文献报道其发生率差异很大,为 0.7％～1.6％,差异原因除种族、地域的不同和多胎因素外,与胎盘病理检查的送检率呈正相关。国外文献报道连续检查胎盘 500 例以上者发病率在 0.7％～1.6％,但直径>5cm 者尚不多见。

对母儿的影响 绒毛膜血管瘤一般对母体及胎儿均无严重的不良影响,但其临床的结局更多的是取决于肿瘤的大小而不是肿瘤的成分。

1.对孕妇的影响

胎盘绒毛膜血管瘤是一种良性毛细血管瘤,肿物大者可伴有产前出血、羊水过多、妊娠高血压疾病等。文献报道,肿瘤大于鸡卵者,羊水过多的发病率可高达 48.7％,肿瘤直径小于 5cm 者尚未见并发羊水过多的报道。

2.对胎儿的影响

血管瘤能改变胎盘血流,破坏胎儿正常血流供应,可导致宫内生长受限;因常附着在脐带周围,影响胎儿发育,大者可危及胎儿安全,导致胎儿水肿甚至胎儿死亡等。超限的血液循环可使胎儿心脏负担加重,导致胎儿窒息,甚至死亡。另外,有文献报道胎盘绒毛膜血管瘤可引起胎儿畸形、流产、胎儿水肿及伴有良性脂肪母细胞瘤等疾病。肿瘤较大(直径>5cm 者)或生长部位靠近脐带附近可压迫脐静脉伴发低出生体重婴儿,但却很少有胎儿死亡及畸形等并发症。

关于羊水过多及胎儿生长受限的确切机制至今不清,可能与肿瘤压迫脐静脉影响胎盘血液供应有关,或是肿瘤本身阻碍胎儿胎盘循环,即胎儿血通过肿瘤的无效腔(生理无效区)返回的是不含氧血或低氧血所致。

二、发病原因

胎盘绒毛膜血管瘤机制未明,可能系早期胎盘的血管组织发育异常所致。有资料提示,其发病率高低与以下因素有关。

1.种族

资料显示,绒毛膜血管瘤在高加索人群中的发生率较非裔美洲人群中高。

2.多胎妊娠

多胎妊娠者较单胎妊娠者发病率高。

3.地理位置

高原地区人群中其**发生率**升高,如尼泊尔的报道,其发生率为 2.5％～7.6％,比低海拔地区高得多,提示含氧量低的刺激导致过度的绒毛毛细血管增生,绒毛膜血管瘤可以伴发胎儿的有核红细胞增高是这一推测的佐证。

4.感染

有研究认为,革兰阴性菌感染和脂多糖刺激可导致胎盘血管疾病的发生。

5.其他

国外有学者认为,胎盘血管瘤并发症与肿瘤血流多少有紧密关系。

三、病理变化

胎盘绒毛膜血管瘤主要由血管和结缔组织构成,电镜和免疫组化证实绒毛膜血管瘤为血管源性的肿瘤,起源于绒毛干,即胎盘发育早期。

大体特点:有单发或多发,大小不一,直径为 0.5～2.0cm,可发生在胎盘的各个部位,多数较小,埋于胎盘内,不易发现。

由于内部含血管和结缔组织的成分比例不同,超声所见也不尽相同,有的呈低回声并有索条状交错分隔成网状,有的呈许多小囊腔如蜂窝状。大血管瘤常隆起于胎儿面,肉眼呈紫色或灰白色,圆形、卵圆形或肾形,包膜薄,切面较正常组织为实,与周围正常组织界限清楚。显微镜下瘤体由许多血管腔隙和少量疏松的纤维组织间质组成。组成的血管多为小的毛细血管型血管,也可显著扩张呈海绵状。有时间质成分可较突出,在丰富的疏松而不成熟的富于细胞的间质中仅有少数形成较差的血管。

绒毛膜血管瘤可发生坏死、钙化、黏液变、透明变性或脂肪变性等继发性改变,使组织学图像复杂化,分为三型:①血管瘤型;②富细胞型;③蜕变型。

根据发生部位不同而组织形态多样,但具有共同的特点:①大部分为良性肿瘤,恶性病例少见。②肿块界限清楚、无包膜、有压迫性纤维组织包绕。切面白色,质地较韧,可有囊性变及坏死,可伴有结节性硬化。③瘤细胞包括上皮样细胞及梭形细胞,胞质丰富透明或呈颗粒状嗜酸性胞质,核分裂象少见;间质富于薄壁的毛细血管。④免疫表型 HMB45、Des 和 α-SMA 阳性。部分肿瘤表达 CD117;上皮、内皮、神经内分泌等标志物均阴性。

四、诊断

1.超声诊断

产前检查主要借助 B 超或彩超,通过彩超检查探测其血流变化可以预测妊娠的预后。肿瘤内动、静脉吻合,可能破坏胎儿体内循环,导致胎儿生长发育受限(30%);过多的血液循环可使胎儿心脏负担加重,导致胎儿心、肝肥大,心力衰竭及羊水过多(18%～35%);可使胎盘早剥、胎盘后血肿(4%～16%)、妊高征(16%～20%)、产后出血等机会增加。当脐动脉部分血液形成动,**静脉分流**时,可引起胎儿-胎盘灌注的减少,从而使血管瘤微循环缺血,形成栓塞、甚至DIC。**可能使**胎儿出现全身凹陷性水肿、贫血性心脏病、低蛋白血症性肾衰而死亡(7.8%～15%)。

2.病理切片及免疫组化

明确诊断有待于胎**盘病理**检查。其中富细胞型易被误诊为肉瘤,需借助免疫组化进行鉴别。

五、治疗

治疗原则：一经发现，定期监测；发现异常，终止妊娠；防止产时、产后出血。

1.妊娠期

一旦发现应定期超声随访复查，观察羊水变化及肿瘤增大情况。但需与副胎盘、子宫肌瘤、胎盘早剥相鉴别。胎盘绒毛膜血管瘤直径＜5cm时，可按一般产科处理，无明显并发症者可维持妊娠至足月。直径＞5cm者可引起胎儿压迫症状，胎儿生长迟缓和羊水过多症，应考虑终止妊娠。

2.分娩期

应注意预防产后大出血，做好新生儿窒息的抢救准备工作。

3.分娩方式

阴道分娩终止妊娠，则易发生胎儿窘迫，羊水过多可使胎盘早剥、产后出血等机会增加，故选择剖宫产相对安全。

第十章 产科休克

第一节 产科休克的病理生理

一、休克的定义

休克是由于血管内有效循环血容量绝对或相对不足导致急性循环功能障碍,使全身组织及脏器的微循环血液灌流不足,引起组织缺血缺氧、代谢紊乱和各重要脏器发生代谢性及功能性严重障碍的综合征。休克可以发生在各种疾病过程中,在孕产妇中,妊娠与分娩过程亦可能发生各种并发症,严重时发生休克,引起全身各脏器损害,甚至死亡。产科休克是产科临床中一项最突出的紧急情况,是威胁孕产妇和围生儿生命的重要原因之一,与非妊娠相关的休克相比,产科休克在病因、病理和处理上的某些独特性值得重视。

二、休克的病理生理

休克的发病随病因而异,但其临床表现及生理功能障碍基本相同,由致病因素引起血流动力学变化导致机体组织供氧、需氧失衡的病理状态。以下4种引起循环功能障碍的主要因素可以单独或合并存在。

1.有效循环血量减少

血管内容量是血流动力学的基础。失血性休克由于出血而引起有效血容量减少;感染性休克及过敏性休克则由血管内皮细胞损害,使血浆物质渗入组织间隙,循环血量分布异常而导致有效血容量减少;心源性休克由于心排量明显降低,有效循环血量减少等。各类休克的共性为有效循环血容量减少、心排量降低、组织供氧减少而需氧增加等。

微循环是执行循环系统功能的最基层结构,担负向全身组织细胞供氧和排出 CO_2、输送养料及排出废物等功能,其由小动脉、微动脉、中间微动脉、前毛细血管括约肌、真毛细血管、微静脉、小静脉、动静脉通道、直接通道等组成。真毛细血管是物质交换的场所,其血容量约占全身血容量的 $5\%\sim10\%$。休克时,出现微循环障碍:大量真毛细血管开放,大量血液积聚,有效循环血量显著减少。休克早期,代偿性出现大量儿茶酚胺的释放,引起微动脉和微静脉的收缩和痉挛,血压回升,以保证心、脑、肾等重要器官的血液供应,同时也使毛细血管前括约肌痉挛。血液流入毛细血管的阻力增加,使微循环灌注不足,毛细血管内压下降,体液向血管内转移。从机体其他处来的去甲肾上腺素还使细小静脉收缩,进入毛细血管的血液回流受阻,加之局部缺血,毛细血管通透性增加,液体外渗,血液浓缩,使血容量进一步减少,回心血量及心输出量剧减,动脉压下降。

2.血管运动张力丧失

休克发生后,血管活性物质含量显著增加,血管运动张力失调。失血性休克早期以血管收缩物质占优势,而休克晚期则以血管扩张物质起主要作用。在感染性休克及过敏性休克存在广泛的炎性反应,而神经源性休克则存在交感神经运动的丧失,这些均可引起血管运动张力失调,从而导致血管扩张和外周血管张力降低。

3.心排出量不足

心脏的泵血功能是血流动力学的原动力。影响心排出量的主要因素为前负荷、后负荷、心肌收缩力、心率。失血性休克因血容量的绝对或相对减少导致前负荷不足,形成继发性心排出量降低。感染性休克可因代偿机制出现高动力型休克,此时心排出量虽增加,但最终因代偿失调而致心排量减少。在心源性休克中,心排量不足可由心脏内源性缺陷,如心肌病、心瓣膜狭窄或心脏传导系统的病变所引起。而在阻塞性休克,则可由于广泛性肺栓塞等疾病使心脏充盈受到机械性的阻塞,而导致心排量不足。

4.继发多脏器功能障碍综合征

休克是继发多脏器功能障碍综合征(MODS)的重要因素。全身循环障碍组织的血液灌注不足会引起各组织器官细胞缺氧和代谢性酸中毒;能量代谢的障碍,还可以引起电解质平衡紊乱,其结果可造成机体多器官功能损害,尤以肺、肾和凝血系统最为重要;微循环功能障碍及血管内皮细胞损伤,易激活凝血系统而形成 DIC,DIC 的形成使各器官组织细胞进一步发生严重缺氧、变性、坏死,进而脏器功能损害加重;而当心、肺、脑、肾等重要脏器出现功能障碍时,又可使休克状况加重。若 MODS 处理不当、不及时,可导致死亡。

三、产科休克的类型

产科休克的病理生理及特点:产科休克是指发生在孕产妇这一特殊人群、与妊娠及分娩直接有关的休克。产科休克的常见类型为:失血性休克、感染性休克、心源性休克、神经源性休克、过敏性休克等。失血性休克是产科休克常见的原因,也是孕产妇死亡中最主要的致死原因;羊水栓塞虽不多见,但可以引起产科过敏性休克伴凝血功能障碍,并导致失血性休克;孕妇有患各种泌尿生殖道感染的高危险性,例如化脓性肾盂肾炎、感染性流产、长时间破膜后的绒毛膜羊膜炎、产后及手术后发生盆腔感染等。增大的妊娠子宫,尤其在胎膜早破,或宫口开大胎膜破裂后,为细菌进入创造了条件;坏死的胎盘残留,有利于细菌的大量繁殖;产后母体抵抗力低下,一旦合并感染,机体失去防御能力,极易并发感染性休克;产妇在采用区域性麻醉进行分娩镇痛时,偶有麻醉药剂量过量的情况发生,从而引起血压下降,甚至全脊髓阻断,导致神经源性休克;另外,分娩时产道的特殊损伤、子宫内翻,也因子宫韧带的牵拉而致神经源性休克等。产科休克患者严重者多存在混合性休克,如低血容量性休克并心源性休克,神经源性休克伴低血容量性休克,过敏性休克伴低血容量性休克,感染性休克合并心源性休克等,这些混合性休克的临床表现常是各类休克症状的综合,给治疗带来困难。但孕产妇循环血容量和血管外液量显著高于非妊娠期妇女,且呈高凝状态,使孕产妇对失血的耐受力较强,且由于患者年轻,多无基础疾病;病变多局限于生殖器官及相邻区域,利于及时去除病因,为尽快控制休克提供了有利条件。

第二节　失血性休克

在世界范围内,每年大约有 500 000 孕产妇死亡,在发展中国家,产科出血所致死亡占孕产妇死亡的 30%～50%。失血性休克是妊娠相关的导致孕产妇死亡的首要原因。该原因导致的死亡都是由低血容量性休克所介导,并与多种脏器功能衰竭相关,如急性肾衰竭、急性呼吸窘迫综合征、垂体坏死等。

妊娠期母体发生生理变化以备产时失血。妊娠中期末,母体血容量增加 1000～2000mL,外周血管阻力降低使得心排出量增加 40%～45%,大约 20%～25% 的心输出量分流到胎盘形成约 500mL/min 的血流。因此,妊娠母体在怀孕期间已经做好了能够丢失 1000mL 血液的准备。当失血量小于 1000mL 时,产妇的生命征象可能并不能反映其真正的失血量。

一、原因

孕产期间任何破坏母体血管系统完整性的因素都有引发严重产科出血的可能。孕产期失血性休克的原因有两大类:一为发生与妊娠相关的各妊娠并发症如异位妊娠、前置胎盘、胎盘早剥、宫缩乏力及产道损伤或胎盘滞留等原因所致产后出血等;二为合并存在与妊娠非密切相关的全身性疾病如血液系统凝血功能障碍性疾病、肝脏疾病、免疫系统疾病等。

文献综述指出,异位妊娠是妊娠前半期引起致死性产科出血的首要原因。妊娠晚期的产前出血多为胎盘附着部位破裂(包括胎盘早剥及前置胎盘)或者子宫破裂(自发性或者创伤性)的结果。妊娠相关的失血原因不同,孕产妇结局也不同。

值得重视的是子痫前期患者,血压的波动等因素可导致胎盘早剥,而分娩期间子痫前期患者也更容易发生低血容量性休克,因为此时患者血管内容量降低,即使正常分娩时的出血也有可能会导致生命体征的不稳定。另一个与子痫前期有关的病理生理变化是血小板减少,病情严重时将导致产后出血。另外,低蛋白血症所致全身水肿(包括子宫肌层水肿)以及预防子痫硫酸镁的使用都有可能影响子宫收缩而导致产后出血。

绝大多数产科出血发生于产后。最常见的原因是胎盘娩出后子宫收缩乏力。正常情况下,不断缩短的子宫肌纤维是胎盘部位动脉血管床的生理性止血带。因此,子宫收缩乏力时子宫肌纤维收缩障碍导致动脉失血。引起子宫收缩乏力的因素包括急产或者滞产、缩宫素使用过量、硫酸镁的应用、绒毛膜羊膜炎、由于宫腔内容量增大而导致的子宫增大以及手术分娩。产科创伤是另一个常见的产后出血的原因,如中骨盆平面的阴道手术助产常导致的宫颈和阴道损伤及剖宫产子宫切口延裂,其他还包括子宫内翻、分娩时损伤或者会阴侧切术后导致的会阴血肿或盆底腹膜后血肿等。另外,病理性胎盘植入或粘连、羊水栓塞以及任何导致凝血功能障碍的因素都可导致产后出血。

二、机体对失血的反应

低血容量性休克涉及一系列机体应对急性低血容量的病理生理阶段。休克通常通过低血压、少尿、酸中毒以及后期的毛细血管塌陷来诊断,然而这种理论知识使用起来并不是非常便捷。在大出血的早期,平均动脉压、心输出量、中心静脉压、肺小动脉楔压、每搏输出量、混合静脉血氧饱和度及氧消耗都降低。而收缩期血管阻力及动静脉氧饱和度的差异增加。当血流降低后这些改变能改善组织氧供。儿茶酚胺释放调节小静脉,使血液从容量储备池输出,伴随这些变化的还有心率、全身小血管阻力、肺部血管阻力及心肌收缩力等的增加。失血性休克后幸存的患者在复苏的最初 24 小时内其平均动脉压、心输出量、氧输送及氧消耗的降低都不会太大,而复苏后这些指标的恢复却都更接近于正常值。

此外,中枢神经系统通过选择性收缩小动脉从而对心输出量及血容量进行重新调配。这些改变使得肾脏、小肠、皮肤及子宫的血供减少而维持心脏、大脑及肾上腺血供的相对稳定。在产前出血的患者这种改变甚至在母体低血压出现之前就导致胎儿致死性的低氧和窘迫。这时妊娠期子宫相对于那些维持生命的器官来讲显得次要。无论母体血压如何,严重的休克都会伴有胎儿窘迫。

胎盘血流与子宫动脉灌注压成正比,从而与收缩压成正比。任何导致母体心输出量降低的事件都会导致胎盘血供成比例的下降。子宫血管对外源性血管活性物质非常敏感。然而,子宫动脉对妊娠相关性肾素血管紧张素刺激及血管压力效应的反应似乎比较迟钝,其机制尚不清楚。

产前出血患者胎儿血氧饱和度随母体心输出量减少而成比例降低,应引起产科医生的关注。母体肾上腺髓质分泌的肾上腺素可增加胎盘部位螺旋动脉的阻力,进一步引起胎儿血氧饱和度的降低。此时即使母体的代偿机制尚可以维持母体生命体征稳定,其胎儿也非常危险。因此,为了胎儿的安全,即使没有明显的低血压表现,也应该迅速增加产前出血患者的血容量。

尽管所有重要脏器的血流量在妊娠期间都会增加,但三个器官(垂体前叶、肾脏及肺)在失血性休克发生时容易受损。妊娠期间垂体前叶增大,血流量增加。但当发生休克时,血流由垂体前叶分流至其他器官,因而导致缺血性坏死。Sheehan 和 Murdoch 首先报道了继发于产后失血性低血压的低垂体功能综合征。这种情况在现代的产科已经非常罕见了。其临床表现多种多样,但是继发于垂体性腺激素的降低而导致的闭经却很常见。严重情况下,甲状腺及垂体促肾上腺激素的分泌也减少。也有学者报道部分性或者非典型性垂体前叶或后叶综合征。任何原因引起的低血容量都会降低肾脏血流,从而导致急性肾小管坏死。大约 75% 产科肾功能衰竭的患者的诱因是失血和低血容量。及时进行补血补液治疗对避免这种结局至关重要。心输出量急剧减少使得氧摄取功能受损,而氧运输的变化与 ARDS 的发病机制相关。

当失血达到血容量的 25% 时,代偿机制将不足以维持心输出量及动脉血压。从这一点来讲,即使发生少许再次失血,都将导致临床症状的迅速恶化,导致大量细胞坏死及血管收缩、器官缺氧、细胞膜稳定性破坏以及细胞内液流失到细胞外的空间。低血容量性休克时血小板聚集性也增加,聚集的血小板释放血管活性物质,这些物质促使微小血栓形成、不可逆的微血管低灌注及凝血功能障碍等。

由于孕期特有的生理变化,产科出血有着不同于正常人群的特点:孕期血容量增多,一旦出血往往来势迅猛,不易准确估计出血量;孕产妇多较年轻、身体基础好,对出血有一定的耐受性,因此,当出现明显临床症状时,往往已达中重度休克标准,贻误了抢救时机。特别是不少患者的产后出血发生于家庭分娩或基层医院,由于上述因素及医疗条件的限制常导致产后出血呈非控制性状态,不能被及时发现和处理。这些是导致产科休克患者不良结局的原因。

三、产科低血容量休克的临床救治

产科出血大多数来势凶猛。短时间内大量失血而导致失血性休克。抢救失血性休克的关键就是止血、恢复血容量以及快速去除病因。

1.产科失血性休克患者的监护

对休克患者的监测十分重要。从休克的诊断治疗开始,直至治愈,必需始终观察并掌握病情变化,以免出现治疗不足或治疗过度的错误而影响急救效果。

(1)基本生命体征监测:休克是一种以组织灌注不足为特征的临床状态。虽然低血压常常合并休克发生,但是血压正常并不能排除休克。应结合患者的神志、四肢末梢的温度及尿量等情况了解组织灌注情况。休克早期可通过对患者的神志、体温、血压、脉搏、呼吸及尿量等基本生命体征进行监护,可以评估出血量、出血速度及制订治疗方案,一般监测间隔可为 0.5～1h。

(2)产科失血性休克患者血流动力学的监测:血流动力学的监测能进一步评估心室充盈压、心输出量及血管内血容量,并指导输液治疗。临床上常用以下监测指标:心输出量监测(CO)、中心静脉压(CVP)、氧饱和度监测、肺毛细血管楔压(PAWP)、肺动脉压(PAP)、经食管超声心动图(TEE)、pH 值及 PCO_2、PO_2 监测、血乳酸水平、血碳酸氢盐水平、凝血功能、电解质等。必需强调动态监测,了解病情变化,并及时纠正治疗措施。

2.保持有效呼吸通气是抢救休克的首要原则

休克时肺循环处于低灌注,氧和二氧化碳弥散都受到影响,严重缺氧时引起低氧血症,低氧血症又能加重休克,导致恶性循环。休克患者最常见的死因是呼吸系统氧交换不全而导致的多器官功能衰竭。对危重症患者的研究发现因组织灌注减少而产生的组织氧债是导致继发性器官功能障碍及衰竭的最主要的潜在生理机制。通过面罩以每分钟 8～10L 的速度给氧以增加肺毛细血管膜的局部氧分压可能可以阻断组织缺氧的发生。而且对于产前出血患者提高母血中局部氧分压也能够增加胎儿组织氧供。两项前瞻性随机对照试验研究发现,恢复混合静脉血氧饱和度(SvO_2)至正常水平或者将血流动力学维持在高于生理状态的水平并无益处。而另外 7 项随机试验却发现当早期或者预防性的给予这种积极治疗方法时可以获得明显的临床改善。因此,必需保证充足供氧,鼻导管插入深度应适中,通常取鼻翼至耳垂间的长度,必要时采用人工通气以保证有效通气。如果患者气道不通或者潮气量不足,临床工作者应该果断的行气管插管及正压通气给氧以促进足够的氧合作用。对于经简单复苏后没有迅速好转的患者采用侵入性方法(气管插管)恢复氧输送及氧容量至正常甚至超常水平是十分必要的。

3.积极正确的容量复苏是产科失血性休克救治成功的关键

休克均伴绝对或相对血容量不足,扩充血容量是维持正常血流动力、保证微循环灌注和组织灌注的物质基础,是抗休克的基本措施。而输液通道至关重要。急性大出血休克时,末梢血管处于痉挛状态,依靠静脉穿刺输液常遇到困难,以往常采用内踝静脉切开,其输液滴速也常不理想。近年来,多采用套管针,选颈内静脉穿刺,成功后保留硅胶管针套,衔接好输液管进行输液,可直接经上腔静脉入心脏,保证液体迅速灌注,更便于插管测中心静脉压,增加抢救成功率,统计广州市重症孕产妇救治中心近 5 年救治 483 例严重产科出血患者救治情况,有 456 例患者采用颈内静脉穿刺,确保输液通道通畅,救治成功率达 98.5%。

建立通道后尽快有效恢复血管内容量是治疗失血性休克的重要措施,特别是休克早期。

一旦到休克中、晚期,由于机体微循环床开放,尽管输入了大量的液体,但疗效并不理想。因此,合理输液对休克救治的效果至关重要。临床工作中需要把握好以下的关键点。

(1)适宜的补液速度及补液量:一般最初 20min 输注 1 000mL,第一小时内应输入 2 000mL,以后根据一般状态、血压、心率、实验室检查等综合指标酌情调整。同时应严密观察继续出血量,并尽快配合有效的止血措施。对中、重度休克的输液治疗应用中心静脉压(CVP)配合血压监测予以指导。

(2)选好补液种类:扩容治疗时常用的液体包括晶体液、胶体液、血制品和血液代用品。总的来说,晶体液主要补充细胞外液;胶体液主要补充血管内容量,不同种类胶体溶液其扩容效力和持续时间不同;休克早期,应用晶体液配合血浆代制品;失血量超过 1000mL 时,需补充浓缩红细胞;新鲜冰冻血浆则主要用于纠正凝血因子缺乏。由于血源缺乏和输血可能造成艾滋病、病毒性肝炎等,输血应严格掌握指征。1996 年,《美国麻醉医师协会(ASA)输血指南》指出,血红蛋白一般应用<6g/dL 或<10g/dL(伴有心肺疾病)时;新鲜冰冻血浆一般用于 PT/PTT 大于 1.5 倍对照值;血小板一般应用血小板数小于 $5×10^9$/L 等,上述条件对冠心病和肺疾病患者适当放宽条件,另外参考患者血气分析结果、心指数等综合决定,对于非控制性出血输血指征应为血红蛋白<10g/dL,而对于已控制出血者血红蛋白一般应用<6g/dL。

大量血液替代疗法是指在 24h 内,输入个体的液量至少为其血容量的 1 倍。美国国立卫生院会议报道,在接受大量血液替代治疗的患者中,血小板减少的患者比凝血因子耗损的患者更容易引起病理性失血。这一发现在一项对 27 例为大量液体替代治疗的患者的前瞻性研究中得到证实,对这些患者输注全血并不能改善其凝血因子 Ⅴ、Ⅶ、Ⅸ 以及纤维蛋白原的缺乏。一项临床救治研究指出在需要大量补液的患者中,血小板减少是比凝血因子减少更重要的引起大量出血的原因。这项报道中指出,采用 FFP 迅速恢复凝血酶原时间(PT)及部分凝血活酶时间(APTT)至正常水平对改善异常出血效果甚微。没有证据表明"每使用一定数量的 RBC 就常规给予 PPF"的做法能够降低那些正在接受大量液体替代治疗的患者或者既往没有凝血因子缺陷症患者的输注需要。因此,在大量补液治疗的过程中,应重视纠正具体的凝血功能障碍(纤维蛋白原<100mg/dL)以及血小板减少(值<30 000/mL)会减少更进一步的输注需求。急性失血性休克情况下,侵入性血流动力学监测,通过 CVP 及 PCWP 反映毛细血管内容量状态,可能有利于指导补液治疗。然而,危重症患者 CVP 作为反映血管容量状态的指标可能并不绝对可靠,因为此时还伴有静脉血管壁的改变。幸运的是,产科失血性休克患者通过迅速止血以及充分及时的复苏治疗能够迅速恢复。

近年来出现了关于休克治疗中限制性液体复苏的观点,余艳红教授对产科出血限制性输液进行了探索性的基础研究,认为限制性输液有利于减少出血量,保障重要组织器官的灌注,减少休克造成的各器官功能损害,可能有效改善免疫功能等。但目前国内外均未有相关临床资料。

4.止血

迅速止血是治疗产科失血性休克的最根本、最关键措施。应根据不同部位、不同病因的出血采取相应的止血措施控制出血,治疗原发疾病。在积极容量复苏支持下,对于活动性出血而出血部位明确的患者应尽快手术或介入治疗,而对活动性出血但出血部位不确切的患者应迅速通过各种辅助手段如穿刺、超声检查、血管造影等查找定位出血部位以止血。

某些情况下,如子宫破裂或者腹腔内出血,可能在血流动力学稳定之前就需要进行外科手术。子宫收缩乏力引起的产后出血,如果用传统的压迫法或者稀释的缩宫素无效时,应该考虑使用甲基麦角新碱或者 15-甲基-前列腺素 F2α。后者的推荐使用量为 $250\mu g$,如果有必要,最大可以使用到 $1000\mu g$。少数患者,直肠给予米索前列醇(一种前列腺素 E 的类似物),对治疗子宫收缩乏力是有效的。

对持续性阴道出血的患者,一定要仔细检查阴道、宫颈、子宫及宫内妊娠残余物等。如果患者有生育要求且临床表现稳定时,可以考虑子宫动脉结扎或者子宫动脉栓塞。在某些情况下,宫底加压缝扎,如 B-Lynch 缝扎能够有效止血。在极少数情况下,需要进行髂内动脉结扎方能止血。子宫收缩乏力保守治疗失败、子宫胎盘卒中或者子宫破裂,单纯的保守缝合术可能无效时要考虑剖腹探查或者子宫切除术。也有学者报道,子宫卒中时可以采用球囊压迫或者栓塞髂内动脉的方法。

在子宫切除手术止血治疗中强调评估术后腹腔内出血再次开腹手术的风险。术后腹腔内出血的监测中,留置腹腔引流管的引流量有助于评定,但应结合临床上生命体征的变化、血红蛋白的进行性监测、腹围变化、必要时的 B 超检查等手段。产科休克子宫切除术后因残端出血再次开腹手术与凝血功能障碍未纠正、手术方式欠妥及术者技巧等相关。因此,对于术前、术中已存在凝血功能障碍的患者要在积极纠正凝血功能障碍的基础上进行仔细的残端止血.对于子宫切除的方式应根据病理妊娠的特点及子宫切除的指征慎重考虑,需防止次全切除术后再次开腹行宫颈残端切除,此类手术应由经验丰富的医生完成。

有些本可以通过外科手段避免死亡的产科失血性休克救治失败病例,反映的并非是临床工作者知识体系缺陷或者手术技能低下,而是他们错误的判断延误了剖腹探查或子宫切除的时机。严重产科失血的成功处理需要及时的容量复苏、睿智的用药、果断的手术止血决策等综合应用。

5.血管活性药物的使用

失血性休克患者在纠正容量之后如血压仍偏低,可以考虑给予适当的血管活性药物。但在产前及分娩期慎用,因血管加压素虽能够暂时缓解母体低血压,然而却是以降低子宫胎盘灌注为代价的。因为子宫螺旋动脉对该类药物十分敏感,不到万不得已的情况下,一般不用血管加压素来治疗产前出血性休克。变性肌力药物如多巴胺可能对急性循环衰竭情况下的血流动力学有积极改善作用。不过,对正常及低血容量的孕羊的研究发现,多巴胺会降低子宫动脉血供。低血容量性休克时,除非毛细血管前负荷(即 PCWP)已经得到最佳改善,否则一般不使用血管加压**药物或**者变性肌力性药物。当给药剂量相同时,血管加压素比多巴酚丁胺升高 MAP 及 PCWP 的作用更强。而多巴酚丁胺能够使心脏指数、VO_2 及 DO_2 上升更多。因此,一些危重症专家更推崇多巴酚丁胺。

6.纠正酸中毒

代谢性酸中毒常伴**休克**而产生。酸中毒能抑制心脏收缩力,降低心排血量,并能诱发 DIC。因此,在抗休克同时**必需**注意纠酸。首次可给碳酸氢钠 $100\sim200mL$,$2\sim4h$ 后再酌情补充。有条件者可监测酸碱平衡及电解质指标,按失衡情况给药。

7. 防治 MODS

休克发生后心肌缺氧、能量合成障碍，加上酸中毒的影响，可致心肌收缩无力，心搏量减少，甚至发生心力衰竭，因此治疗过程中应严格监测脉搏及注意两肺底有无湿性啰音。有条件者应做中心静脉压监测。如脉率达 140/min 以上，或两肺底部发现有湿性啰音，或中心静脉压升高达 $12cmH_2O$ 以上者可给予快速洋地黄制剂，一般常用毛花苷 C 0.4mg 加入 25% 葡萄糖液 20mL 中，缓慢静脉注射 4～6h 后，尚可酌。请再给 0.2mg 毛花苷 C，以防治心力衰竭。血容量补充已足，血压恢复正常，肾脏皮质的血流量已改善，但每小时尿量仍少于 17mL 时，应适时利尿，预防肾衰竭，并预防感染等。

8. 进一步评估

病情的评估应贯穿在产科失血性休克患者的每项处理前后。当患者的氧合状态得到改善、容量复苏完成以及病情趋于稳定时应对患者进行进一步评估，评估治疗效果、评估基础疾病以及评估休克对循环的影响、评估产前出血患者胎儿宫内情况等。系统的评估包括生命体征、尿量、酸代谢情况、血液生化以及凝血功能状态等。某些情况下，可以考虑放置肺动脉漂浮导管从而对心功能及氧输送参数进行综合评估。不过，一般的低血容量性休克都不需要进行侵入性血流动力学的监测。

产前出血患者胎心率评估可以提示母体危重情况下胎儿窘迫情况。然而，大多数情况下，只有待母体情况稳定且持续出现胎儿宫内窘迫的证据时医生才会考虑终止妊娠。应意识到只有当母体的缺氧、酸中毒及子宫胎盘灌注得到改善后，胎儿才有可能转危为安。当母体血流动力学不稳定时，推荐对胎儿进行宫内评估及复苏，而不是紧急的终止妊娠。

四、产科失血性休克的预防

1. 产科出血高危因素的评估与干预

产前检查时，产科医生应仔细询问患者病史及妊娠史，结合辅助检查，及早发现或评估存在的可能引起产科出血的高危因素，重视此次妊娠相关的存在出血风险的妊娠病理或并发症，以及重视合并出血风险的全身性疾病如肝炎、血液系统疾病、免疫系统疾病等与凝血功能异常相关的病症。与患者知情沟通，告知其出血高危状况及风险，并做出预见性诊断、恰当会诊、及时预防性准备及处理，以将失血可能性降低或将失血程度降到最低。

2. 围分娩期的评估与干预

恰当的围分娩期的评估与干预可将患者失血可能性降低或将失血程度降到最低，减少创伤。

分娩前评估：复习病史及妊娠史、仔细体检、完善辅助检查。根据患者出血的高危因素及目前母胎病情状况评估分娩时机与方式。

分娩前的准备与干预：为分娩中可能发生产科失血性休克的患者进行减少出血量的措施准备（如使用抗凝剂者停用或调整药物；强力宫缩剂的准备如欣母沛、卡贝缩宫素等；ITP 患者术前血小板提升；患者凝血功能异常的分娩前纠正等）；进行减低失血创伤的准备（如准备充足血源等）。

分娩时的干预：阴道分娩者重视产程管理，缩短产程，第二产程减少产伤发生，积极处理第三产程；剖宫产术分娩者强调麻醉管理，维持血流动力学的稳定，仔细止血与缝合等；认真评估与监测出血量,如创面出血与凝血状况;评估宫缩及加强宫缩,必要时的各种保守缝扎止血措施及恰当评判不得已时果断的子宫切除术等;必要时及时恰当的容量复苏与输血,凝血功能异常的纠正,生命体征及器官氧合的监测与管理,以及必要时及时的生命支持等。

重视心脏病患者产科失血对血流动力学的影响,心脏基础疾病对此的适应性,如艾森曼格综合征患者积极防止产后出血以降低死亡风险;重视肝损害患者分娩时再发生产科出血对疾病的影响,以及副反馈加重产科出血等;重视低体重患者、贫血患者对失血耐受差等。

通过产前、产时的评估与干预能很好地将患者失血可能性降低、将失血程度降到最低、患者相关严重创伤程度降低,并有可能降低相关的孕产妇死亡风险。

第三节　感染性休克

感染性休克系指由感染引起的血液灌流呈急性锐减的综合征,又称中毒性休克或内毒素性休克,多由细菌感染引起。败血症指同时伴有低血压(收缩压<90mmHg 或较基础值下降≥40mmHg),在扩容的同时(或需要使用升压药)患者依然存在灌注不足,或者存在乳酸堆积、少尿、患者出现急性精神状态改变。败血症、重度败血症及感染性休克是机体对感染产生的一系列连续反应,患者多死于多器官功能障碍综合征(MODS)。在北美,感染性休克是 ICU 患者死亡的主要原因,10%的感染性休克死亡直接与产科有关。

引起产科感染性休克的最常见原因为肾盂肾炎、绒毛膜羊膜炎、产褥感染、子宫破裂和感染性流产、外伤性感染、坏死性筋膜炎、胆囊炎、胰腺炎等。其常见的致病菌为产生内毒素的革兰阴性杆菌、厌氧链球菌、产生外毒素的溶血性链球菌和金黄色葡萄球菌等,产气荚膜杆菌感染产生外毒素所致休克病情常常险恶,另外病毒及真菌也可引起感染性休克,但在产科领域少见。菌血症到败血症的发展与免疫抑制、药物使用等一些因素相关。革兰阴性杆菌是引起败血症的最常见致病菌。但由革兰阳性杆菌造成的败血症逐渐增多,已接近革兰阴性杆菌所致败血症发生率。感染性休克的发生、发展与预后均与致病菌的毒性和机体的免疫力有关。如果发展为多脏器功能衰竭,其死亡率为 40%～70%。

一、病理生理

败血症的心血管系统的临床表现是外周血管紧张度和心功能改变的结果。血管紧张度下降可能由平滑肌细胞松弛剂氧化亚氮的增加引起;微血管的改变,如血管内皮细胞的肿胀,纤维蛋白沉积,血流异常导致循环中细胞的聚集;心输出量依赖于患者血容量的多少。在败血症性休克的早期,心输出量因血容量不足和心脏灌注减少而降低,而在容量替代治疗后患者心输出量有所增加。心肌功能障碍也可以见于多数感染性休克的患者,可以影响左右心室功能。感染性休克可根据其过程分为三期。

1.原发性(可逆性)早期(温暖期)

由于广泛性毛细血管扩张及血管内皮通透性增加,血流动力为高排低阻型(高动力型)。通过代偿性心跳加速使心输出量增加,但同时会发生心脏收缩力减弱和心肌抑制,患者心跳加快,周围血管扩张,皮肤温暖,面色潮红。体温常在 38.5～40.5℃,可伴寒战,尿量正常或增加,此期可持续 30min 至 16h。

2.原发性后期(寒冷期)

心肌功能紊乱趋于显著,心输出量下降,外周阻力高,组织出现血流灌注不足。患者血压降低,心跳加速,皮肤苍白,四肢湿冷,反应迟钝,体温可低于正常,少尿。发绀和少尿的发生提示心、肺和肾功能受损。

3.继发性期(不可逆期)

此期亦称低动力型。休克未及时得到纠正,导致血管麻痹,心功能障碍,血管内凝血,细胞缺氧,代谢紊乱而产生多器官功能障碍,伴急性呼吸窘迫综合征。患者表现为皮肤发绀、厥冷,无尿,心、肺功能衰竭,昏迷,体温不升,脉细或不能触及,弥散性血管内凝血,低血糖,血压测不到。当伴有急性呼吸窘迫综合征时死亡率可达 25%。

二、诊断与治疗

对患者进行评估,寻找感染原时应考虑妊娠和产后妇女常见的感染因素。检查包括:胸部X 线照射排除肺炎、盆腹部 CT 和 MRI 扫描排除脓肿、子宫肌层的坏死和产后绿脓杆菌性子宫感染、羊膜腔穿刺排除羊膜内感染等。感染的诊断依赖于相关临床表现及明确感染源。在诊断思路的指导下收集影像学证据,并对感染部位取样进行革兰和真菌染色及培养。化脓性伤口、播散性蜂窝织炎应擦拭伤口后再取样本进行培养。血培养应在发热和寒战出现的开始及时进行。根据国际败血症论坛的建议,血培养应在非感染部位进行静脉抽血,局部皮肤使用70% 的异丙基酒精或碘溶液擦拭两遍。每个培养瓶注入 10～30mL 的血液,如果所取血液有限应优先对血液进行需氧菌的培养。静脉穿刺针在将血液注入培养瓶后应更换。对不同种属的可疑细菌应进行 2～3 次血培养。对重症患者,感染经常是医源性的,如中心静脉置管(CVC)、停留导尿管或辅助通气。对此应采用特殊技术和方法来获取培养结果并对结果进行分析,包括中心静脉穿刺部位血样的培养、中心静脉置管头端细菌定量分析和中心静脉置管部位的细菌培养。抽取气管内分泌物行革兰染色,并进行细菌或真菌培养。胸膜腔积液超过10mm 应进行抽吸并进行革兰染色及细菌、真菌培养。在怀疑存在通气相关肺炎时,在没有禁忌证的情况下,应进行支气管镜检查。不主张对住院患者常规进行念珠菌筛查。在败血症患者,侵入性真菌感染更易见于细菌培养呈典型克隆性生长的患者。对进行念珠菌血培养的败血症患者需要进行多处取材。

感染性休克的治疗包括使用广谱抗生素,根据中心静脉压和肺动脉毛细血管楔压进行扩容、输血、应用血管升压药和正性肌力药物、去除感染源、及时通气、支持治疗(预防深静脉血栓形成,营养支持,预防应激性溃疡,血液滤过),免疫治疗,除绒毛膜羊膜炎外终止妊娠为最后措施。及时**使用抗生**素可以降低感染性休克患者的患病率和死亡率。开始对患者使用广谱抗生素进行**经验性**用药。对妊娠相关感染,联合使用青霉素、氨基糖苷类药物及同时使用克林霉素或甲硝唑治疗厌氧菌使抗菌谱更广。也可选择碳(杂)青霉烯,第三、第四代头孢菌素针对非中性粒细胞减少的患者。氨曲南和氟喹诺酮对革兰阴性杆菌没有足够的作用,因此不建议早期经验性用药。万古霉素应用于对甲氧西林耐药的葡萄球菌感染(留置管相关感染或对甲氧西林耐药为主的葡萄球菌**感染**)。抗真菌药不能作为经验性的常规用药。氟康唑和两性霉素 B同样有效,并对非中性粒细胞减少的患者毒性小。但对中性粒细胞减少症的败血症患者明确感染源并确定药敏试验有效后,两性霉素 B 应作为一线治疗药物。抗生素的选择应考虑患者的过敏史、肝肾功能、细菌培养结果及医院或社区特异性微生物检测,但要注意细菌培养的假阴性或某些微生物未能测到时造成的信息收集不全,尤其是产科易发生混合微生物感染的情况下更易造成这种情况。

血流动力学的支持是治疗感染性休克主要方法之一。治疗的目标是保证患者组织有效灌注和正常细胞代谢。扩容治疗可以有效地纠正低血压和维持患者的血流动力学的稳定性,改善患者血液携氧能力。补液速度根据患者血压(保持收缩压不小于 90mmHg 或平均动脉压在 60~65mmHg),心率和尿量[≥0.5mL/(kg·h)]。建议在 5~15min 内快速注射 250~1000mL 晶体液。在妊娠期间胶体渗透压下降,营养不良和子痫前期患者下降更加明显。因败血症患者毛细血管通透性增加,和妊娠期胶体渗透压的下降使孕产妇更易发生肺水肿。应注意补液速度及种类。补液速度可以根据患者的中心静脉压(保持 8~12mmHg)或肺动脉毛细血管楔压(保持 12~16mmHg)的监测进行调节,后者比前者更有参考价值,因中心静脉压并不能反映左室舒张末压(如子痫前期),并易有人为性升高。另外,血液运氧能力取决于心输出量和红细胞携氧能力。心输出量的增加与血容量的扩张成正比,而血红蛋白的增加可以提高红细胞携氧能力。建议将感染性休克患者的血红蛋白浓度控制在 9~10g/dL。

在补液和输入红细胞后依然不能保证组织器官有效灌注时需要使用血管加压药。升压药的选择依据该药对心脏和周围血管的作用。多巴胺和肾上腺素比去甲肾上腺素和去氧肾上腺素更易升高心率。多巴胺和去甲肾上腺素可以加快心率并增加心指数。最近的研究表明去甲肾上腺素是最好的升压药,因其较少引起心动过速,并与下丘脑垂体轴没有交叉作用,且相比其他升压药患者生存率高。对感染性休克,与多巴胺相比,去甲肾上腺素可以更有效地升压、增加心输出量、肾脏血流和尿量。尽管感染对心功能有不良影响,但多数患者无论采用去甲肾上腺素治疗与否在补液治疗后其心输出量均可增加。如果心输出量在正常低值或下降,应使用促进心肌收缩药物,首选为多巴酚丁胺[开始剂量为 2.5μg/(kg·min),以 2.5μg/(kg·min)的剂量每 30min 调整用药浓度,直至心指数升至 3 或者更高]。在低血压患者多巴酚丁胺应与升压药联合应用,首选去甲肾上腺素。如果患者组织灌注依然不足时可以联合使用血管加压素,剂量为 0.01~0.04U/min,避免内脏血管、冠状动脉缺血和心输出量下降。常规使用碳酸氢盐纠正阴离子间歇性酸中毒。

早期识别感染患者的休克表现,抓住对治疗反应良好的最初几小时对患者进行及时有效的心血管治疗是保证患者良好预后的关键。在患者病情允许的情况下及时消灭感染源。对创伤性感染和筋膜炎进行创面清创,并去除坏死组织。子宫超声检查判断宫腔内是否存在组织残留和需要清宫术。对 CT 和 MRI 下诊断明确的盆腹腔脓肿进行经皮穿刺引流,剖腹探查作为在纠正患者病情时的期待疗法或最后治疗措施。在证据不足时不主张进行剖腹探查,而在需要清除坏死组织和引流无效的情况下需使用。对妊娠期败血症患者及尚无分娩先兆的患者采用羊膜腔穿刺,通过羊水革兰染色和葡萄糖检测是否存在羊膜腔内感染,以排除绒毛膜羊膜炎等。因妊娠期和产后**女性更易**发生胆结石,应排除患者发生胆囊炎,必要时进行胆囊切除。因泌尿道梗阻造成的**肾盂肾炎**除抗感染外,应置入支架进行引流。

根据国际感染性休克论坛的建议,对重度败血症和感染性休克的患者应早期进行气管内插管和辅助机械通气。机械通气的指征包括重度呼吸急促(呼吸频率＞40bpm)，呼吸肌衰竭(使用辅助呼吸肌呼吸)，精神状态的改变，给氧下依然严重低氧血症。

对产科感染性休克患者应有一套相应支持治疗措施。这些治疗包括预防血栓栓塞，营养支持治疗，预防应激性溃疡，对肾功能不全患者进行血液透析。败血症和妊娠是血栓栓塞的高危因素，应重视预防深静脉血栓形成。另外应对患者进行营养支持治疗，肠内营养应为首选，而肠外营养作为替补治疗，将在其他章节对此详细讨论。抗酸治疗，硫糖铝或组胺-2受体类似物用来预防应激性溃疡出血。

作为难治性感染性休克的治疗手段之一，不主张将糖皮质激素用于非休克或轻度休克的败血症患者。低剂量(或冲击剂量)氢化可的松是感染性休克治疗的选择之一，但应在最初的几小时内及时使用，不推荐大剂量应用。使用胰岛素将血糖维持在80～100mg/dL水平，可以降低感染造成的多器官功能衰竭患者的死亡率。使用时应监测患者血糖水平以避免可能的过度治疗造成的低血糖性脑损伤。除此之外，感染性休克患者也可以考虑血液滤过治疗，这也是目前感染性休克治疗的新趋势。

妊娠期感染性休克会增加早产和子宫胎盘灌注不足的风险。临床应根据孕周和孕妇情况决定是否持续胎心监护和(或)应用子宫收缩抑制药物。对于胎心基线不稳和子宫频发收缩等可以通过纠正母体低氧血症和酸中毒而改善。但应考虑母体长期缺氧和酸中毒会导致胎儿永久性损伤或引起不可避免的早产。在没有绒毛膜羊膜炎、未临产或无胎儿窘迫状态时，同时考虑孕周和孕妇情况决定是否分娩。如果治疗时患者呼吸和心血管功能持续损伤，对妊娠28周以上的患者可以考虑终止妊娠，以改善母体呼吸循环功能。

第四节　过敏性休克

过敏性休克是由特异性过敏原引起的以急性循环衰竭为主的全身性速发性过敏反应，产科过敏性休克最常见的过敏原是药物，其次为不相容的血液制品。另外，目前认为羊水及其成分进入母血引起的类过敏反应是羊水栓塞的主要病理生理变化。引起过敏反应的机制主要为两种，即免疫球蛋白E介导的过敏反应和补体介导的过敏反应。在免疫球蛋白E介导的过敏反应中，常见的过敏原为药物，例如抗生素。当抗原物质进入机体后，引起依附于循环中嗜碱性粒细胞和组织肥大细胞膜上的免疫球蛋白E释放。这些细胞继而释放大量组胺和慢反应物质，引致支气管收缩和毛细血管通透性增加。另外，组胺也可引起血管扩张。在短时间内发生一系列强烈的反应，患者出现水肿、喉黏膜水肿、血压降低、心跳加速、呼吸增快和呼吸困难等，也可伴有荨麻疹、鼻尖或眼结膜炎。在补体介导的过敏反应中，常见的过敏原为各种血液制品。补体激活可以产生Ⅱ型过敏反应(例如血液不相容)或Ⅲ型反应。补体的片段包括C 3a、C 4a、C 5a，为强力的过敏性毒素，引起肥大细胞脱颗粒。产生和释放其他一些中介物质，例如细胞激肽，以及凝血系统的活化，结果导致全身性血管扩张，血管通透性增加，支气管痉挛和凝血机制障碍。

羊水栓塞近年认为主要是过敏反应，是指在分娩过程中羊水突然进入母体血循环引起急性肺栓塞、过敏性休克、弥散性血管内凝血（DIC）。过敏性休克导致呼吸循环衰竭，其中心环节是低血压低血氧。羊水进入母血循环后，其有形成分激活体内凝血系统，并导致凝血机制异常，极易发生严重产后出血及失血性休克，并伴发 MODS。

处理过敏性产科休克引起的呼吸及循环衰竭，重点强调生命支持纠正低血压、低血氧，以赢得进一步治疗的时间。呼吸支持包括保持呼吸道通畅，面罩给氧，缓解支气管痉挛，必要给予机械通气等。循环支持包括建立有效静脉补液通道，容量复苏，并给予适当的血管活性药物和强心药物，解除肺血管痉挛等。同时积极寻找和去除致敏原，给予糖皮质激素等抗过敏治疗。监测并纠正凝血功能障碍，防治 DIC、防治 MODS、预防感染。

产前及产时发生的过敏性休克，在积极孕妇生命支持的同时，重视胎儿宫内安危评估、分娩时机与分娩方式的评估及与家人的沟通等。

第五节　神经源性休克

神经源性休克指控制循环功能的神经调节遭到原发性或继发性损害所产生的低血压状态。交感神经血管运动张力丧失和机体保护性血流动力学反射是神经源性休克的基本病理机制。发生神经源性休克时，全身性血管阻力降低，而静脉容量增加，使心脏的输入量和输出量减少，而导致血压下降。但由于迷走张力不受拮抗，心动过缓，肢体温暖而干燥。当休克加重时，由于皮肤热量丧失可使体温下降。其临床特点为发生迅速，且能很快纠正逆转，一般不会出现严重的组织灌注不足。

引起产科神经源性休克的最常见原因是创伤（如子宫内翻）、手术和减痛麻醉，尤其是高位硬膜外麻醉。多数麻醉剂均可产生不同程度的周围血管扩张和心肌抑制作用。硬膜外麻醉尤其是高位麻醉还可以引起突然的呼吸心搏骤停。鉴别诊断中应注意因麻醉药物本身引起的过敏反应或药物浓度过高所致的低血压。

由脊髓阻断引起的神经源性产科休克的基本处理是应用血管加压剂以逆转血管运动张力的丧失。产前患者血管加压药的治疗可选用盐酸麻黄碱，因为盐酸麻黄碱不会引起子宫、胎盘血管的收缩而导致器官缺血。如果盐酸麻黄碱效果不显著，则需改用其他更强效的血管加压剂。在局部麻醉时应避免在过大范围内作药物浸润或小范围内作过高浓度注射而造成剂量过大。

子宫内翻所致休克为神经源性休克，多因结构异常、韧带牵拉所致，但可同时合并低血容量性休克，易掩盖临床典型的神经源性休克表现。子宫内翻所致的神经源性产科休克配合以手术子宫位置的恢复等而得以缓解。

第六节　心源性休克

心源性休克是由于心脏泵衰竭或心功能不足所致，心输出量降低是其基本的病理生理变化。影响心搏出量的主要因素为前负荷、后负荷、心肌收缩力和心率。妊娠合并心脏内源性缺陷,如先天或后天的瓣膜病变、心肌病变、心脏传导系统的病变、肺动脉栓塞及妊娠特有的围生期心肌病等均可引起心输出量下降,导致心源性休克。另外,产科各类休克的严重阶段都最终可导致心输出量降低,而并发心源性休克。

在妊娠合并心脏病的患者中,如左心室流出道狭窄型(瓣膜狭窄,如二尖瓣狭窄、主动脉瓣狭窄等),其心输出量固定,当妊娠晚期或围分娩期,发生血流动力学变化(尤其在第二产程或产后出血、硬外麻醉等情况下),心输出量不能与之相适应变化,从而造成心源性休克。因此,需加强此类患者孕前咨询和分娩期的管理,加强麻醉管理及防治产后出血的发生,维持血流动力学稳定。

房室传导阻滞患者虽然能耐受非孕期甚至孕期的心脏负荷,但正常分娩中氧耗与输出量需增加 1 倍以上才能满足孕妇的需要,如此类患者发生心功能不能适应分娩时的血流动力学变化,容易引起心源性休克,必要时应予体外临时起搏器以保证一定的心率以提供足够的心输出量。

妊娠合并心肌梗死或者扩张型心肌病、病毒性心肌炎、围生期心肌病等均可影响心肌的收缩功能,心脏泵血功能衰竭,不能供给全身各脏器足够的血氧,造成心源性休克。

其他各种休克造成容量减少,前负荷不足,影响心功能。另外,由于各种休克引起冠脉血供不足,造成心肌受损等均可引起心源性休克的发生。

心源性休克处理重要的是维持心输出量,通过容量复苏保持一定的前负荷,通过血管活性药物维持血压(可应用多巴胺、间羟胺与多巴酚丁胺等)、防治心律失常,必要时应用合适的正性肌力药物,如强心苷等。强调不同类型妊娠合并心脏病患者围分娩期及麻醉的特殊管理,防治心源性休克的发生。

参考文献

[1]艾哈迈德.妇产科超声基础教程[M].北京:人民军医出版社,2011.

[2]卜度宏.妇产科症状鉴别诊断[M].上海:上海科学技术出版社,2010.

[3]王玉荣.社区医师中西医诊疗规范:妇产科疾病[M].北京:科学出版社,2011.

[4]王宏丽,李玉兰,李丽琼.妇产科学[M].武汉:华中科技大学出版社,2011.

[5]王沂峰.妇产科危急重症救治[M].北京:人民卫生出版社,2011.

[6]王建六,古航,孙秀丽.临床病例会诊与点评(妇产科分册)[M].北京:人民军医出版社,2012.

[7]王林.西京妇产科临床工作手册[M].西安:第四军医大学出版社,2011.

[8]王泽华,李力.妇产科疑难问题解析[M].南京:江苏科学技术出版社,2011.

[9]王绍光,实用妇产科介入手术学[M].北京:人民军医出版社,2011.

[10]王晨虹,陈敦金.妇产科住院医师手册[M].长沙:湖南科学技术出版社,2012.

[11]王淑梅.妇产科疾病用药手册[M].北京:人民军医出版社,2011.

[12]乐杰,狄文.妇产科临床教学病案精选[M].北京:人民卫生出版社,2010.

[13]乐杰,妇产科误诊病例分析与临床思维[M].北京:人民军医出版社,2011.

[14]代聪伟,王蓓,褚兆苹.妇产科急危重症救治关键[M].南京:江苏科学技术出版社,2012.

[15]冯文,何浩明.妇产科疾病的检验诊断与临床[M].上海:上海交通大学出版社.2012.

[16]史佃云.新编妇产科常见病防治学[M].郑州:郑州大学出版社,2012.

[17]史常旭,辛晓燕.现代妇产科治疗学[M].北京:人民军医出版社,2010.

[18]石一复,郝敏.子宫体疾病[M].北京:人民军医出版社,2011.

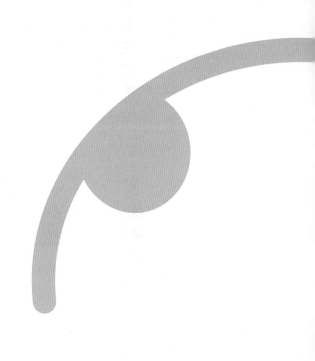

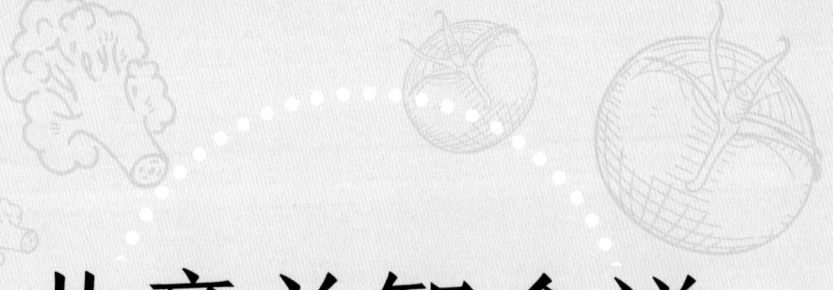

儿童益智食谱

让孩子更聪明的饮食方案

段梅 / 著

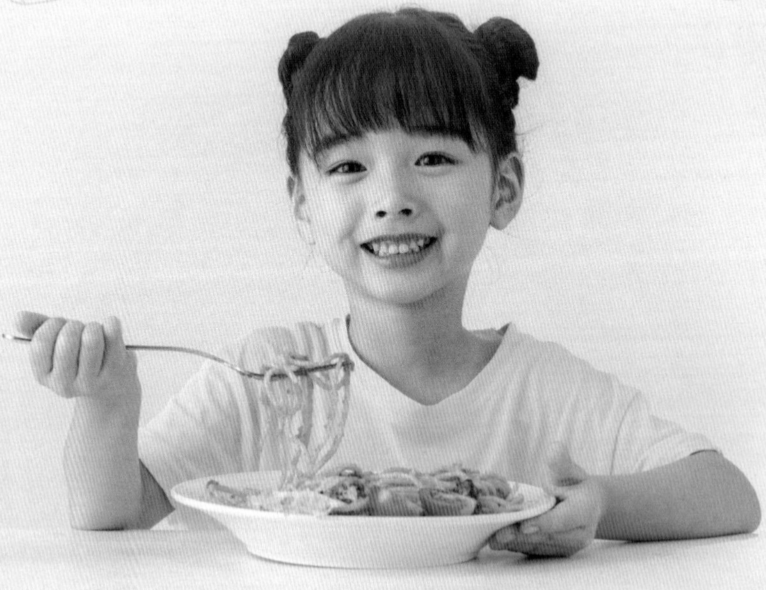

中国华侨出版社

·北京·

图书在版编目（CIP）数据

儿童益智食谱：让孩子更聪明的饮食方案 / 段梅著
. -- 北京：中国华侨出版社，2024.8
ISBN 978-7-5113-9222-0

Ⅰ . ①儿… Ⅱ . ①段… Ⅲ . ①儿童－保健－食谱
Ⅳ . ① TS972.162

中国国家版本馆 CIP 数据核字（2024）第 024676 号

儿童益智食谱：让孩子更聪明的饮食方案

著　　者：段　梅
责任编辑：刘晓燕
封面设计：冬　凡
美术编辑：张　娟
图片提供：深圳市金版文化发展股份有限公司
经　　销：新华书店
开　　本：880mm×1230mm　1/32 开　印张：4　字数：107 千字
印　　刷：三河市万龙印装有限公司
版　　次：2024 年 8 月第 1 版
印　　次：2024 年 8 月第 1 次印刷
书　　号：ISBN 978-7-5113-9222-0
定　　价：42.00 元

中国华侨出版社　北京市朝阳区西坝河东里 77 号楼底商 5 号　邮编：100028
发 行 部：（010）88893001　　　传　　真：（010）62707370
网　　址：www.oveaschin.com　　E－m a i l：oveaschin@sina.com

如果发现印装质量问题，影响阅读，请与印刷厂联系调换。

前言

PREFACE

孩子身体健康、聪明伶俐，是所有父母的心愿。而婴幼儿时期是大脑发育的关键时期，这时候父母要有意识地对孩子进行智力启发。当然最重要的一个方面，就是在饮食上为孩子提供大脑发育所需要的各种营养。足够的营养补充可以让脑神经细胞活跃，提高思考力，增强记忆力，为孩子的智力发展奠定良好的基础。

脑神经在 6 岁前完成 90% 的发育，所以健脑益智的最佳时间是在 6 岁前。在这个脑部发育的黄金期，孩子所摄取的营养对脑部的发展影响重大，因此要明确了解食物中的各种营养对人体的效用，好让孩子吸收丰富且充足的养分。比如部分鱼类和植物油中所含的 Omega-3 脂肪酸，不仅能促进大脑发育，对学习力和记忆力也有很大的助益；肉和蛋类中的蛋白质，不只是能生成肌肉，还和脑功能有密切关联；五谷和蔬果中的碳水化合物，不但可维持大脑的正常运作，还

能提升孩子的学习力和专注力。另外，生长发育期的孩子对蛋白质的需求量是成人的 1.5 倍，铁和钙的需求量是成人的 2~3 倍！只有注重饮食搭配，孩子才能身体棒，更聪明！

孩子未来的成功，取决于现在健康营养的饮食，只有打稳根基，才能帮助孩子提升智力、学习力、记忆力和专注力，发挥大脑的无穷潜力！本书从科学营养的角度出发，根据各阶段孩子的发育特点与营养需求科学设计，注重荤素搭配，介绍了近百种营养搭配食谱，包括菜、粥、汤、点心等，做到品种多样化，避免孩子因单调而产生偏食，让孩子均衡地吃，全面地补。

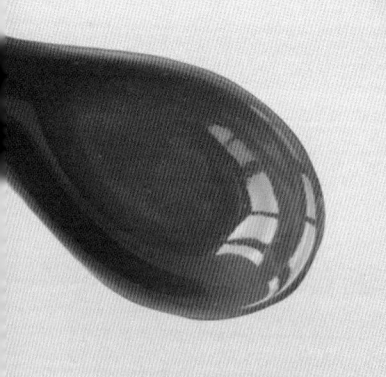

家长只要稍微花点时间跟着学，富含铁元素的鲜汤、对大脑和身体有益的点心都能变着花样轻松做！一书在手，妈妈不愁，让孩子吃得好、吃得对，变聪明！

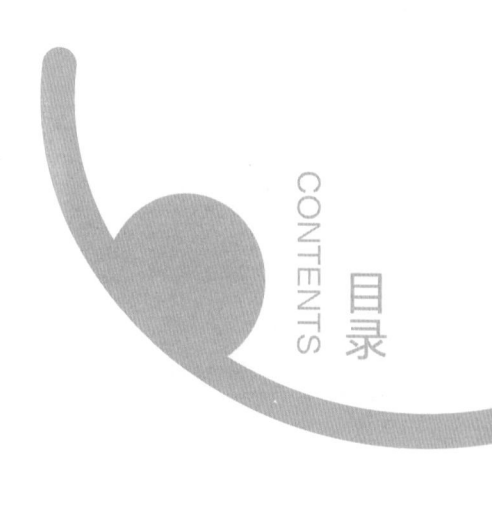

CONTENTS 目录

第 1 章

益智食物这样吃，孩子聪明有活力

第 2 章

高上桌率的益智菜

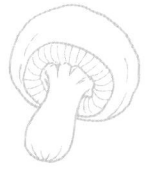

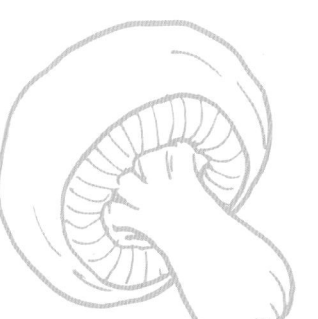

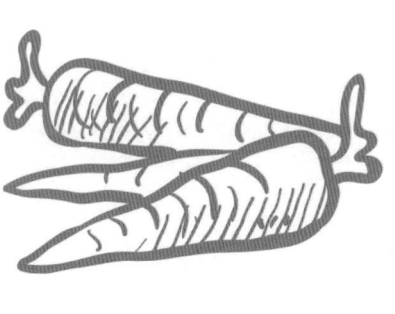

第3章

活力早餐，唤醒一天的好精神

第 4 章

健脑小零食，全心全意为学习加分

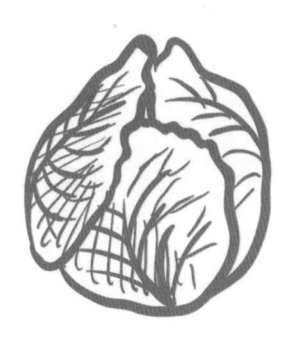

第 1 章

益智食物这样吃，
孩子聪明有活力

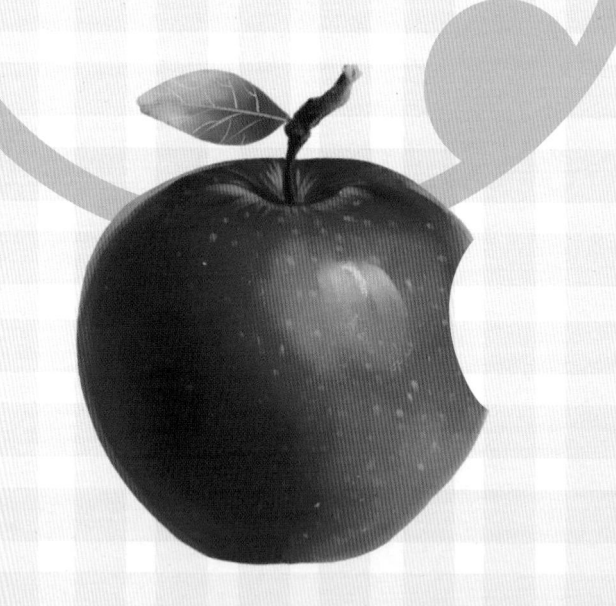

儿童的营养和膳食特点

　　儿童在各方面所需的营养素都有其各自的特点，不可把成人的一套标准强加于他们身上，而应该在充分了解其生长发育特点的基础上，对症下"药"，补其不足，去其所余，让儿童行走在健康的轨道上。

　　为了满足儿童生长发育所需要的营养，父母必须充分考虑发育期儿童的生理特点和生长速度，根据新陈代谢情况和运动量的大小来科学安排其膳食。

　　由于发育期的儿童需要的优质蛋白质比较多，所以需经常摄入一些富含优质蛋白质的食物，如禽畜肉、蛋、奶、鱼、豆制品等，同时要适当补充一些脂肪和糖类食物。儿童正处于身体迅速发育阶段，对维生素、钙等营养要求较高，这个时期应注意膳食的多样化，且量要充足，做到营养平衡合理，可适当地补充钙、铁、锌等矿物质。同时要引导儿童吃

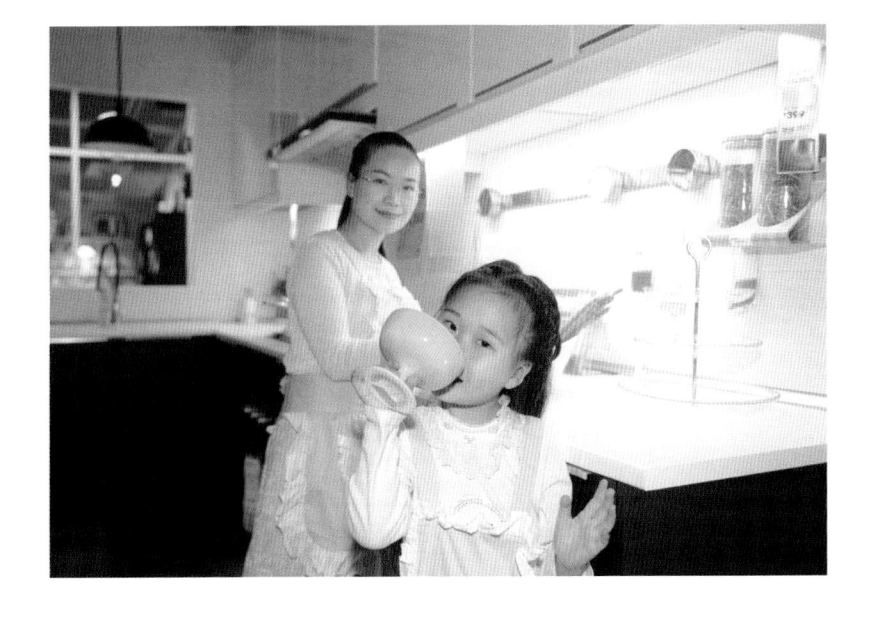

粗细搭配的多种食物，并应避免养成偏食、挑食等不良习惯。另外，这一阶段的儿童应保证充足的水量，控制含糖饮料和糖果的摄入。

"早餐要吃好，午餐要吃饱，晚餐要吃少。"早餐是一日三餐中最重要的一餐，营养丰富的早餐，不仅能为人体提供充足的能量，而且有益于身体健康。

类别	提供的营养素	提醒
五谷杂粮类	磷、钾、钙、铁、B族维生素、维生素E、蛋白质、脂肪、膳食纤维、糖类、植化素	儿童获得的能量主要来自这些食物
蔬菜菌菇类	维生素C、膳食纤维、植化素、镁、钾、铁、钙	据报道，人类所需的九成维生素C、六成维生素A来自蔬菜。选用当季的蔬菜菌菇食用为佳
畜禽蛋类	蛋白质、B族维生素、维生素D、铁、锌、镁、脂肪	儿童成长阶段肉食所占的比重较大，红肉相对白肉脂肪含量高，因此宜多吃白肉，少吃红肉，低脂、高蛋白的禽肉是首选
水产类	磷、钙、锌、硒、碘、蛋白质、脂肪、维生素A、维生素D、维生素E、维生素B_1、维生素B_2、维生素B_{12}	鱼类对大脑的发育很有帮助，因此儿童应摄取一定的水产类食物，促进大脑发育，增强记忆力
水果及坚果类	维生素E、维生素C、维生素A、膳食纤维、矿物质	水果含有有机酸和芳香物质，在促进食欲、帮助营养物质吸收方面具有重要作用
乳制品类	钙、蛋白质、维生素A、维生素B_2、维生素B_{12}、维生素D、糖类、脂肪	儿童的成长少不了钙，牛奶、奶酪及其他低脂制品都是较好的钙质来源
油脂类	脂肪，包括必需脂肪酸、卵磷脂、胆固醇、维生素E、矿物质	选择用不饱和脂肪酸为主的植物油烹调食物，如橄榄油、葵花油、大豆油等，并以少量使用为宜

孩子各成长期的饮食指南

婴儿期（0～1岁）宝宝智力发育的特点与饮食

0~1岁的宝宝心智处在一个从无序状态向有序状态过渡的阶段。他们的感觉能力正在慢慢形成，在视觉上，能分辨一些线条明显、简单，颜色对比强烈的物体。这时候如果让婴儿的视觉受到一些适当的刺激，可以促进大脑轴突的成长与连接。宝宝的听觉也越来越敏感，应避免给他们听过于刺激的音乐，而应以音律稳定、节奏明确的音乐为主，这样可以为宝宝建立乐感，缓和宝宝的情绪，开发宝宝的智力。在触觉上，多给予婴儿抚摸及按摩，加强其感觉训练，这有助于增强大脑的神经连接及信息传导，从而让婴儿的学习能力增强、反应速度变快。在味觉方面，应尽量减少味觉刺激，给婴儿吃的食物以原味、清淡为主。

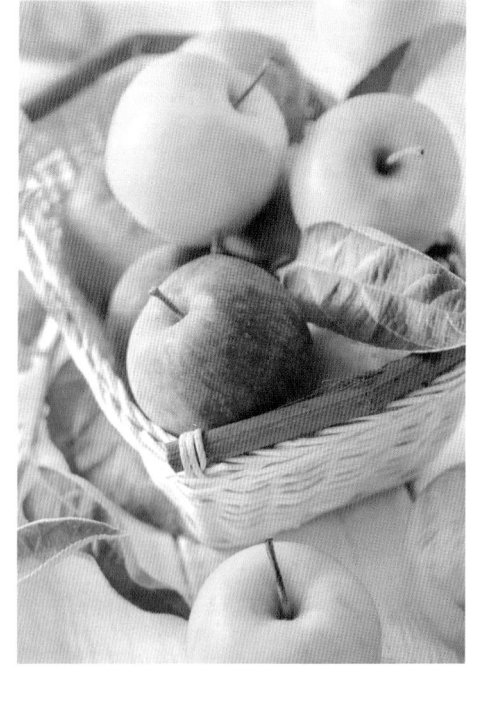

宝宝出生后首先接受的味觉刺激是母乳或母乳替代品，如果不及时给予新的味觉刺激，将会引起宝宝偏食、拒食。所以在婴儿一个半月时可适当地喂些橘子汁，3个月左右可以用筷子蘸各种菜汤让他尝尝味儿。对于用奶粉喂养的宝宝，应3～5个月换一种奶粉，避免因长期喂食单一口味的奶粉，导致其味觉迟钝。6个月以后，可以给宝宝尝一尝甜的、酸

的、咸的食物，同时可有目的地引导宝宝品尝不同的味道，并在训练的过程中用一定的语言进行强化，比如问宝宝"酸不酸"等。吃水果时可以同时准备2～3种，如香蕉、橙子、苹果等，让宝宝都尝一尝，告诉宝宝香蕉是甜的，橙子、苹果是酸甜的，根据宝宝的表现大致可判断出他喜欢吃哪种味道的食物。

要使宝宝的味觉得到良好的发育，应该特别重视宝宝断奶期的味觉体验。6个月～1岁的宝宝的味觉最灵敏，因此这一阶段是添加辅食的最佳时机。婴儿通过品尝各种辅食，可促进味觉、嗅觉及口感的形成和发育。从流食到半流食，再到固体食物，婴儿也需要一个适应过程。如果在这个时期，婴儿对食物的品尝体验较多，就会拥有广泛的味觉，长大后乐于接受各种食物。反之，则易造成挑食、偏食等问题。

幼儿期（1～3岁）宝宝智力发育的特点与饮食

幼儿期的宝宝饮食原则是，以辅食逐渐替代母乳并转为主食。这一时期的幼儿能独立行走，活动范围和运动量都大大增加，因此需要保证其摄入较多的能量，补充更多的营养。由于幼儿的大脑皮质功能进一步完善，语言表达能力会逐渐增强，会用更丰富的语言进行表达；同时模仿能力增强，智力发育很快；父母会发觉幼儿的要求变多了，因为其见识范围迅速扩大，但尚不具有自我意识，缺乏自我识别能力。这一时期尤其要注意补充一些可以增强抵抗力的食物，如富含维生素C的蔬果，以避免孩子发生感染性疾病和传染病。

孩子3岁前大脑发育的速度非常快，因此，在幼儿时期一定要注重大脑所需营养的补给，因为从食物中摄取营养的状况直接关系到宝宝大脑的发育程度。

饮食上要多吃肉、鱼和蛋类，肉类富含蛋白质，可为大脑补充能量；鱼肉蛋白所含必需氨基酸的量和比值最适合人体需要，容易被人体消化吸收，也是"脑黄金"DHA的重要来源；蛋类除富含优质蛋白外，其所含的卵磷脂还有助于改善宝宝的记忆力，尤其是蛋黄的营养更加丰富。

蔬菜、水果类也要多吃，尤其是胡萝卜、苹果。胡萝卜富含胡萝卜素，能加快大脑的新陈代谢，增强记忆力；苹果含有可以增强记忆的苹果酵素。五谷类还可多吃些小米、大豆。小米含有较多的维生素 B_1、维生素 B_2，以及色氨酸、谷氨酸，可以弥补大米中缺乏的营养成分，给大脑提供充足的营养；大豆含有丰富的优质蛋白与不饱和脂肪酸，适当食用，可增强记忆力。最后，即使对于已经断奶的宝宝，奶类依然是膳食中重要的部分，奶类不仅可为大脑补充优质蛋白，其富含的谷氨酸以及 B 族维生素还具有增强智力的作用。

学龄前（3 ～ 6 岁）儿童智力发育的特点与饮食

学龄前儿童大脑和肢体的配合能力越来越好，能够控制身体做出想要的姿势，能够听信号改变奔跑的速度和方向，身体平衡感也有所增强。因此，这个阶段的孩子运动量大大增加，为了补充肌肉的能量消耗，膳食中应注重补充蛋白质，经常吃鱼、禽、蛋、瘦肉。同时，为了保障骨骼的生长，要坚持补钙，每天饮奶，常吃大豆及其制品。

此时期儿童注意力已有高度发展，但稳定性较差，范围较小，一般只注意事物外部较鲜明的特征和动作。其记忆力是形象记忆，对具体形象的东西比较注意，也容易记忆，对故事具有一定的记忆能力，对抽象的道理很难记住。其观察力也有一定的增强，但易受无关刺激的干扰而转移观察的目标。感知觉进一步发展，对颜色的色度开始有区别。所以，这个阶段的孩子大部分喜欢看电视、看动画片。父母应多给孩子吃些健脑益智、有助于增强记忆力、强化注意力的食物，如含有蛋白质、卵磷脂、钙、镁等营养素的食物，包括橘子、玉米、花生、鱼类、菠萝、鸡蛋、牛奶、小米、菠菜等，以及富含锌的食物，如牡蛎、核桃、蛋黄、芝麻等。此外，孩子要补充维生素 A，以保护眼睛，动物肝脏、乳类、蛋黄等富含维生素 A，可适当食用。

需要注意的是，学龄前儿童开始具有一定的独立性，模仿能力变强，活动兴趣增加，容易出现饮食无规律，导致食物过量的状况。当孩子受

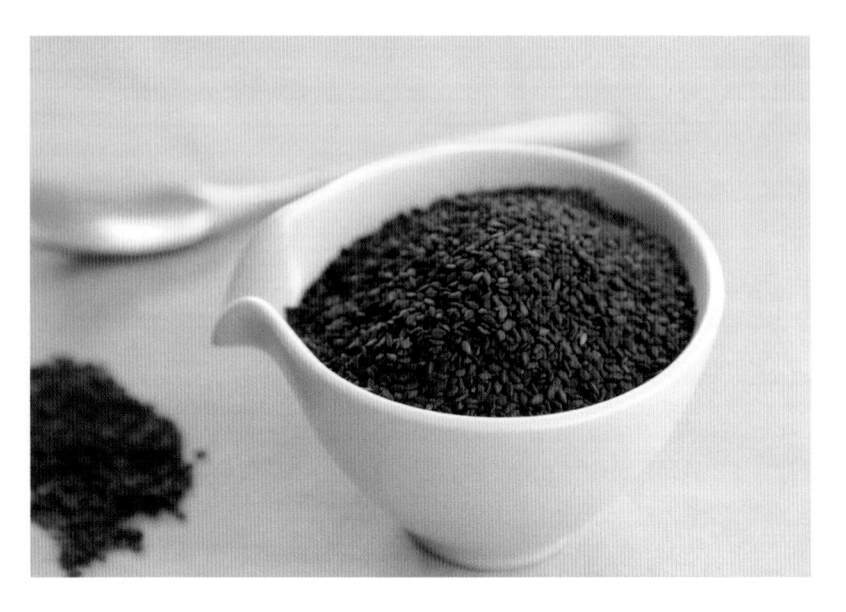

冷受热，有疾病或情绪不安定时，易影响消化功能，可能造成厌食、偏食等不良饮食习惯。所以这个时期要特别注意培养儿童良好的饮食习惯，一日三餐定时、定点、定量，吃饭应细嚼慢咽，但也不能拖延时间，最好能在 30 分钟内吃完；培养独立吃饭的习惯，让孩子自己使用筷、匙，既可增加进食的兴趣，又可培养孩子的自信心和独立能力；不宜用食物作为奖励，避免诱导孩子对某种食物产生偏好。家长和看护人应以身作则、言传身教，帮助孩子从小养成良好的饮食习惯和行为。

学龄期（6 ~ 12 岁）儿童智力发育的特点与饮食

这个阶段的儿童进入小学学习，其脑的形态结构已基本完成，智力发育较快。此时期儿童的言语、逻辑能力逐渐增强，从听和说的言语向看和写的言语发展，约从四年级开始，能自觉地掌握一些语法结构。学龄期记忆力发展虽较学龄前稍慢，但在 11 岁以前仍有显著的提高，其记忆的范围更广、内容更丰富、储存时间有所延长。想象力开始发展，模仿性逐渐减少，创造性增多。

学龄初期儿童的思维由具体形象思维发展到抽象思维，是思维发展过程中的质变。因此，在这个阶段的大脑需要消耗更多的能量，需要从饮食中获得大量的营养补给。学龄期儿童一日三餐的营养应合理分配，尤其是对早餐一定要重视，让孩子吃饱、吃好。早餐种类千万不可过于单一，或者每天都吃同样的早餐。不吃早餐会使体内血糖过低，而大脑是人体内名副其实的"耗糖大户"，体内无法供应足够血糖以供消耗，人便会感到倦怠、疲劳，注意力无法集中，精神不振，反应迟钝，脑意识活动就会出现障碍。长期如此，势必影响脑的发育。

学龄期儿童会有明显的身高、体重变化，骨骼、牙齿的迅速发育，需要大量钙、磷等矿物质作为骨骼钙化的材料。补钙的最佳食品莫过于奶及奶制品，其中的维生素D还能促进钙的吸收和利用。尽量少吃加工食品，如巧克力、饼干、方便面、比萨饼等，这些食物不仅缺乏生长发育所需要的营养，而且其中的添加剂还会阻碍孩子对营养素的正常吸收，影响生长发育。为了及时补充大脑消耗的能量，学龄期儿童每天宜适当"加餐"，比如课间或下午放学后喝些牛奶，吃些水果、肉松、坚果等，补充学习所消耗的能量，为脑力充电。

此外，家长要避免孩子养成"咬铅笔头"的坏习惯，因为铅笔外层的油漆里含有铅，而铅进入儿童体内会影响孩子的智力发育，导致多动、食欲不好、睡眠不振、注意力不集中、记忆力减退、抵抗力下降等。不要给孩子吃爆米花、皮蛋等含铅量高的食品。

大脑健康取决于自由基与抗氧化剂之间的平衡

在我们这个由原子组成的自然界中，有一个特别的法则就是，只要有两个以上的原子组合在一起，它的外围电子就一定要配对，如果不配对，它们就要去寻找另一个电子，使自己变成稳定的电子对。科学家们把这种有着不成对的电子的原子或基团叫作自由基。

自由基天性"活泼好斗"，在人体内横冲乱撞，它要捣毁的第一个目标就是大脑。一方面因为大脑是一个功能活跃的器官，它从不停止工作。脑细胞要求连续的氧气和血液供应，这就增加了自由基的产量。另一方面因为大脑含有 60% 左右的脂肪，使得它更容易发生脂质过氧化。

一般情况下，生命是离不开自由基活动的。我们身体每时每刻都在发生大量的氧化反应，每一瞬间都在产生和消耗能量，而负责传递能量的搬运工就是自由基。当这些帮助能量转换的自由基被封闭在细胞里不能乱跑乱窜时，它们对生命是无害的。但如果自由基的活动失去控制，就会损坏人体正常细胞和组织，从而引起心脏病、肿瘤、帕金森病和老年痴呆症等多种疾病。这种危险的物质相当于人体的核废料，必须清除。

自由基在所有的氧化燃烧过程中都可以产生，香烟的烟雾中、厨房的油烟中、汽车的尾气中、污染的空气中、空气和水的有毒化学物质中都可见到自由基的身影。

体内正常的生理活动也可以产生自由基，使自由基失去活性的化学物质称为抗氧化剂。抗氧化剂可以捕获并中和自由基，从而祛除自由基对人体的损害。当维生素 E 把细胞膜上产生的过氧自由基的电子接收，让自己暂时成为自由基。这时维生素 E 会由维生素 C 来给它提供电子，让维生素 E 恢复其抗氧化能力。

抗氧化剂的量与自由基的量之间的平衡，可以毫不夸张地被视为生与死的平衡。这就是说，"恶魔"自由基劫持了抗氧化剂，它开始猛击

你的神经细胞的细胞膜、细胞核、DNA、蛋白质，使细胞功能下降，使细胞变性和萎缩，严重时会使细胞死亡。因此，保持机体和大脑有足够的抗氧化剂显得尤为重要。如果让自由基成为主导势力，大脑势必要出现麻烦。所以，只有抗氧化剂占支配地位，大脑才能高枕无忧。遗憾的是，随着年龄的增长，人的机体往往产生更多的自由基，而抗氧化剂的生成却越来越少，体力和脑力被缓慢地吞噬，功能逐渐出现下降。在25岁左右，我们人体的抗氧化剂的生成就开始减少，因此需要及时了解我们的抗氧化能力，以便采取有效的措施帮助我们的大脑对抗肆虐的自由基。

我们日常所吃的许多食品具有很好的抗氧化能力。水果和蔬菜含有丰富的抗氧化剂。水果和蔬菜所含的抗氧化剂主要包括以下几类：

（1）维生素类：维生素 C、维生素 E。

（2）胡萝卜素：β-胡萝卜素、α-胡萝卜素、番茄红素。

（3）类黄酮类：花青素。

（4）多酚类物质：茶多酚。

（5）矿物质：硒。

根据 ORAC 值（氧化自由基吸收能力，ORAC 值表示特定食物的总抗氧化能力，ORAC 值越高，表示该物质的综合抗氧化能力就越强。）选择抗氧化能力较强的水果和蔬菜，常见的有梅脯、葡萄干、乌饭树果、黑莓、大蒜、甘蓝、越橘、草莓、菠菜。因此，为了孩子的大脑健康，在水果和蔬菜中，要让孩子尽可能多吃甘蓝、草莓、菠菜等。

补对营养素，吃出"超级大脑"

牛磺酸，脑神经发育的代表

　　牛磺酸是孩子成长必不可少的氨基酸，其对孩子的大脑发育、神经传导、视觉功能的完善、钙的吸收等具有良好的作用。孩子体内的半胱氨酸亚磺酸脱羧酶尚未成熟，体内不能自身合成牛磺酸或合成不足，因此需额外通过饮食补充来满足其正常生长发育的需要。母乳中含有丰富的牛磺酸，应尽量延长给孩子喂母乳的时间。牛磺酸几乎存在于所有生物之中，贝类和鱼类中的含量尤为丰富，如牡蛎、蛤蜊、青花鱼、沙丁鱼等。另外，牛磺酸易溶于水，所以常给孩子喝鱼类、贝类煮的汤是很有必要的。

卵磷脂，提高记忆力

　　卵磷脂是人体内含量最高的磷脂，也是构成神经组织的重要成分，集中于人的脑、神经系统、血液循环系统、免疫系统及心肝肾等重要器官中。虽然卵磷脂在人体中只占约 1% 的比重，但在大脑中占到了约 1/3

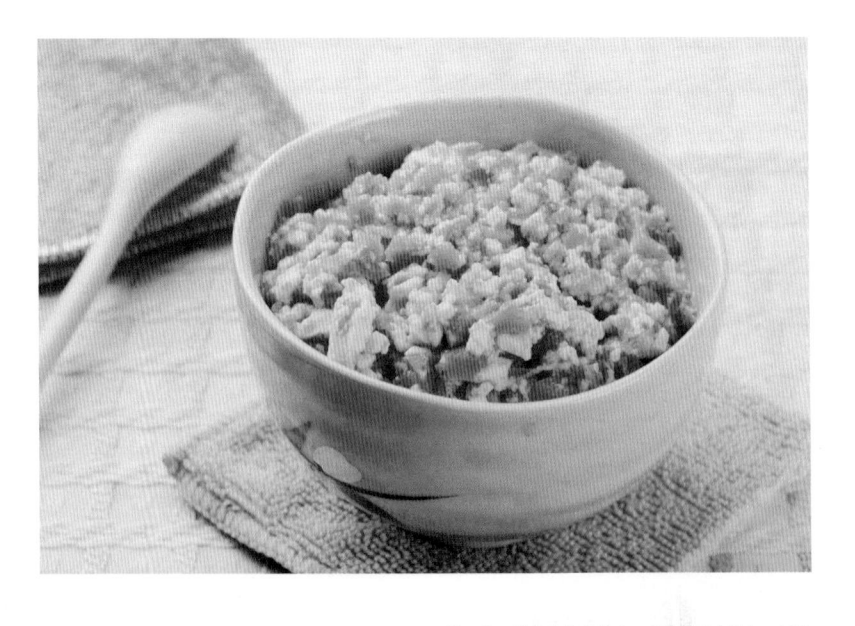

的比重，可见其重要作用。对处于大脑发育关键期的儿童来说，卵磷脂更是关键的益智营养素。卵磷脂多存在于蛋黄、鱼、大豆、动物肝脏、山药、黑木耳、芝麻、瓜子、玉米油、谷类等食物中，其中蛋黄、黄豆、动物肝脏中的含量尤其高。

DHA、ARA，脑黄金

DHA 和 ARA 都是多不饱和脂肪酸的一种，是维持、提高和改善大脑功能不可缺少的物质。如果孩子体内缺乏 DHA 和 ARA，就会影响其智力和视力的发育，尤其在婴幼儿时期，可导致头围小、智商、理解力、视力、阅读能力、书写能力低下等。即便以后孩子的营养状况得到改善，体格发育跟上正常水平，但智力方面依然可能存在难以弥补的缺陷。因此，给孩子补充 DHA 和 ARA 非常重要，特别是 3 岁以内的孩子。DHA 和 ARA 主要通过饮食营养来获取。家长可根据医生或营养师的建议，给孩子准备强化型配方奶粉，以获取 DHA 和 ARA；日常饮食中还应适当多提供动物肝肾、蛋黄、大豆、鱼、芝麻、蘑菇、大豆油、亚麻籽油等食物。

糖类，维持大脑神经系统

糖类的主要作用是给孩子提供能量，并帮助他们吸收和消化食物。糖类参与人体细胞的多种代谢活动，是构成机体的重要物质。由于葡萄糖是供给人体大脑能量的唯一来源，因此糖类对维护中枢神经功能的健全具有重要意义。糖类主要源于谷类、根茎类食物、薯类。平时家长应多给孩子提供小麦、大麦、全麦面包、糙米、蔬菜、水果等优质的糖类，少让孩子吃薯片、巧克力、糖果、添加甜味剂的零食等。

蛋白质，智力开发的关键元素

蛋白质是构成生命的物质基础，能促进骨骼、肌肉、内脏等组织和器官的发育，增强孩子的体质，提高免疫力；蛋白质还是构成脑和神经系统的重要物质，对促进智力发育有重要作用。蛋白质有动物蛋白质和植物蛋白质之分，平时可将两者搭配在一起给孩子食用。动物蛋白质主要源于乳制品、蛋类、鱼类、畜禽肉类；植物蛋白质主要是大豆蛋白，

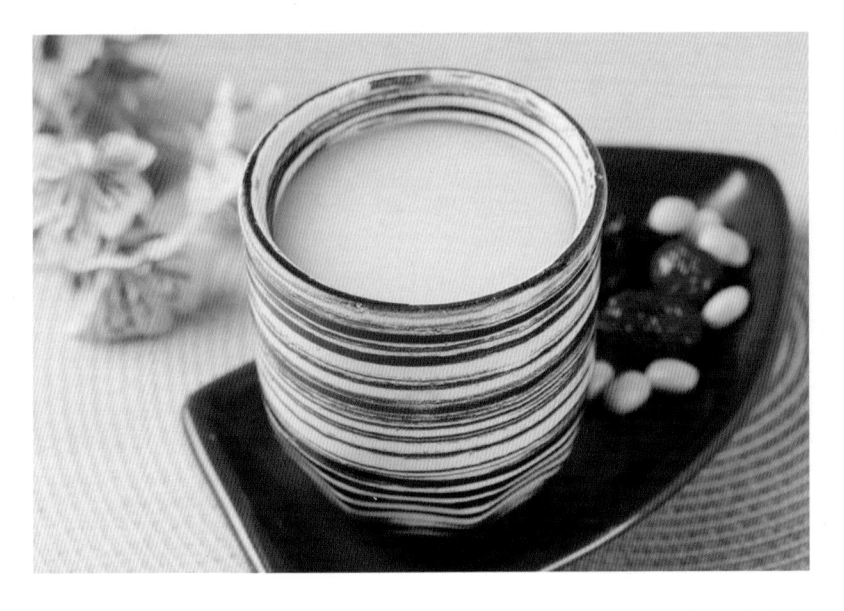

包括黄豆、黑豆、豌豆、豆腐等；另外，芝麻、核桃、杏仁等干果类中的蛋白质含量也较高。

钙，促进脑神经组织的传导者

我们都知道钙是骨骼发育的营养元素之一，对孩子身高有着直接影响。但其实钙的作用远不止如此，钙能促进体内某些酶的活动，调节酶的活性，并参与神经、肌肉的活动和神经递质的释放，对孩子智力的发育起着重要作用。虾皮、海带、干果、豆类及豆制品、奶类、绿叶蔬菜中都含有丰富的钙，家长平时可多给孩子食用。

碘，智力的水平支柱

碘是人体必需的微量元素之一，有"智力元素"之称。碘会对控制基础代谢的甲状腺造成影响，可调节蛋白质的合成与分解，促进糖和脂肪的代谢，促进人体对维生素的利用，对维持孩子正常生长发育、维护中枢神经的正常结构起着重要作用。孩子缺碘会表现为智力迟钝、缺乏精力。因此，给孩子补碘非常重要。海带、紫菜、淡菜、海鱼等都可作

为日常补碘的优质食材。

锌，智慧元素

锌是身体里的"交通警察"，指导和监督酶和细胞的有效运作；锌是蛋白质合成的必需物质，对维持孩子的正常食欲、增强其免疫力起着重要作用；锌还能保护孩子的视力。对于处在生长发育期的儿童来说，缺锌会导致发育不良，严重缺锌还会导致发育迟缓和智力发育不良。含锌较多的食物有瘦肉、动物肝脏、蛋类、奶制品、海产品、坚果等。

脂肪，健脑的首要物质

脂肪在发挥脑的复杂、精巧功能方面具有重要作用。给脑提供优良、丰富的脂肪，可促进脑细胞发育和神经纤维髓鞘的形成，并保证它们的良好功能。补充脂肪的最佳食物有芝麻、核桃仁、自然状态下饲养的动物食品等。

碳水化合物，维持大脑神经系统

碳水化合物是脑活动的能量来源。碳水化合物在体内分解为葡萄糖后，即成为脑的重要能源。食物中的碳水化合物含量已可以基本满足机体的需要。补充碳水化合物的最佳食物有杂粮、糙米、红糖、糕点等。

B 族维生素，智力活动的助手

B 族维生素包括维生素 B_1、维生素 B_2、维生素 B_6、叶酸等，它是蛋白质的助手。B 族维生素严重不足时，会引起精神障碍，易烦躁，思想不集中，难以保持精神安定，易引发心脏、皮肤或黏膜疾患。补充 B 族维生素的最佳食物有香菇、野菜、黄绿色蔬菜、坚果类等。

胡萝卜素，防止记忆力衰退

胡萝卜素是抗氧化剂，食用富含胡萝卜素的食物可防止记忆衰退及其他神经功能损害。富含胡萝卜素的食物有上海青、荠菜、苋菜、胡萝卜、西蓝花、红薯、南瓜、黄玉米等。

常见的益智食物，越吃越聪明

现在有些家长会给孩子吃补脑的药品或保健食品，但是对于孩子柔弱的内脏器官来说，盲目进补并非明智之举。其实，日常生活中的许多食物都有补脑功效，而且便宜易得，不妨多给孩子提供。下面列举一些可以健脑益智的食物，并说明其科学的进食方法，以供家长参考。

牛奶

牛奶富含蛋白质、钙及维生素 B_1，对脑代谢有帮助，对神经细胞十分有益。当孩子用脑过度而失眠时，可在睡前 1 小时喝一杯热牛奶，有助于入睡。

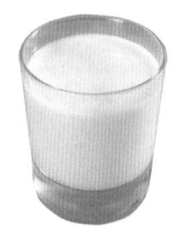

蛋黄

蛋黄中含有丰富的卵磷脂，卵磷脂被酶分解后可产生丰富的乙酰胆碱，其可进入血液并快速到达脑组织，能增强记忆力，因此也是婴儿辅食的首选。每天给孩子吃 1 ~ 2 个鸡蛋较为适宜，鸡蛋以煮、蒸为佳。

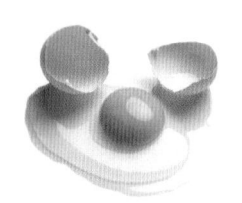

鱼类

鱼类可以提供优质蛋白质、不饱和脂肪酸等对大脑非常有益的营养成分，尤其是深海鱼，其含有保护神经系统的 Omega-3 脂肪酸，有助于健脑益智，提高学习和记忆能力。家长可常给孩子做鳕鱼汤、三文鱼泥等。

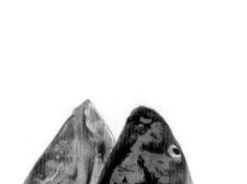

黄豆

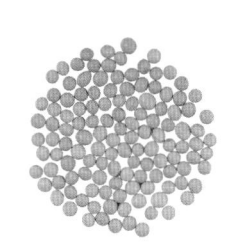

　　黄豆中含有的卵磷脂是构成脑部记忆力的重要物质和原料，其还含有丰富的优质蛋白质、维生素及矿物质，对孩子的健康十分有益。黄豆可以煮、制成豆浆或豆腐食用。

花生

　　花生富含卵磷脂和脑磷脂，是名副其实的"长生果"。它富含神经系统所需的重要物质，能延缓大脑功能衰退，增强记忆力。花生还含有丰富的钙、锌、铁等，对孩子的生长发育大有裨益。带壳的花生，每天给孩子吃一把就可以了。

核桃

　　核桃富含亚油酸，可以促进脑部血液畅通；核桃中还含有大量的维生素，可以改善神经衰弱、失眠等症，帮孩子减轻压力，消除大脑疲劳。每天给孩子吃 2 ~ 3 颗核桃即可。给小一点的孩子食用时可将核桃磨成粉后加入食物中；大一点的孩子直接食用。

洋葱

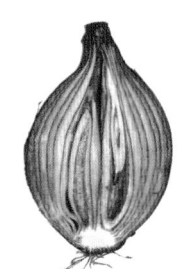

　　洋葱中含有的活性成分，有益于舒张血管、改善大脑的供血和供氧状况，进而起到醒脑益智的功效；洋葱中含有的硒是一种抗氧化剂，能延缓大脑神经细胞的衰老，保持大脑活力。在做菜时加入洋葱，让孩子食用，可以起到舒缓神经、活跃思维的作用。

苹果

苹果含有能增强记忆力的苹果酵素。尽量让孩子吃新鲜苹果，而不要吃高温加工过的苹果制品，以及调入大量稳定剂和口味调节剂的勾兑型苹果饮料。鲜榨苹果汁最好带皮一起榨取，并让孩子在十分钟内饮完，防止苹果酵素氧化。更加推荐直接食用苹果，以锻炼孩子的咀嚼力，有助于牙齿健康。

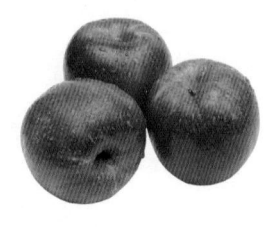

贝类

贝类的碳水化合物及脂肪含量非常低，几乎是纯蛋白质，可以快速供给大脑大量的酪氨酸。因此可以供给大脑能量、激发情绪，以及提高大脑功能。但是贝类更容易附带海洋里的毒素和污染物质，所以家长在购买时一定要选择正规可靠渠道。

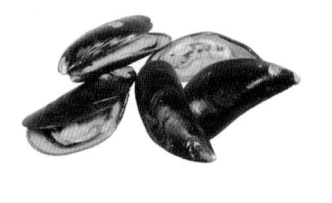

除了给孩子提供丰富的补脑食物，在日常饮食中，家长还应注重孩子良好饮食习惯的培养，帮助孩子树立健康饮食的观念，如供给孩子均衡、多样化的膳食，以补充全面、丰富的营养；鼓励孩子按时、按量吃饭，教孩子细嚼慢咽、不暴饮暴食等，以维持孩子强健的身体和活跃的大脑。

16 种提高记忆力的食物

　　记忆力不仅与先天因素有关，而且一些食物有助于增强人的记忆力，使人的思维更加敏捷，精力也更加集中，甚至能激发人的创造力和想象力。如菠菜、香蕉、瘦肉、牛奶、鱼、动物内脏（心、脑、肝、肾）及豆类、谷类等。这些食物不仅能增加能量，还有助于提高记忆力。

1. 菠菜

　　菠菜虽廉价而不起眼，但它属健脑蔬菜。菠菜中含有丰富的维生素 A、维生素 C、维生素 B_1 和维生素 B_2，是脑细胞代谢的"最佳供给者"之一。此外，它还含有大量的叶绿素，也是具有健脑益智作用的。

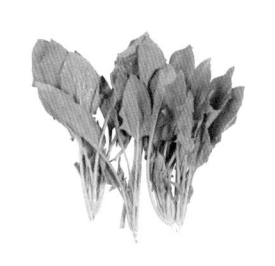

2. 谷物

　　大脑需要不断补充葡萄糖，而谷物中碳水化合物和纤维素有助于控制葡萄糖在体内缓慢匀速释放，全麦谷物还富含 B 族维生素，为神经系统补充营养。

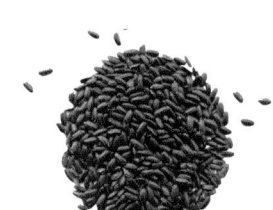

3. 小米

　　小米含有较多的蛋白质、脂肪、钙、铁、维生素 B 等营养，被人们称为健脑主食。小米可单独熬粥，也可与大米一起熬粥。熬粥时，清水煮沸后再放入锅中，以强火沸煮；漂起米油时，改为文火慢熬，待到米油增多加厚成脂、米粒开花，粥就熬好了（要想省事，还可以打磨过后再熬）。

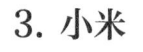

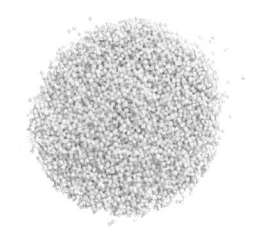

4. 鲑鱼

鲑鱼是一种富含脂肪酸的鱼类，常吃鲑鱼可以补充大脑成长发育和改善大脑功能所需的Omega-3 脂肪酸 DHA 和 EPA。近期有研究表明，日常饮食中补充丰富的脂肪酸有利于头脑清晰。

5. 香蕉

脑细胞的热量来源与其他细胞不同，大脑的能量来源只能依赖于葡萄糖，无法从其他营养形式中获得能量，而碳水化合物是糖类最主要的来源。香蕉中不只含有丰富的碳水化合物，还有大量果胶、B 族维生素。果胶能让葡萄糖释放的速度减慢，避免引起血糖的起伏过大；B 族维生素能促进糖类被充分转化成能量，协助蛋白质代谢，维持脑细胞正常功能。如果你想维持大脑的"巅峰状态"，就请随时补充一根香蕉吧！

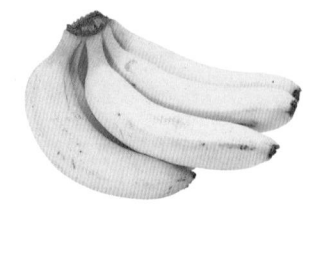

6. 虾皮

虾皮中含钙量极为丰富，每 100 克虾皮含钙约 2000 毫克。摄取充足的钙不仅可保证大脑处于最佳工作状态，还可防止其他因缺钙引起的疾病。儿童适量吃些虾皮，对提高记忆力和防止软骨病都有好处。

7. 菠萝

菠萝含有维生素 C 和微量元素锰，而且热量少，有生津、提神的作用，有人称它是能够提高人记忆力的水果。

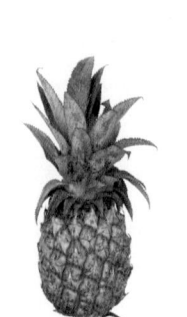

8. 牛奶和酸奶

乳制品富含蛋白质和 B 族维生素，是脑组织必不可少的营养物质。牛奶和酸奶也为大脑提供了优质的蛋白质和碳水化合物。近期研究表明，儿童和青少年要比成年人多摄入 10 倍以上的维生素 D 才能维持神经肌肉系统和人体细胞的整个生命周期。

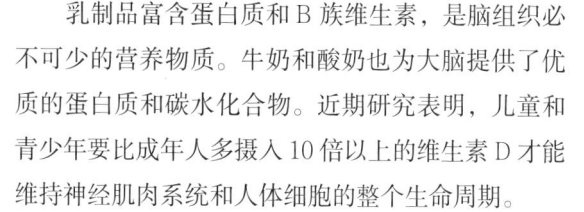

9. 葱、蒜

葱、蒜中含有"蒜胺"，蒜胺对大脑的益处比 B 族维生素强许多倍。平时让儿童多吃些葱蒜，可使脑细胞的生长发育更加活跃。

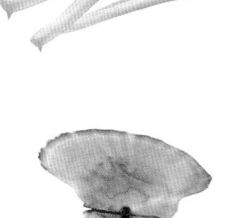

10. 贝类

贝类几乎不含碳水化合物及脂肪，几乎是纯蛋白质的食物，可以快速为大脑提供大量的酪氨酸，因此可以大大激发大脑能量、提高情绪以及提高大脑功能。以贝类作开胃菜，能最快地提高脑力，但需要注意的是贝类比鱼类更容易积聚海洋里的毒素和污染物质。

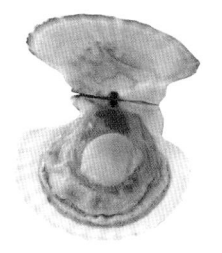

11. 豆类

豆子的特别源于其中的蛋白质、复合碳水化合物、纤维素、维生素和矿物质，豆类是一种很好的健脑食品。如果孩子的午餐中有豆类，那他们下午的思维水平会更活跃。其中肾豆相比其他豆类含有更丰富的 Omega-3 脂肪酸，大脑发育功能的一个重要元素就是 Omega-3 脂肪酸。

12. 花生

花生含有丰富的维生素 E，而维生素 E 含有能

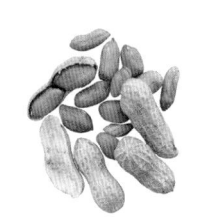

保护神经膜的抗氧化剂及能补充大脑神经能量所需的葡萄糖和硫胺素。

13. 燕麦

燕麦是能为大脑提供优质能源的食物，孩子们每天早晨的第一餐应该有燕麦食物。燕麦富含纤维素，能提供孩子在学校上课时大脑所需的能量。燕麦也是维生素 E 的重要来源，并且富含我们身体和大脑所需的 B 族维生素、钾和锌。

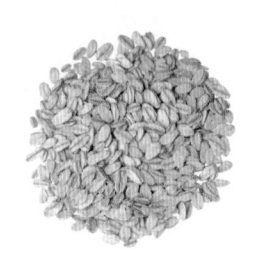

14. 核桃

核桃仁含 40% ~ 50% 的不饱和脂肪酸，构成人脑细胞的物质中约有 60% 是不饱和脂肪酸。可以说，不饱和脂肪酸是大脑不可缺少的"建筑材料"，儿童常吃核桃仁对大脑健康发育很有好处。

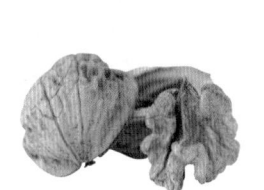

15. 浆果

草莓、樱桃、蓝莓、黑莓……通常情况下，浆果的颜色越艳丽，所含的营养越高。浆果中有高含量的抗氧化剂，尤其是维生素 C，这甚至有助于预防肿瘤疾病。研究证明草莓及蓝莓提取物有助于改善记忆。常吃浆果能使我们得到很多营养，浆果的种子中还有一种对大脑发育很好的 Omega-3 脂肪酸。

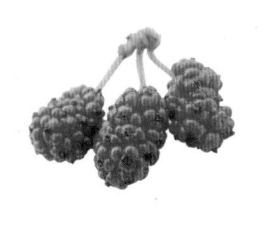

16. 瘦牛肉

铁对于人体来说是一种重要的矿物质，能帮助孩子集中精力学习和保持精力充沛。瘦牛肉对我们来说是最容易被吸收的铁质来源。而牛肉中的锌，也有助于提高儿童的记忆力。

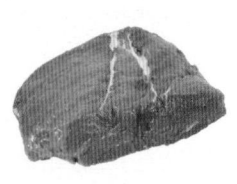

让孩子远离饮食误区，减轻大脑压力

正确的食物会帮助大脑积极应对压力，但错误食物不但不能帮大脑减压，反倒容易造成压力。

高盐饮食——不利于大脑在压力下学习

很多人为了满足口味的需要，往往喜欢高盐的食物。其实人体对食盐的生理需要极低，儿童每天 4 克以下，成年人每天 7 克以下，习惯吃过咸食物，不仅会引起高血压、动脉硬化等症，还会损伤动脉血管，影响脑组织的血液供应，使脑细胞长期处于缺血缺氧状态而智力迟钝，记忆力也会出现下降，甚至大脑过早老化，不利于大脑在压力下学习。所以孩子的食物应以少盐为主，应为大脑运转创造轻松的环境。

刺激性食物——会使情绪更加不稳

有些家长为了缓解压力，往往喜欢进食一些如辣椒、酒、咖喱、浓茶、咖啡等对大脑中枢有兴奋作用的刺激性食物。他们也会把这些饮食习惯牵连到孩子的饮食当中。殊不知，这些食物短期内可以提高神经兴奋性，使人觉得情绪饱满、精力充沛，但长期食用过多容易造成精神忧郁、烦躁、注意力不集中。尤其对孩子的负面影响很大，比如浓茶就会造成缺铁性贫血，时间长了就会影响身体和智力的发育。

"垃圾食品"——带来压力的罪魁祸首

从生理上来说，身体应对压力的时候，很容易就联想到如汉堡包、冰激凌、薯条、炸鸡、奶油制品、罐头、甜点等食品，这些很有诱惑力的食物的共同特点是高热量、低营养、低矿物质、低纤维、低维生素，因此被人们称为"垃圾食品"。这些美味的"垃圾食品"短期内可以缓解压力，但长期摄入会导致自由基增加，后者又会加重抑郁和焦虑情绪，增加儿童肥胖的风险，更不利于大脑健康发育。

第 2 章
高上桌率的益智菜

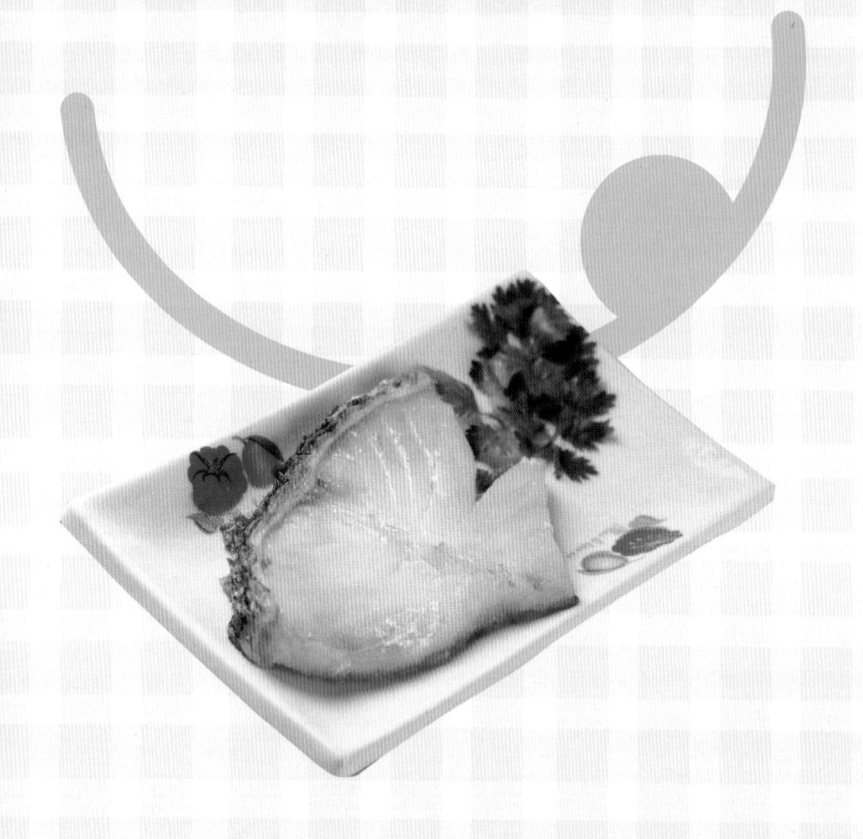

DHA 满满的饭，吃前要知道这些原则

脑细胞所需要的营养是多种多样的。其实，正确的饮食方式才能吃出"健康大脑"。下面给家长介绍一下有益于大脑的正确饮食方式。

1. 食物种类多样化

大脑所需食物种类要多样化。但饮食多样化并不意味着什么都要吃，吃的种类越多越好。根据大脑对营养的需求量，日常饮食中最常见的五大类儿童要经常摄入。

（1）粮谷类，包括米、面、薯类等，主要为人体和大脑提供碳水化合物、蛋白质、B族维生素，也是热能的主要来源。

（2）油脂类，油脂是体内热能的重要来源之一，每克油脂产热约9千卡，是蛋白质及碳水化合物的2倍之多。油脂类包括各种植物性油脂和动物脂肪。这类属于高能量食物，能够间接为大脑提供所需的能量。

（3）动物性食物类，包括畜肉、禽肉、鱼肉、蛋、虾、牛奶、动物内脏及海产品。动物性食物主要为人体提供蛋白质、脂肪、矿物质、脂溶性维生素、B族维生素和矿物质等。

（4）蔬菜水果类，蔬菜和水果是膳食的重要组成部分，主要为人体提供膳食纤维、矿物质、维生素C和胡萝卜素，有增进食欲、促进消化、维持体内酸碱平衡的作用。

（5）大豆及豆制品，主要为人体和大脑提供蛋白质、脂肪、矿物质和膳食纤维。

2. 保持适量

饮食不足会导致大脑营养不足，但饮食过量的危害绝不亚于食量不足，任何一种营养素长期不足或过多，都会影响身体的健康。因此保持适量最好。适量就是要求各种食物中的营养素的数量要适当，不多也不少，恰好满足身体的需要。

我们都知道暴饮暴食对肠胃不好，容易产生消化不良或者其他胃病。其实暴饮暴食对大脑也同样有害。过饱使身体和脑神经都处于疲劳状态，使大脑灵敏度降低，所以会有"饱乏"的现象。

长期过饱还会影响大脑智力发育。现代营养学研究发现，进食过饱后，大脑中被称为"纤维芽细胞生长因子"的物质会明显增多。如果长期饱食的话，可能会导致脑动脉硬化，出现大脑早衰和智力减退等现象。

3. 食物搭配要均衡

合理的搭配主要表现在日常饮食得法上面。如果饮食得法，营养均衡，就能保证大脑所需。营养均衡首要做到人体所需的蛋白质、脂肪、碳水化合物、维生素、无机盐和水供给的均衡，另外还要注意以下几个方面的均衡。

（1）主副均衡。小米、燕麦、高粱、玉米等杂粮中的矿物质营养丰富，人体不能合成，只能靠从外界摄取。因此，不能只吃菜、肉而忽视主食。

（2）三餐均衡。一日三餐是大脑获取能量的主要渠道，按照科学的饮食原理来说，一日三餐热量的分配比例应该保持在早餐30%、午餐40%、晚餐30%左右。同时，早餐讲究营养，午餐讲究丰盛，晚餐要清淡。

（3）生熟均衡。我们的生活中要食用的食品大致包括生食、熟食和半成品食品。有的食物必须做熟才有利于消化、吸收，而有的食物做熟后会失去营养。

（4）味觉均衡。酸、甜、苦、辣、咸是所有食物的基本味道。人们并不满足单一的味道，这是由人体对各种营养的需要决定的。保持味觉平衡，才能全面摄取营养，有益身体健康。

（5）粗细均衡。粗粮中保存了许多细粮中没有的营养，但长期大量食用，会使人体对蛋白质和脂肪的吸收率降低。因此，平时应做到粗细均衡，才能保证人体对各种营养的需要。

（6）颜色均衡。红、黄、黑、白、青、蓝、紫是食物所具有的最基本的7种颜色。每种颜色所含营养也不一样，颜色的平衡也就是营养的平衡。

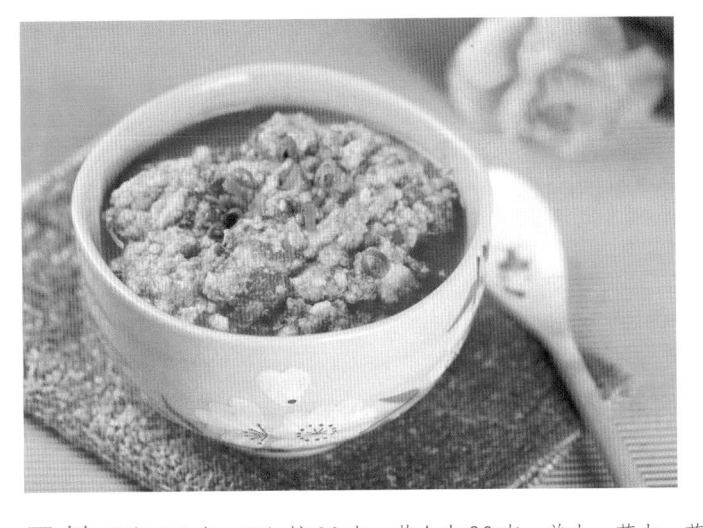

鱼泥西红柿豆腐

原料 豆腐130克，西红柿60克，草鱼肉60克，姜末、蒜末、葱花各少许

调料 番茄酱10克，白糖6克，食用油适量

做法

1 把洗好的豆腐压烂，剁成泥；将洗净的草鱼肉切成丁。

2 洗好的西红柿去蒂。

3 烧开蒸锅，放入鱼肉、西红柿蒸熟，取出剁成泥。

4 用油起锅，下入姜末、蒜末，爆香。

5 倒入鱼肉泥，拌炒片刻；倒入豆腐泥，拌炒匀。

6 加入番茄酱、清水、西红柿、白糖，炒匀，装入碗中，撒上葱花。

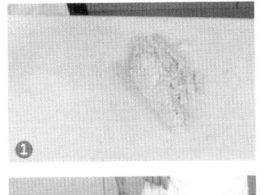
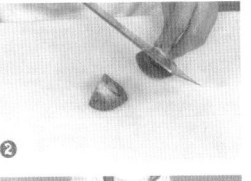
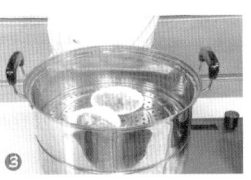
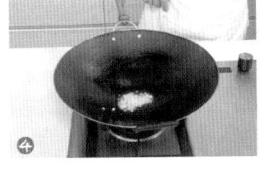
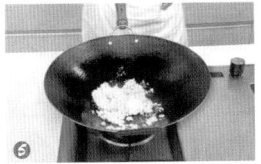
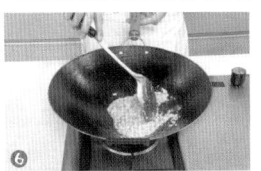

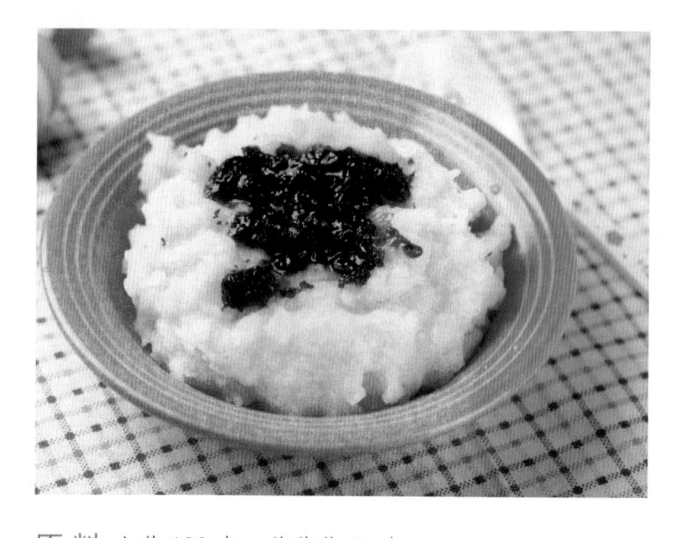

蓝莓山药泥

原料 山药 180 克，蓝莓酱 15 克

调料 白醋适量

做法

1 将去皮洗净的山药切成块，浸入清水中，加入白醋拌匀，去除黏液。

2 将山药捞出，装盘备用。

3 把山药放入烧开的蒸锅中，用中火蒸15分钟至熟。

4 揭盖，把蒸熟的山药取出。

5 把山药倒入大碗中，先用勺子压烂，再捣成泥。

6 取一个干净的碗，放入山药泥，再放上蓝莓酱即可。

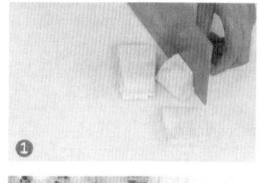
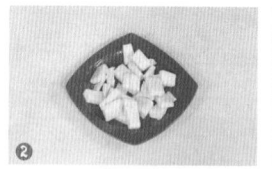
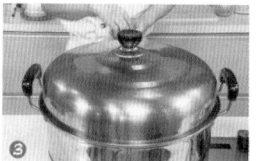
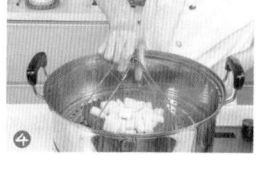
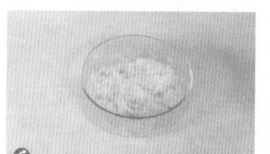
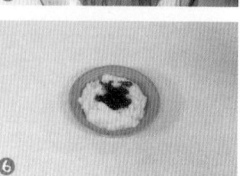

原料 胡萝卜 100 克，鸡蛋 2 个，葱花少许

调料 盐 4 克，鸡粉 2 克，水淀粉、食用油各适量

做法

1 将去皮洗净的胡萝卜切成粒，焯水。

2 鸡蛋打入碗中，打散调匀。

3 把胡萝卜粒倒入蛋液中，加入盐、鸡粉、水淀粉、葱花，搅拌均匀。

4 用油起锅，倒入调好的蛋液搅拌，翻炒至成形，盛出，装盘即可。

胡萝卜炒蛋

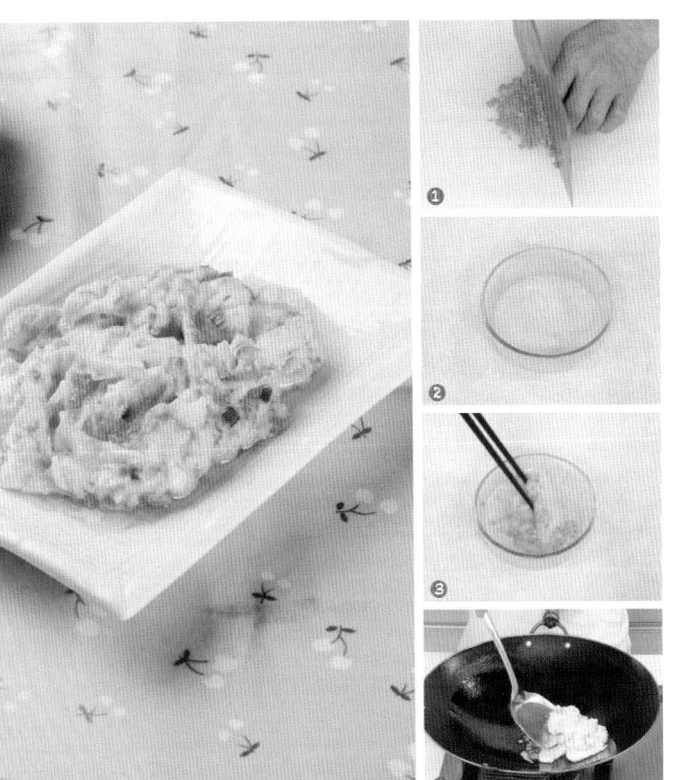

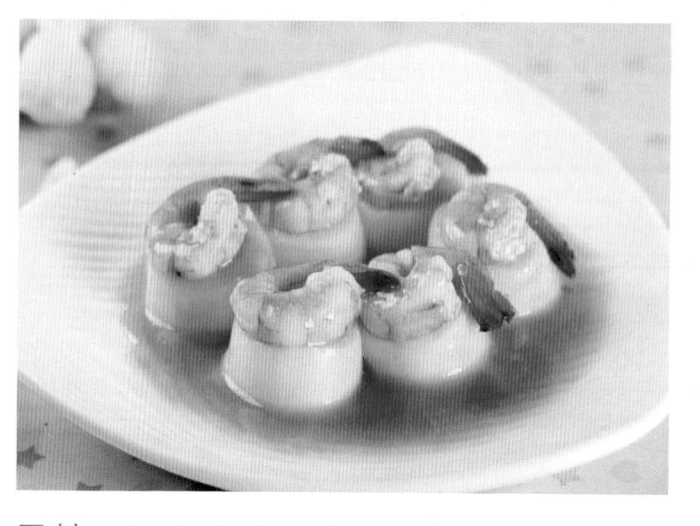

玉子虾仁

原料 日本豆腐110克，虾仁60克，豌豆50克

调料 盐、鸡粉、生粉、老抽、生抽、水淀粉、食用油各适量

做法

1 将日本豆腐切小块。

2 洗净的虾仁放盐、鸡粉、水淀粉，拌匀。

3 把日本豆腐摆在盘中，撒上生粉，放上虾仁、豌豆，再撒上盐，制成玉子虾仁，静置片刻。

4 蒸锅上火烧开，放入玉子虾仁，蒸熟，取出。

5 另起油锅烧热，加入清水、生抽、老抽、盐、鸡粉，拌匀。

6 倒入水淀粉，制成味汁，浇在蒸好的玉子虾仁上即成。

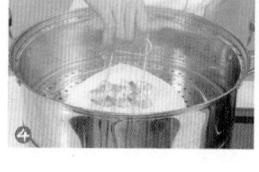
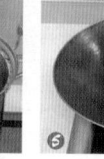
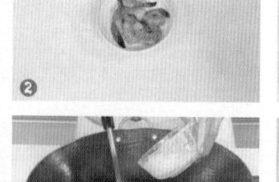
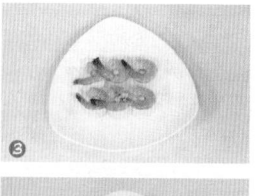

山药炒核桃仁　肉末木耳

原料 山药90克,水发木耳40克,西芹50克,核桃仁30克,白芝麻少许

调料 盐3克,白糖10克,生抽3毫升,水淀粉4毫升,食用油适量

做法

1　山药切片,木耳、西芹切小块;分别焯水,捞出沥干水分。

2　用油起锅,放核桃仁炸香;锅底留油,放白糖、核桃仁、白芝麻稍炸,放山药、木耳、西芹炒匀,加盐、生抽、白糖、水淀粉,炒匀调味即可。

原料 肉末70克,水发木耳35克,胡萝卜40克

调料 盐少许,生抽、高汤、食用油各适量

做法

1　将洗净的胡萝卜切粒;把水发好的木耳切粒。

2　用油起锅,倒入肉末,炒至转色,加入生抽、胡萝卜,炒匀,放入木耳、高汤,炒匀。

3　加入盐,将锅中食材炒匀,把炒好的材料盛出,装碗中即可。

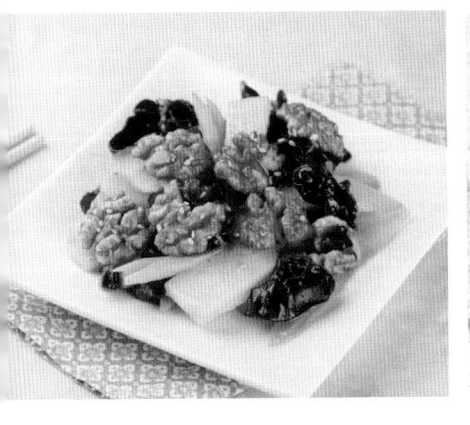

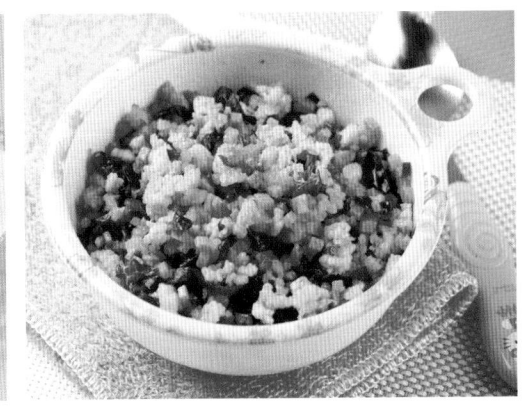

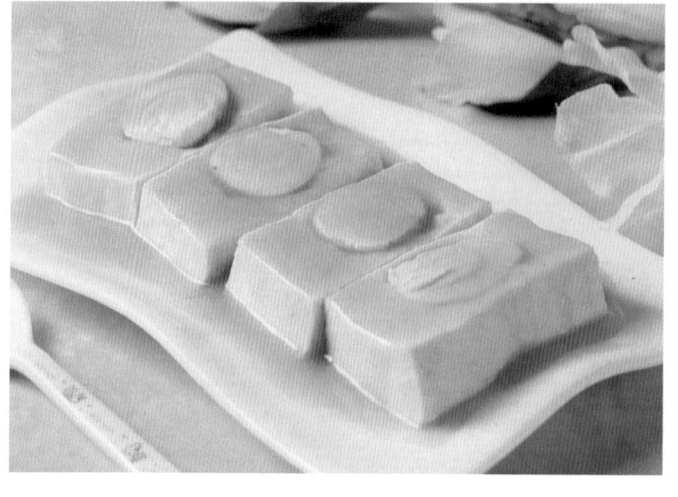

豆腐蒸鹌鹑蛋

原 料 豆腐 200 克, 熟鹌鹑蛋 45 克, 肉汤 100 毫升

调 料 鸡粉 2 克, 盐少许, 生抽 4 毫升, 水淀粉、食用油各适量

做 法

1 洗好的豆腐切成条形。

2 熟鹌鹑蛋去皮, 对半切开。

3 把豆腐装入蒸盘, 挖小孔, 再放入鹌鹑蛋, 摆好, 撒上盐。

4 蒸锅上火烧开, 放入蒸盘, 用中火蒸约5分钟至熟, 取出。

5 用油起锅, 放肉汤、生抽、鸡粉、盐, 搅匀。

6 倒入水淀粉, 搅匀, 制成味汁, 浇在豆腐上即可。

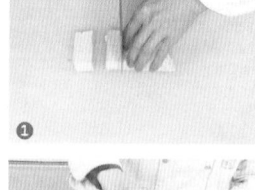
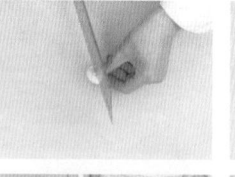
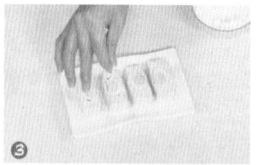
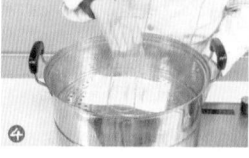
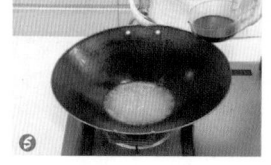
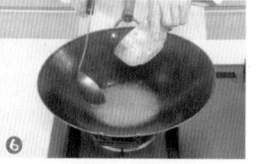

原料 鱿鱼 120 克，花菜 130 克，洋葱 100 克，南瓜 80 克，肉馅 90 克，葱花少许

调料 盐 3 克，鸡粉 4 克，生粉、黑芝麻油、叉烧酱、水淀粉、食用油各适量

鱿鱼丸子

做法

1 花菜洗净切块；南瓜切小块；洋葱剁成末；鱿鱼剁成泥。

2 花菜、南瓜焯水；鱿鱼肉加盐、鸡粉、生粉、洋葱末、黑芝麻油、葱花，拌匀。

3 将肉馅挤成肉丸，放入沸水锅中煮熟，捞出；将花菜、南瓜、肉丸摆入盘中。

4 用油起锅，放清水、叉烧酱、盐、鸡粉、水淀粉，调成稠汁，浇在盘中食材上即可。

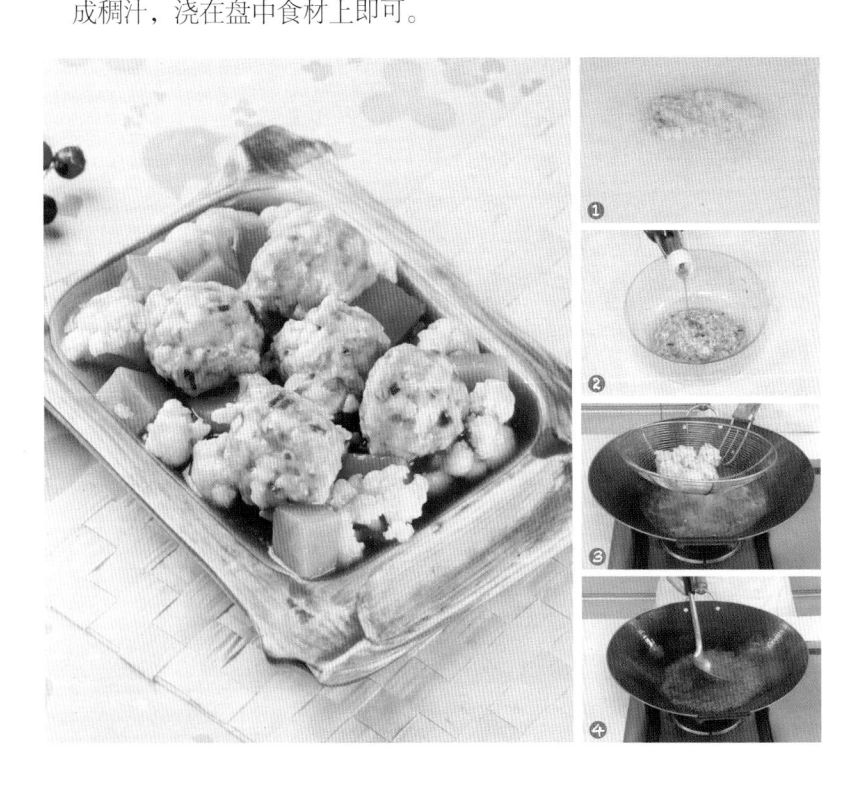

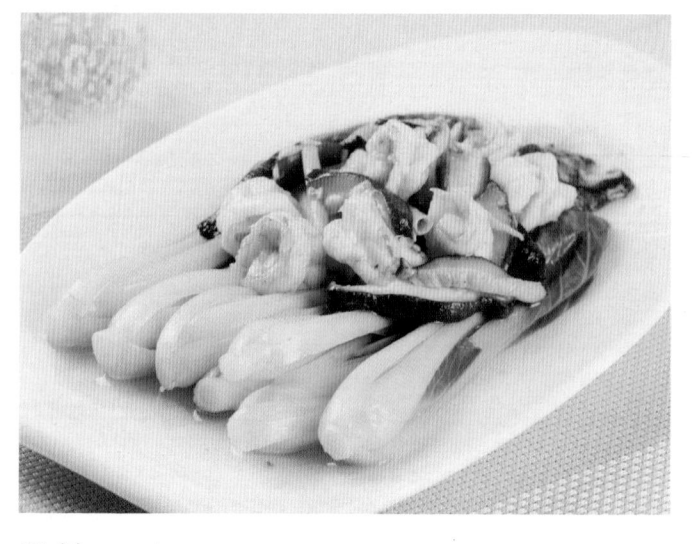

虾菇油菜心

原 料 小油菜100克，鲜香菇60克，虾仁50克，姜片、葱段、蒜末各少许

调 料 盐、鸡粉各3克，料酒3毫升，水淀粉、食用油各适量

做 法

1 将洗净的香菇切成小片；小油菜、香菇焯水。

2 将洗好的虾仁挑去肠泥，放盐、鸡粉、水淀粉、食用油，腌渍。

3 用油起锅，放入姜片、蒜末、葱段，爆香。

4 倒入香菇、虾仁、料酒，翻炒一会儿至虾身呈淡红色。

5 加入盐、鸡粉调味，炒熟。

6 取一个盘子，摆上小油菜，再盛出锅中的食材即成。

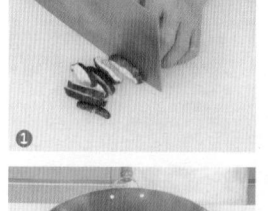
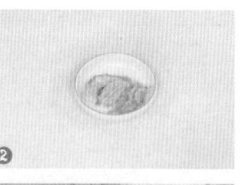
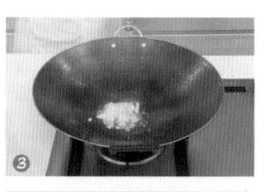
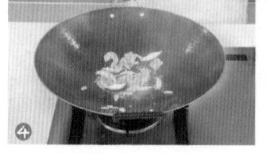
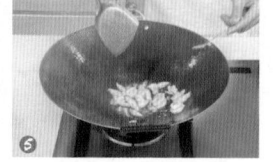
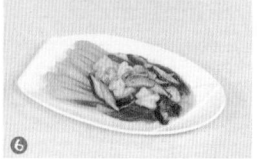

蛤蜊蒸蛋

原　料 鸡蛋2个，蛤蜊肉90克，姜丝、葱花各少许

调　料 盐1克，料酒2毫升，生抽7毫升，芝麻油2毫升

做法

1. 将蛤蜊肉装入碗中，放入姜丝、料酒、生抽、芝麻油，拌匀；鸡蛋打入另一个碗中，加入盐、清水，搅拌，放入蒸锅中，蒸10分钟。

2. 在蒸熟的鸡蛋上放上蛤蜊肉，蒸2分钟，把蒸好的蛤蜊鸡蛋取出，淋入生抽，撒上葱花即可。

西红柿煮口蘑

原　料 西红柿150克，口蘑80克，姜片、蒜末、葱段各少许

调　料 料酒3毫升，鸡粉2克，盐、食用油各适量

做法

1. 口蘑切成片，西红柿去蒂，切成小块。

2. 锅中注水烧开，加盐、口蘑，煮1分钟至断生，捞出；用油起锅，放入姜片、蒜末、口蘑炒匀，加料酒、西红柿炒匀，加清水、葱段、盐、鸡粉，煮熟，盛出即成。

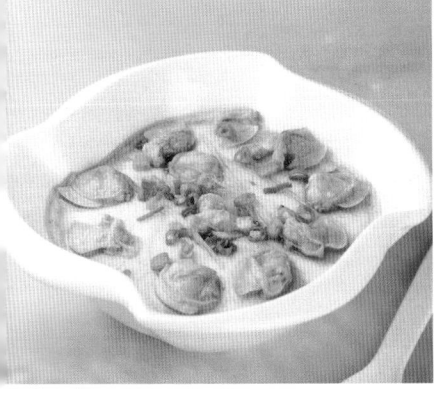
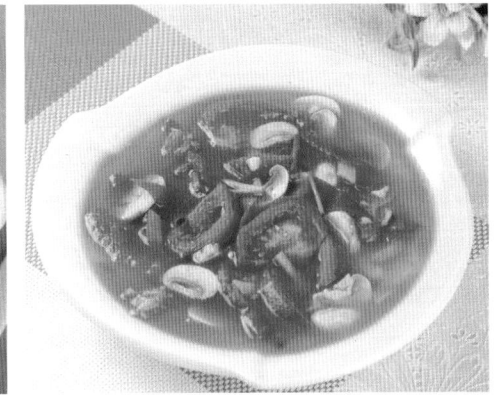

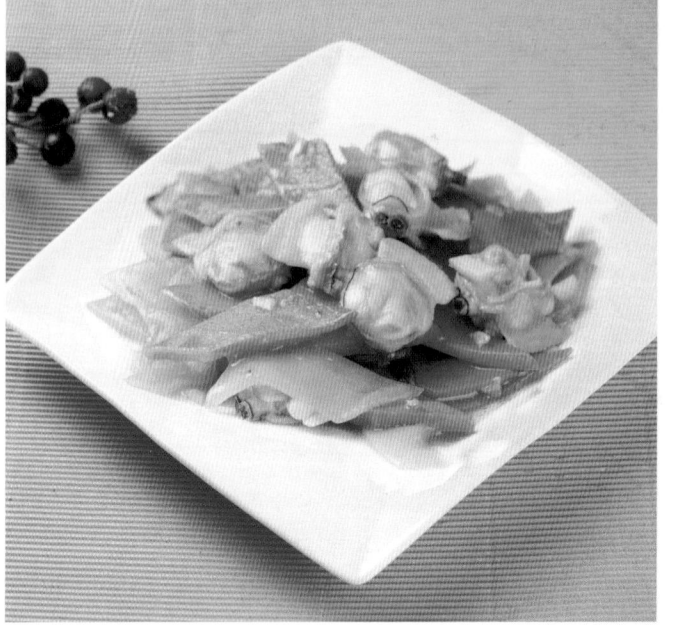

莴笋炒蛤蜊

原 料 莴笋、胡萝卜各100克，熟蛤蜊肉80克，姜片、蒜末、葱段各少许

调 料 盐、鸡粉、蚝油、料酒、水淀粉、食用油各适量

做 法

1 将洗净去皮的胡萝卜、莴笋切片，焯水。

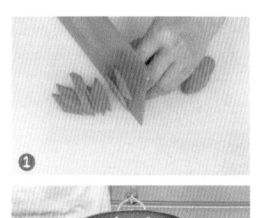

2 用油起锅，放姜片、蒜末、葱段，爆香。

3 倒入熟蛤蜊肉、料酒、莴笋片、胡萝卜片，用大火炒匀，至食材熟软。

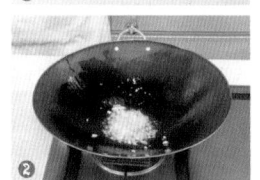

4 转小火，放入蚝油、盐、鸡粉、水淀粉，炒熟即成。

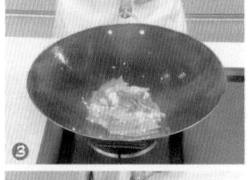

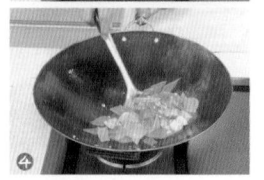

韭黄炒牡蛎

原 料 牡蛎肉400克，韭黄200克，姜片、蒜末、葱花各少许

调 料 生粉15克，生抽8毫升，鸡粉、盐、料酒、食用油各适量

做 法

1 韭黄洗净切段。

2 把牡蛎肉装入碗中，加入料酒、鸡粉、盐、生粉，拌匀；锅中注入清水，倒入牡蛎，略煮片刻，捞出。

3 热锅注油，放入姜片、蒜末、葱花、牡蛎炒匀，加生抽、料酒、韭黄段、鸡粉、盐，炒熟即成。

金针菇拌黄瓜

原 料 金针菇110克，黄瓜90克，胡萝卜40克，蒜末、葱花各少许

调 料 盐3克，食用油2毫升，陈醋3毫升，生抽5毫升，鸡粉、辣椒油、芝麻油各适量

做 法

1 黄瓜、胡萝卜、金针菇洗净切丝。

2 锅中注水，放食用油、盐、胡萝卜、金针菇，煮至熟透，捞出放凉；加盐、黄瓜丝、蒜末、葱花、鸡粉、陈醋、生抽、辣椒油、芝麻油，拌匀即可。

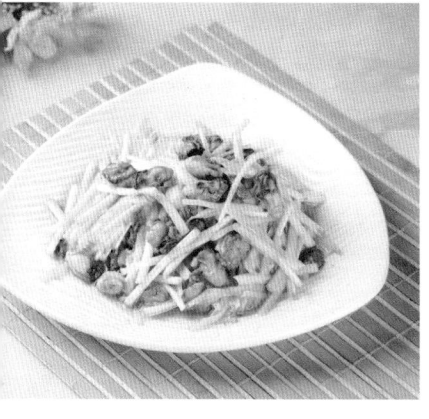

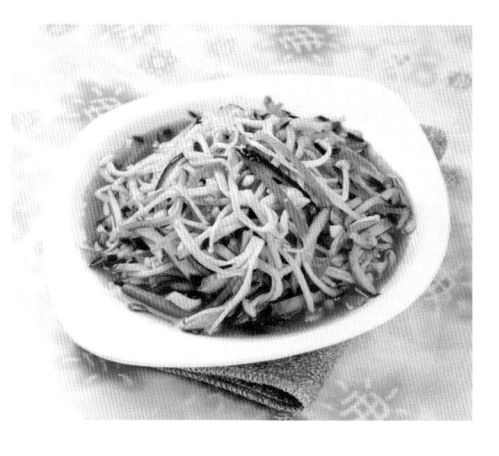

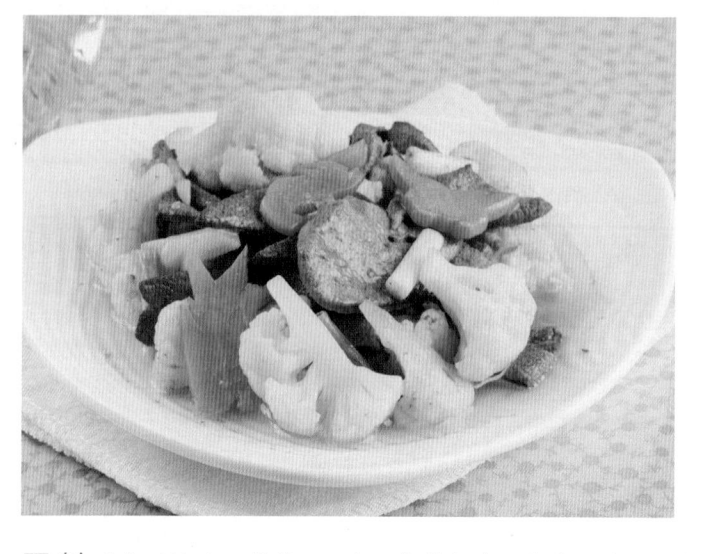

猪肝炒花菜

原料 猪肝 160 克，花菜 200 克，胡萝卜片、姜片、蒜末、葱段各少许

调料 盐、鸡粉、生抽、料酒、水淀粉、食用油各适量

做法

1 将洗净的花菜切成小朵，焯水。

2 将洗好的猪肝切片，加盐、鸡粉、料酒、食用油，腌渍入味。

3 用油起锅，放入胡萝卜片、姜片、蒜末、葱段，用大火爆香。

4 倒入猪肝，翻炒至其松散、转色。

5 倒入焯好的花菜，淋上少许料酒，炒香、炒透。

6 转小火，加入盐、鸡粉，淋入生抽、水淀粉，翻炒均匀即成。

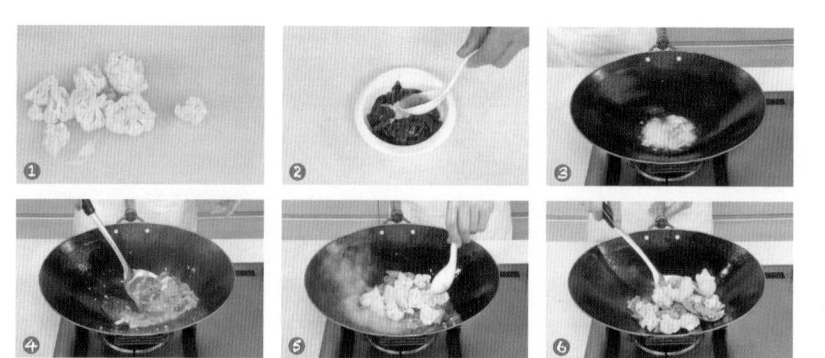

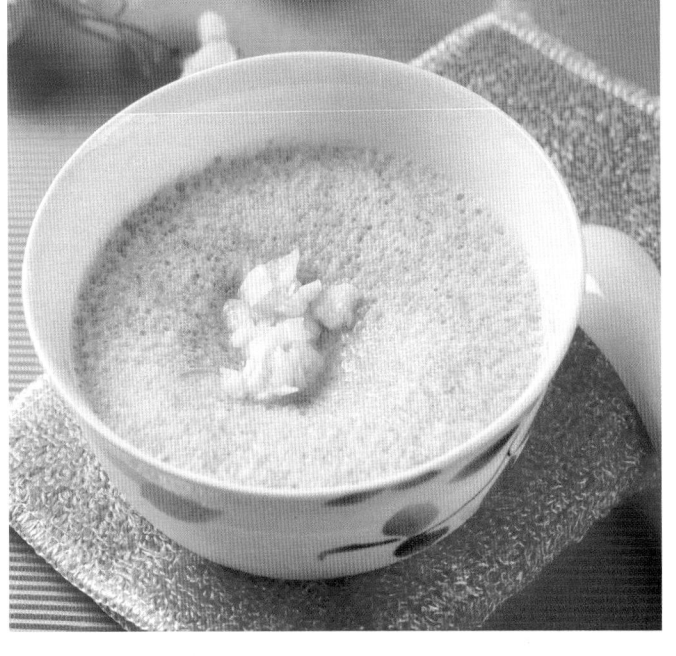

鳕鱼蒸鸡蛋

原料 鳕鱼 100 克，鸡蛋 2 个，南瓜 150 克

调料 盐 1 克

做法

1. 将洗净的南瓜切成片；鸡蛋打散调匀。
2. 烧开蒸锅，放入南瓜、鳕鱼，蒸熟，取出，分别剁成泥状。
3. 在蛋液中加入南瓜、部分鳕鱼，放入盐，搅拌匀。
4. 将拌好的材料装入另一个碗中，放在烧开的蒸锅内，用小火蒸8分钟，取出，再放上剩余的鳕鱼肉即可。

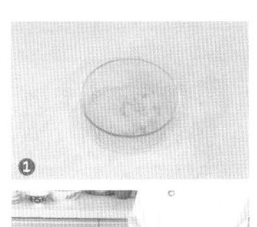

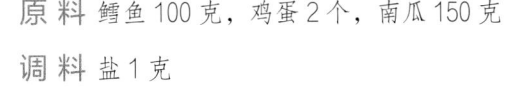

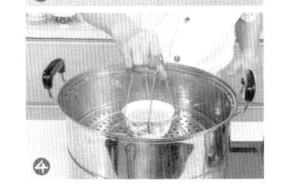

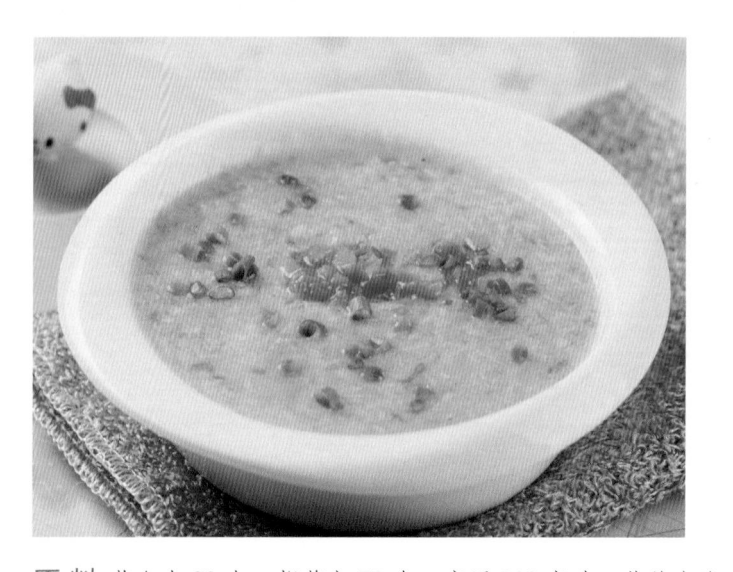

炖鱼泥

原料 草鱼肉 80 克，胡萝卜 70 克，高汤 200 毫升，葱花少许

调料 盐少许，水淀粉、食用油各适量

做法

1 将洗净的胡萝卜切成片。

2 将洗好的草鱼肉切成片，装入碗中，倒入高汤。

3 将草鱼肉和胡萝卜蒸熟，取出，分别剁成末。

4 用油起锅，倒入适量高汤和蒸鱼留下的鱼汤。

5 放入草鱼肉、胡萝卜、盐、水淀粉，拌匀煮沸。

6 盛入碗中，放入少许胡萝卜末，撒上葱花即成。

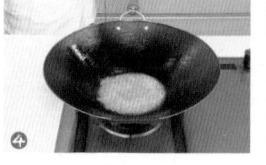
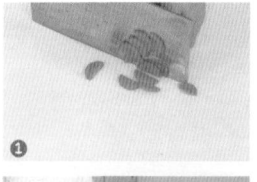
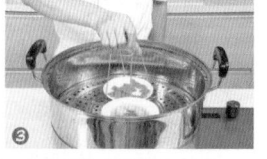
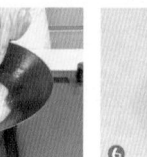
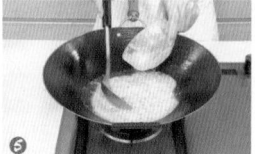

香煎三文鱼

原料 三文鱼180克,葱条、姜丝各少许

调料 盐2克,生抽4毫升,鸡粉、白糖各少许,料酒、食用油各适量

做法

1 将洗净的三文鱼装入碗中,加入生抽、盐、鸡粉、白糖、姜丝、葱条、料酒,抓匀,腌渍15分钟。

2 炒锅中注入食用油烧热,放入三文鱼,煎约1分钟,煎至金黄色。

3 把煎好的三文鱼盛出,装入盘中。

香煎银鳕鱼

原料 鳕鱼180克,姜片少许

调料 生抽2毫升,盐1克,料酒3毫升,食用油适量

做法

1 取一个干净的碗,放入洗好的鳕鱼,加入姜片、生抽、盐、料酒,抓匀,腌渍10分钟。

2 煎锅中注入食用油,放入鳕鱼,煎约1分钟,至煎出焦香味。

3 翻面,煎约1分钟至鳕鱼呈焦黄色,把煎好的鳕鱼块盛出装盘即可。

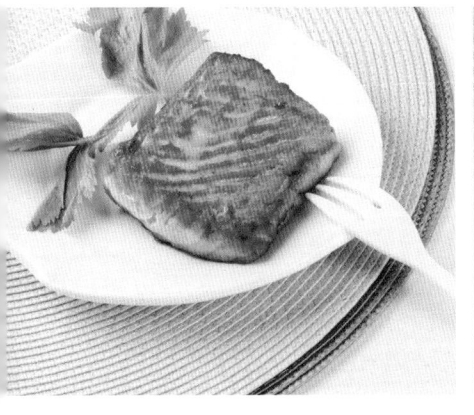

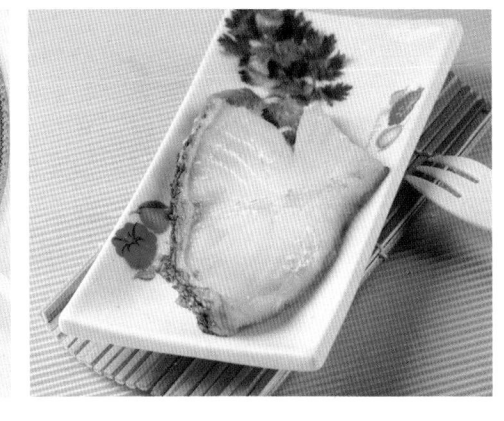

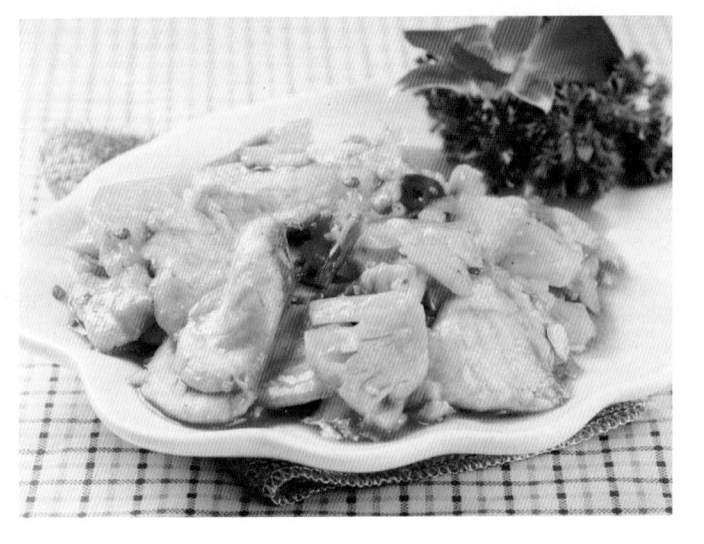

菠萝炒鱼片

原 料 菠萝肉 75 克，草鱼肉 150 克，姜片、蒜末、葱段各少许

调 料 豆瓣酱、盐、鸡粉、料酒、水淀粉、食用油各适量

做 法

1 将菠萝肉洗净切片。

2 把草鱼肉切片，加盐、鸡粉、水淀粉、食用油，腌渍入味。

3 热锅注油烧热，放入鱼片，滑油至断生，捞出待用。

4 用油起锅，放姜片、蒜末、葱段爆香；倒入菠萝肉，炒匀。

5 倒入鱼片，加入盐、鸡粉，放入豆瓣酱。

6 淋入料酒，倒入水淀粉翻炒入味即成。

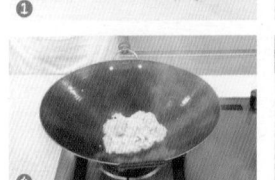
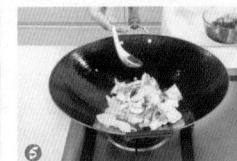
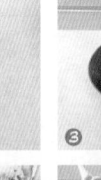
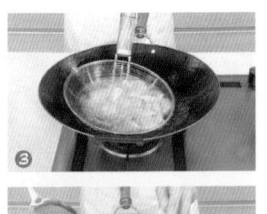
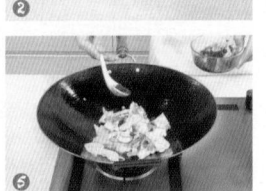

原料 鲅鱼块 500 克，面包糠 15 克，蛋黄 20 克，香葱段、姜片各少许

调料 五香粉、盐、生抽、鸡粉、料酒、食用油各适量

做法

1 取一个碗，倒入鲅鱼块，加五香粉、姜片、香葱段、盐、生抽、鸡粉、料酒，拌匀腌渍入味。

2 拣出香葱段和姜片，倒入蛋黄，搅拌均匀，待用。

3 锅中倒入适量食用油，烧至五成热。

4 将鱼块裹上面包糠，放入油锅中，搅匀，炸至金黄色，捞出，装入盘中即可。

五香鲅鱼

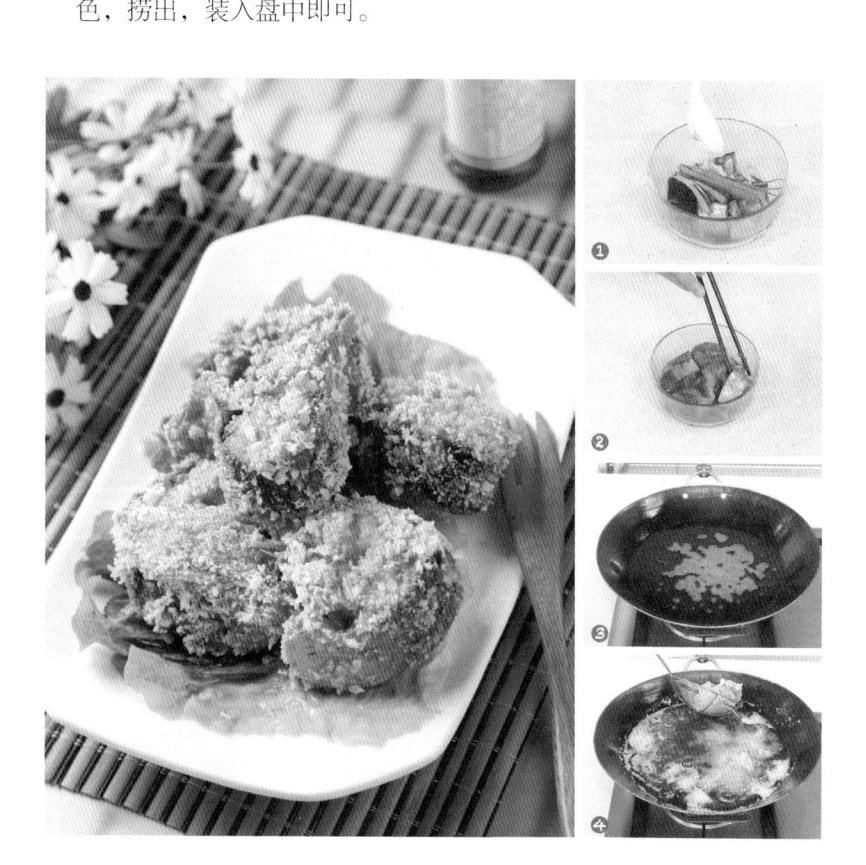

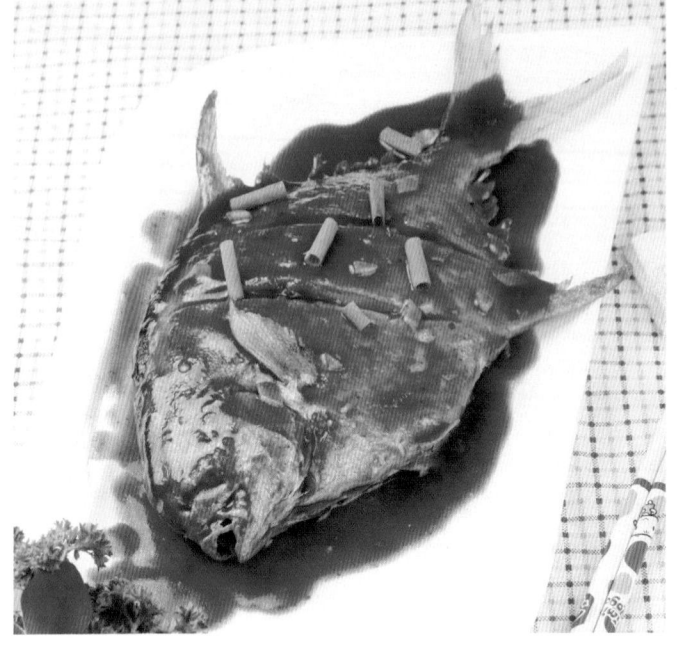

酱烧鲳鱼

原料 净鲳鱼400克，甜面酱、蒜末、姜片、葱段各少许

调料 盐、鸡粉、生粉、老抽、料酒、生抽、水淀粉、食用油各适量

做法

1 鲳鱼放盐、鸡粉、料酒、生抽、生粉，腌渍片刻。

2 热锅注油烧热，放入鲳鱼，用中小火炸熟，捞出待用。

3 用油起锅，放姜片、蒜末爆香；注水，加盐、鸡粉、甜面酱、生抽、老抽，拌匀煮沸。

4 倒入鲳鱼，浇上汤汁，煮至入味，将鲳鱼盛入盘中，锅中汤汁加水淀粉拌匀，浇在鲳鱼身上，撒上葱段即成。

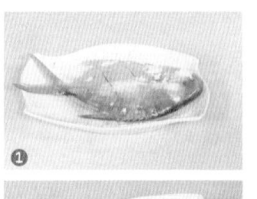

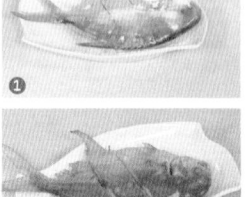

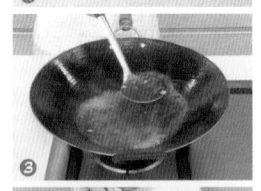

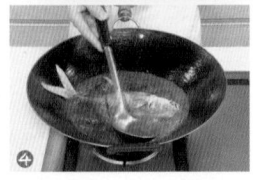

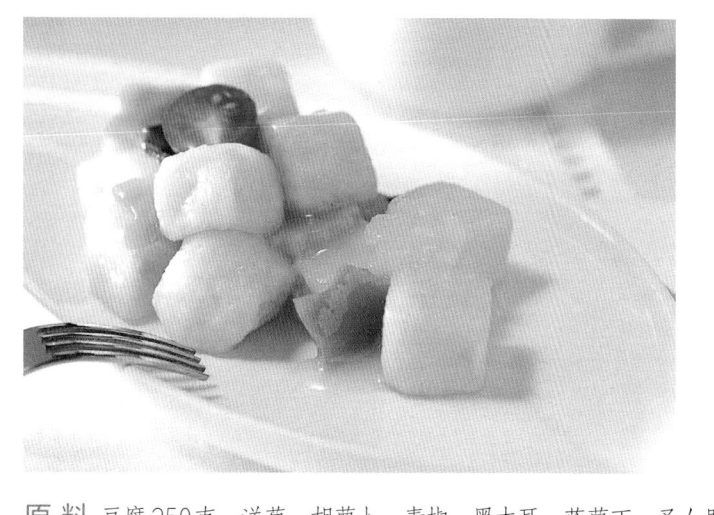

蔬果炒豆腐

原 料 豆腐250克，洋葱、胡萝卜、青椒、黑木耳、菠萝丁、圣女果各适量

调 料 淀粉、盐、白糖、醋、高汤、植物油各适量

做 法

1 豆腐洗净，切方块状；黑木耳洗净，泡发撕小片。

2 洋葱、胡萝卜、青椒均洗净，用花样框做好形状。

3 圣女果去蒂洗净，对切为二。

4 将切好的豆腐用淀粉裹匀，放入烧热的油锅中炸一会，捞起沥油。

5 起油锅烧热，放入洋葱、胡萝卜、青椒、黑木耳、菠萝丁、圣女果翻炒一会，倒入高汤煮开，加盐、白糖、醋调味。

6 放入炸好的豆腐翻炒一会，用淀粉水勾芡即可。

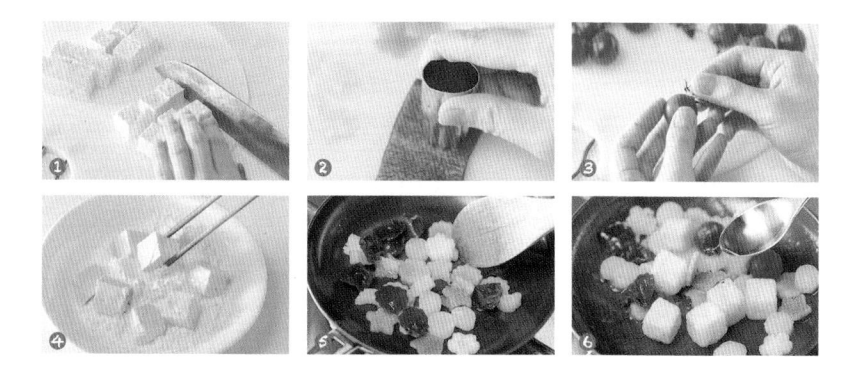

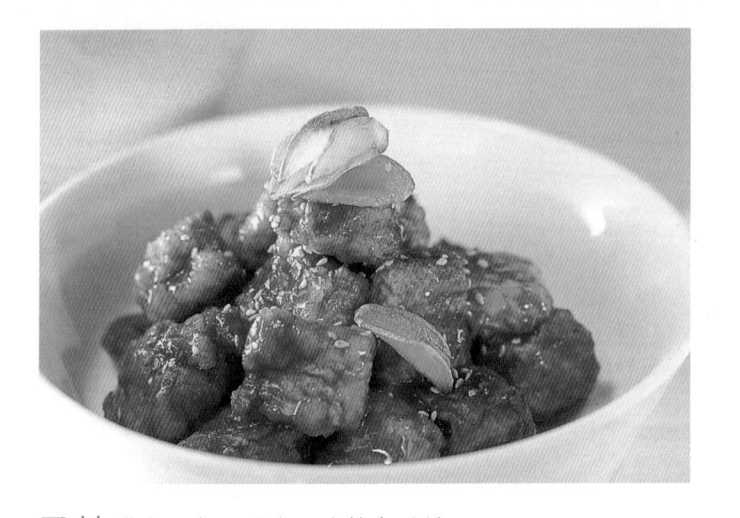

煎带鱼

原 料 带鱼1条，蛋液、淀粉各适量

调 料 盐、蒜片、白糖、辣椒酱、番茄酱、油各适量

做 法

1 带鱼洗净，切成小块，放入碗中，加盐腌渍入味。

2 将蛋液、淀粉倒入碗中，搅拌均匀。

3 油锅烧热，下带鱼炸至酥脆状，捞出沥油，再下入蒜片炸香，捞起备用。

4 另起锅烧热，将番茄酱、辣椒酱、白糖和适量水煮成浓稠状的味汁。

5 将油炸过的带鱼放入味汁中煮。

6 起锅盛入盘中，撒上炸好的蒜片即可。

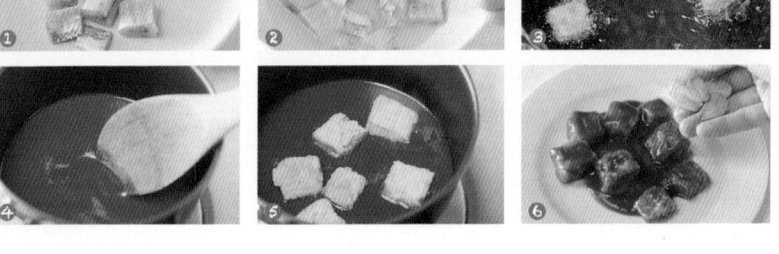

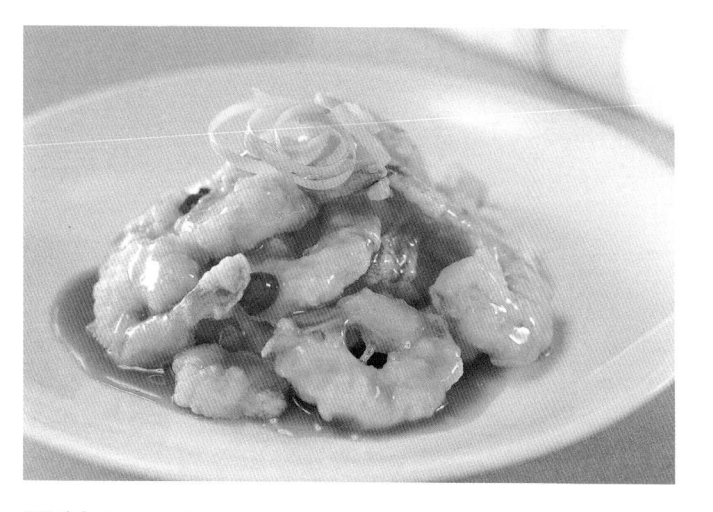

炒虾仁

原料 虾 300 克，蛋白液、干红椒各适量

调料 盐、料酒、白糖、太白粉、水淀粉、葱、生姜、蒜、酱汤、油各适量

做法

1. 虾去头，挑出虾线，洗净后剥皮。

2. 将虾放入碗中，用盐、料酒腌渍片刻。

3. 在虾碗中加入蛋白液、白糖、太白粉搅拌均匀，再放入油温为160℃的锅中炸至酥脆，捞出沥油。

4. 把葱、生姜、蒜均洗净剁碎；干红椒洗净切圈。

5. 起油锅，放入葱、生姜、蒜、干红椒炒出香味，再放入酱汤煮一会儿。

6. 酱汤中下入炸好的虾，快速翻炒，用水淀粉勾芡，趁热盛入盘中即可。

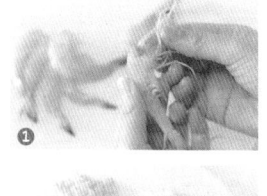
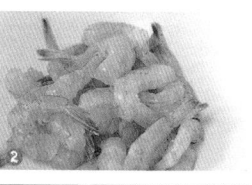
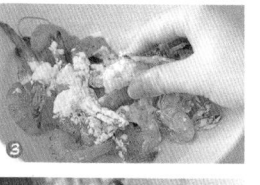
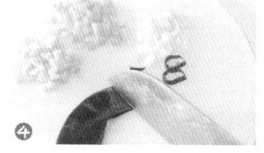
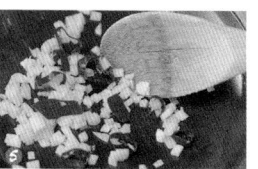
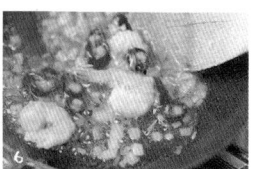

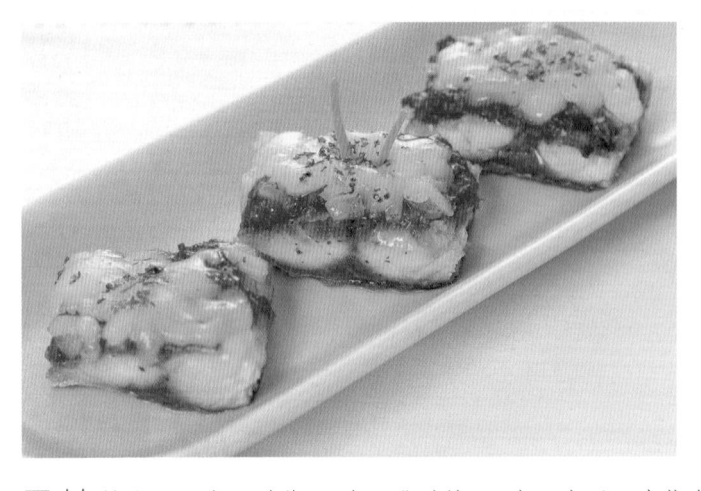

煎乳酪鲭鱼

原料 鲭鱼250克，洋葱60克，乳酪块30克，高汤、青椒各适量

调料 盐2克，大蒜5克，番茄酱、胡椒粉、植物油各适量

做法

1 鲭鱼洗净，切成四块，用盐、胡椒粉调好味，腌渍15分钟。

2 洋葱、大蒜均洗净，切末，入锅炒片刻后，再放入番茄酱稍翻炒，倒入高汤、盐、胡椒粉做成酱汁。

3 青椒洗净，去籽，切圈；乳酪切末，备用。

4 腌好的鲭鱼入锅煎至两面金黄。

5 把酱汁涂抹在鲭鱼上，并放上青椒圈和乳酪末，用微波炉加热至乳酪熔化，熟后取出即可。

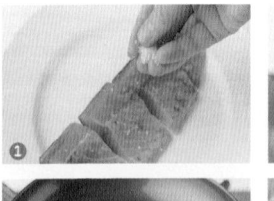 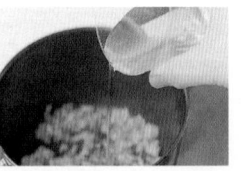 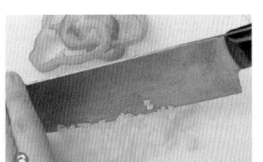

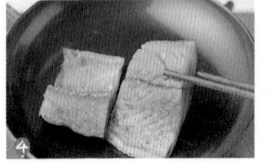 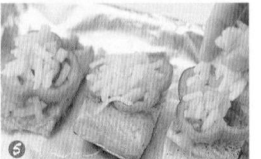

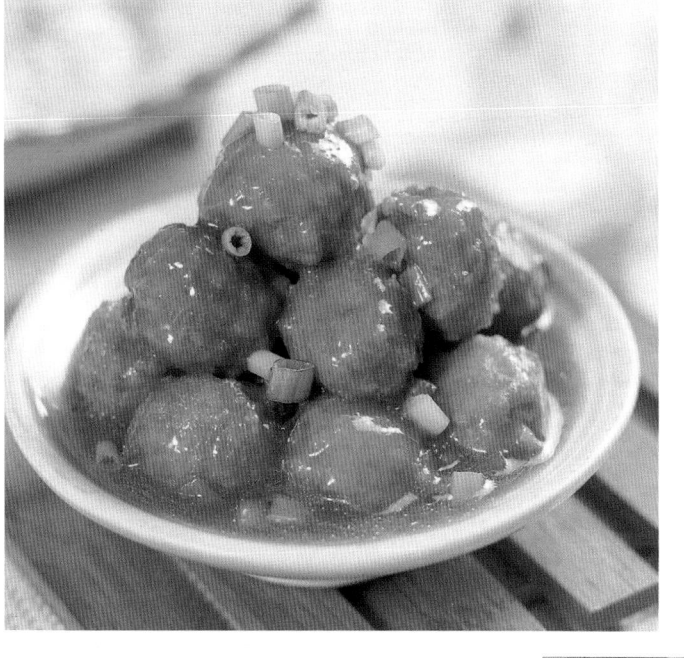

糖醋羊肉丸子

原料 羊腿肉 300 克，鸡蛋、羊肉汤、荸荠、葱花各适量

调料 料酒、酱油各 25 克，盐 1 克，白糖 50 克，醋 40 克，水淀粉、面粉各 10 克，油适量

做法

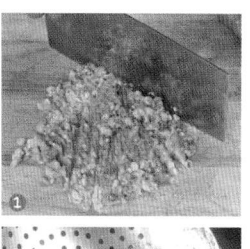

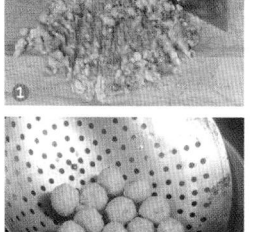

1 羊腿肉洗净剁碎；荸荠去皮切泥；鸡蛋打散，加羊肉、荸荠、面粉、盐、料酒、酱油拌匀。

2 将拌匀的羊肉做成丸子，下油锅炸至金黄色，捞出备用。

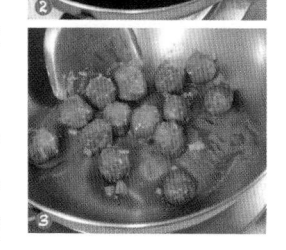

3 将酱油、料酒、白糖、水淀粉、羊肉汤兑汁，倒入锅中搅拌至起泡后，倒入羊肉丸子，加醋颠翻几下，使丸子沾满卤汁，装盘，撒上葱花即成。

原 料 鲜猪手300克，海带100克，红枣15克，葱20克

调 料 绍酒10克，盐8克，味精5克，鸡精6克，白糖3克，胡椒粉2克

做法

1 鲜猪手去毛，洗净斩件；海带洗净；葱择洗干净切花；红枣泡发。

2 烧锅加水，待水开后放入猪手，煮去其中血水，再将猪手冲洗干净。

3 将瓦煲置于火上，放入猪手、红枣、海带、绍酒，注入清水，用小火煲30分钟至汤白，调入调味料再煲5分钟即可。

海带煲猪手

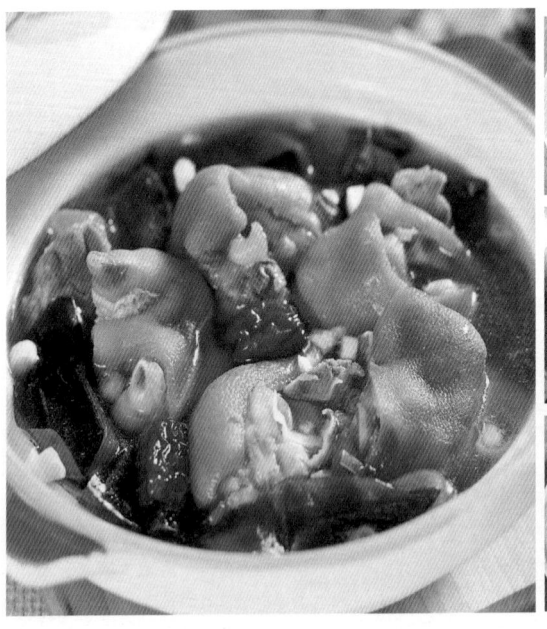

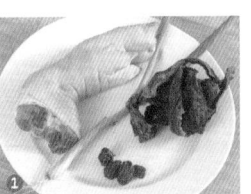

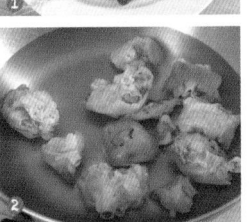

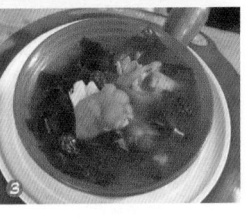

铁板扒鳜鱼

原料 鳜鱼350克，锡纸1张，姜末、葱丝、蒜末各少许

调料 盐、鸡粉、白糖、番茄汁、生抽、水淀粉、食用油适量

做法

1 在鳜鱼上开十字花刀，然后切块，碗中放入生抽、盐、鸡粉，拌匀。

2 取碗，放白糖、番茄汁、清水、鸡粉、盐，调成味汁。

3 锅中放油，将鳜鱼炸至金黄色，放锡纸上，放入姜末、蒜末，味汁、水淀粉、食用油、葱丝，拌匀即可。

鲜菇西红柿汤

原料 玉米粒60克，青豆55克，西红柿90克，平菇50克，高汤200毫升，姜末少许

调料 水淀粉3毫升，盐2克，食用油适量

做法

1 平菇切粒；西红柿切丁。

2 用油起锅，倒入姜末、平菇粒，炒匀，加入洗好的青豆、玉米粒，倒入高汤、盐，煮4分钟至食材熟透。

3 倒入西红柿、水淀粉，把食材拌匀，将煮好的汤盛出即可。

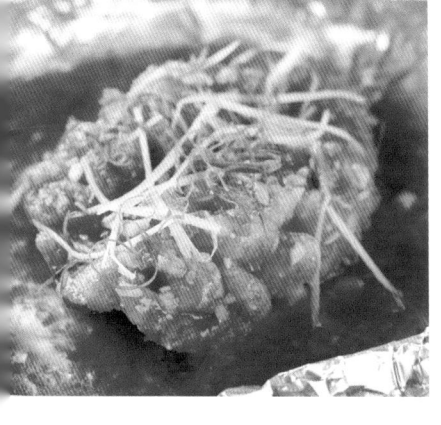

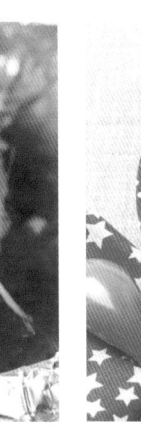

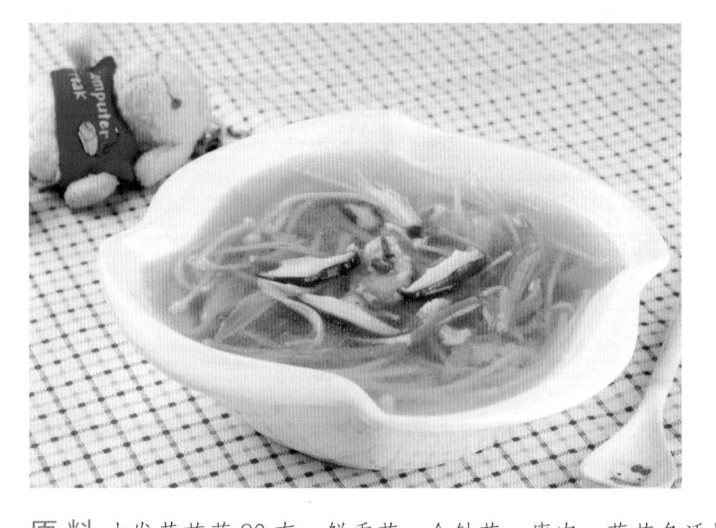

黄花菜菌菇汤

原 料 水发黄花菜80克，鲜香菇、金针菇、瘦肉、葱花各适量

调 料 盐3克，鸡粉3克，水淀粉、食用油各适量

做 法

1 将洗净的鲜香菇切片。

2 将泡发好的黄花菜切去花蒂。

3 将洗好的金针菇切去老茎。

4 洗净的瘦肉切片，加盐、鸡粉、水淀粉、食用油，腌渍入味。

5 锅中注清水烧开，倒入食用油，放入香菇、黄花菜、金针菇、盐、鸡粉，拌匀煮沸。

6 倒入瘦肉拌匀，用大火煮熟，盛入碗中，撒上葱花即成。

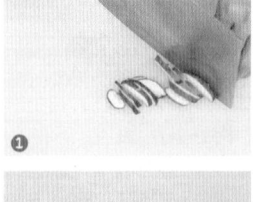
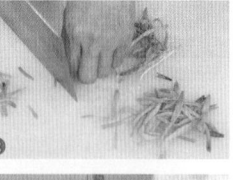
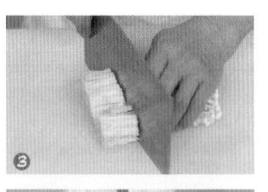
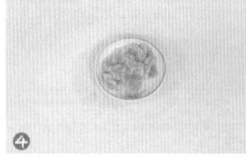
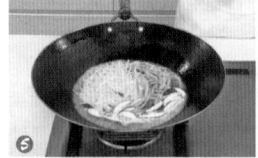
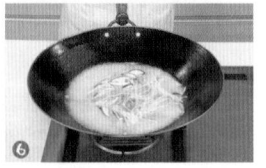

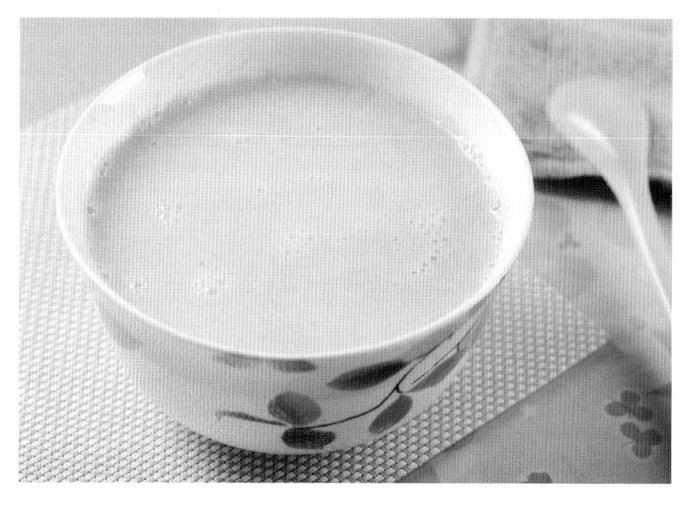

玉米浓汤

原 料 鲜玉米粒 100 克，配方牛奶 150 毫升

调 料 盐少许

做 法

1 取来榨汁机，倒入洗净的玉米粒。

2 加入清水，盖上盖子。

3 通电后选择"搅拌"功能，榨一会儿，制成玉米汁，倒出。

4 汤锅上火烧热，倒入玉米汁，慢慢搅拌几下。

5 煮至汁液沸腾。

6 倒入配方牛奶，搅拌匀，煮沸，加盐，拌匀即成。

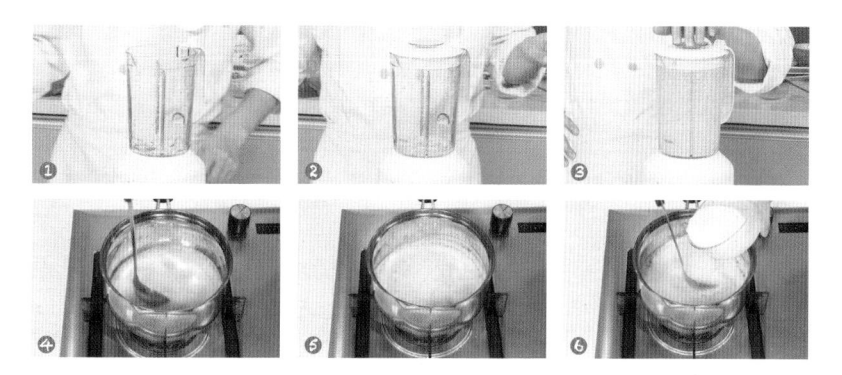

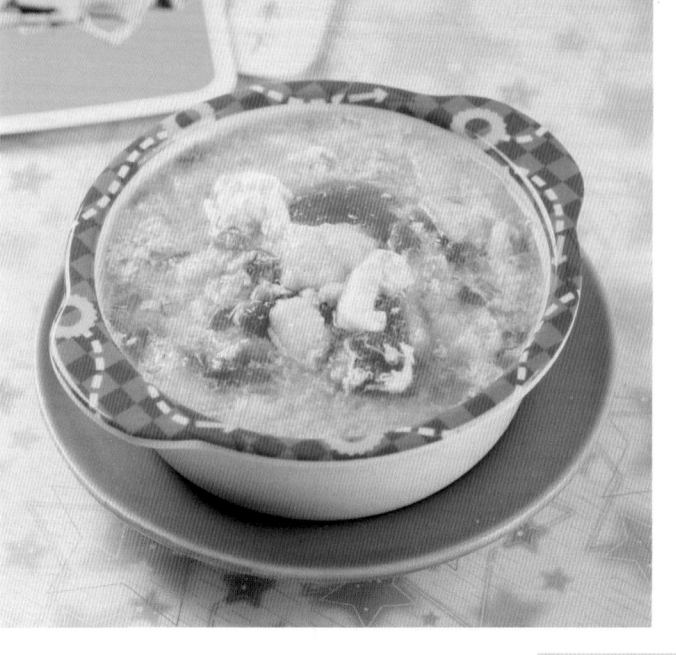

西红柿面包鸡蛋汤

原 料 西红柿 95 克，面包片 1 片，高汤 200 毫升，鸡蛋 1 个

做法

1. 鸡蛋打入碗中，调匀。

2. 西红柿烫煮 1 分钟，取出，去皮，切块；面包片切粒。

3. 将高汤倒入汤锅中烧开，下入西红柿，煮 3 分钟至熟。

4. 打开盖子，倒入面包、蛋液，拌匀煮沸，盛入碗中即可。

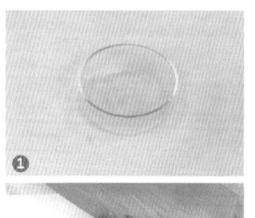

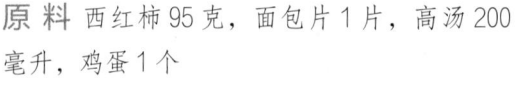

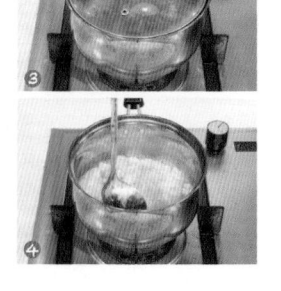

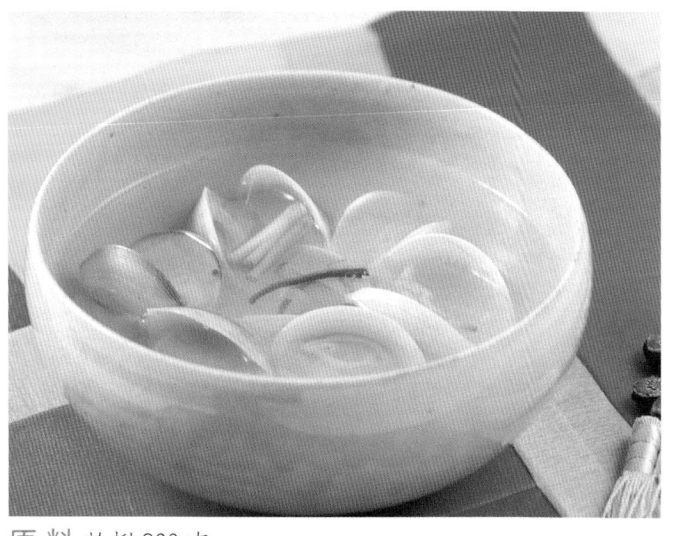

蛤蜊清汤

原 料 蛤蜊 300 克

调 料 蒜头 5 克，盐 15 克，小葱 20 克，红辣椒 10 克

做 法

1 蛤蜊洗净外壳，泡在盐水里，让其吐尽体内脏物(约3小时）。

2 小葱切成3厘米左右的段；蒜头清洗后细细剁碎。

3 锅里放入蛤蜊与水，大火煮至沸腾，转中火再煮5分钟。

4 蛤蜊开口时，放入小葱、蒜泥、红辣椒，用盐调味后再煮片刻即可。

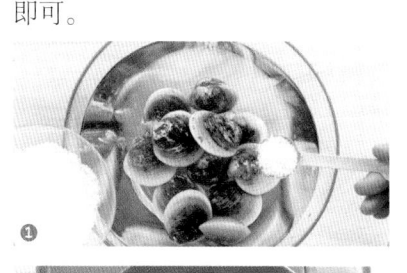

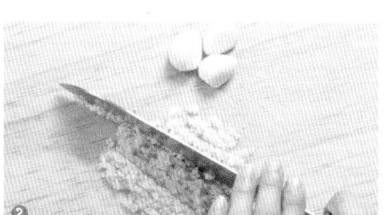

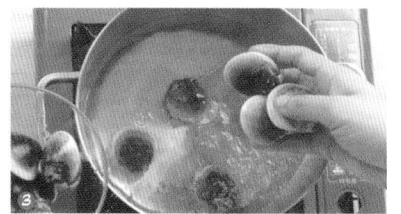

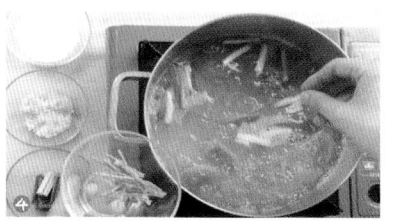

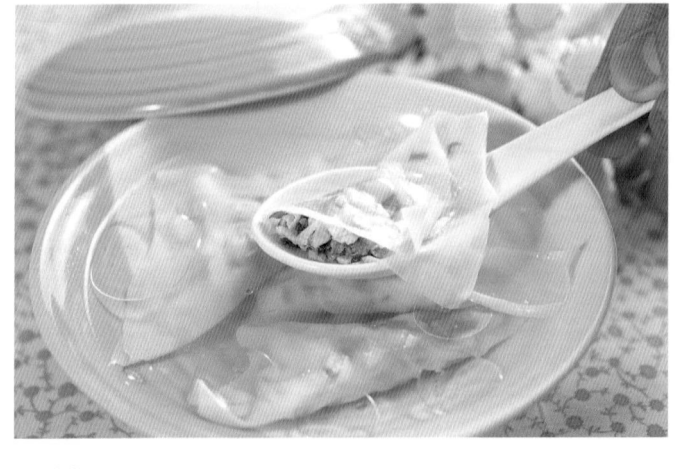

韭菜鸡蛋馄饨

原 料 鸡蛋1个，韭菜50克，馄饨皮50克

调 料 盐5克，味精4克，白糖8克，香油少许

做 法

1 韭菜洗净切粒，鸡蛋煎成蛋皮切丝。

2 将韭菜、蛋丝放入碗中，调入调味料拌匀。

3 将馅料放入馄饨皮中央。

4 取一角向对边折起。

5 折成三角形状。

6 将边缘捏紧。

7 锅中注水烧开，放入包好的馄饨。

8 盖上锅盖煮3分钟即可。

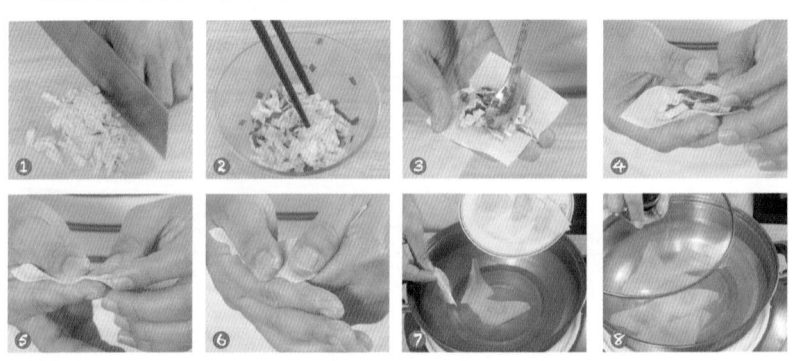

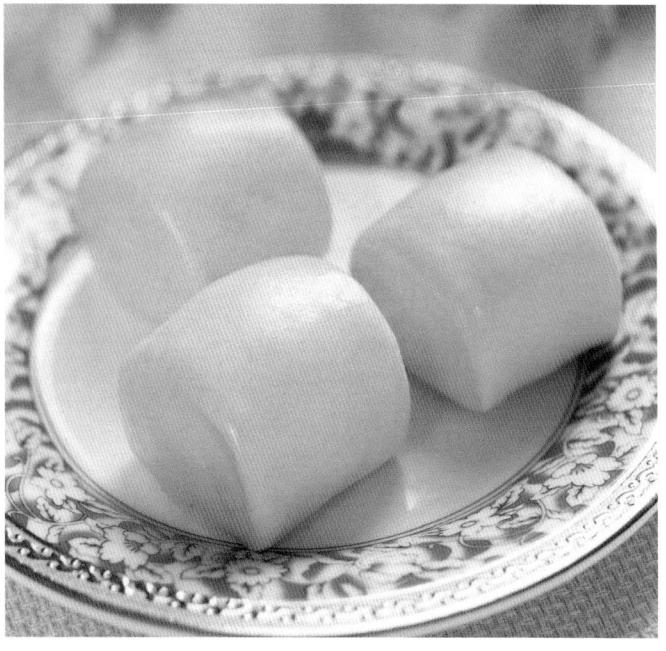

吉士馒头

原 料 面团 500 克，吉士粉适量

调 料 椰浆 10 克，白糖 20 克

做 法

1 将吉士粉、椰浆、白糖加入面团中，揉匀，再擀成薄面皮。

2 将面皮从外向里卷起，卷成长圆形。

3 将长圆形面团切成大约50克一个的小面剂。

4 放置醒发后，上笼蒸20分钟即可。

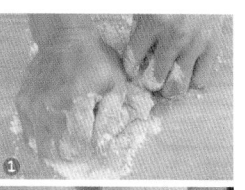

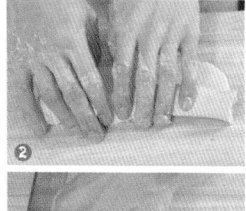

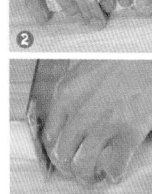

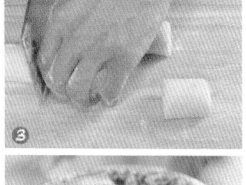

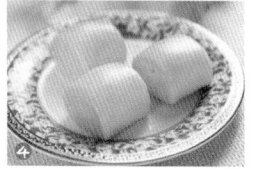

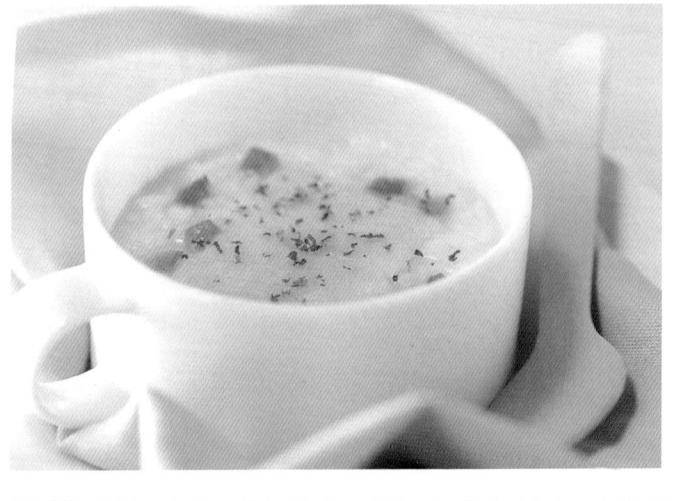

蔬菜乳酪粥

原 料 米饭 100 克，洋葱 25 克，青椒、红椒各 15 克，火腿 10 克，牛奶、高汤、乳酪片各适量

调 料 盐 2 克，胡椒粉、黄油、芹菜粉各适量

做 法

1 洋葱、青椒、红椒分别洗净切小丁；火腿去包衣，也切成小丁。

2 黄油先下锅熔化，再放入洋葱、火腿、青椒、红椒翻炒。

3 往锅里放入米饭和高汤，煮至米饭变软为止。

4 牛奶倒进锅里煮3分钟，加盐、胡椒粉调味。

5 将乳酪片放入锅中，稍煮片刻。

6 待乳酪片熔化后，撒上芹菜粉即可。

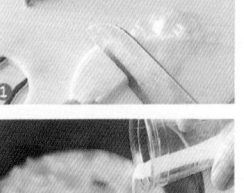
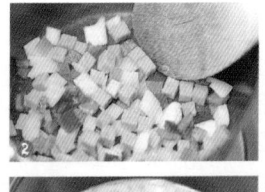
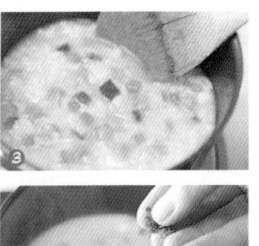
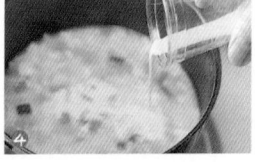
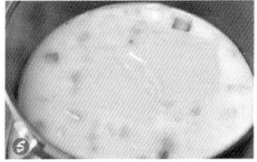
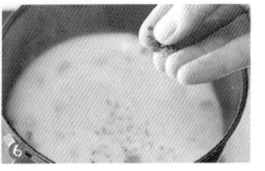

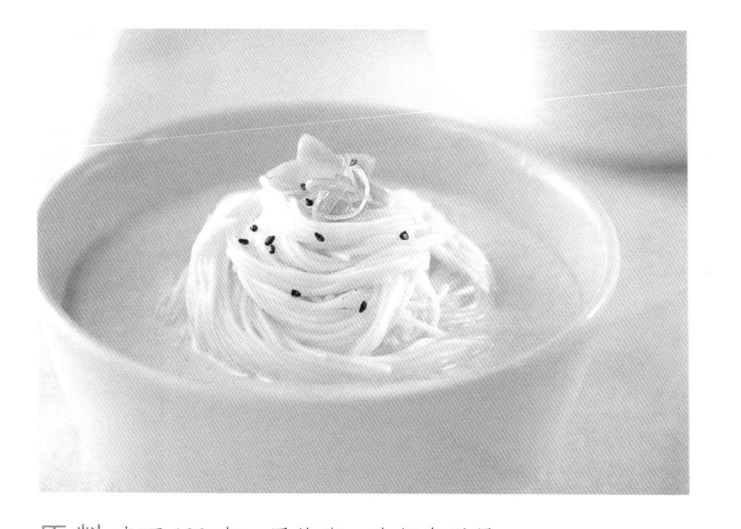

黑芝麻牛奶面

原 料 素面 100 克，黑芝麻、牛奶各适量

调 料 盐、蜂蜜各少许

做 法

1 黑芝麻洗净，沥干后用筛网筛除杂质。

2 锅烧热，倒入黑芝麻炒熟。

3 将黑芝麻放入臼杵中捣碎，放入碗中。

4 将牛奶倒入碗中，加盐、蜂蜜调好味道，用筛网过滤出芝麻牛奶汁，备用。

5 锅中注水烧开，下入素面煮熟。

6 将煮熟的素面用凉水过凉，放在碗中，再倒上芝麻牛奶汁即可。

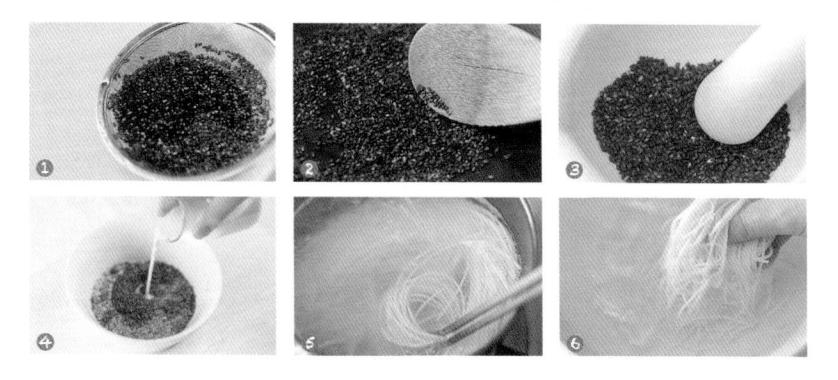

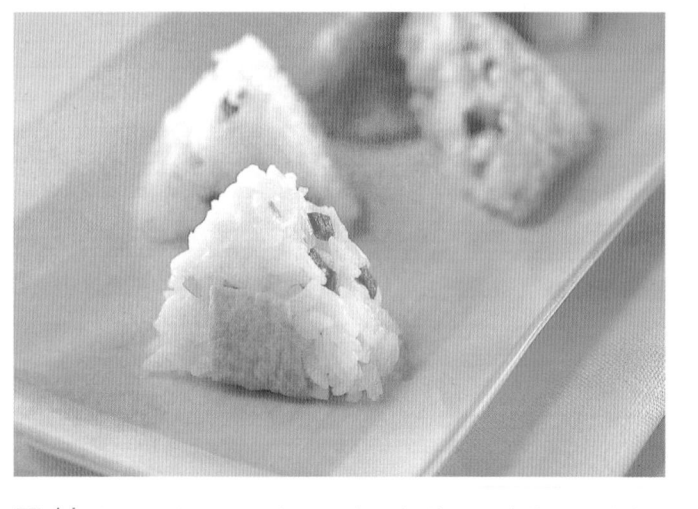

油豆腐寿司

原料 米饭 1 碗，油豆腐 150 克，胡萝卜、青椒、红椒各少许

调料 盐、醋、白糖、酱油、鱼汤、油各适量

做法

1 胡萝卜、青椒、红椒均洗净，切作细丁。

2 油锅烧热，下入胡萝卜和青椒、红椒炒香，加盐调味，盛起备用。

3 将适量的醋和白糖熬成甜醋。

4 将米饭、甜醋和炒好的胡萝卜、青椒、红椒一起放入碗中拌匀，加盐调好味道。

5 净锅中倒入鱼汤烧热，下入油豆腐煮一会，捞起沥水。

6 将调好味道的米饭放入油豆腐中，做出一定的形状即可。

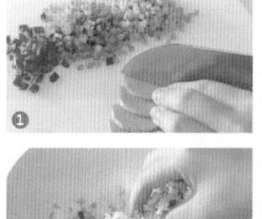
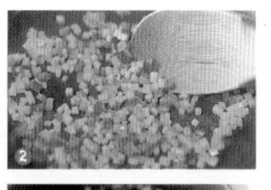
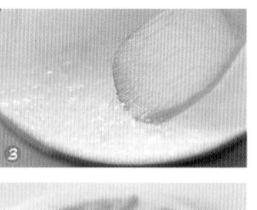
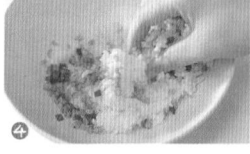
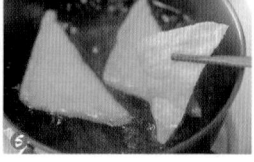
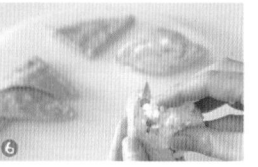

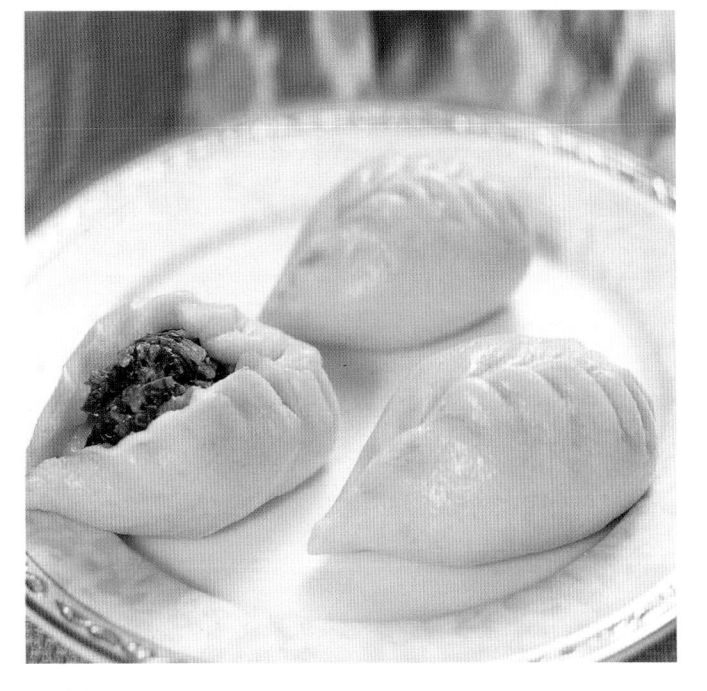

秋叶包

原 料 面团 500 克，菠菜 100 克，猪肉末 20 克

调 料 盐 3 克，白糖 25 克，味精 4 克，麻油、生油各少许

做 法

1 将一半菠菜洗净，放入搅拌机中搅打成菠菜汁。

2 再将打好的菠菜汁倒入揉好的面团中。

3 揉成菠菜汁面团。

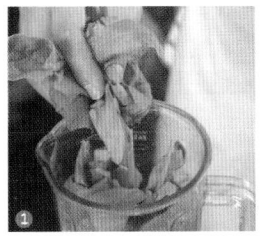 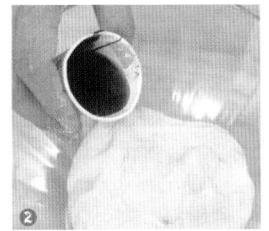 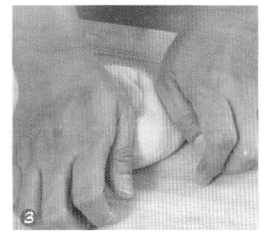

4 再将面团搓成光滑的长条。

5 将长条分成大小一致的小剂子。

6 再将小剂面团揉至光滑。

7 取另一半菠菜与猪肉末、调味料拌匀成馅。

8 将揉好的小剂子放在案板上。

9 再用擀面杖擀成薄面皮。

10 取一面皮，内放20克馅料。

11 将面皮的一端向另一端打褶包成秋叶形生坯。

12 将生坯放置案板上醒发1小时，上笼蒸熟即可。

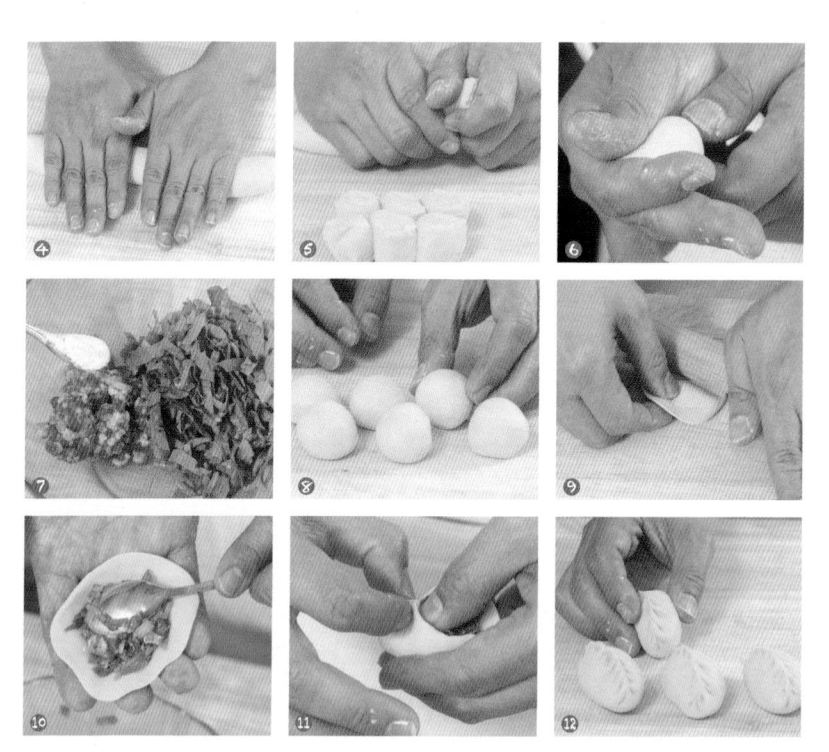

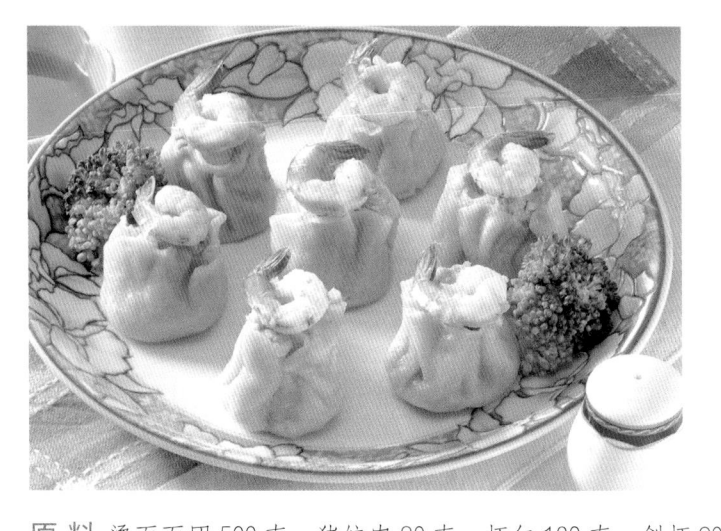

鲜虾烧卖

原料 烫面面团 500 克，猪绞肉 80 克，虾仁 100 克，剑虾 20 只，香菇 3 个，荸荠 5 个，葱末 10 克，姜末 10 克

调料 米酒 10 克，淀粉水 20 克，盐 3 克，砂糖 5 克，胡椒粉 5 克，麻油 5 克，沙拉油 8 克

做法

1 虾仁挑去肠泥，剁碎；剑虾洗净，去壳及肠泥加米酒搅拌匀。

2 荸荠去皮洗净拍碎；香菇泡软，切碎；葱末、姜末放入碗中，加入猪绞肉及淀粉水拌匀，再加入虾泥、香菇、荸荠及米酒、盐、砂糖、胡椒粉、麻油搅拌均匀做成馅。烫面团搓成长条，均分 20 等份，压扁、擀成饺子皮。

3 烧卖包好，放上 1 只剑虾，包好的烧卖上锅蒸约 6 分钟即可取出。

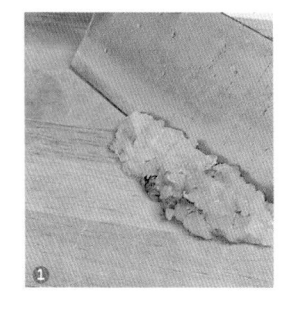
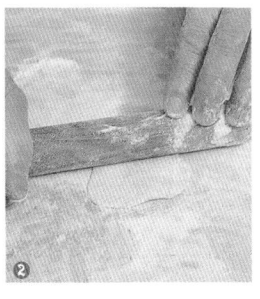
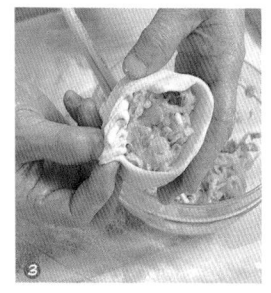

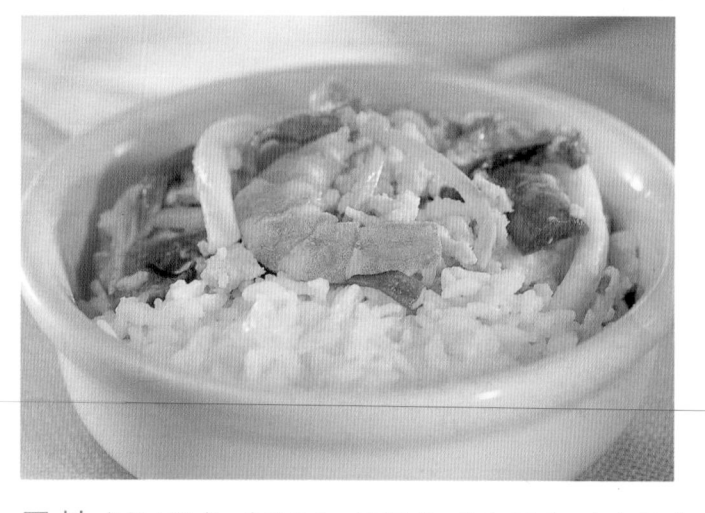

大骨汤盖饭

原料 米饭100克，鸡蛋2个，虾60克，鱿鱼30克，牛肉20克，大骨汤、黄瓜、洋葱、葱、蘑菇各适量

调料 酱油8克，白糖10克，料酒、盐各适量

做法

1 把洋葱、牛肉、黄瓜、鱿鱼均洗净，切细丝；虾洗净，氽水后去皮。

2 将蘑菇洗净，切片；葱洗净，切段；鸡蛋打入碗中搅拌成鸡蛋液。

3 把大骨汤、酱油、白糖、料酒和盐放入锅中，搅拌均匀做成盖饭酱汁。

4 将洋葱、牛肉、鱿鱼、虾、蘑菇、黄瓜和葱段都放入锅中煮。

5 待盖饭材料熟后，放入鸡蛋液再煮片刻。

6 将锅中的材料盛在米饭上，浇上盖饭酱汁即可。

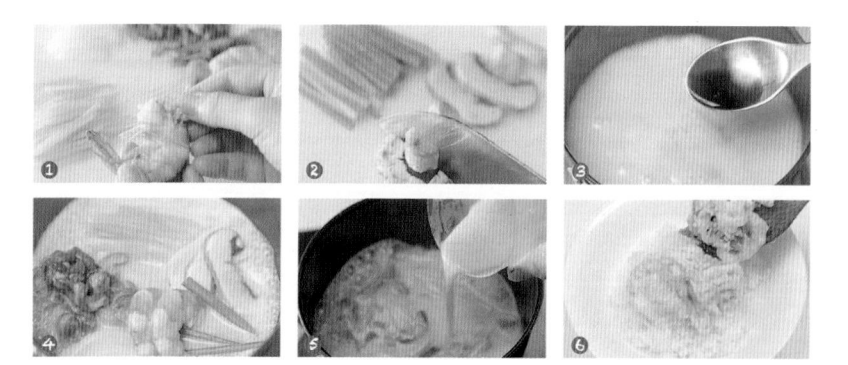

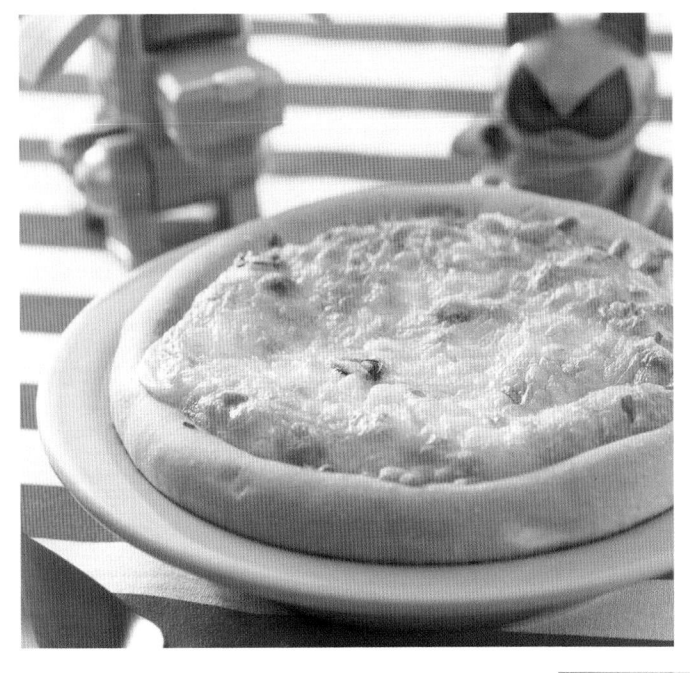

火腿青蔬比萨

原 料 中筋面粉 600 克，黄油 50 克，蘑菇片、凤梨片、火腿片、番茄酱、黑橄榄各适量

调 料 盐、乳酪丝、酵母水各适量

做 法

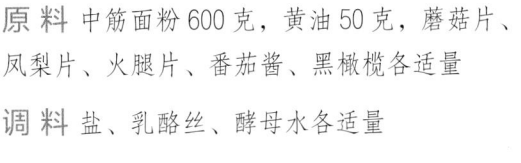

1 中筋面粉筛到面盆中，加入酵母水、黄油、盐搓揉成有弹性的面团，用保鲜膜盖住发酵20分钟，擀成大饼状。

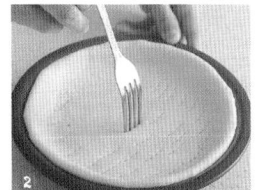
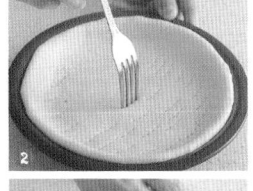

2 将面团在盘中铺好，用叉子轻轻扎出小洞，但不要扎穿。

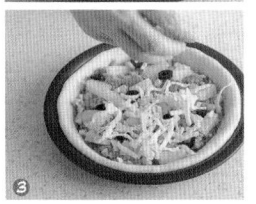

3 均匀撒上乳酪丝，再撒上蘑菇片、凤梨片、火腿片、番茄酱、黑橄榄。将盘放入烤箱内，以200℃烤20分钟，出炉即可。

第 3 章

活力早餐，
唤醒一天的好精神

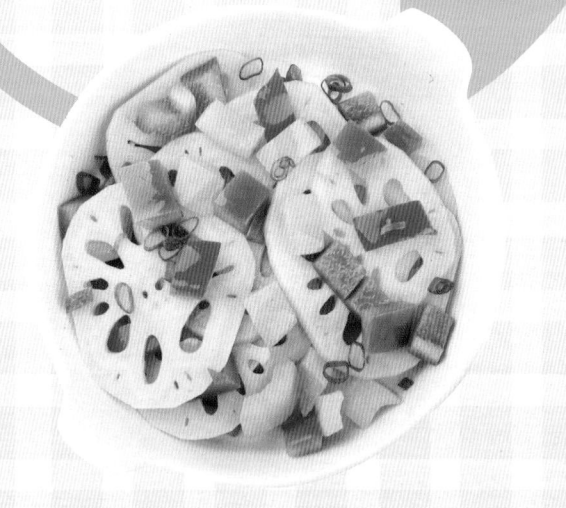

合理食用早餐，莫入"雷区"

现代的快节奏生活让儿童的生活节奏也快了许多，怕迟到、方便省事等是大多数家长和学生选择在外吃早餐的理由。但是，这样孩子们很可能面临着这些问题：早餐吃得太少，很快就觉得饿了；吃得太多，上午都在昏昏欲睡；吃得太急、太油，肠胃会不舒服；等等。

忌早晨一醒就吃早餐

早餐的最佳时间是 7~8 时。人体经过一夜的睡眠，绝大部分器官得到了充分休息，但消化器官直到早晨才渐渐进入休息状态。如果早餐吃得太早，就会干扰胃肠的休息，使消化系统长期处于疲劳运转的状态，扰乱肠胃的蠕动节奏。7 时左右起床后活动 20 ～ 30 分钟再吃早餐最合适。这时不但食欲最旺盛，而且胃肠已经完全苏醒，如果在这时进食早餐能高效地消化、吸收食物的营养，为人体补充上午所需的能量。

忌早餐营养过剩

重视早餐的营养是好事，但是有些人早餐食物过于丰富，喜欢吃一些高蛋白、高热量、高脂肪的食物，比如奶酪、比萨、煎炸类食品等。

过于丰盛的早餐会加重肠胃的负担。在早餐时，人体的胃肠等器官反应比较迟缓，如果早餐营养过于丰富，其摄入量会大大超过胃肠的消化能力，食物不能被充分消化吸收，长此下去会导致肠胃的功能下降，甚至造成胃肠疾病或肥胖。

忌牛奶、鸡蛋代替主食

鸡蛋、牛奶进入早餐的饮食行列虽是好事，但是许多家长认为牛奶富含钙，鸡蛋富含蛋白质，所以早上只要吃这两样，便能给予儿童应摄入的营养。其实这种想法是错误的。

牛奶加鸡蛋并不是营养搭配合格的早餐。牛奶、鸡蛋主要提供蛋白

做法

黑芝麻核桃红糖饼

1 前一天晚上可以将面粉加水、酵母后和成面团，放置一晚上。

2 早上起来后，面团已发酵至两倍大，将面团分成小剂子。

3 将小剂子擀成中间厚、边缘薄的圆片，包上黑芝麻核桃红糖粉，将圆片像包包子一样收口捏紧。

4 将包好的小剂子稍微压扁些，收口朝下放入电饼铛，开启上下火后两分钟左右翻面，烤至金黄即可出锅。

奶香玉米汁

1 将玉米粒剥下来后洗净，放入沸水锅中煮熟，捞出沥干。

2 将玉米粒放入榨汁机中，加入牛奶、白糖。

3 启动榨汁机，搅打成玉米汁，倒入杯中即可。

拌金针菇+香蕉

1 锅中注入适量清水烧开，放入金针菇，焯 2 分钟后沥出，加入盐、芝麻油、葱花拌匀即可。

2 搭配一根香蕉。

营养加分

　　金针菇富含锌，有利于宝贝的智力发育和骨骼生长。而牛奶与玉米的完美结合令玉米汁香浓可口，很受孩子欢迎。

虾仁炖蛋套餐

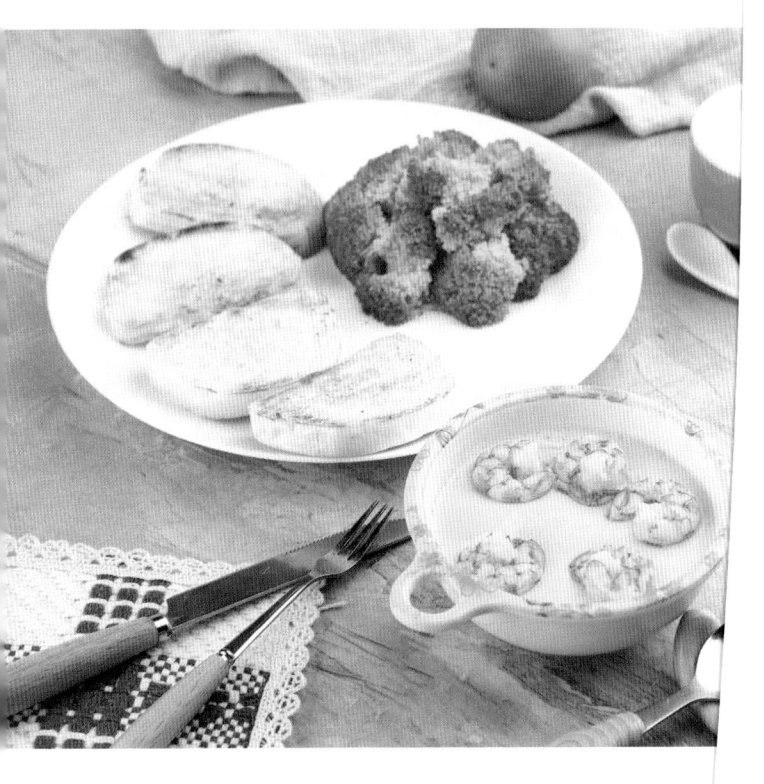

原料

虾仁50克，鸡蛋50克，馒头1个，西蓝花
300克，橘子1个，牛奶250毫升

调料

盐、胡

用油各

做法

虾仁炖蛋

1 将虾仁洗净后，去掉虾线，放入碗中，加入盐和胡椒粉抓匀，腌渍片刻。

2 鸡蛋打入碗中，加盐后沿一个方向打匀，过滤到蛋盅里。

3 将蛋液用中火蒸至表面快凝固时放上虾仁，继续蒸熟即可。

白灼西蓝花

1 将西蓝花掰成小朵后，洗净，待用。

2 锅中注入适量清水烧开，放入西蓝花焯 2 分钟，捞出沥干装盘。

3 另取一个小碗，放入生抽，加点冷开水调匀后浇在西蓝花上即可。

煎馒头片+牛奶+橘子

1 平底锅里放少许食用油，馒头切片后放在锅里，用小火煎至两面焦黄即可。

2 早餐搭配一杯牛奶和一个橘子，满足孩子的营养需求。

营养加分

鸡蛋和虾仁都是很适合早餐食用的富含优质蛋白质的食物。吃鸡蛋一定要吃蛋黄，因为蛋黄里含有矿物质、Omega-3脂肪酸、卵磷脂、多种维生素等，有助于孩子的大脑发育。

玉米芹菜白米粥套餐

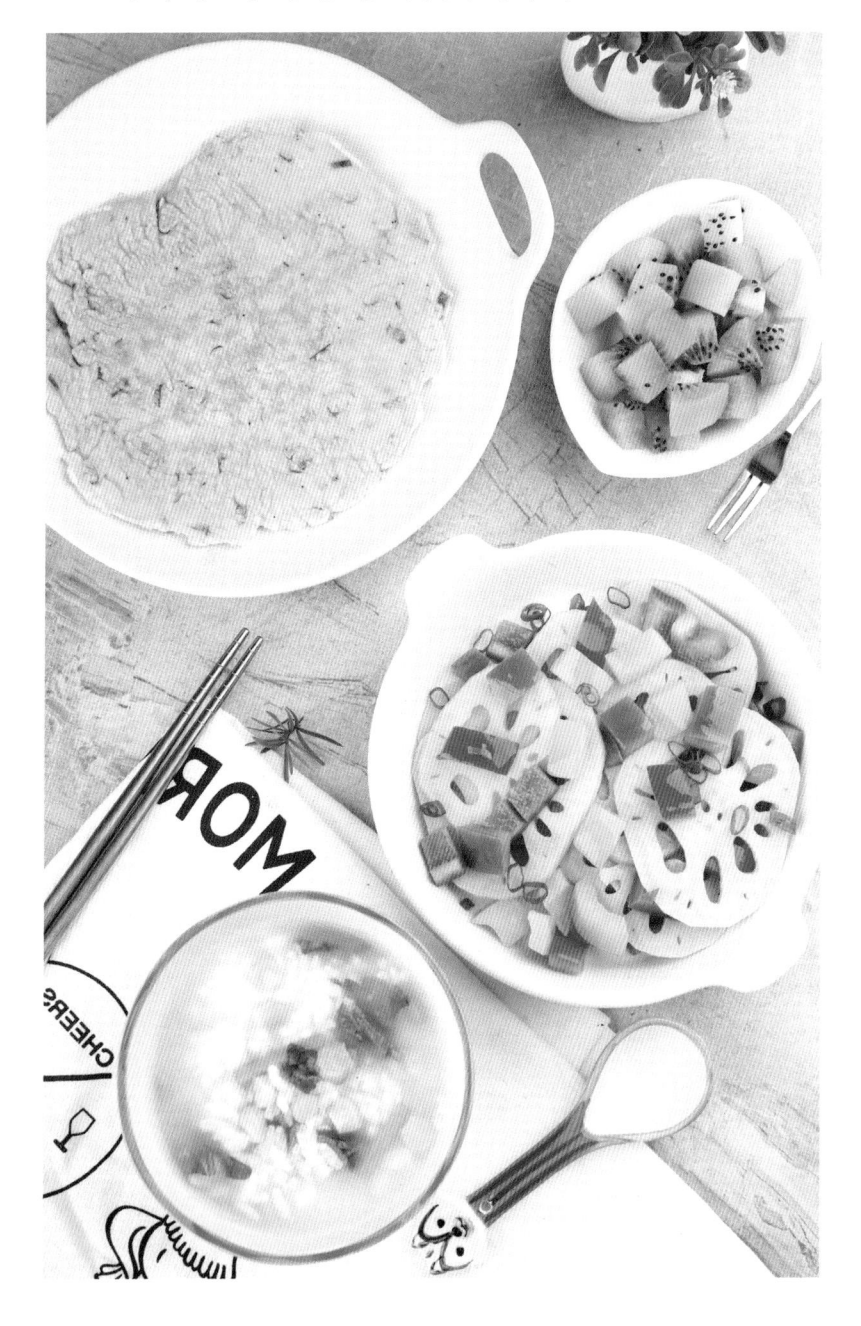

原料

大米25克，玉米粒、芹菜各20克，虾皮10克，面粉50克，鸡蛋50克，莲藕500克，猕猴桃1个，红椒、黄椒、青椒各30克

调料

盐、芝麻油、葱花、食用油各适量

做法

玉米芹菜白米粥

1 将芹菜洗净后切段；玉米粒洗净，沥干水分，待用。

2 将大米洗净后放入锅中，加入适量水，熬煮成粥。

3 待大米粥煮至八分熟时，放入玉米粒、芹菜段，调入盐、芝麻油拌匀后煮熟即可。

葱香虾皮鸡蛋饼

1 取一个大碗，放入面粉，打入鸡蛋，再放入葱花、盐、虾皮调成面糊。

2 平底锅中刷适量食用油，将面糊摊成薄饼后，取出即可。

彩椒炒藕片+猕猴桃

1 将莲藕洗净后，去皮切成薄片，待用。

2 红椒、黄椒、青椒洗净后分别切成小块，待用。

3 平底锅中放入少许食用油烧热，放入藕片、红椒块、黄椒块、青椒块炒熟，加入盐和葱花，再翻炒一会儿即可出锅。

4 搭配一个猕猴桃，营养更全面。

营养加分

　　粥在很多家庭的早餐桌上会出现，如果每次在粥里加入不同食材的话，不仅能改善粥的口味，而且粥的营养价值会提高，比如加入玉米粒和芹菜，清香又养眼。另外，又香又软的鸡蛋饼最适合早上搭配粥一起食用。

黑芝麻糊套餐

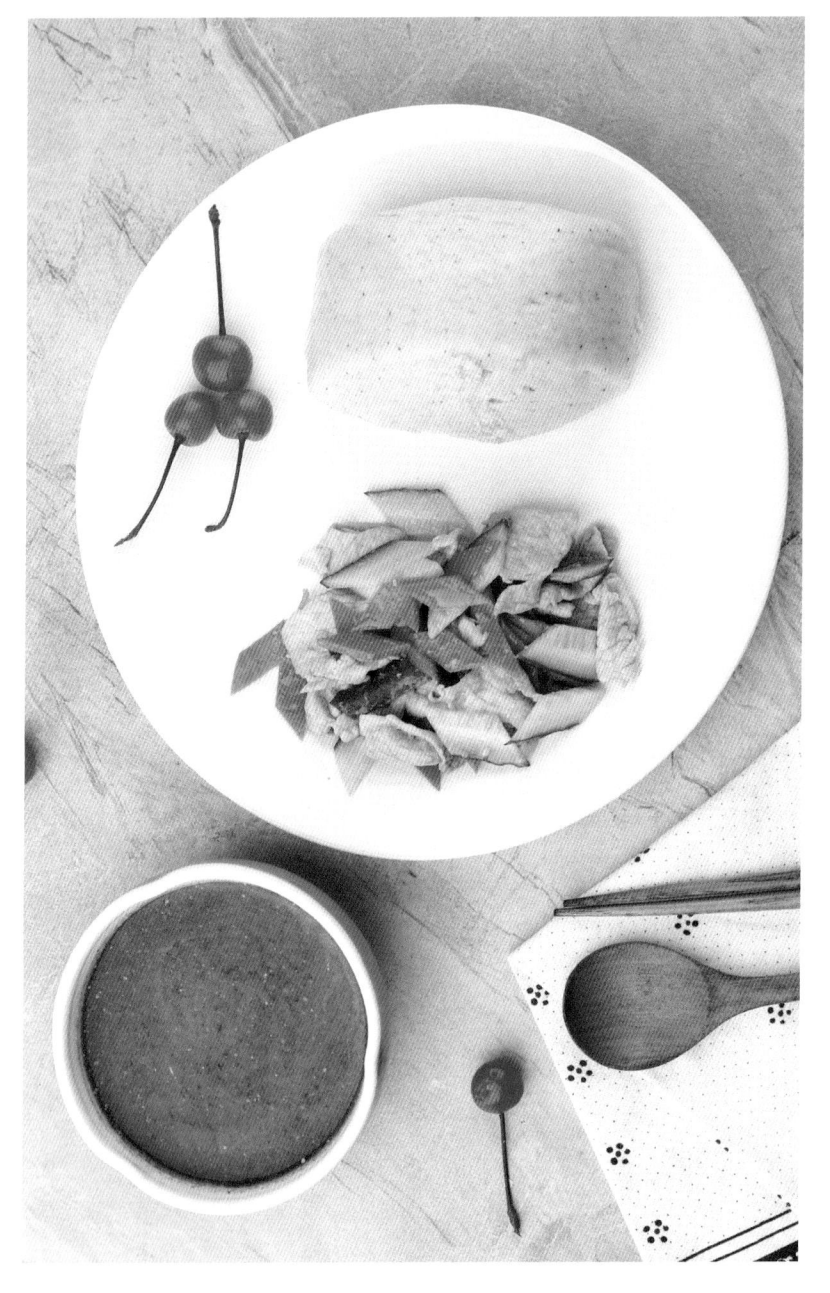

原料

黑芝麻粉40克，糯米粉20克，全麦馒头1个，胡萝卜、黄瓜、里脊肉各50克，车厘子5个

调料

白糖、水淀粉、料酒、生抽、盐、食用油各适量

做法

黑芝麻糊

1 锅中倒入适量清水，放入糯米粉、白糖，搅拌成无颗粒状后用大火烧开。

2 水烧开后加入黑芝麻粉拌匀即可。

胡萝卜黄瓜炒肉片

1 将胡萝卜、黄瓜洗净切片；里脊肉洗净后切片，加入水淀粉、料酒、生抽和盐搅拌均匀腌渍10分钟左右。

2 锅中注入少量食用油烧热，放入里脊肉片，炒熟后盛出。

3 锅里放少许食用油，倒入胡萝卜片、黄瓜片，加入少许盐，翻炒后，再将炒熟的肉片倒入，拌匀即可。

全麦馒头+车厘子

主食食用全麦馒头，再搭配水果车厘子，早餐营养满分！

营养加分

全麦馒头不仅富含膳食纤维和B族维生素，而且相比面包、馒头的脂肪含量低，钠含量也低，因此更为健康。黑芝麻粉里还可以加入核桃等坚果，这些都是健脑益智的食材。

干贝生菜糙米粥套餐

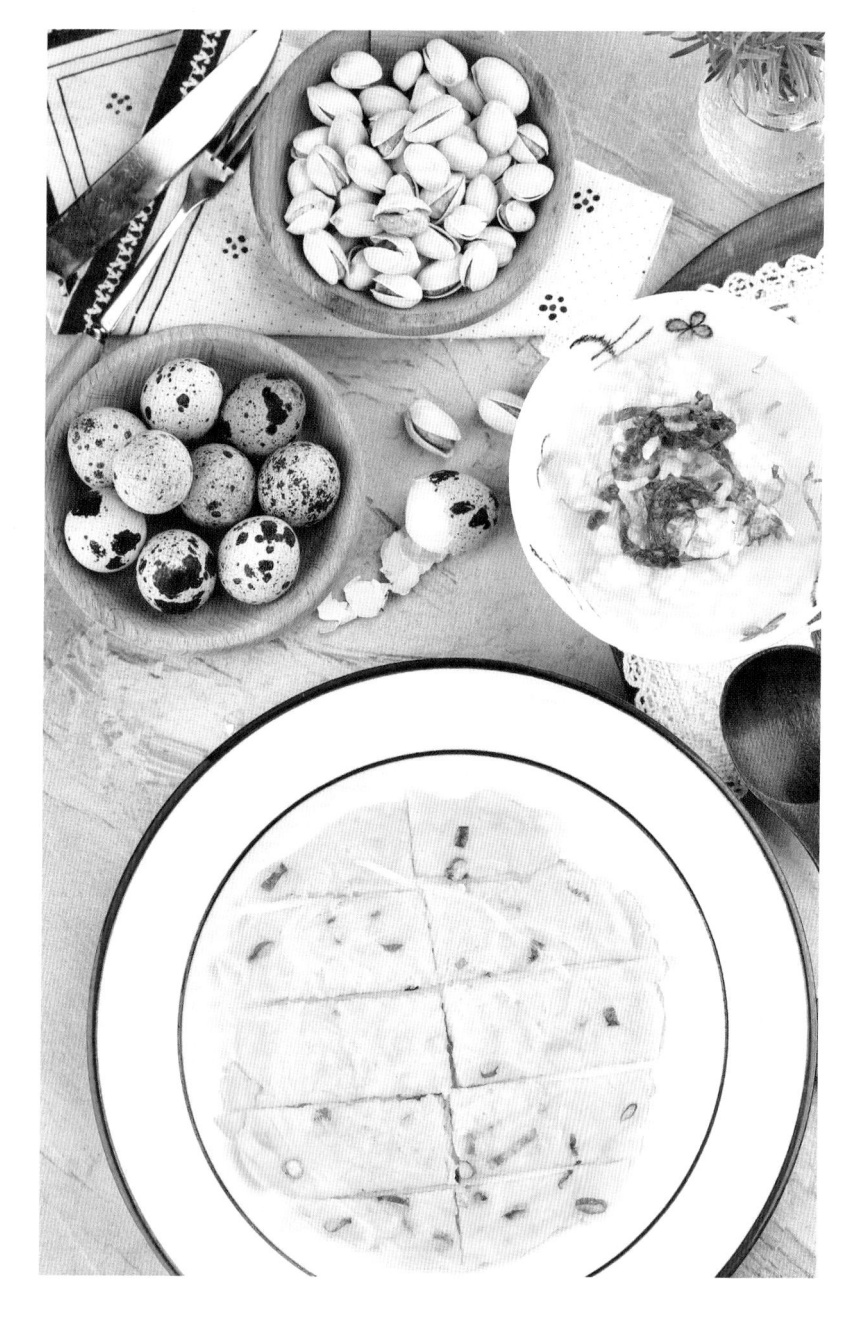

原料

糙米、干贝各10克，大米20克，生菜50克，去皮白萝卜65克，面粉50克，鸡蛋、鹌鹑蛋各50克，开心果、葱花各适量

调料

盐、芝麻油、食用油各适量

做法

干贝生菜糙米粥

1 将干贝洗净后，放入水中泡软，撕成碎末，待用；生菜洗净后切成碎末，待用。

2 大米、糙米洗净后，加入适量水熬煮成粥。

3 米粥沸腾后关小火，放入干贝、生菜末，加入盐、芝麻油，拌匀煮熟后即可。

白萝卜丝煎饼

1 将白萝卜洗净后擦丝，待用。

2 取一个大碗，放入面粉、水、鸡蛋、盐、葱花和白萝卜丝，调成面糊。

3 平底锅中放入少许食用油，将面糊摊在平底锅中，煎成薄饼，切小片即可食用。

鹌鹑蛋+开心果

1 将鹌鹑蛋洗净后，冷水下锅煮5分钟捞出即可。

2 搭配适量开心果食用。

营养加分

　　糙米不仅含有丰富的B族维生素和膳食纤维，而且能增加孩子的饱腹感，延长胃排空的时间。而在粥里加上干贝和生菜，口感也更鲜美。如果配上萝卜丝蛋饼，更是完美的搭配。

香菇鸡肉芦笋粥套餐

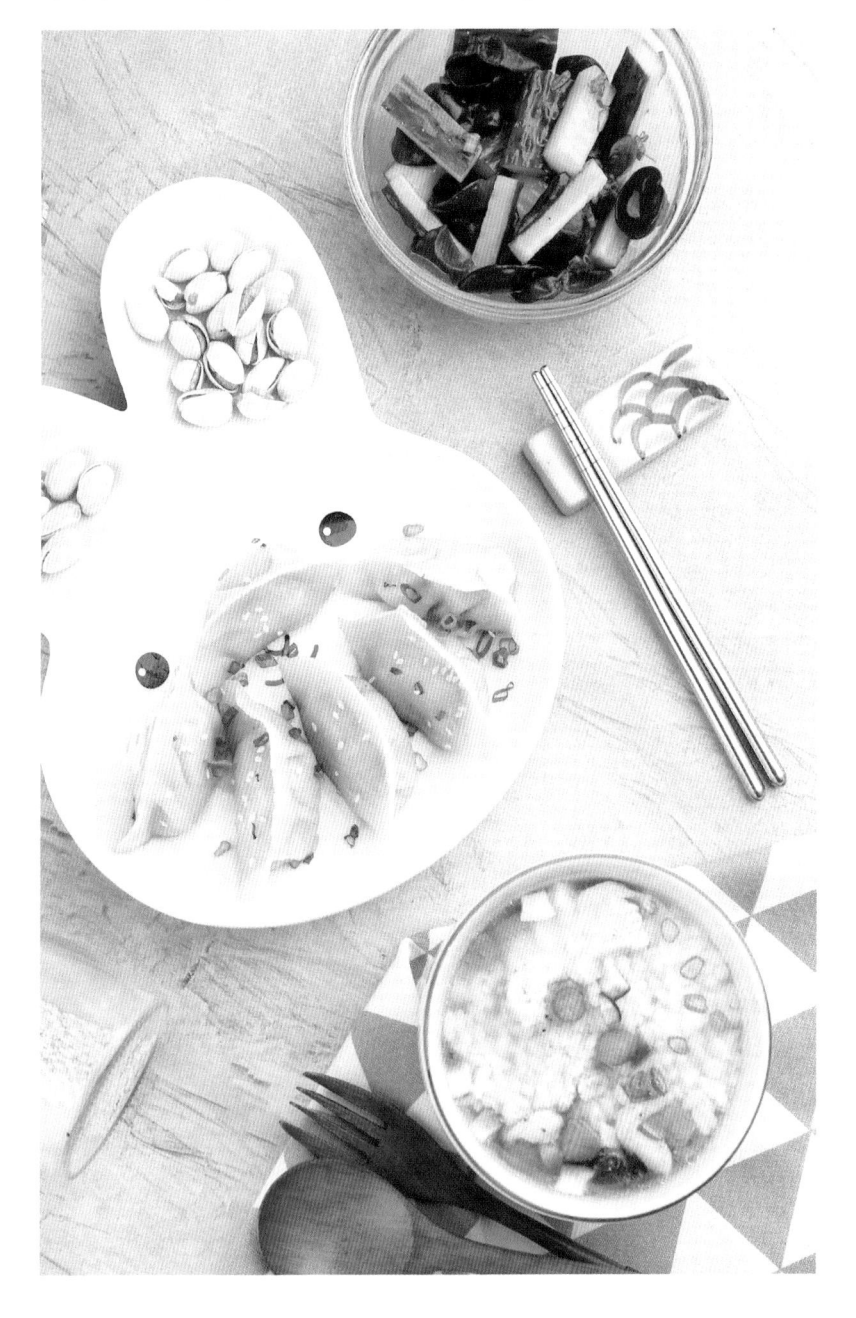

原料

大米25克，鸡胸肉30克，香菇15克，芦笋25克，速冻饺子6个，黑木耳10克，黄瓜、开心果、葱花、芝麻、蒜末各适量

调料

盐、胡椒粉、芝麻油、生抽、醋、白糖、食用油各适量

做法

香菇鸡肉芦笋粥

1 将鸡胸肉洗净后切小片，加入盐、胡椒粉腌渍10分钟。

2 将香菇洗净后切丁；芦笋洗净后切丁，待用。

3 大米洗净后放入锅中，加适量清水熬煮，待白米粥熬至九成熟时放入香菇丁和鸡胸肉片煮熟，再放入芦笋丁，加入少许盐、芝麻油、葱花、蒜末，搅拌均匀即可。

煎饺

1 平底锅中放入少许食用油，放入饺子将其煎至微黄，加入适量水，盖上盖子焖一会儿。

2 揭盖，撒上葱花和芝麻即可。

醋拌黄瓜木耳

1 将黑木耳洗净后，放入清水中泡发；黄瓜洗净后切小段，待用。

2 将黑木耳放入沸水锅中焯1分钟后，捞出，沥干水分。

3 将黄瓜段放入装有黑木耳的碗中，加入适量盐、芝麻油、生抽、醋、白糖，撒上葱花后搅拌均匀即可。

开心果

搭配一些开心果。

鲜肉包子套餐

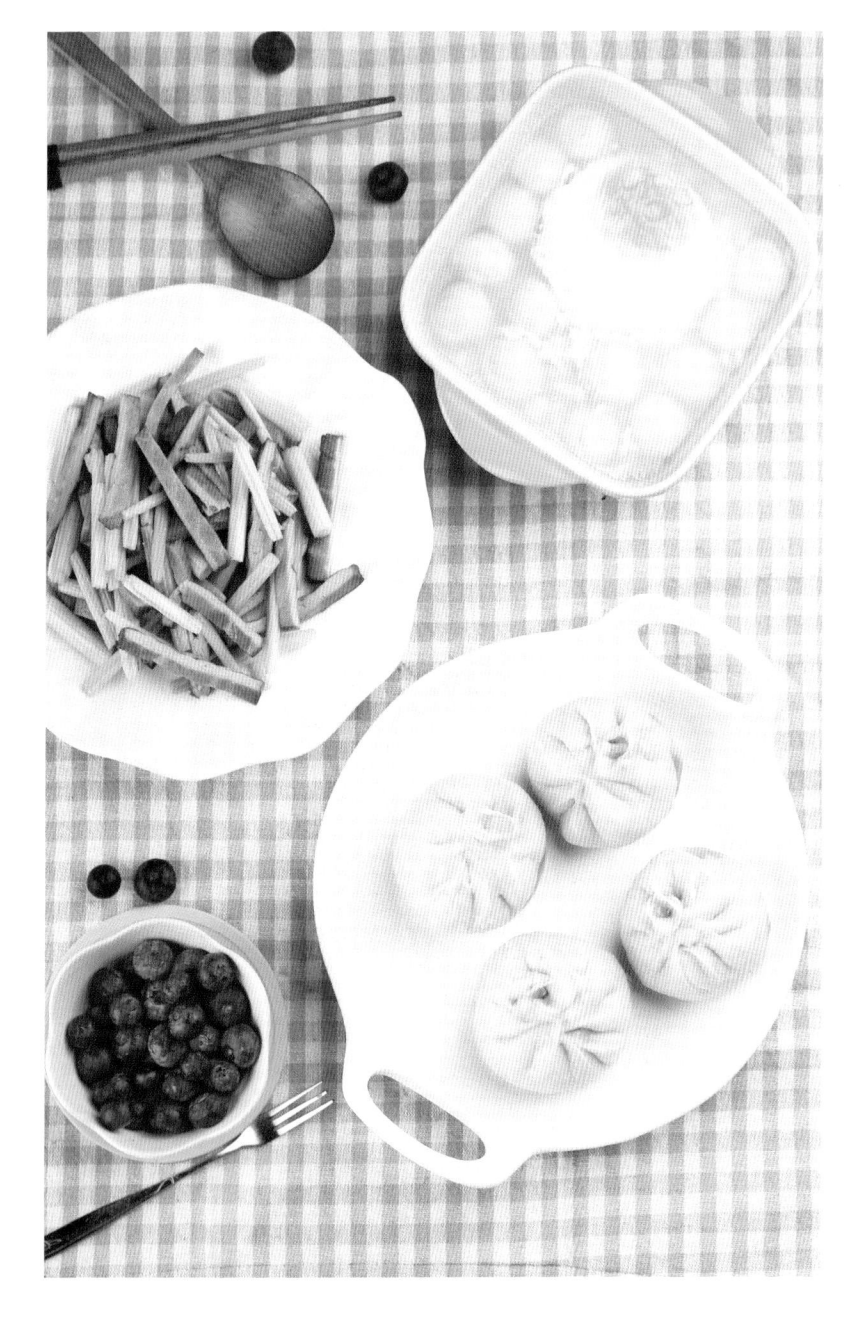

原料

糯米小丸子20克，鸡蛋50克，肉末30克，面粉50克，酵母1克，芹菜200克，豆干50克，酒酿、蓝莓各适量

调料

盐、五香粉、料酒、姜末、葱末、水淀粉、食用油各适量

做法

鲜肉包子

1 前一天晚上可以将面粉加水、酵母和成面团，放置一晚上。

2 将肉末中加入盐、五香粉、料酒、姜末、葱末、水淀粉，朝一个方向搅拌上劲，制成肉馅。

3 早上起来后，面团已发酵至两倍大，将面团分成小剂子，擀成中间厚、边缘薄的圆片，包上肉馅，用手将面团捏紧，醒发10分钟后用大火蒸熟即可。

酒酿丸子荷包蛋

1 锅中放入适量清水，放入酒酿，待其烧开。

2 打入一个鸡蛋，不要翻动；放入糯米小丸子，煮至其浮起。轻轻晃动小锅，等荷包蛋能移动后，用勺子将其翻面后继续煮熟即可。

芹菜炒豆干

1 将芹菜洗净后切段，放入沸水锅中焯1分钟后，捞出沥干；将豆干切段，待用。

2 平底锅中放入适量食用油，放入芹菜段和豆干段，翻炒至熟，加入盐，翻炒均匀。

蓝莓

将蓝莓洗净后装入碗中。

爱心吐司煎蛋套餐

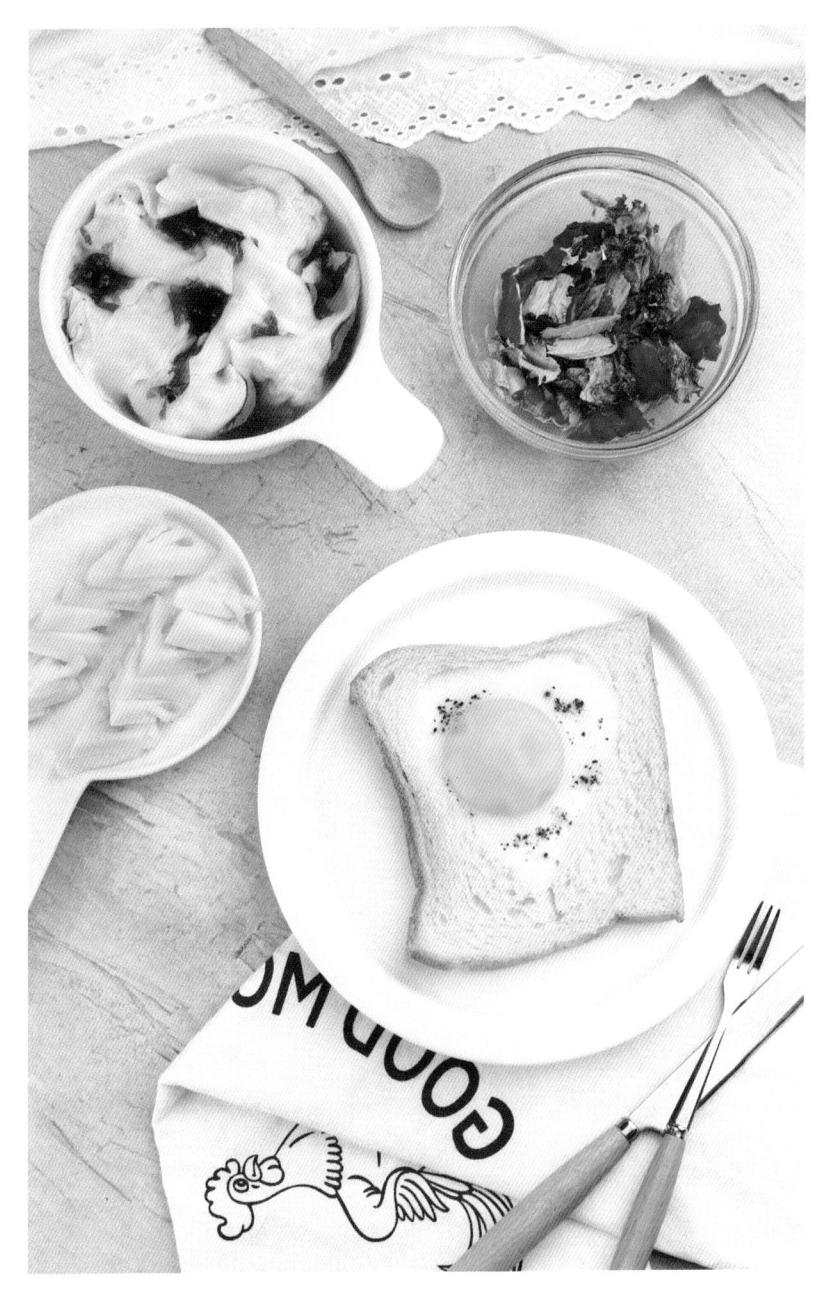

原料

肉末30克，小馄饨皮12张，吐司1片，鸡蛋50克，菠萝1/4个，紫菜、虾皮、红叶生菜、紫甘蓝、金枪鱼、姜末、葱末各适量

调料

五香粉、料酒、水淀粉、胡椒粉各适量，盐3克，白糖5克，芝麻油2毫升，食用油适量

做法

爱心吐司煎蛋

1 吐司用爱心模具切出爱心形状，待用。

2 平底锅中刷上一层食用油，放入吐司块，在中间爱心处打入一个鸡蛋，用小火煎熟，在煎蛋上面撒上盐和胡椒粉即可。

鲜肉小馄饨

1 将肉末装碗，加入盐、五香粉、料酒、姜末、葱末、水淀粉，朝一个方向搅拌上劲，制成肉馅；取小馄饨皮包上肉馅，捏紧，待用。

2 取一干净的碗，放上洗净的紫菜、虾皮，加入盐、芝麻油，待用。

3 锅中放入适量清水，待其烧开后，放入包好的小馄饨，煮至其浮起。

4 舀上少许热汤放入装有紫菜、虾皮的碗中将其拌匀，再放入煮熟的小馄饨即可。

金枪鱼蔬菜沙拉

1 将红叶生菜和紫甘蓝分别洗净后掰小块，放入碗中，加入金枪鱼。

2 取一干净的小碗，放入少许盐、白糖、芝麻油拌匀，淋入金枪鱼蔬菜碗中，搅拌均匀即可。

菠萝

将菠萝去皮后洗净切丁。

海鲜蔬菜蛋饼套餐

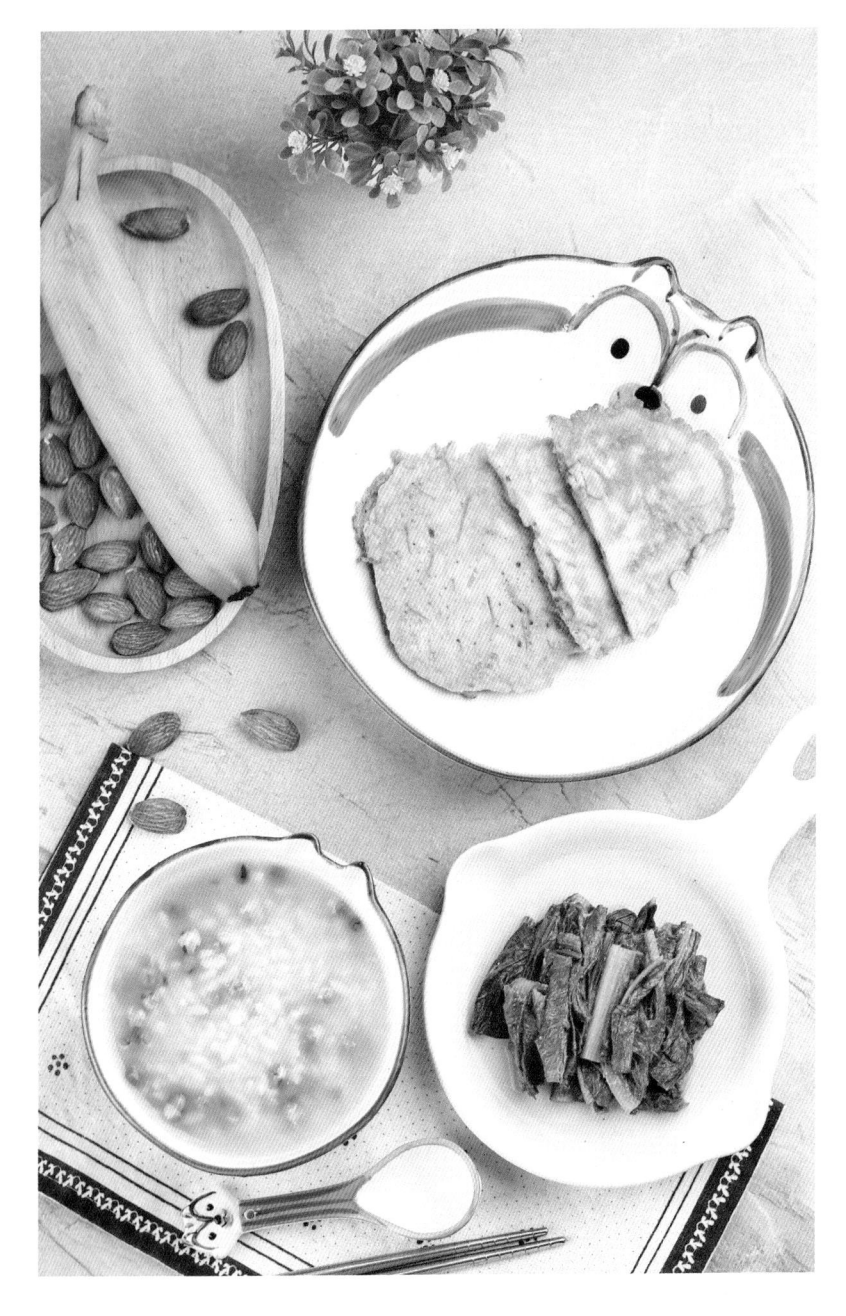

原料

绿豆10克，大米20克，面粉50克，鸡蛋2个，虾仁20克，蛤蜊肉10克，西葫芦、胡萝卜各50克，油麦菜200克，洋葱、杏仁各适量，香蕉1根

调料

芝麻酱、盐、胡椒粉、食用油各适量

做法

海鲜蔬菜蛋饼

1 将虾仁洗净后去虾线，放入少许盐、胡椒粉腌渍片刻。

2 取出蛤蜊肉洗净，放入清水中泡软。

3 将洋葱、胡萝卜、西葫芦分别洗净后切丝，待用。

4 把虾仁、蛤蜊肉、洋葱丝、胡萝卜丝、西葫芦丝一起放入装有面粉的碗中，打入鸡蛋，加适量清水一起调成面糊，调入盐拌匀。

5 平底锅中放入少许食用油，放入面糊将其煎成两面微黄的小饼即可。

绿豆粥

将绿豆、大米分别洗净后放入锅中熬煮成粥。

芝麻酱油麦菜+杏仁+香蕉

1 将油麦菜洗净后，焯水，放凉后切段放入盘中。

2 取一干净的碗，放入芝麻酱，加适量冷开水搅拌使其稀释后浇在油麦菜上即可。

3 可以搭配杏仁和香蕉，营养更全面。

营养加分

绿豆含有丰富的B族维生素，尤其在夏季还能起到解暑的作用。镁是一种能够帮助缓解压力的营养素，食物来源包括绿叶蔬菜、果仁、豆类，还有香蕉，这样的早餐组合能保证大脑供血充足、提升记忆力。

香葱花卷套餐

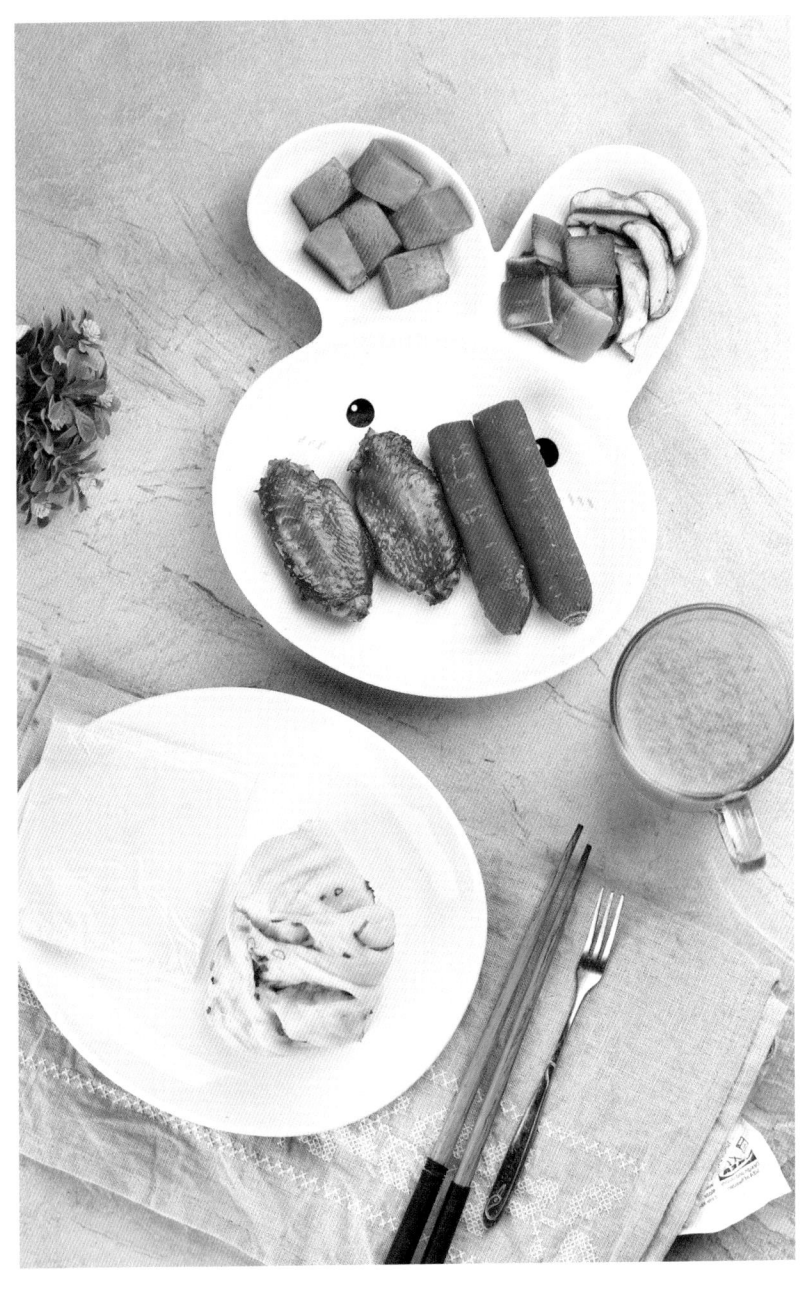

原料

香葱花卷1个，橙子1个，西芹、黄瓜各25克，鸡翅100克，南瓜30克，洋葱20克，口蘑3个，迷你胡萝卜1根，奶酪1块，姜丝适量

调料

盐、生抽、蜂蜜、胡椒粉各适量

做法

香葱花卷+奶酪

1 主食是香葱花卷，放入蒸锅中蒸熟即可。

2 搭配一块奶酪，满足营养的需求。

果蔬汁

1 将橙子洗净后切小块；西芹、黄瓜分别洗净后切段，待用。

2 将橙子块、西芹段、黄瓜段一起放入榨汁机中，榨成果蔬汁即可。

烤鸡翅+时蔬

1 鸡翅洗净后，放入盐、生抽、蜂蜜、姜丝腌渍一会儿，待用。

2 将南瓜、洋葱洗净后切小块；口蘑洗净后切片；迷你胡萝卜洗净后对半切开，待用。

3 烤盘上铺上一层锡纸，将鸡翅、南瓜块、洋葱块、口蘑片、胡萝卜一起放入烤箱中，温度调至200 ℃烤25分钟后取出。

4 在烤好后的蔬菜上面撒上盐和胡椒粉即可。

营养加分

自制健康果蔬汁美味又营养。奶酪富含蛋白质和钙质，早上吃一块可增强大脑活力。

胡萝卜蛋饼套餐

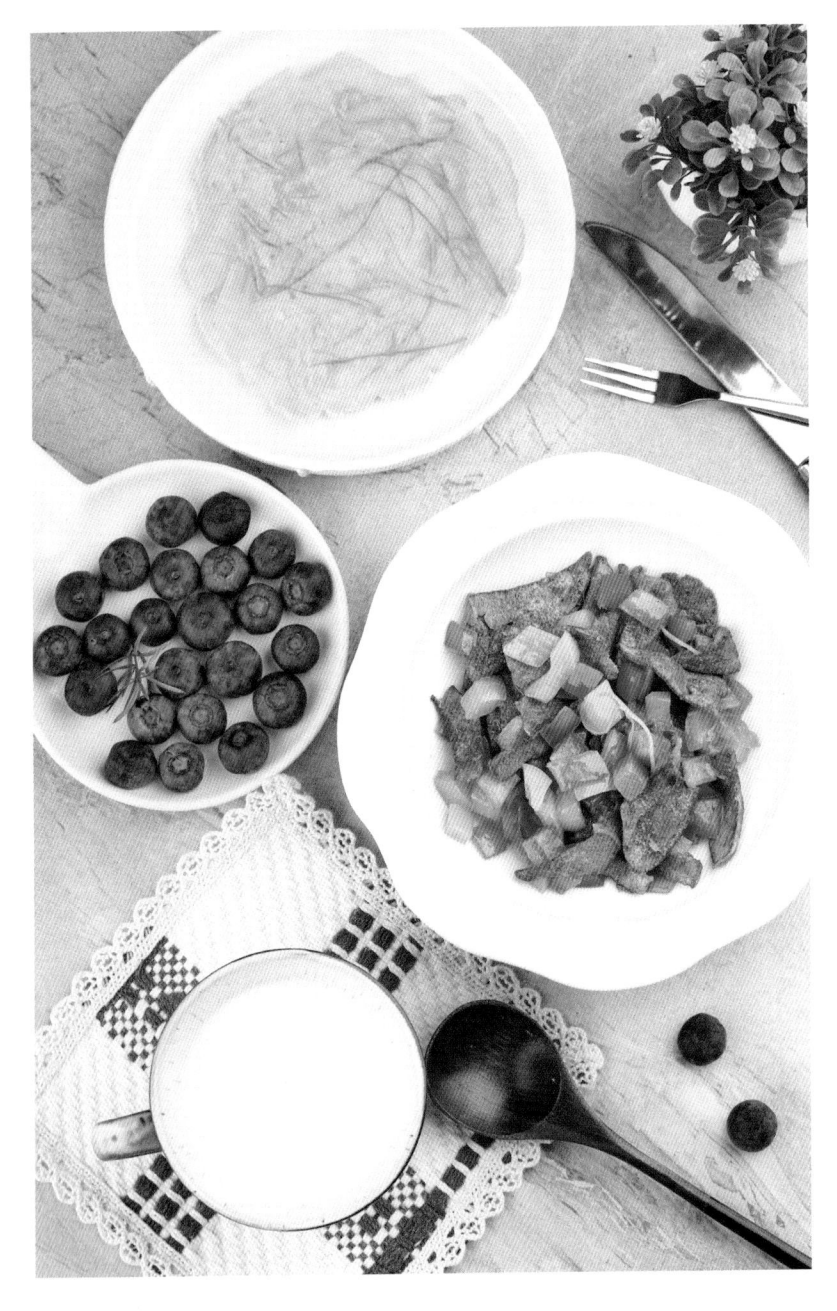

原料

胡萝卜、面粉各50克、鸡蛋1个，洋葱、红椒、黄椒各25克，猪肝30克，蓝莓60克，牛奶250毫升，姜丝适量

调料

盐、食用油、料酒、淀粉各适量

做法

胡萝卜蛋饼

1 将胡萝卜洗净后擦丝，与面粉、鸡蛋、盐、水一起调成面糊。

2 平底锅烧热后放入少许食用油，淋入面糊，将其摊成小圆饼即可。

洋葱彩椒炒猪肝

1 将洋葱、红椒、黄椒洗净后切小块，待用。

2 将猪肝洗净后切片，然后淋入料酒浸泡约10分钟后取出，加入盐、姜丝和淀粉抓匀。

3 平底锅烧热，放入少许食用油，放入猪肝滑炒后盛出。

4 锅内留少许食用油，放入洋葱块、红椒块、黄椒块、盐煸炒一会儿后，再放入猪肝，翻炒至熟后盛出即可。

牛奶+蓝莓

早餐再给孩子搭配一杯牛奶和适量的蓝莓，满足孩子的营养需求。

营养加分

胡萝卜和彩椒里都含有丰富的胡萝卜素，在身体里会转化成维生素A。猪肝本身维生素A的含量也比较高，牛奶里的维生素A、维生素D都很丰富，还有蓝莓里的花青素，都是眼睛喜欢的营养素，常吃有助于保护孩子的视力。

馒头汉堡套餐

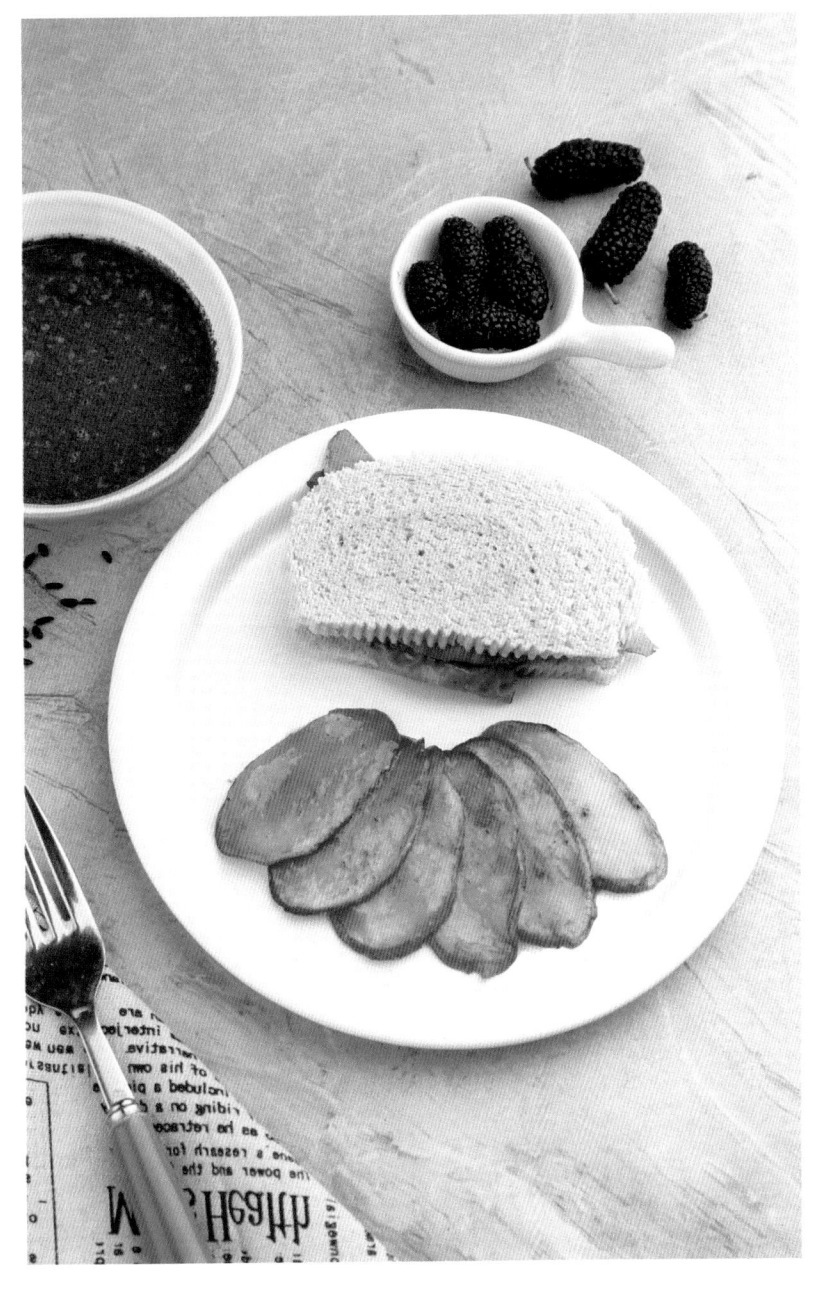

原料

全麦馒头100克，里脊肉80克，黑米25克，山药50克，杏鲍菇50克，红枣、生菜、桑葚各适量

调料

盐、胡椒粉、椒盐粉、食用油、白糖或蜂蜜各适量

做法

馒头汉堡

1 将全麦馒头切片后加热；将生菜洗净，并用厨房纸巾擦干，待用。

2 将里脊肉洗净后切厚片，放入盐和胡椒粉腌渍片刻。

3 将平底锅里放入少许食用油，放入里脊肉片煎熟后取出。

4 取两片馒头片，夹上里脊肉、生菜即可。

椒盐杏鲍菇

1 将杏鲍菇洗净后切成0.5厘米厚的片，待用。

2 将平底锅中放入少许食用油，放入杏鲍菇片煎至两面微黄，出汁后盛出装盘，撒上椒盐粉即可。

黑米山药糊

1 将黑米洗净后，提前浸泡一晚上。

2 将山药洗净去皮后切丁；红枣洗净后去核，待用。

3 将黑米、红枣、山药丁一起放入豆浆机中打成糊，加少许白糖或蜂蜜即可。

桑葚

搭配一些桑葚。

虾仁生菜粥套餐

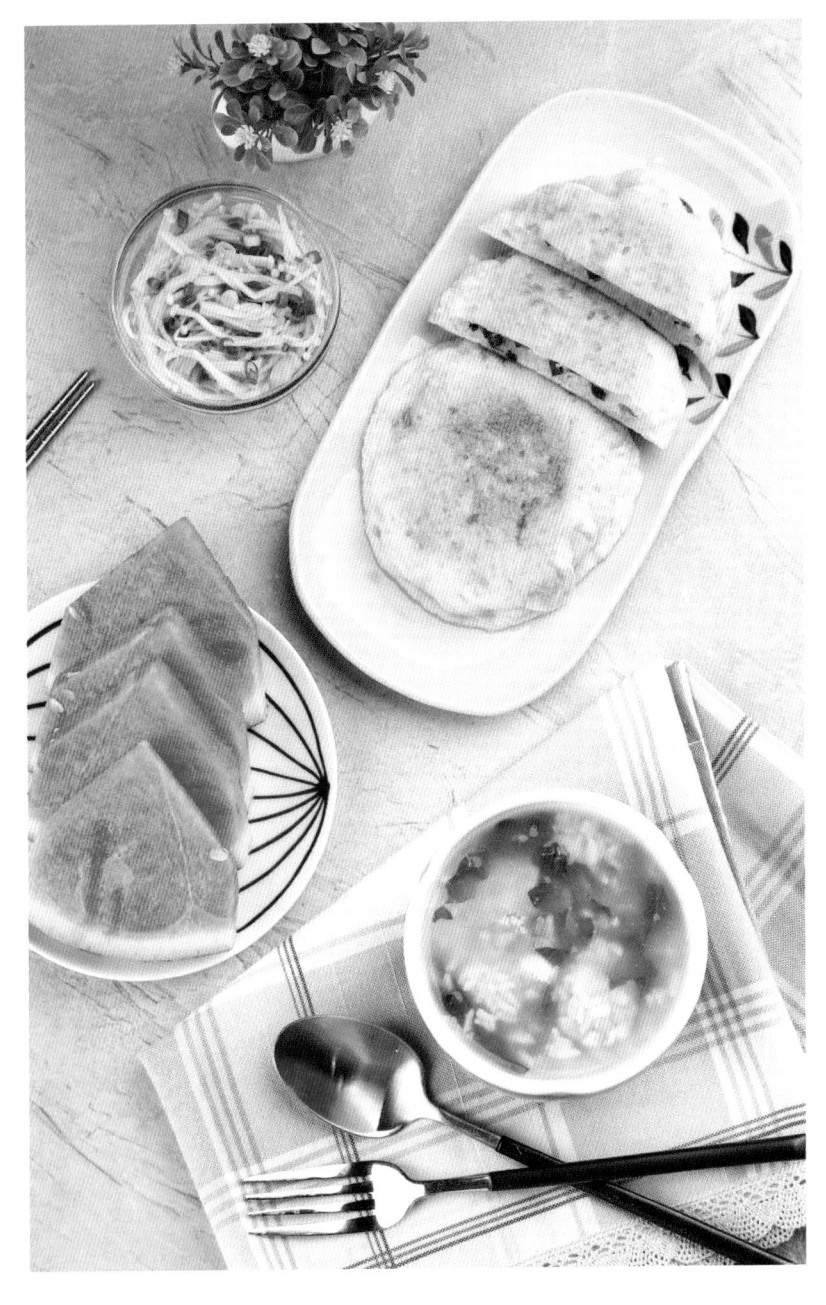

原料

大米25克，鸡蛋50克，面粉50克，金针菇100克，西瓜100克，韭菜、葱花、生菜、虾仁、酵母各适量

调料

盐、胡椒粉、食用油、生抽各适量

做法

虾仁生菜粥

1 将虾仁洗净后，放入盐和胡椒粉腌渍片刻；生菜洗净，待用。

2 大米洗净后放入锅中，加适量水，将其熬煮成粥。

3 把生菜和虾仁一起放入煮熟的粥里，加入少许盐后出锅即可。

韭菜盒子

1 前一天晚上可以将面粉加水、酵母和成面团，放置一晚上。

2 将鸡蛋打入碗中，打散；平底锅中放入少许食用油，倒入鸡蛋液翻炒熟，加入少许盐，再用锅铲将炒好的鸡蛋压碎即可。

3 韭菜洗净后切段，再切碎，放入鸡蛋碎、食用油和盐拌匀，制成韭菜馅待用。

4 将面团分成小剂子，擀成圆片，放入韭菜馅，将馅包好，捏成荷叶边。

5 平底锅中放入少许食用油，将韭菜盒子煎至两面微黄即可。

葱油金针菇

1 将金针菇洗净后，放入沸水锅中焯1分钟后捞出，放入碗中。

2 平底锅中放少许食用油，烧热后浇在金针菇上，淋生抽，撒上葱花即可。

西瓜

将西瓜切成片作为今日的早餐水果。

煎三文鱼套餐

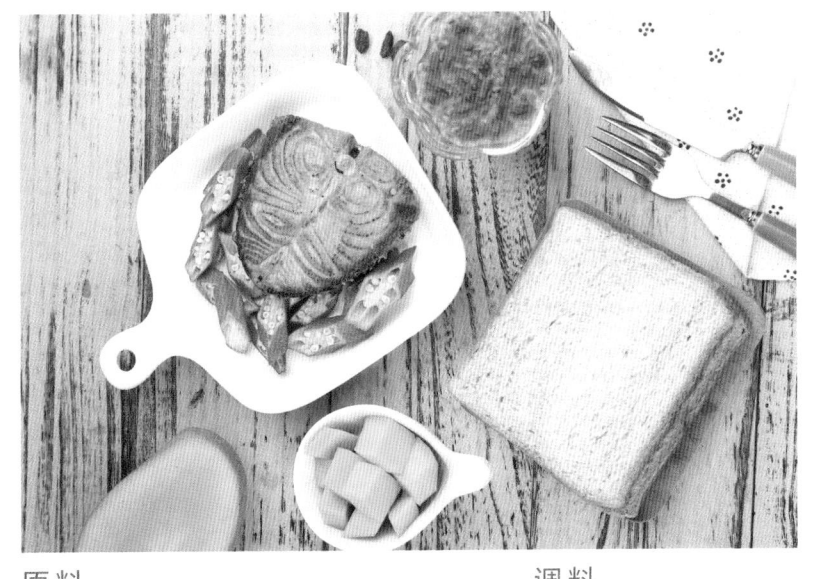

原料

百香果2个，枸杞10克，面包2片，三文鱼50克，秋葵25克，芒果1个

调料

蜂蜜、盐、食用油各适量

做法

煎三文鱼+秋葵

1 三文鱼洗净后，抹上盐腌渍片刻；秋葵洗净切段，待用。

2 平底锅放入少许食用油，放入三文鱼、秋葵煎熟装盘。

百香果枸杞蜂蜜饮

1 将枸杞洗净后用开水泡一会儿，待用。

2 取出百香果果肉和籽，与蜂蜜一起加入枸杞水中。

面包+芒果

主食为吐司面包，再搭配一个芒果。

第 4 章

健脑小零食，
全心全意为学习加分

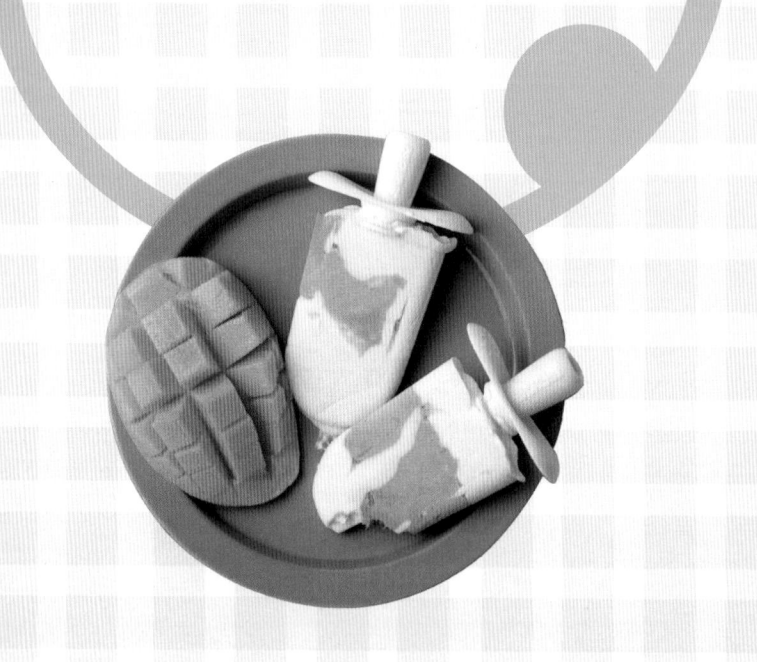

零食这样吃才健康

　　一定要在不影响正餐的前提下，合理选择，适时、适度、适量地食用零食。合理选择，就是要根据自身的情况选择，不能盲目地吃，应选择那些健康的食品；适时、适度、适量，就是为了自身的健康。

吃零食不能妨碍正餐

　　吃零食不能妨碍正餐，只能作为正餐必要的营养补充。孩子吃多了零食会影响正餐，造成偏食、厌食，甚至营养不良的状况。

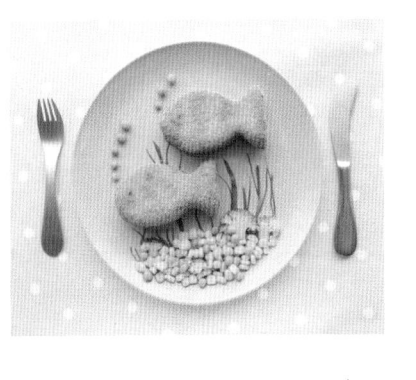

　　胃被零食填得满满当当的，产生了饱腹感，吃正餐时就没什么食欲了。可过了一段时间，又产生了饥饿感，正餐已过，于是又大量吃零食。因此，吃零食与正餐之间至少要相隔两个小时，且量不宜过多。

要选择新鲜、天然、易消化的食品

　　奶类、蔬果类，还有坚果类，都很有营养。

　　选择零食不要只凭个人的口味与喜好，富含营养价值及有利于健康的食品才是首选。需要注意的是，孩子要远离膨化食品和一些不合格的烘干食品。

少吃油炸、过甜、过咸的食物

　　孩子最喜欢吃快餐、方便面等食物，它们偏重口感和味道。油炸、甜腻、咸味重的零食对孩子有着相当大的吸引力。但油炸和过甜的食品含有较多的脂肪和热量，会产生肥胖的危险；咸味过重的零食会产生成年后患高血压的危险，因此应尽量少吃或不吃这类零食。

如何区分零食的"好"和"坏"

零食主要分三级：第一级是优选级；第二级是条件级，吃这些零食的时候是要考虑条件的，如果你已经体重超标，那么一定要适量选择条件级零食，这些零食可以补充一些营养，但是要注意控制量；第三级是限制级，这些食品偶尔尝尝可以，但多吃无益。

优选级零食

水果中富含维生素 C 和钙、钾及膳食纤维等营养成分，这些成分对维持身体的新陈代谢、抗氧化等能起到积极的作用。

坚果是一类营养丰富的食品，除富含蛋白质和脂肪外，还含有大量的维生素 E、镁、钾、单不饱和脂肪酸，对健康有益。

奶制品包括酸奶、牛奶、奶酪、奶粉等，营养价值高、容易消化，是优质蛋白质、维生素 A、维生素 B_2 和钙的良好来源，加餐的时候来杯酸奶是不错的选择。

条件级零食

巧克力可以吃，但吃多了可能会让孩子变得肥胖、脸色不好，但这其中不包括黑巧克力。黑巧克力的糖油相对少一点儿，适量吃黑巧克力，可以增加血液中的抗氧化成分类如黄酮等，降低心血管疾病的发生率。

鱼片和海苔是营养丰富的零食，能提供蛋白质、膳食纤维、碘等营养素，但是由于含盐量高，所以要注意摄入量。

果干如葡萄干、柿饼、无花果等，营养丰富，但是含糖量高，所以要适量食用。

限制级零食

限制级的零食以精细加工为特征，且添加剂盐、糖、香精等过多，如膨化食品、蜜饯、辣条、糖果等，是健康的大敌。

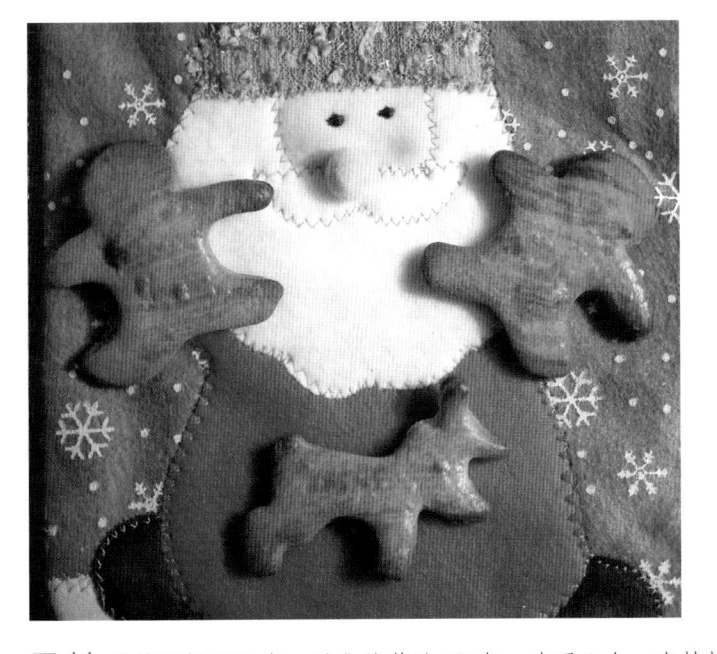

姜饼人

原 料 低筋面粉 250 克，融化的黄油 50 克，鸡蛋 1 个，肉桂粉 1 克，糖粉 20 克，红糖 25 克，蜂蜜 35 克，姜粉 1 克

工 具 面粉筛、保鲜袋、饼干模具各 1 个，擀面杖 1 根，烤箱 1 台

做 法

1 在备好的碗中依次放入红糖、肉桂粉、姜粉、蜂蜜，待用。

2 将鸡蛋打散成鸡蛋液，将一半的蛋液和融化好的黄油倒入碗中。面粉过筛后，倒入糖粉、水搅拌均匀，让食材充分混合，用手和成面团。

3 把和好的面团放在干净的保鲜袋里，压成饼状，将饼状面团放进冰箱 5℃冷藏 1 小时。

4 将面团放在案板上，用擀面杖擀成厚薄均匀的薄片，用模具压出饼干模型。

5 将压好的饼干模型放在烤盘上，将剩余的鸡蛋液刷在饼干模型表面，静置 20 分钟。

6 预热好的烤箱，设置上、下火 170℃，将烤盘放入中层，烤 13 分钟左右，将烤好的姜饼人取出，摆放在盘中即可。

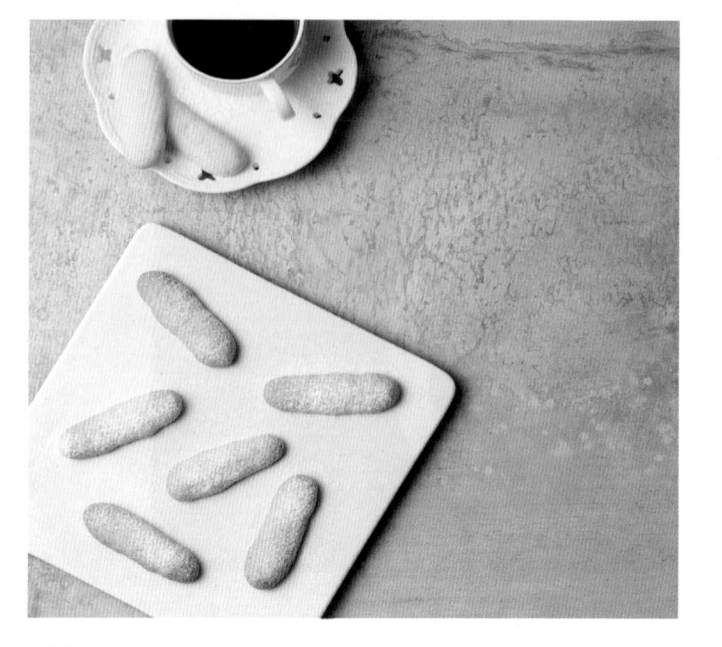

手指饼干

原 料 低筋面粉 95 克，细砂糖 60 克，蛋白、蛋黄各 3 个，糖粉适量

工 具 电动搅拌器、长柄刮板、裱花袋、面粉筛各 1 个，剪刀 1 把，烤箱 1 台

做 法

1 将蛋白倒入容器中，用搅拌器打发，加入 30 克细砂糖，打至六成发，即成蛋白部分。

2 另取一个大碗，放入蛋黄、30 克细砂糖，快速打发至发白浓稠状，即成蛋黄部分。

3 低筋面粉过筛至蛋白部分中，用刮板搅匀。

4 将一半的蛋白倒入蛋黄部分，搅拌均匀，再倒入剩下的蛋白部分，拌匀。

5 将面糊装入裱花袋里，用剪刀将裱花袋尖端剪一个小口。

6 在铺有高温布的烤盘上挤入面糊，呈长条状，注意留出缝隙，将糖粉过筛至生坯上。

7 放入烤箱中层，温度设置 160℃，烤 10 分钟，至表面金黄即可。

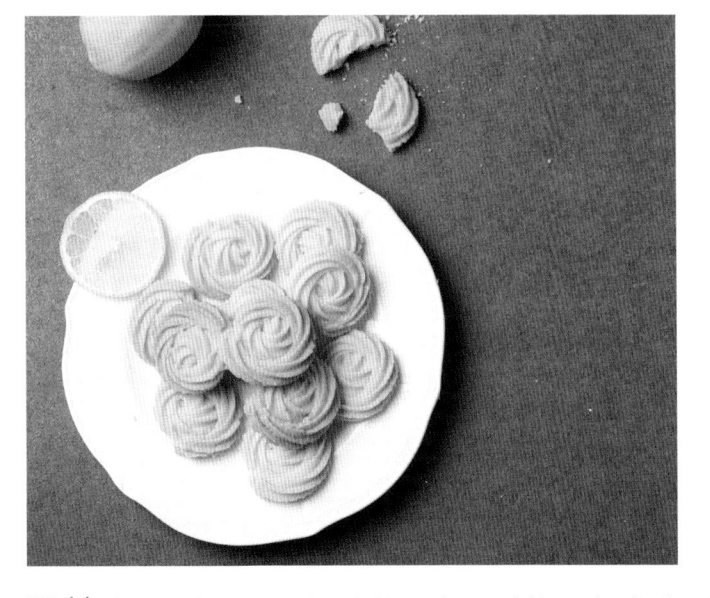

曲奇饼干

原 料 黄油 65 克，盐 0.5 克，糖粉 20 克，细砂糖 15 克，低筋面粉 90 克，杏仁粉 10 克，鸡蛋 25 克

工 具 电动打蛋器、烤箱各 1 台，裱花袋、裱花嘴、晾网、筛网各 1 个，锡纸 1 张，橡皮刮刀 1 把

做 法

1 黄油软化后加入盐、糖粉，用电动打蛋器搅拌均匀。

2 分两次加入细砂糖，用电动打蛋器搅拌均匀。

3 分次加入鸡蛋液，用电动打蛋器搅拌均匀，待每次鸡蛋液被黄油完全吸收再加入下一次。

4 分次筛入低筋面粉与杏仁粉，用橡皮刮刀以切拌的方法拌匀，至看不到干粉即可。

5 烤箱预热，烤盘铺上锡纸；将裱花嘴装入裱花袋中，再把面糊装入裱花袋中。

6 在烤盘上挤出花型一致、大小均等的曲奇。

7 放入烤箱中层，上、下火 170℃，烘烤 20 分钟左右。

8 曲奇烤好后出炉，放在晾网上放凉再装盘。

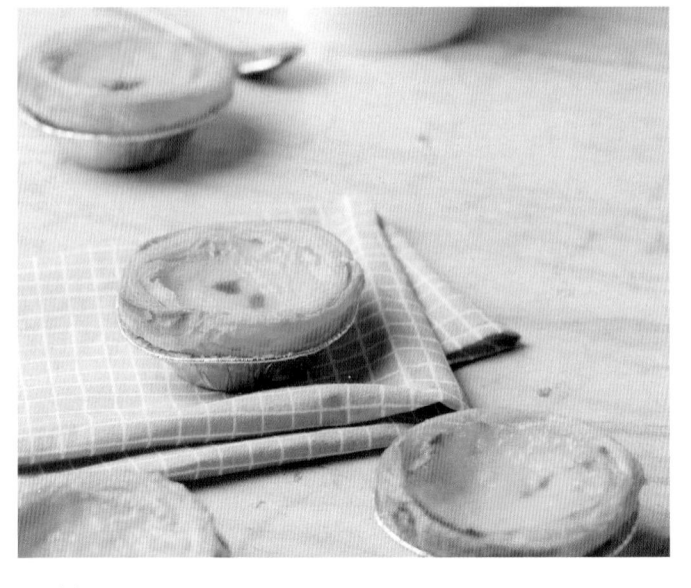

葡式蛋挞

原 料 牛奶100毫升，淡奶油100克，蛋黄30克，细砂糖5克，炼奶5克，吉士粉3克，蛋挞皮适量

工 具 搅拌器、量杯、过滤网各1个，烤箱1台，奶锅1个

做 法

1 奶锅置于火上，倒入牛奶，加入细砂糖；开小火，加热至细砂糖全部溶化，搅拌均匀。

2 倒入淡奶油，煮至溶化；加入炼奶，拌匀；倒入吉士粉，拌匀；倒入蛋黄，拌匀，关火待用。

3 用过滤网将蛋挞液过滤一次，倒入容器中，再过滤一次。

4 准备好蛋挞皮，把搅拌好的材料倒入蛋挞皮中，约八分满即可，放在烤盘上。

5 打开烤箱，将烤盘放入烤箱中，以上火150℃、下火160℃烤约10分钟至熟。

6 取出烤好的葡式蛋挞，装入盘中即可。

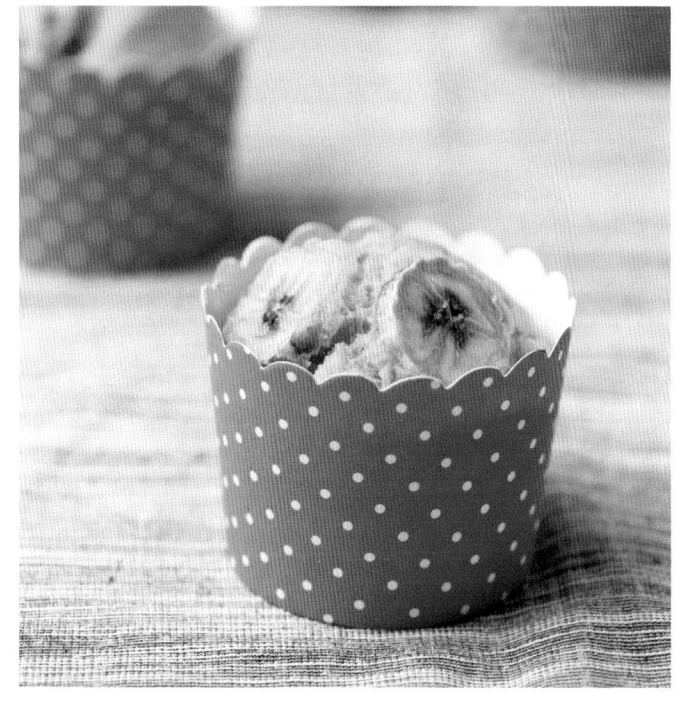

香蕉玛芬

原料 低筋面粉 100 克，鸡蛋 30 克，牛奶 65 毫升，香蕉 120 克，泡打粉 5 克，玉米油 30 毫升，白砂糖 20 克，红糖 20 克

工具 烤箱 1 台，手动打蛋器、面粉筛各 1 个，玛芬杯 4 个

做法

1　香蕉去皮，切几片留用，其余部分压成颗粒状或者泥状；将低筋面粉、泡打粉混合过筛。

2　鸡蛋打散加入牛奶轻轻搅拌，加入玉米油、白砂糖、红糖搅拌均匀。

3　倒入压好的香蕉泥里搅拌均匀，加入过筛的面粉，轻轻搅拌均匀。切不可太过用力和长时间搅拌。

4　将搅拌好的面糊装入玛芬杯，八分满即可，表面盖上香蕉片。

5　烤箱提前预热到 170℃，中层烤 30 分钟，烤至蛋糕上色，膨胀开裂即可。

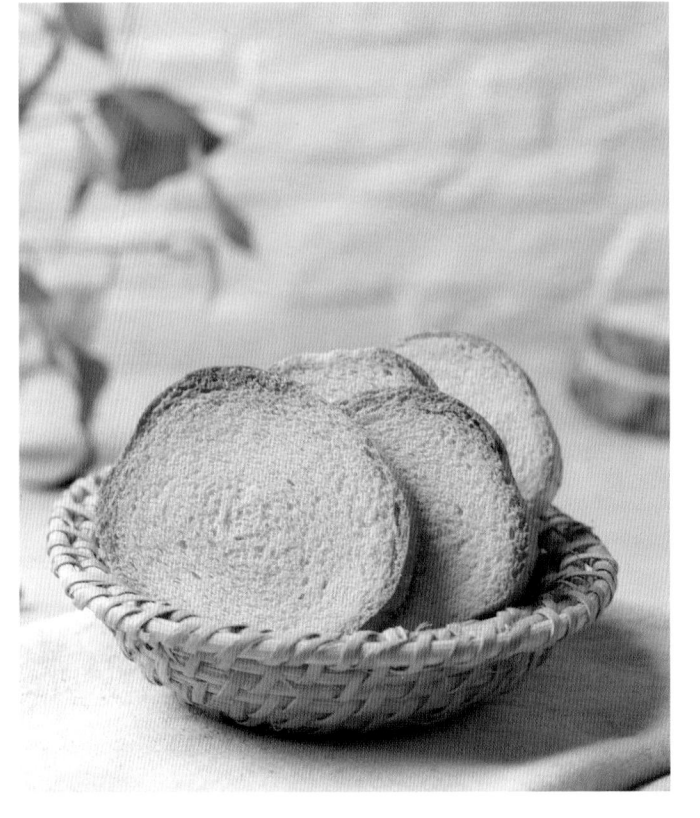

烤馍干

原料 馒头 2 个，小茴香 2 克，椒盐 5 克，黑胡椒 3 克，孜然 5 克，辣椒粉 3 克，食用油适量

工具 烤箱 1 台，锡纸 1 张，油刷 1 个

做法

1　将馒头切成均等的厚片。

2　将食用油和小茴香、椒盐、黑胡椒、孜然、辣椒粉混合。

3　烤盘垫上锡纸，将馒头片放入，再往上面均匀地刷上步骤 2 的调料。

4　烤箱预热，放入烤盘，中层 180℃，烤 10 分钟后察看。

5　将颜色变黄了的馒头片翻面，再烤 10 分钟，翻面，烤至手捏不软即可。

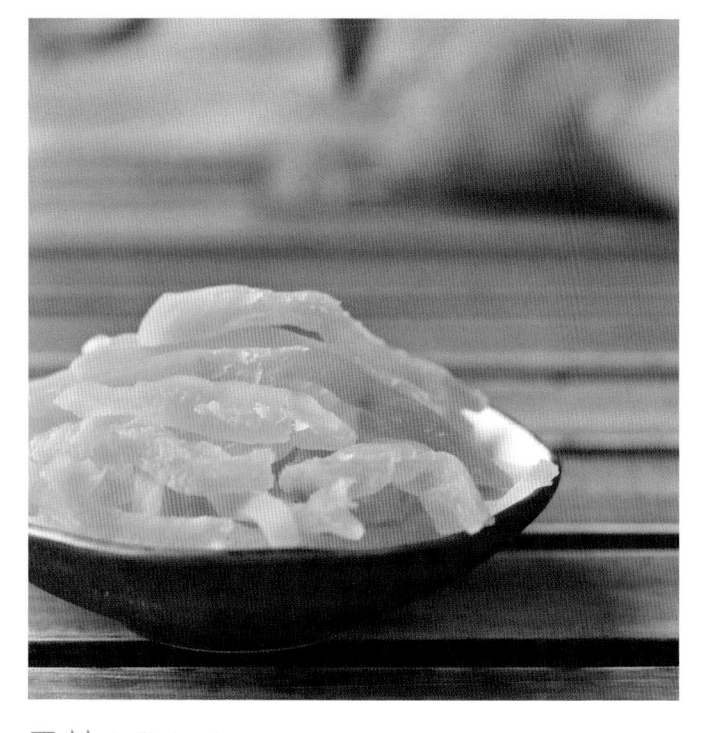

红薯干

原料 红薯 500 克

工具 蒸锅、晾网各 1 个，刀 1 把，烤箱 1 台，锡纸 1 张

做法

1 将红薯洗净后，放入蒸锅蒸 30 分钟左右，至红薯最厚实的部分能被筷子扎透即可；待其放凉后，剥去外皮。

2 用刀将其切为长度适中的几段，片成厚度约 1 厘米的薄片，再将红薯片切成长条状。

3 依次放置在晾网上，放在通风处晾一个晚上。

4 烤箱预热，烤盘上铺上锡纸，把红薯条放上去，上、下火 120℃烤半小时。

5 翻面 90℃再烤 1 小时，直至红薯条变得有韧性即可。

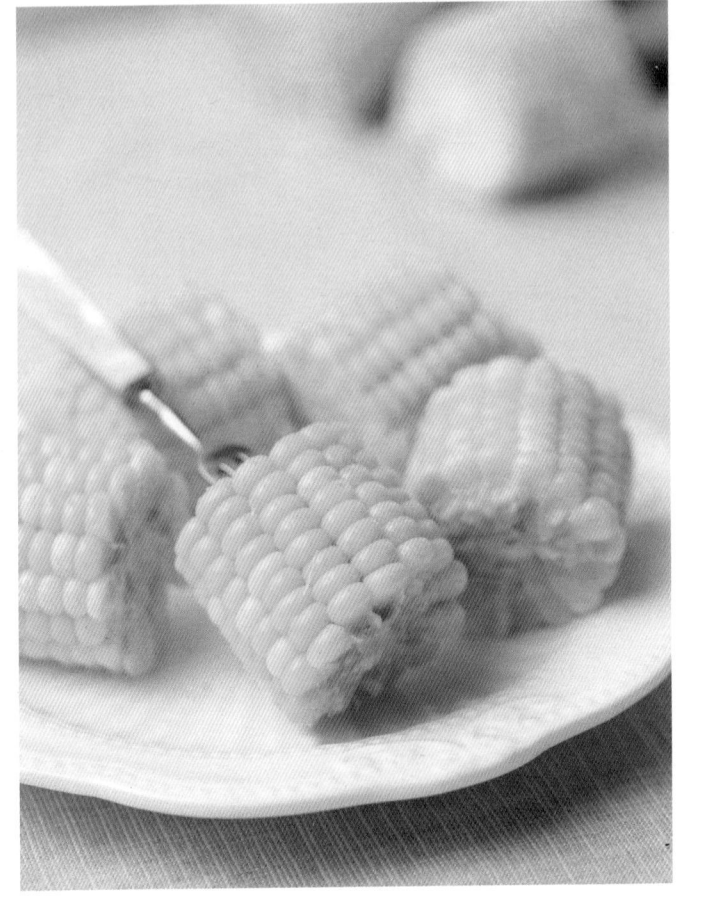

奶香玉米棒

原料 新鲜甜玉米棒3根，黄油15克，三花淡奶200毫升

工具 刀1把，锅1个

做法

1 将玉米棒洗干净，用刀将玉米棒切成小段。

2 将玉米棒放入锅里，加清水，刚刚没过玉米棒即可。

3 加入三花淡奶和黄油。

4 盖上盖，大火煮开，然后改小火慢煮半小时。关火取出装盘即可。

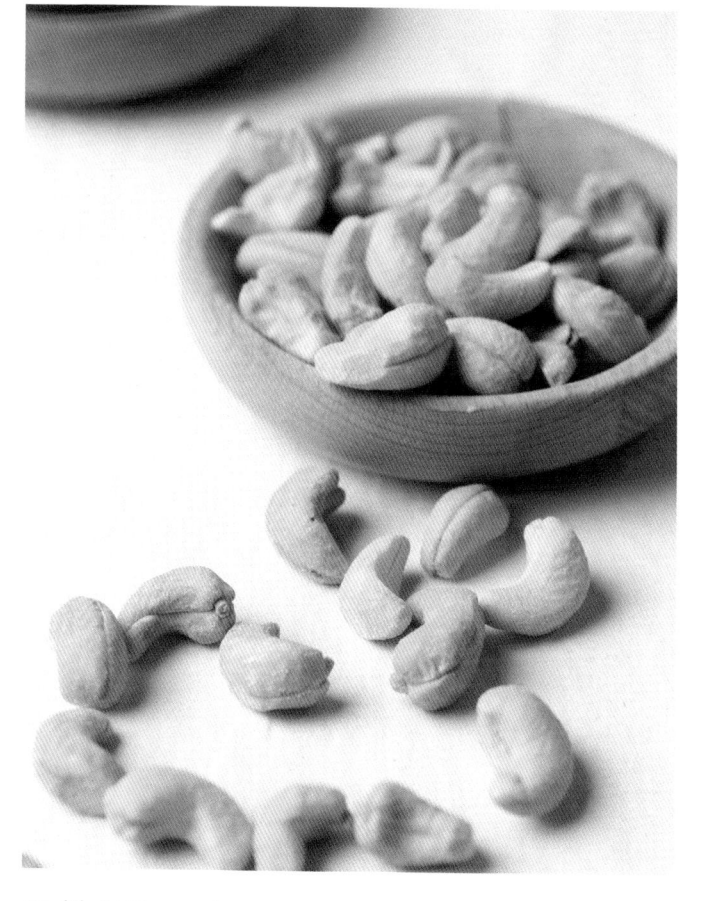

盐焗腰果

原料 腰果 400 克，盐 350 克

工具 烤箱 1 台，筛网 1 个

做法

1 将腰果用清水洗干净，再用清水浸泡 5 小时，沥干水分，晒 24 小时。

2 将腰果放入烤盘，用盐将腰果覆盖。

3 烤箱事前预热，烤盘放烤箱中层，调为 160℃，烤 20 分钟。在烤的过程中，看见腰果变色时就要翻动，翻动 2~3 次。

4 将烤好的腰果倒入筛网里，把盐筛出来即可。

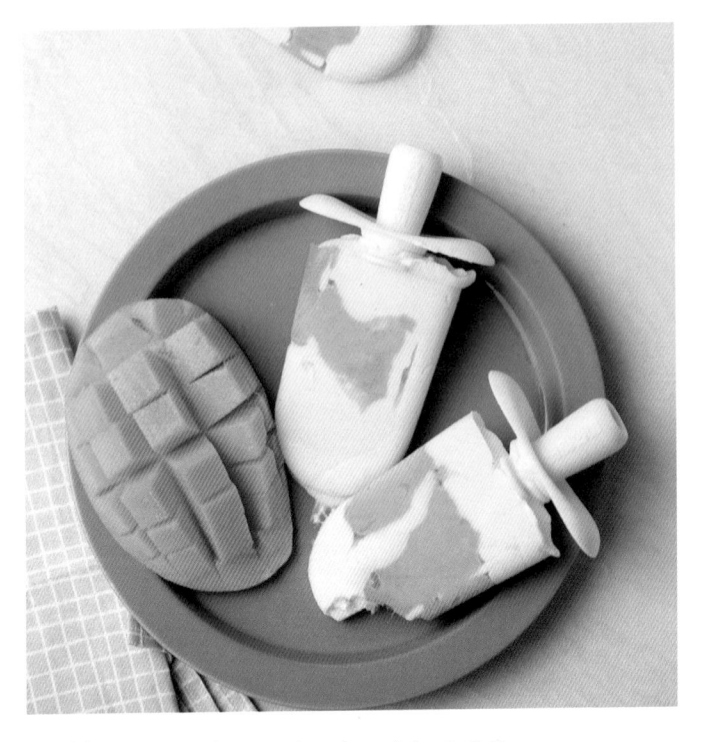

酸奶冰激凌

原 料 酸奶500克，芒果1个，淡奶油适量

工 具 料理机、不插电雪糕机各1台，裱花袋1个

做 法

1 将雪糕机放在冰箱中冷冻24小时；芒果果肉切成小块。

2 用料理机将芒果果肉搅打成芒果泥，加入淡奶油，继续搅打均匀。

3 将雪糕机从冰箱里取出，把雪糕棍垂直插入雪糕机，确保雪糕棍的头部和雪糕机的凹槽相吻合。

4 用裱花袋将酸奶挤入雪糕机1/3处，再挤入芒果泥，再挤入酸奶，注意不要超过最高刻度线。

5 耐心等待7~9分钟待凝固（如果室温过高，可以放回冰箱冷冻7~9分钟）。

6 用雪糕机自带的旋转工具，把雪糕旋转拔出来，插上自带的防滴盖即可食用。

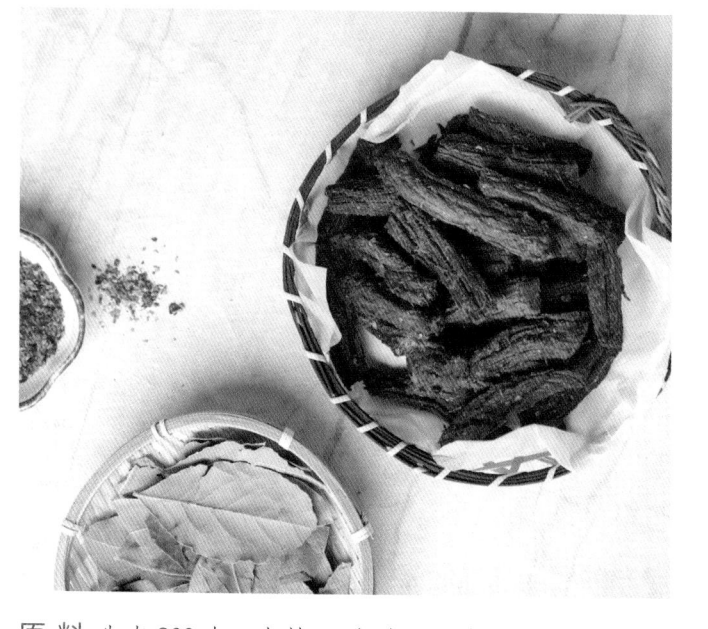

香辣牛肉干

原料 牛肉800克，老抽15毫升，生抽5毫升，糖5克，盐5克，桂皮1小片，香叶3片，姜3片，花椒5克，料酒30毫升，五香粉1克，咖喱粉1克，辣椒粉2克

工具 烤箱1台，汤勺、刀各1把，陶瓷锅1个，料理碗2个

做法

1 将牛肉洗净，切成手指粗的条状。

2 将牛肉条放入锅中，加入冷水。

3 锅中放入香叶、桂皮、花椒、姜片、料酒。

4 烧至水开后撇去浮沫，盖上盖子继续煮30分钟左右。

5 捞出牛肉条沥干备用。

6 将老抽、生抽、糖、盐、咖喱粉、五香粉、辣椒粉混合拌匀，加入牛肉条，拌匀，冷藏腌渍1小时。

7 将牛肉干与调料汁一起倒入锅中，用小火收干汤汁。

8 烤箱预热140℃，实际烘烤130℃，烤30分钟左右即可。

拔丝土豆

原料 土豆250克，熟芝麻少许

调料 白糖、油各适量

做法

1 土豆洗净，去皮切成条，沥干水分，再下入烧热的油锅中炸熟，捞出沥油。

2 在锅中倒入适量油，放入白糖熬成糖浆。

3 将炸熟的土豆条蘸上糖浆后，关火，撒上熟芝麻即可。

炸地瓜饼

原料 蛋液150克，面粉、地瓜各100克，坚果仁碎20克

调料 盐、白糖、油各适量

做法

1 地瓜洗净，放入开水锅中煮熟，捞出去皮后捣碎。

2 将煮熟的地瓜与蛋液、面粉、盐、白糖拌匀，做成地瓜饼，再裹上坚果仁碎。

3 锅中注油烧热，下入地瓜饼炸熟即可。

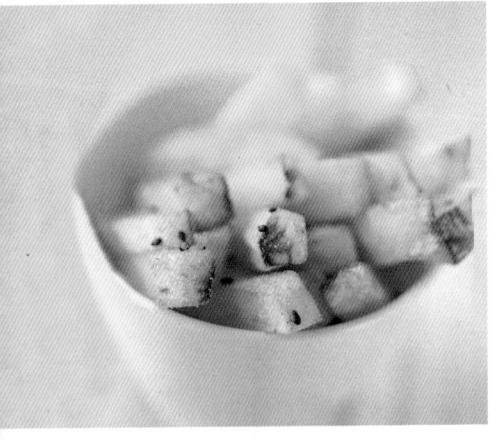

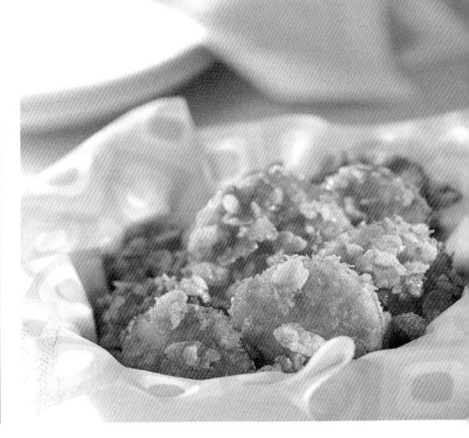

豆腐鲔鱼团

原料 豆腐、鲔鱼各150克，乳酪120克，蛋液少许

调料 盐、糖粉、淀粉、大麦粉、油各适量

做法

1 豆腐洗净切块；鲔鱼洗净，剔除骨、刺，切小块。

2 将所有材料和调料放入研钵中拌成黏稠状，搓成鲔鱼团。

3 锅中注油烧热，下入鲔鱼团炸熟即可。

年糕鱼脯串

原料 年糕200克，鱼脯20克

调料 盐、番茄酱、水淀粉、高汤、香油、油各适量

做法

1 年糕洗净，切小段；鱼脯洗净，放入烤箱烤熟，取出切条。

2 油锅烧热，放入年糕煎熟，取出后用鱼脯包裹上并穿在竹签上成串；另起油锅烧热，放入鱼串炸5分钟，捞出沥油，放入盘中。

3 锅底留少许油，放入所有调味料调成味汁，淋在鱼脯串上即可。

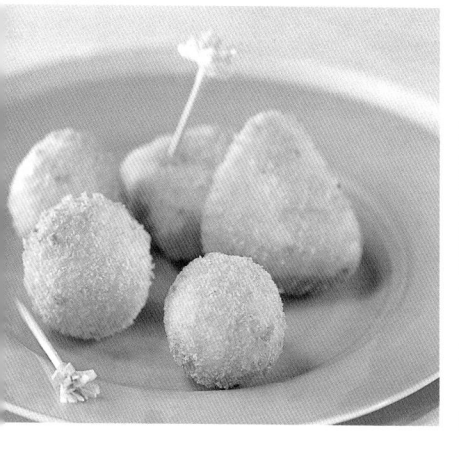

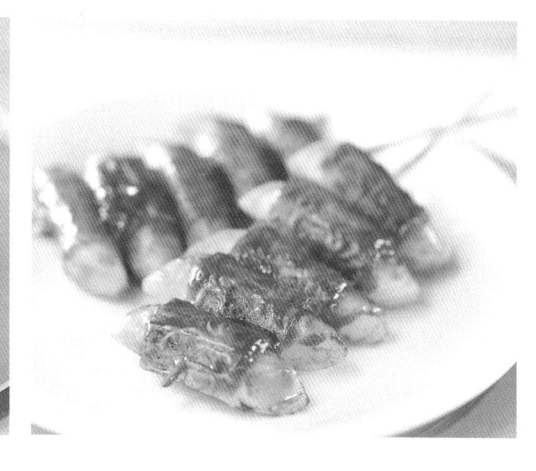

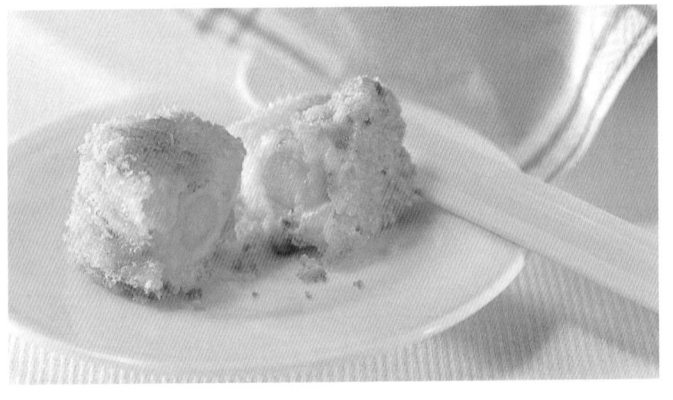

土豆泥乳酪条

原 料 土豆、鸡蛋液各80克，年糕40克，火腿20克，青椒、洋葱各15克，乳酪片、小麦粉、面粉各适量

调 料 沙拉酱15克，盐2克，胡椒粉、黄油、油各适量

做 法

1 把土豆蒸熟后趁热捣碎，并放入胡椒粉和盐。

2 将乳酪片均分为4条。

3 锅烧热，黄油下锅，黄油熔化后加入剁碎的火腿、青椒和洋葱拌炒。

4 把炒好的材料放入土豆泥中，再加入少量的沙拉酱一起搅拌，备用。

5 把切好的乳酪裹上年糕。

6 把乳酪年糕外裹一层步骤4中的材料，然后裹上一层面粉，最后蘸上鸡蛋液，再裹上小麦粉，入油锅炸熟即可。

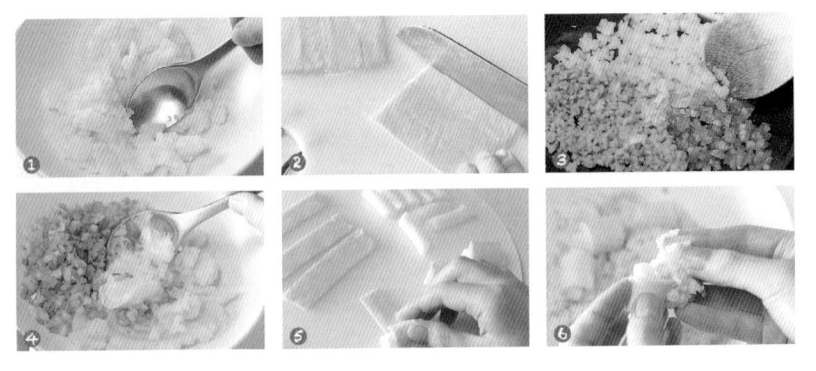

海鲜咸饼干

原料 白肉海鲜200克,咸饼干、面粉、蛋液、洋葱末、芹菜末各适量

调料 盐、胡椒粉、柠檬汁、油各适量

做法

1 白肉海鲜洗净切末,加盐、胡椒粉腌渍入味;将面粉、蛋液拌匀,咸饼干捏碎,一起裹在白肉海鲜上。

2 油锅烧热,下入白肉海鲜炸熟,放入盘中摆好。

3 起油锅,倒入洋葱末、芹菜末和柠檬汁做成味汁,淋入盘中即可。

炸香蕉卷

原料 香蕉150克,红豆100克,蛋黄40克,面包糠适量

调料 细砂糖、油各适量

做法

1 香蕉去皮,切段;红豆洗净,浸泡20分钟;蛋黄加盐搅匀。

2 锅中注水,放入红豆煮熟,捞出沥干水分,加细砂糖拌匀;将香蕉、红豆包好后,在末端抹上蛋黄液,然后裹上面包糠即成香蕉卷。

3 起油锅,待油热放入香蕉卷,炸熟即可。

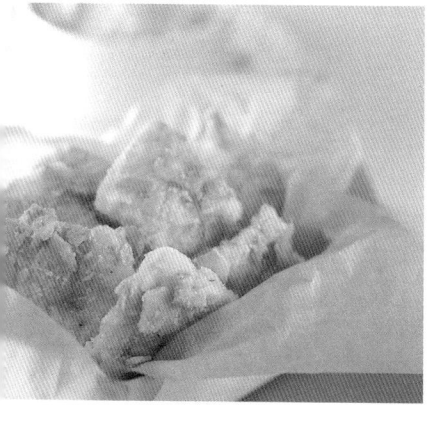

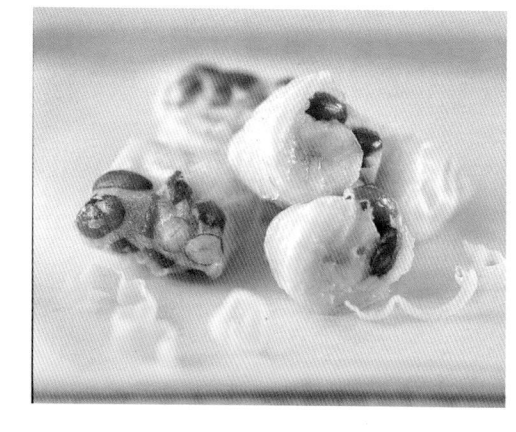

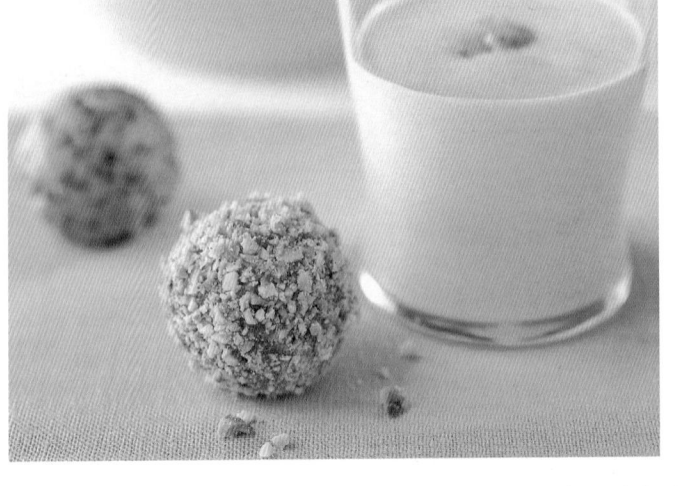

炸黑芝麻糯米团

原料 糯米粉 150 克，面粉 50 克，发酵粉、黑芝麻、花生碎各少许

调料 白糖、蜂蜜、油各适量

做法

1 把糯米粉、面粉、发酵粉筛入碗中，再放入黑芝麻搅拌均匀。

2 将白糖用开水溶化，倒入碗中搅拌均匀。

3 把面糊揉搓成团。

4 将面团分成小份，揉捏成直径5～6厘米的圆形。

5 锅烧热，倒入油，烧至六成热，下入面团炸熟，捞起沥油。

6 将炸好的面团放入蜂蜜中，取出后蘸上花生碎即可。

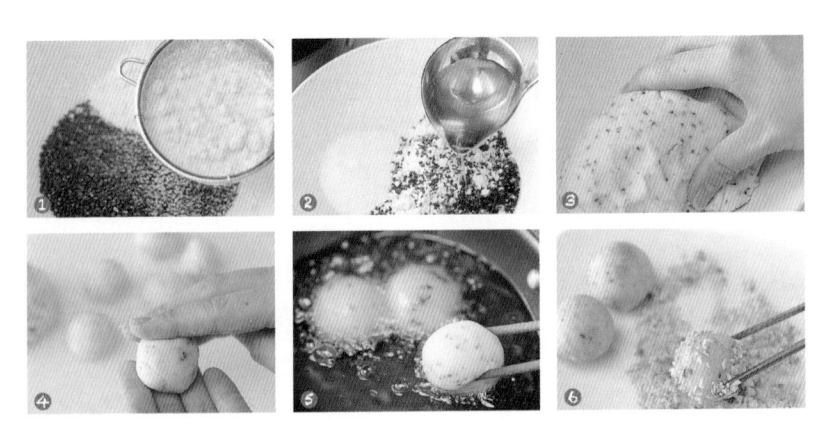

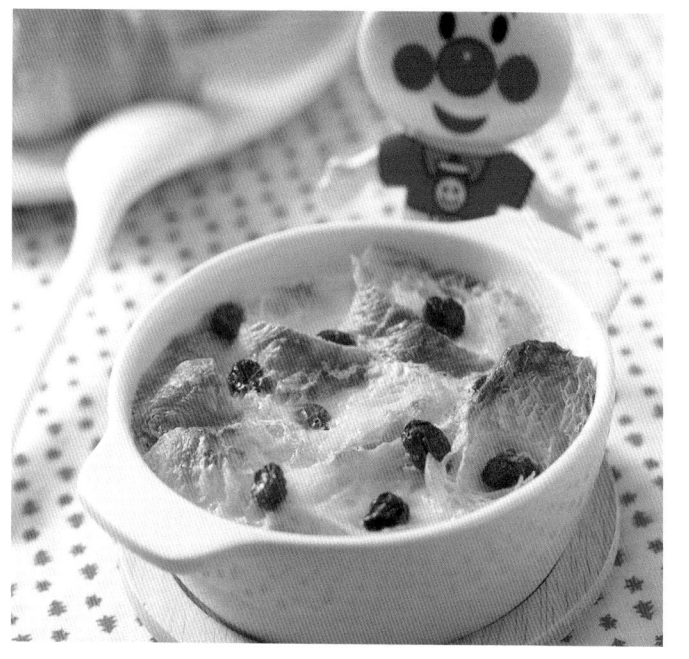

面包布丁

原料 鲜奶 200 克，鸡蛋 2 个，面包 1 个，葡萄干、黄油各适量

调料 细砂糖 50 克

做法

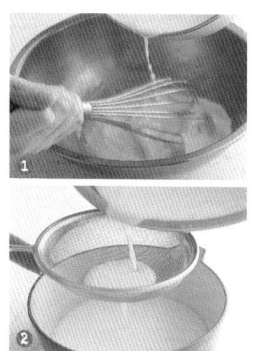

1 鲜奶加热，加细砂糖搅拌至溶化，续煮至 80℃后熄火。

2 将鸡蛋打散，将热鲜奶分次冲入蛋液中拌匀，用筛网滤除杂质，制成布丁蛋液。

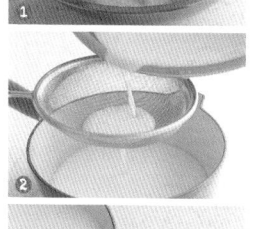

3 将面包放入烤盘内，撒上葡萄干，再刷上少许黄油，倒入布丁蛋液。

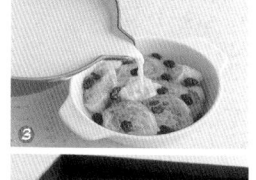

4 放在烤盘上后放入烤箱，并在烤盘中倒入热水至烤盘一半高度，以隔水蒸烤的方式烤约20分钟，至蛋液凝固即可。

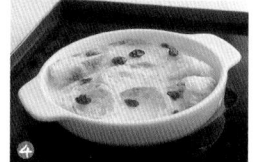

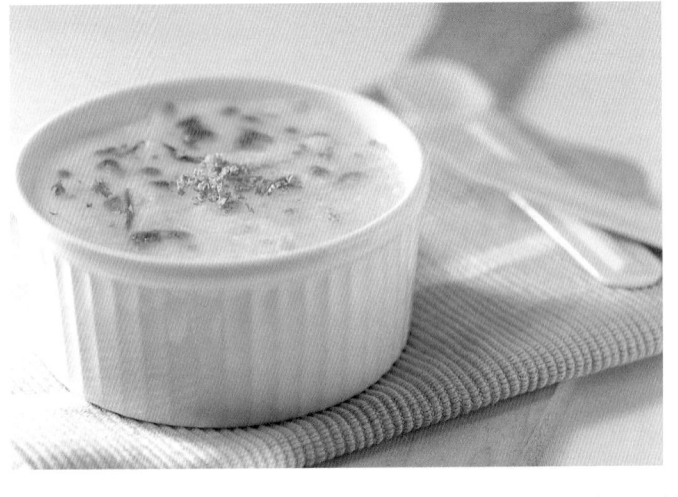

鸡肉菠菜糕

原料 土豆 150 克，鸡胸肉 100 克，菠菜 90 克，乳酪、面粉、黄油、牛奶各适量

调料 盐、胡椒粉各少许

做法

1 菠菜洗净，放入开水锅中焯水，捞出沥水，再切成小段。

2 土豆洗净，入开水锅中煮熟，捞出去皮，趁热碾碎。

3 鸡胸肉洗净，入开水中余汤，捞出沥水，再用刀改成小块。

4 锅烧热，将黄油、面粉放进锅中，倒入牛奶，慢慢搅匀。

5 再将菠菜、土豆、鸡胸肉拌匀放入锅中，加盐、胡椒粉调好味道。

6 起锅倒入容器中，撒上乳酪，放入微波炉烘烤3分钟，取出即可。

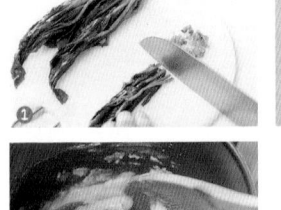
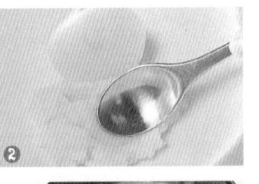
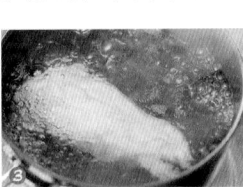
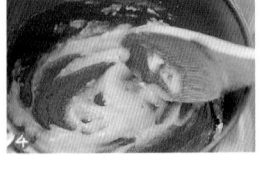
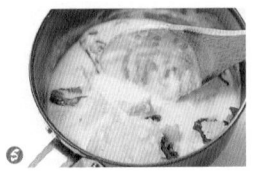
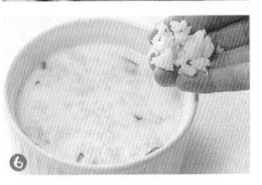

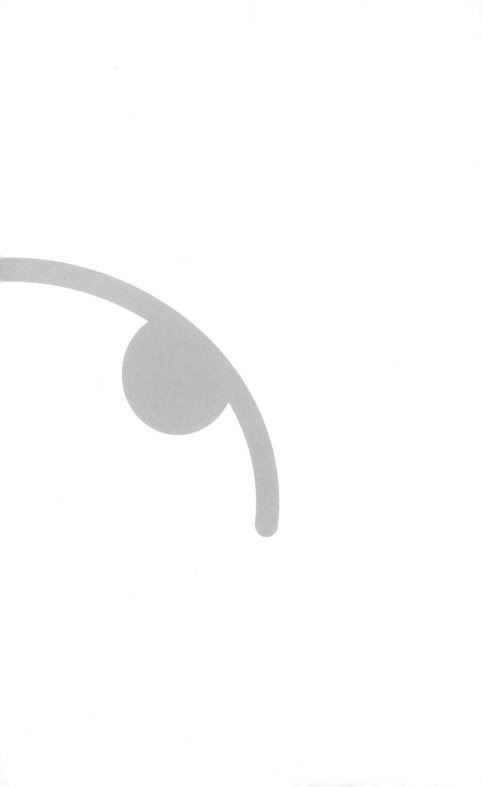

饮·食教室 05

U0325484

日本茶赏味指南

（日）EI出版社 编著

黄文娟 译

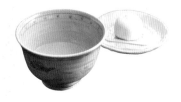

华中科技大学出版社
http://www.hustp.com

有书至美
BOOK & BEAUTY

中国·武汉

目 录

C   o   n   t

阅读说明：

 书中店铺信息中 L.O. 表示最后下单时间。

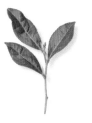

e   n   t   s

编者按：市场价格有所浮动，书中价格仅供参考。

了解日本茶道的
6 个知识要点

了解茶叶的种类、冲泡的方法以及茶点与茶器的搭配，就能更深入了解日本茶。
我们会分6个要点来解析连接日本茶深奥世界的重要纽带。

要点 01
甘味成分"茶氨酸"的析出，是让茶变得好喝的关键。

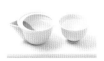

1. 在茶碗中倒入热水
将热水倒入茶碗中冷却，倒入的分量比你想喝的多些。让水凉到不烫手什为度。有急须壶（日式小茶壶）或茶杯中也倒入热水，温热茶壶很重要。

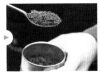

2. 加入适量的茶叶
加入急须壶中冲泡的茶叶以1汤匙（6克）为宜。如果用茶筒装的茶了来衡量能倒出茶叶的量，每次倒出来的分量都会不一样，如果没有茶筒的话最好用汤匙代替。

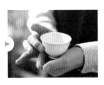

3. 用手来确认温度
用手触摸装有热水的容器，感受到"不烫"就是温度适宜了。这一步的重点是要不慌不躁地耐心等待水冷却。

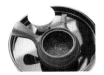

4. 泡茶
倒掉急须壶中的热水，加入茶叶，再倒入温水，水要刚好没过茶叶，盖上盖子焖一会儿。这时候，最好让茶叶与温水充分接触。

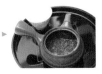

5. 添加热水、等待
看到茶叶带着湿气开始变色，就可以将剩下的温水倒入急须壶中（煎茶的话1要内盖1盖子焖30秒～1分钟右右。为了让茶叶中的甘味充分释放，要耐心等待。

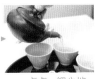

6. 一点点、细心地倒出茶水
倒净茶碗中的热水，一点点、细心地将浓度均衡的茶汤倒入茶碗中。反复倒3～4次为宜。中点要将最后一滴茶水注入茶碗中。

泡出好喝的茶，关键在于"茶氨酸"。有着日本审茶技术十段资格的茶师大山兄弟表示："用滚水泡茶的话，会释放出过多含有涩味成分的儿茶素与苦味成分的咖啡因。而用60℃以下的温水长时间浸泡，甘味成分的茶氨酸才会析出更多。比如玉露茶或高级煎茶等用温水泡，就会充分释放出茶中的甘味。"

了解日本茶的种类

日本茶中的"玉露""煎茶""焙茶""玄米茶""抹茶"是我们熟知的日本茶名字。还有折中了玉露与煎茶制茶法的"冠茶",用茶叶加工过程中剩下的胚芽或茶茎制成的"芽茶""茎茶"等,也是日本人日常生活中常喝的品种。如果我们对日本茶感兴趣的话,不妨记住它们的名字,比对着品茶。

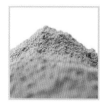

→ 抹茶

在强烈的苦味中带着某种醇厚的甘甜,非常适合搭配点心品尝。其种植法与玉露相同。

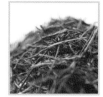

→ 冠茶

同样是遮光种植的茶。有玉露的甘醇,又兼具了煎茶的爽口。

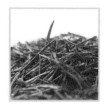

→ 煎茶

说起日本茶,很多人第一个想到的就是煎茶。这种茶口感均衡,是受众十分广泛的茶。

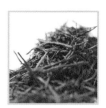

→ 玉露

用遮蔽阳光直射的种植法培育出口感醇厚,馥郁香醇的玉露茶。

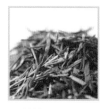

→ 茎茶

单独将茎的部分收集起来制成的茶。从高级茶叶中分离出来的茎茶叫"雁音"。

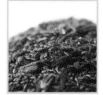

→ 芽茶

因为有很多嫩芽的部分,所以营养丰富,口感强烈又浓厚。

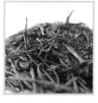

→ 深蒸煎茶

花更长的时间"蒸青"而成的深蒸煎茶,压制住了茶中原有的涩味与苦味,味道更醇厚,更独特。

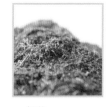

→ 粉茶

经寿司店推广向社会的粉茶,是一种冲泡简便又价廉物美的茶。

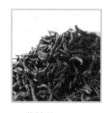

→ 釜炒茶

将茶青用铁锅细心地翻炒干燥,采用与乌龙茶一样的制茶法。

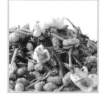

→ 玄米茶

用番茶与炒过的玄米按1:1的比例混合,独特的炒米香是它的魅力。最近玄米茶的种类也开始多样化。

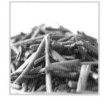

→ 焙茶

将煎茶、茎茶或番茶等高温烘烤,一下子将水分全部蒸干制成,芬芳的茶香十分突出。

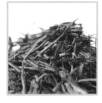

→ 番茶

一般用二茬、三茬长得比较老的茶叶制成的茶统称"番茶"。

便宜又好喝是
番茶的底气！

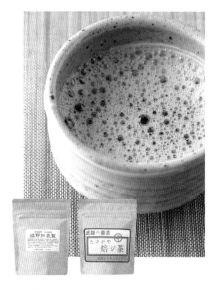

番 茶，就是晚期采摘的茶叶或老叶子制成的下等茶的总称。番茶原本被归类于百姓茶，做出来也仅供产茶当地人自己消费。

别看现在日本人喝的茶70%~80%都是煎茶，但其实是从日本江户时代（1603—1867年），人们才开始喝蒸制煎茶。在此之前，番茶一直是主流。那时候就是从院子里的茶树上折几根树枝拿来烧火，上面的叶子拿来煮茶喝。

番茶有很多制法，有浸在桶中发酵的，有不揉捻直接萎凋的……极具地方特色与个性，研究起来颇有乐趣。

精心挑选和果子
与茶器，会让茶
喝起来更美味。

正 如葡萄酒的味道跟葡萄的品种、种植葡萄的土质、酿造方法有关，好喝的日本茶也是由各种客观要素决定的。其中，与日本茶搭配的和果子、让茶变得更芳醇的茶器，是这些要素中的重中之重。

正因为如此，点心和茶器要配合茶叶的个性和自己的喜好来挑选。接下来我们会介绍如何让日本茶、和果子与茶器搭配出完美的组合。大家可以寻找自己喜欢的和果子，将喜欢的茶器收入囊中。这样在家里泡茶时会更有乐趣。

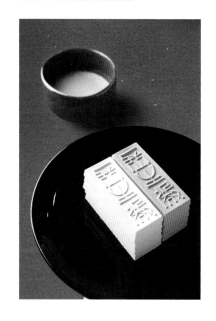

好喝的不只是新茶，每个季节的茶叶都值得期待。

想要了解茶叶，首先要多多品尝。

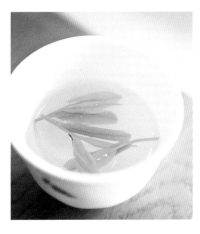

八十八夜——顾名思义就是从立春开始算起，到第88天采摘的新茶。传言说"喝了八十八夜的新茶可以延年益寿"，不仅是因为新茶的口感好，也是图个吉利。

有记录显示2010年是日本茶的歉收之年，但有些茶园主不认可这种说法，他们表示："每个地方的气候都不一样，媒体说日本的茶园同时开始采摘新茶，这种说法本身就很奇怪。而且新茶出芽后经过7~10天的时间，味道才会更美味。"还有二茬和三茬的茶叶不断上市，秋冬的番茶如日本四季分明的季节一般，是一道靓丽的风景线。

为泡出一杯好喝的茶，需要了解各种知识和道具。从挑选茶叶开始，水温、水量、茶叶量，还有冲泡方法……所以大家在入门之前就觉得"门槛好高啊""我自己肯定泡不好"而放弃实在有点可惜。因为冲泡出美味好茶的第一步，并不是掌握什么复杂的知识，而是要先多品尝，拉近与茶的距离。

为此，本书增设了出售上等好茶的日本茶茶饮店指南，还刊登了这些专家高手是如何泡出美味日本茶的方法。大家可以此为参考，尝试涉足深邃的日本茶的世界。

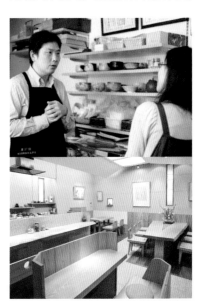

番茶是日本茶中的爆款！

虽然现在煎茶成为日本茶的主流，
但是在以前，说到茶一般多指番茶。
我们从日本九州的"浮流 番茶店"
那里得到最新的番茶情报，
带您走进充满山野意趣的番茶的世界。

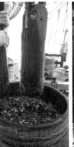
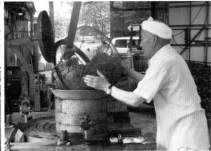
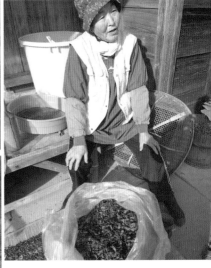
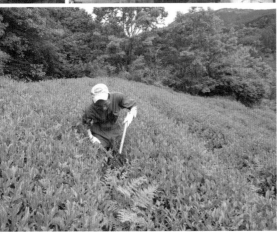

上左）阿波番茶的制茶工序。正在进行揉捻的步骤。将煮过的茶叶放进揉捻机揉捻约2分钟。
上中）将揉捻好的茶塞进桶里，第2天就会起泡发酵，放置2～3周左右取出来进行干燥处理。
上右）完成的阿波番茶。
左）八女市黑木町的山间，正在为荒置的茶田除草的池松先生。

唯有百姓茶——"番茶"
才是日本茶的起源、茶叶中的爆款！

番茶，又名"晚茶"。如其名，是晚期采摘的茶叶或者老茶、硬茶制作而成的下等茶的总称。番茶因不同的采茶法、摘取的时机到制茶的方法，品种也会不同。因为它本身是一种平常百姓饮用的茶叶，多数也都是在产地消费，所以番茶充满了地域特色。

在九州经营番茶店铺"浮流"的池松伸彦先生说："很久以前，人们将茶树的枝叶煮水饮用的不是煎茶，而是番茶。所以茶的起源应该是番茶！我对此深信不疑。"池松先生在24岁时，就义无反顾地投身到研究番茶的事业当中。

池松先生说："以前茶也有等级之分，贵族喝抹茶，商人喝釜炒茶，老百姓喝番茶。虽然番茶不上档次，但是普通老百姓平常爱喝的东西才是茶的本质。我希望能将番茶发扬光大。"

番茶口感浓郁，有很多个性口味，品茶的方式也多种多样，甚至还有打出泡的喝法，不过这也正是它的魅力所在。

"宇宙起源于宇宙大爆炸，而茶文化起源于番茶，我称它为'爆款茶'，我目前致力于将好喝的番茶拼配开发，大家有机会一定要来品尝！"

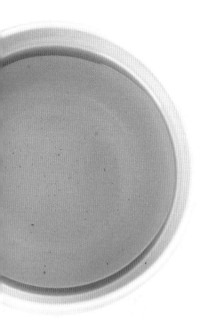

\ 袋装茶 /

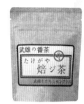

多谷焙茶

小包装10克／390日元
大包装30克／890日元

原料是佐贺县武雄市精心栽培的有机柠檬草，将它煎焙后就是这种老少咸宜的焙茶。它不仅有焙茶的茶香，还有如薰衣草般的芳香和清凉感，滑过喉间的口感十分卓越。

■ 好喝的泡茶法：1) 往茶壶里添加满满1大勺（约1～2克）的茶叶，倒入开水泡1.5分钟左右。2) 留下少许水没过茶叶，添加第2次泡茶的热水。3) 泡5～6次左右，可以充分享受味道与香气的变化。

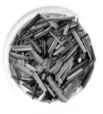

充分享受个性丰富的番茶的魅力！

"浮流"引以为傲的番茶

番茶不容小觑。老百姓平常爱喝的番茶，才能体现茶叶的真本色。
番茶是这么平易近人，它可以让从不喝茶的人轻易走进茶的世界，亲近这个世界。

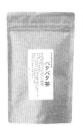
\ 袋装茶 /

啪嗒啪嗒茶

小包装30克／530日元
大包装100克／1,000日元

啪嗒啪嗒茶是富山县朝日町蛭谷地区饮用的传统番茶，有如普洱茶一般独特的茶香，类似的这种后发酵茶，在日本还有棋子茶和阿波番茶。在朝日町，人们一直保留着聚会时喝这种熬制一整天的茶的风俗。喝茶时，因为很多夫妇挥动着茶筅与茶杯碰撞发出"啪嗒啪嗒"的声音，啪嗒啪嗒茶由此得名。

■ 好喝的泡茶法：1) 10克左右的茶叶用1,000克的热水煮5～10分钟。2) 边煮边喝是当地正宗的喝法。

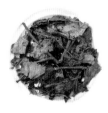

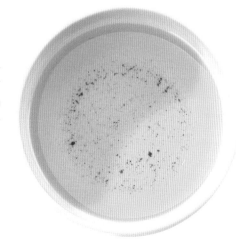

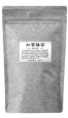

\ 袋装茶 /

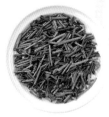

"浮流"推荐茶：03

加贺棒茶

50克／892日元

日本明治时代（1868—1912年）后期，原本应该扔掉的二荃茶叶的茎部，被茶农保留下来焙煎后自家饮用，这就是加贺棒茶的起源。当时因为便宜，喝这种茶在老百姓当中十分普遍，现在却成为金泽的高级土特产广为人知。而且现在加贺棒茶只选用第一荃茶叶中最好的茎部，用特有的焙煎技术加工而成，在"浮流"店中也属于受欢迎的产品。可以和各种点心搭配，大家一定要品尝一次。它跟牛奶的融合性也很好，来一杯热的牛奶棒茶，可以让身体迅速暖和起来。

■好喝的泡茶法：1）在急须壶中加入适量的棒茶。2）倒入热水焖25～30秒左右。

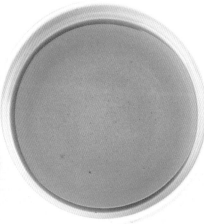

"浮流"推荐茶：04

嬉野折衷制

80克／1,575日元

嬉野折衷制是一种被称为"蒸制玉绿茶"的煎茶。生产者是因釜炒茶闻名于世的佐贺县嬉野市的太田重喜先生。他引进的釜炒和蒸茶技术在昭和时代（1926—1989年）中期的嬉野十分盛行。工序最后用专用的铁锅炒出的"锅香"令人回味无穷。这种纯粹的口感现在虽然也受欢迎，但几乎鲜少有人制作。

■好喝的泡茶法：1）温热急须壶。2）在急须壶的底部铺满玉绿茶。3）倒入80℃左右的热水。4）第一泡焖1.5分钟左右全部倒出。5）第二泡用滚水直接泡。3）三泡以后每次都要焖一会儿。

\ 袋装茶 /

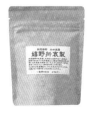

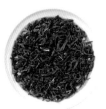

土佐番茶

小包装30克／300日元　大包装80克／500日元

主要使用秋季采摘的茶叶制作的番茶（据说第四茬的茶叶最符合土佐番茶的风味），因为用铁锅翻炒而成，会产生焙茶的芳香，再与炒豆子之类的炒货拼配，不仅增加了茶的香味，还带着淡淡的甘甜，口感非常温和。土佐番茶因为咖啡因的含量少，所以老少咸宜，受众广泛。也是做料理和茶泡饭原料的最佳选择。

■好喝的泡茶法：1）用铁壶将水烧开。2）直接抓一把茶叶放进烧沸的滚水中，继续煮2～3秒。3）马上关火，焖20～30秒后再倒出来喝。

＊如果用急须壶泡茶，将刚烧开的滚水倒入急须壶中焖泡30秒也很好喝。

\ 袋装茶 /

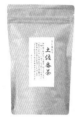

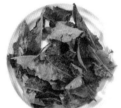

小贴士

番茶店"浮流"是一家什么样的店？

"浮流"是一家网罗了各地传统番茶的番茶专卖店。为了推广适应当下的新番茶，店长池松先生亲自走访各生产地，严格筛选优质的好茶。店内还销售广受好评的日本产红茶和绿茶。茶叶的出售方式，是以福冈县久留米市的自家为据点进行批发和网上销售。（目前，销售也可以喝茶的茶饮店还在装修中）今后，他打算重整荒置的茶田，制作"池松"牌番茶。除此之外，池松先生还主持番茶茶会或番茶制作体验等现场活动，工作范围非常广泛。

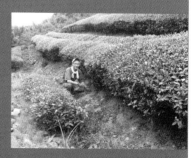

福冈县久留米市城岛町江上本1373-4
电话：0942-62-1014
http://shop.bancya.com/

地方特色茶专栏

百姓喝的茶，才最有意思！

如果说抹茶和煎茶是上流阶级的专属，那么番茶就是百姓茶。
只有和日常生活紧密相连的茶，才妙趣横生。

岛根县 SHIMANE

磨磨蹭蹭茶

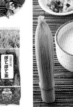

在岛根县松江市周边和安来市等地，山阴地区都有奇特的饮茶习惯，打泡茶是其中之一。当地人会用专打"磨磨蹭蹭茶"的茶筅将茶打出泡沫来，然后将它倒入红豆饭、黑豆、高野豆腐、腌菜等食材当中搅拌均匀一起吃。

富山县 TOYAMA

啪嗒啪嗒茶

"啪嗒啪嗒茶"的学名叫黑茶。是富山县朝日町的名产，需要打出泡沫喝，"啪嗒啪嗒"是手忙脚乱、慌乱的象声词。要用两个专用的茶筅刷出泡沫是品尝这种茶的特点。

京都府 KYOTO

京番茶

浓郁的烟味和焙煎香是京番茶的特征。跟煎茶比，京番茶相对便宜，每种京番茶都有自己的特点，对比着品尝充满了乐趣，还有一些京番茶可以和焙茶等拼配，其口感更容易让人接受。

德岛县 TOKUSHIMA

阿波番茶

使用接受了充足阳光照射的夏茶，放入桶中发酵制成。发酵茶的特征是有酸味，阿波番茶的冷茶也很好喝。

冲绳县 OKINAWA

膨膨茶

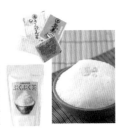

冲绳茶道就是膨膨茶的茶道，将熬制的炒米和香片茶等拼配在一起打出泡沫再喝，是一种独特的饮茶方式。

九州地方 KYUSHU

聘礼茶

在九州地区，订婚时男方会向女方赠送装饰有花纸绳的聘礼茶。并有故意放粗次劣茶的习俗，寓意为"出（粗）去不好"，希望新娘一直留在夫家。

高知县 KOCHI

碁石茶

碁石茶是大丰町传统的后发酵茶，将茶蒸过后塞在木桶中发酵，就变成带有酸味的茶。

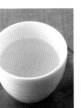

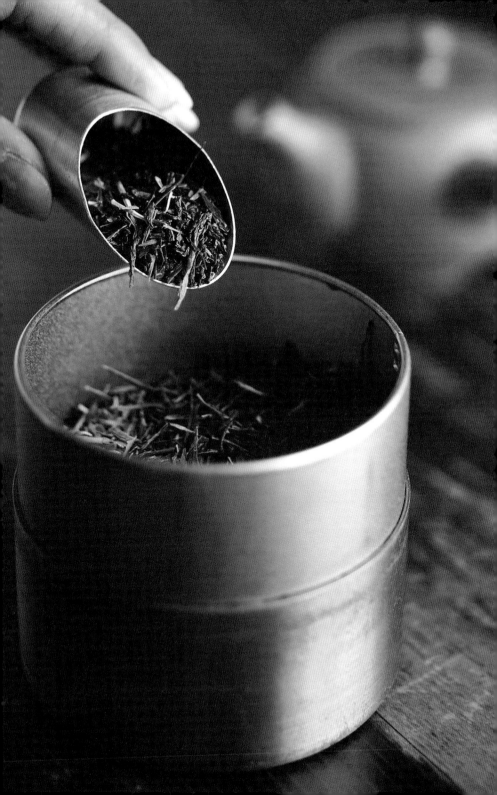

用美味的好茶招待您！

先来一杯名店
推荐的好茶！

享用日本茶配点心是非常美好的享受，这也让美味的"日本茶点"大受欢迎。
经过爱茶之人的精心挑选，喝着充满诚意冲泡的茶，
一定会让你体会到幸福的味道。
总有一天，你会遇到让你念念不忘的"命运之茶"。
不过，那些专业茶人更喜欢的是什么日本茶呢？

了解自己的口味，
享受探索的乐趣

忙碌了一天的工作后，想坐下来享受的不是咖啡，而是让人彻底放松、渗透身心的日本茶。但是，日本茶种类太多，恐怕有很多人都不知道该选什么样的茶叶好。

对于这种疑惑，我们给出的建议是："请先尝百茶。"日本茶中的"专家"——日本茶饮店都非常值得信赖。入门阶段可以听取工作人员的建议，品尝他们推荐的百家茶。借此了解自己的口味和喜好，然后去找接近这种口感的茶即可。

接下来我们介绍的日本茶饮店，都是熟知日本茶并且值得信赖的地方。店员们也会推荐给大家各种不同的茶。接下来，让我们来一段"寻找命运之茶的旅行吧"。

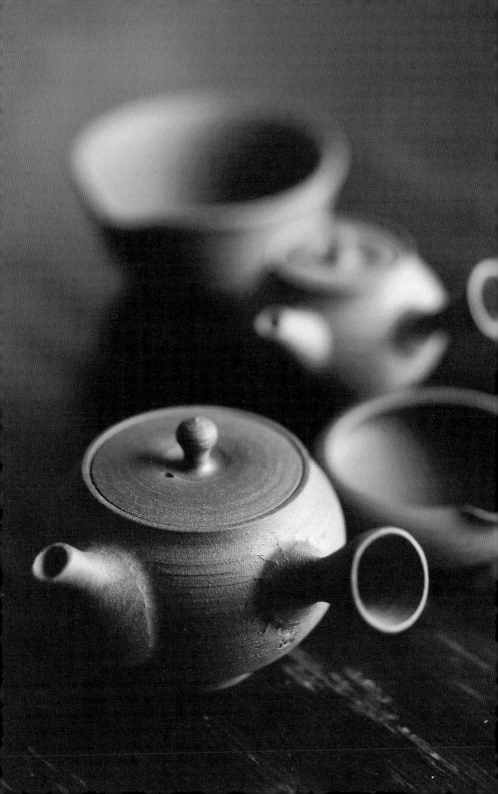

在让人安心的空间中，
喝一杯让人可以重新审视自己的

茶之叶
松屋银座店

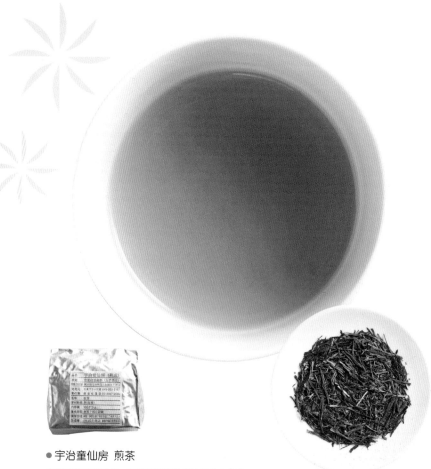

● 宇治童仙房 煎茶

京都府相乐郡出产，京都南部童仙房地区的本地品
种、用纯天然的方式种植的稀有茶叶。怡人的茶香
值得大加称赞，淡淡的苦涩中带着甘醇的口感，给
人一种高档的享受。

在银座备受推崇的名店里
与日本茶邂逅

"茶之叶"是在银座开了25年的老铺，历经岁月的沧桑，让很多人倍感亲切。如今，这家店的分店比开店之初来光顾的人都要多。

店主开店的理念朴素简单，他的宗旨是："让顾客享受原材料本身最自然的味道"。因此，他们提供给顾客的是不经拼配的、带有产地特色的茶青加工出来的茶叶。

这里出售的茶叶以静冈、宇治、鹿儿岛的茶为主。煎茶就网罗了近20种，还有一到4月下旬大家翘首期盼的新茶系列。据说每到这个季节，等待购买新茶的顾客都排起了长龙。

"新茶系列从鹿儿岛、屋酒岛的春茶上市开始，到5月中旬静冈县的川根、京都的宇治茶也陆续上市。本店为顾客准备了绝对值得

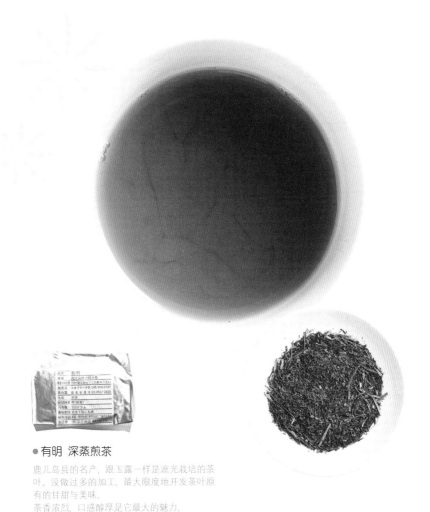

● 有明 深蒸煎茶
鹿儿岛县的名产，跟玉露一样是遮光栽培的茶叶。没做过多的加工，最大限度地开发茶叶原有的甘甜与美味。
茶香浓烈，口感醇厚是它最大的魅力。

期待的新茶套餐。"——这是店内每个茶叶罐上提供的信息。店内不仅有让顾客充分品尝喜欢的新茶的人气菜单，还能体验刚摘下来的新鲜茶叶的试饮活动。

店家表示："除了新茶以外还有很多有魅力的茶叶。虽然新茶备受器重，但是二茬、三茬的茶叶，还有秋冬收获的番茶，都是伴随着日本四季变换的美丽风景。"

01

茶之叶　松屋银座店
东京都中央区银座3-6-1
松屋银座总店B1
电话：03-3567-2635
营业时间：10:00—20:00（L.O.19:45）
休息日：不定休（以松屋银座门店为准）

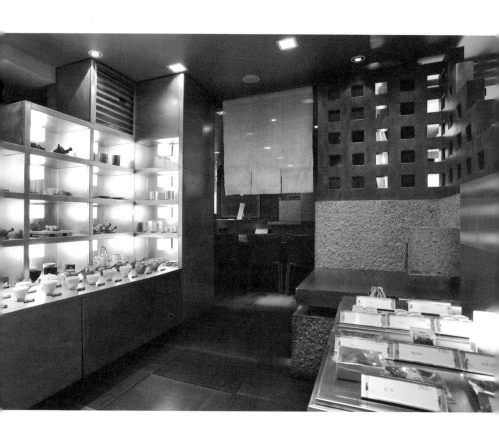

上及下右）让人感觉不到身处百货商店之中的安心僻静的空间，用四季变化的活树装饰，平添了一份情趣。
下左）店内使用的是手工制作的茶器，以造型简单、使用方便的陶艺制品为主，这些茶器在店内也有销售。

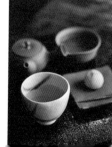

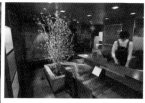

购物之余，
品尝一杯好喝的日本茶

筑地丸山

寿月堂

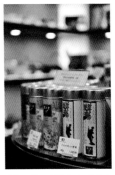

购物区除了有茶叶，还出售自制的甜点和销往海外的高级煎茶。

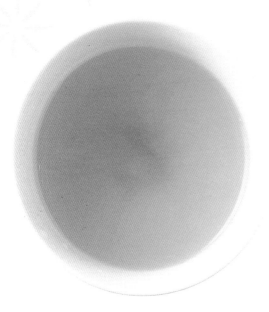

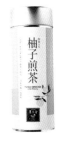

● 柚子煎茶　煎茶

严选无农药种植的茶叶，与高知县产的天然冻干柚子皮拼配而成的茶叶，清爽的果香与纯粹的茶香让人心旷神怡。
加入抹茶的话，还能带出一丝甘甜。

在喧嚣的筑地一角，
被茶与甜点温暖着

　　"寿月堂"是1854年创业的老铺"丸山海苔店"分设出来的一家茶叶专卖店，在法国巴黎还开设了海外分店。这家店以销售茶叶为主，店内的一角还能品尝到美味的日本茶。

　　这里的茶叶是由精通茶销路的茶师，严选静冈县为主产地的茶叶进行加工，追求极致的深蒸制茶法与其他制茶法结合，提供给客户独一无二的味道。煎茶以静冈县挂川产的深蒸茶为主，还有加入春季樱花冻干的樱花煎茶，加入柚子冻干的柚子煎茶等，这些季节性商品也广受好评。客人想要在店内喝茶的话，可提供以招牌煎茶"特撰寿月"为首的两种煎茶，还有焙茶、玉露、抹茶等供选择。店内甜点十分丰富，也是不要错过的美味哦。

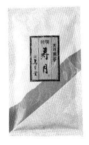
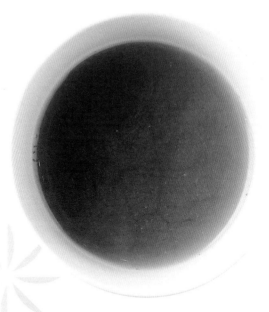

● 特撰寿月 煎茶

这种用深蒸制茶法制作的茶叶
是寿月堂的招牌茶，可以感受
到茶叶原有的味道与新鲜度。
它使用的是4月下旬，在最恰
当的时期采集的第一茬茶叶，
茶香馥郁，涩与甘之间保持着
良好的平衡。

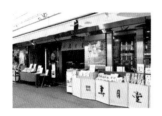

02

筑地丸山 寿月堂

东京都中央区筑地4-7-5筑地共荣大厦
1F
电话：03-3547-4747
http://www.maruyamanori.com
营业时间：9:00—18:30 (L.O.)
休息日：周日、节假日

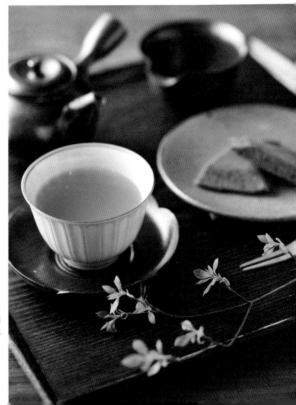

煎茶套餐，附点心630日元。
点心是店里自制的抹茶费南
雪，它使用了大量的上等抹
茶，味道十分浓郁。

地区 ● 世田谷

○○六

让日本茶讲座兴盛繁荣的
日本茶饮先驱

月雅
下北泽店

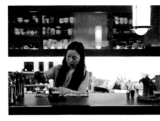

店长岩井女士说："我希望大家都能毫无芥蒂地亲近日本茶。"

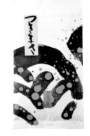

● 月雅 玉绿 煎茶

静冈县出产。就像所有的"玉绿茶"一样，圆形的叶片是它的特征。涩味少，口感甘醇。
玉绿是煎茶的近亲，口感老少咸宜，受众范围广。

励志推广茶叶的魅力
店长的热情从未消退

"月雅"是一家30年前就开始经营日本茶饮的先驱店铺。拥有日本茶专职讲师资格的店长岩井女士，希望日本茶能更融入人们日常生活中。她立志于广泛传播日本茶的魅力。在店内开设了"儿童日本茶教室"，组织和参与如何将日本茶泡得更好喝的活动。

店内可品尝煎茶、抹茶、玉露、焙茶、番茶、玄米茶等约25种常备日本茶。还可以喝到酥油茶、萝卜番茶等本店特有的、种类独特的茶。

无论什么时候到访，都能与好喝的新日本茶相遇。春天有樱花套餐，新茶季有新茶套餐等。富有季节感的菜单伴随着四季的变化粉墨登场，让人无比期待。

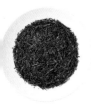 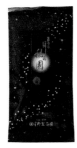

● 星野绿秘园 玉露

福冈县八女出产，浓郁的茶汤，
光泽的叶片，凝缩的甜味是它的
特征，为了锁住这种甘甜，一定
要用低温冲泡，含一口在嘴里，
有种融化般的甘美。

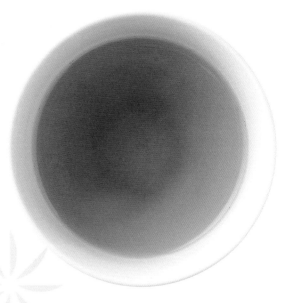

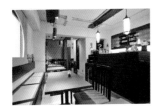

06

月雅 下北泽店

东京都世田谷区代泽5-28-16
电话：03-3410-5943
http://www.tukimasa-simokita.
com/
营业时间：10:00—21:00
休息日：周一

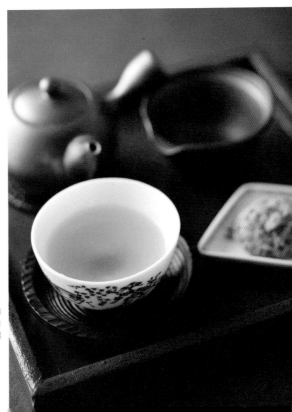

煎茶山吹600日元，微微的
甜味在口中扩散，口感清
爽。店内茶点一般有7～8
种可供选择。

地区 ● 池袋

〇〇七

店主的笑脸、手工制作的甜点……
充满**温馨感**的日本茶饮店

福茶
茶馆

店主夫妇温柔的笑脸，让人内心充满了幸福感

"福茶"是由水野夫妇俩共同经营的茶馆。丈夫负责泡茶，妻子负责做甜点，两人齐心合力照料着这家店。一打开门，就能看到店主温柔地对你说"欢迎光临"。

店主提供的茶叶有静冈、福冈、宇治等地的煎茶、玉露、抹茶等。到这里一定要品尝店家引以为傲的甜点套餐。这是擅长做料理的太太为体弱多病的女儿做点心磨练出来的手艺。口感温柔甜美，跟日本茶十分相配，看上去也是视觉上的享受。店里使用的水果，基本上都是店主自己亲手种的。不同的季节会更新不一样的甜点菜单，很多顾客都是满怀期待地来到这里。

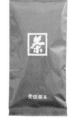

● 朝宫 煎茶

滋贺县出产，严选在温差较大的山间斜坡上种植的茶叶制作而成。带有独特的风味，在淡淡的苦涩中能感受到一丝甘甜，是一款平衡感很好的茶叶。

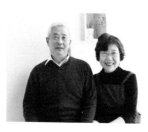

和睦的水野夫妇。店内充满了两人营造的温馨和谐的氛围。

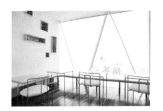
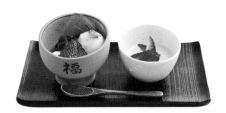
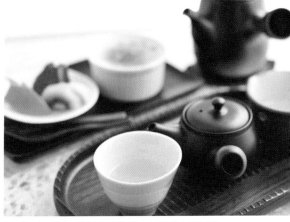

07

福茶 茶馆

东京都丰岛区东池袋1-9-8 东叶大厦
2F
电话：03-5958-2326
http://www.16.plala.or.jp/fukusa/
营业时间：11:30—20:00（L.O.19:00）
休息日：周一、周三、周四（如果是节
假日会照常营业）

上）搭配应季的水果甜点2～4种不等。春季的甜点700日元。
下）茶是甘味浓郁的煎茶——八女峰，500日元，茶点套餐是900
日元。

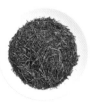
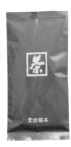

● 山城的四季 煎茶

京都府宇治出产，倒入开水，一
股清新的茶香飘然而上，安心平
和的情绪油然而生。清爽又清淡
的口感容易让人接受。在店里也
属于特别受欢迎的一款茶。

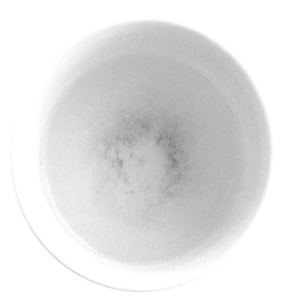

单身女性**也愿意驻足的**
时髦的日本茶咖啡馆

鸣神

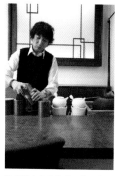

这是辞去上班族的工作，自己开店的片山先生，店内还可以点乌冬面、寿司和拉面。

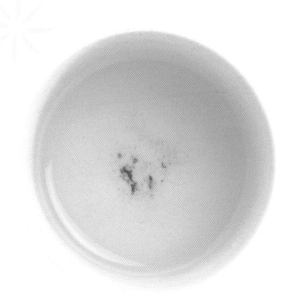

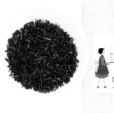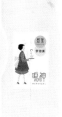

● 宇治茶 煎茶

京都府宇治出产。作为日本茶的一大产地广为人知的宇治煎茶，宇治独特的丰润口感颇具人气。当清新馥郁的茶水流淌过喉咙时，明显感受到它甘醇的味道。

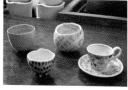

茶器也是由片山的太太精心挑选，品位卓越。

不用拘泥形式，自由地品茶

　　"鸣神"坐落在歌舞伎场馆的后街，是一家僻静的胡同小店。店内不仅提供日本茶，还提供午餐和甜点，是一家评价不错的好地方。顾客推门走进去一看，第一印象是家装潢时髦的小店，不像是可以提供日本茶的地方。店内玻璃马赛克的装饰，显现了片山先生的精心设计。

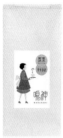

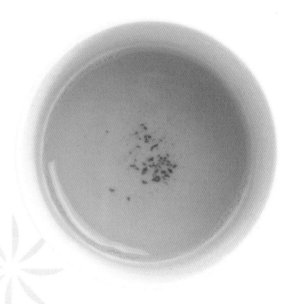

● 本山7132 釜炒茶

静冈县本山出产。本山茶的7132品种。圆形的叶片形状是它的特征。拥有樱花般的花香，涩味中还带着清爽，因为是微发酵铁锅炒制而成，还带有乌龙茶的口感。

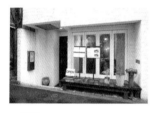

拥有清新茶香的煎茶——山本茶，600日元，清透的茶汤本身看起来就很美。

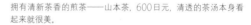

08

鸣神

东京都中央区银座4-13-3
电话：03-6226-4360
http://www.narukami-cafe.com/
营业时间：10:00—19:30 (L.O.)
休息日：周二．月末的周一或周三

提供的茶是静冈或京都出产的煎茶、玉露、抹茶等，也汇集了各地有特色的产品。店内提供各种大师手工制作的茶碗。泡茶方式也与众不同，如玉露是用小咖啡杯或深酒杯冲泡，这种不拘形式的休闲品茶方式让人感到十分惬意。

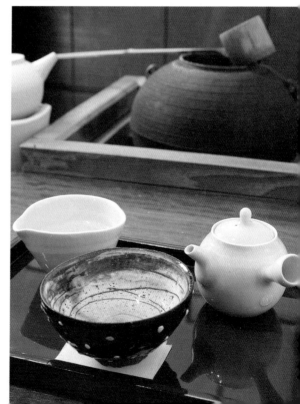

地区 ● 新宿

○○九

一天当中想多次拜访
可以享受日本茶与正宗日本和食的小店

和之香

茶馆

可以尽情地放松，
享受美食的方式随你

2010年2月开张的"和之香"茶馆，白天提供午餐，晚上提供酒类饮料，不是单纯的日本茶馆，供应的商品十分广泛。

老板往田先生在和食店积累了厨师长经验后，开了一家与和食十分搭配的日本茶馆"和之香"。为了加深从小就接触的日本茶造诣，他还亲自去制茶厂学习。

店里提供的茶叶，在日本全国各产地经过了严格筛选，汇集了20多个品种。与日本茶搭配的食物，是能充分展现店主手艺的和食菜单。除了炖鱼、抹茶乌冬等和式料理，还提供抹茶提拉米苏等西式甜品。

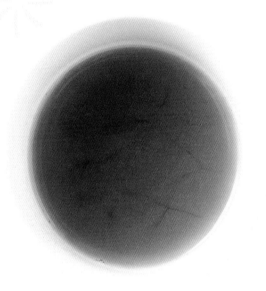

左）从煎茶到番茶，各种茶叶整齐陈列。
右）店长往田先生泡的日本茶非常好喝，广受好评。

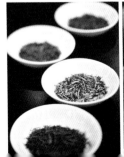
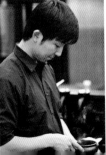

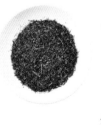
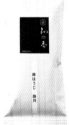

● 朝露 煎茶

静冈县挂川出产，茶叶本身就是产量极少的高级品种，像"天然玉露"一般口感极佳。
甘美浓静是它的特征，口感丰富，回味无穷。

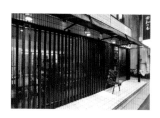

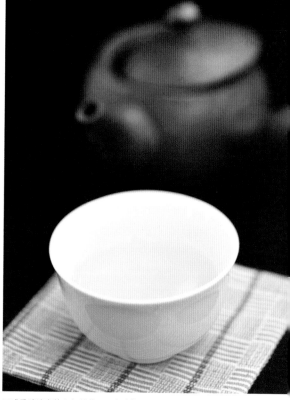

09

和之香

东京都新宿区荒木町16-5-1F
电话：03-6457-8614
营业时间：
11:30—15:30 (L.O.15:00)
17:30—21:30 (L.O.21:00)
休息日：周日，节假日。

口感香醇清爽的人气煎茶——宇治茶，420日元，与和风圣代等
甜品是绝配。

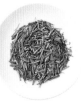

● **棒焙茶 焙茶**

静冈县挂川出产。只将茎部收集起来
进行烘焙的茶，高温泡制可诱发浓浓
的茶香。喝一口就能感到柔和的甘甜
在口中扩散。价廉物美，作为平日常
喝的茶深受大家的喜爱，跟什么食物
都搭配。

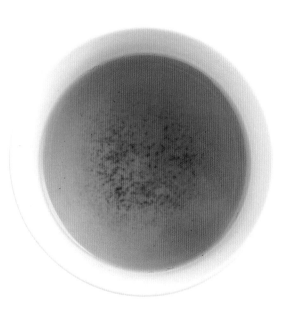

⑤

【 岐阜县 】

代表茶

白川茶、揖斐茶

岐阜县的东部产白川茶，西部产揖斐茶。清爽的茶香与甘甜的味道是它们的特征。

茶青产量：847吨

⑥

【 三重县 】

代表茶

伊势茶

日本第三的茶产地。生产的冠茶占日本30%，还盛产煎茶、冠茶。

茶青产量：7,490吨

⑦

【 奈良县 】

代表茶

月濑茶

在与三重县、滋贺县、京都府有名的茶产地毗邻的大和高原一带山间种植的茶叶。

茶青产量：2,360吨

⑧

【 滋贺县 】

代表茶

朝宫茶

这里产的茶叶以煎茶为主。信乐町生产的朝宫茶，以适宜的涩味与浓郁的茶香闻名。

茶青产量：789吨

⑨

【 京都府 】

代表茶

宇治茶

历史悠久的茶产地。目前还保留着足利将军家等专门为武将开设的7座茶园。

茶青产量：2,770吨

⑩

【 冈山县 】

代表茶

美作番茶

由冈山县东北部美作这个地方制作的传统番茶，加工的程序十分特殊。

茶青产量：237吨

⑪

【 岛根县 】

代表茶

出云茶

产于中国（此处指日本一地名）。四国地区的高知县。据说多数都被本地人自己消费了。

茶青产量：317吨

⑫

【 山口县 】

代表茶

山口茶

茶叶种植的历史悠久。出产煎茶、冠茶、茎茶、番茶等，种类也很丰富。

茶青产量：233吨

⑬

【 佐贺县 】

代表茶

嬉野茶

历史悠久的茶产地。嬉野地区主要用中国传来的铁锅炒茶的制茶法做茶。

茶青产量：1,780吨

⑭

【 福冈县 】

代表茶

八女茶

八女地区以生产煎茶为主。星野村为生产高级的玉露茶也倾注了全力。

茶青产量：2,330吨

⑮

【鹿儿岛县】

代表茶

知览茶

茶产量占日本第二。知览茶非常有名。他们还生产冠以地域名或产地名的品牌茶叶。

茶青产量：26,000吨

⑯

【 冲绳县 】

代表茶

冲绳茶

日本最早上市的绿茶产地。东北部的名户。国头村盛产茶叶。

茶青产量：70吨

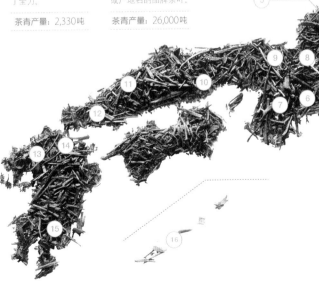

数据出处：日本茶业中央会
平成21年（2009年）版
茶相关资料
产量指每年产量

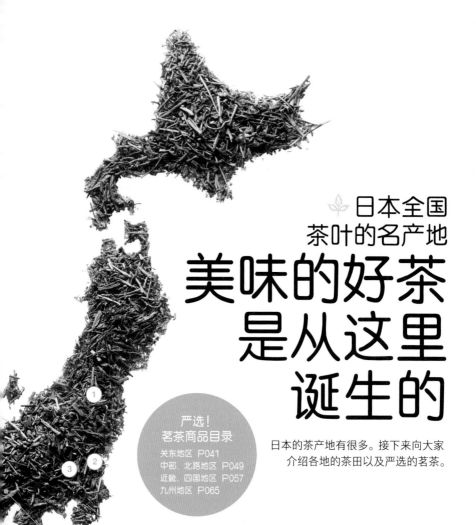

🌱 日本全国
茶叶的名产地

美味的好茶
是从这里
诞生的

严选!
茗茶商品目录

日本的茶产地有很多。接下来向大家
介绍各地的茶田以及严选的茗茶。

①	②	③	④
【 新潟县 】	【 茨城县 】	【 埼玉县 】	【 静冈县 】
代表茶	代表茶	代表茶	代表茶
村上茶	久慈茶	狭山茶	本山茶、挂川茶、川根茶等
坐落在日本产茶地最北端的是商业集团的茶产地，因为日照时间短所以茶很甘甜。	具有茶味香、色泽美等特征。除了久慈茶之外，猿岛茶等也广为人知。	从镰仓时代延续至今的茶产地。使用高温干燥的"狭山烤茶"制茶法是它的特征。	日本约一半的茶在这里生产。牧之原平原、富士山麓、天龙川、安倍川流域都盛产茶叶。
茶青产量：15吨	茶青产量：349吨	茶青产量：914吨	茶青产量：40,100吨

狭山 关东
Sayama

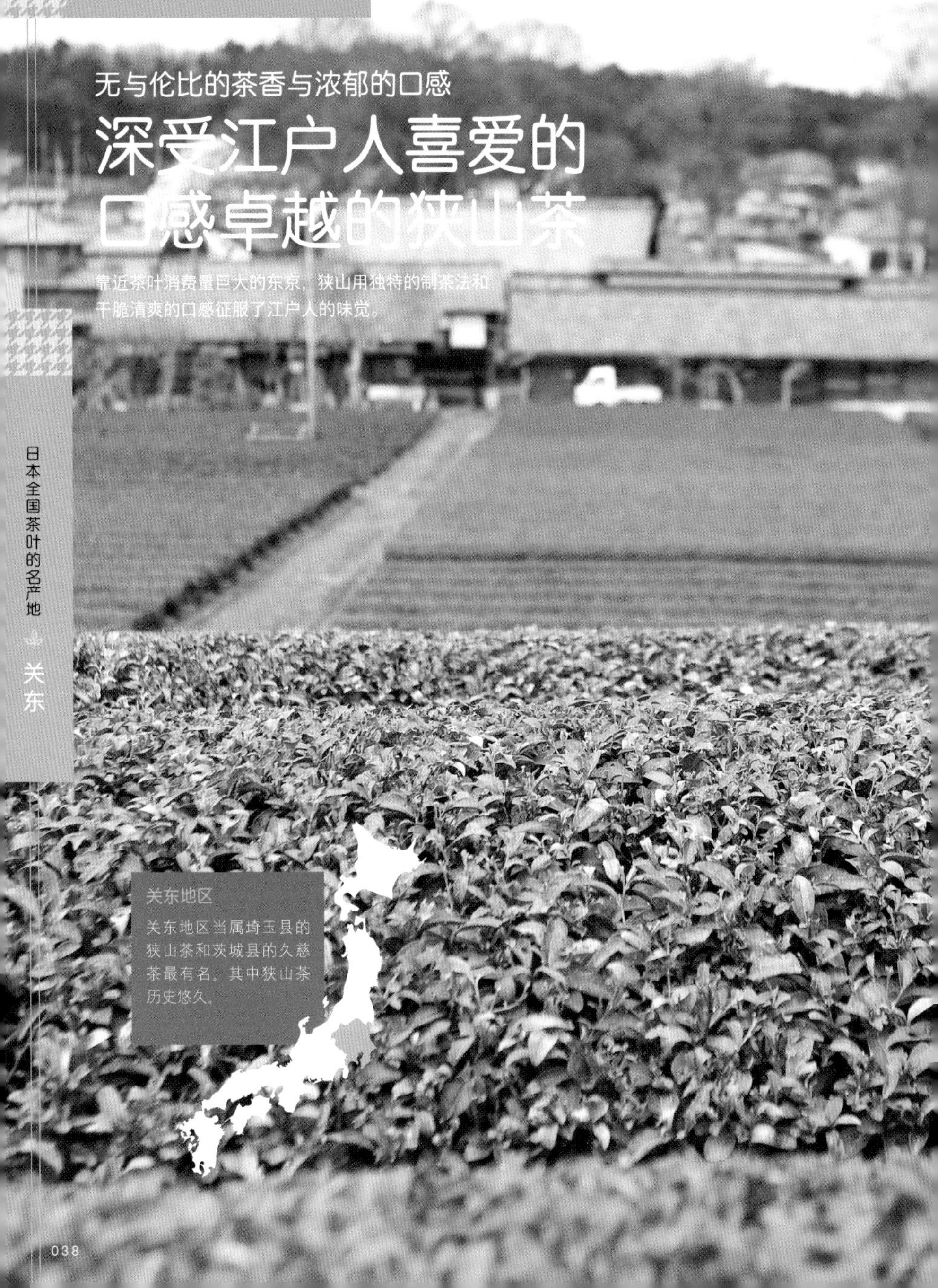

无与伦比的茶香与浓郁的口感

深受江户人喜爱的口感卓越的狭山茶

靠近茶叶消费量巨大的东京，狭山用独特的制茶法和干脆清爽的口感征服了江户人的味觉。

关东地区

关东地区当属埼玉县的狭山茶和茨城县的久慈茶最有名。其中狭山茶历史悠久。

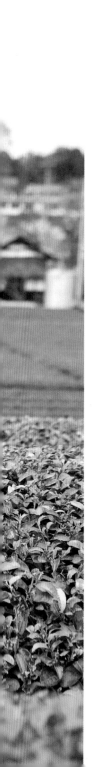

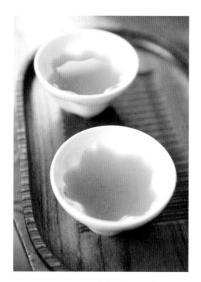

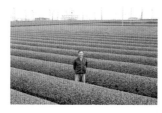

"色看静冈、味闻宇治、口感当属狭山茶"，正如大家广为传颂的那样，狭山茶的味道受到了大众的肯定。在中岛园，既有100克300日元的廉价煎茶，也有100克3,500日元的高级名品煎茶，还有茎茶、焙茶等。

【茶园介绍】 中岛园

茶叶口感极佳，传承了15代人的老铺。《中岛家文书》已经成为市级指定文化遗产（被入间市博物馆ALIT收藏）
埼玉县入间市根岸365
电话：04-2936-1776
www.yamakyu-nakajimaen.net/

自产、自制、自销
充满了田园野趣的茶园

　　关东的茶园接近茶叶消费量巨大的东京，这里最受欢迎的茶就是狭山茶。关东地区的茶产地，茶叶种植产量最多的是最北部的地带。北部地区冬天气候寒冷有霜降，这里的茶叶叶片肥厚，口感浓郁。如果从镰仓时代算起，算是种茶的历史非常悠久的产地。

　　在狭山采集的茶叶，会被仔细揉捏，然后用名为"狭山烤茶"的方式进行干燥处理，这种制茶

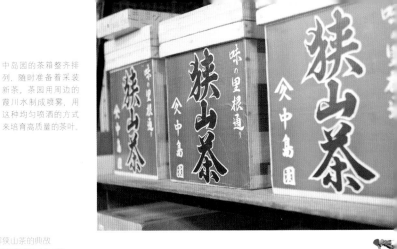

中岛园的茶箱整齐排列，随时准备着采装新茶，茶园用周边的霞川水制成喷雾，用这种均匀喷洒的方式来培育高质量的茶叶。

充分了解狭山茶的典故
入间市博物馆ALIT

以狭山茶为主，介绍了很多国内外有趣的茶园茶典故。茶叶大学或一年举办数次茶会的青丘庵茶室都会来ALIT参观，博物馆的利用价值很高，http://www.alit.city.iruma.saitama.jp/

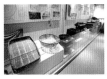

地址：埼玉县入间市二本木100番地
电话：04-2934-7711
开馆时间：9:00—17:00（16:30后不能入馆）
休馆日：周一、每月的第二个周三（遇到节假日第二天闭馆）
门票：成人200日元

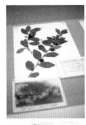

入间市博物馆ALIT珍藏的医师高林谦三和他发明的制茶机器照片，还有狭山茶产地的古茶树"老茶树"的标本。

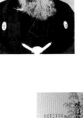

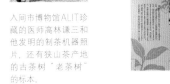

从入间市博物馆ALIT可以获得各种茶文化的资料，他们还会对狭山茶的历史进行详细地解说。

法会产生极致的茶香。自江户时代起，当地人一直保持着这种不变的制茶传统。跟地处内陆、茶叶放在背阴处才能加工出上等口感的京都制茶相比，江户人更喜爱狭山茶扎实浓厚的口感。

狭山茶的主产地入间市有一家"入间市博物馆ALIT"，展示着国内外与茶相关的内容、有趣的研究成果与资料。还可以参观2万年前古多摩川的地形和狭山的丘陵。博物馆的选址很好，从东京过来交通十分方便。

自产、自制、自销是狭山茶生产体系的特征，不过他们也会出售附近茶园精心加工的新茶。这样的好茶，大家有机会一定要品尝。

日本茶名鉴

日本各地的精品茗茶齐聚一堂

以狭山为首，关东地区也是各种茗茶竞争异常激烈的地方。因为种类十分丰富，所以挑选起来也很有乐趣。

第1站　关东

注意事项

＊这里的区域指的是茶叶销售的原产地。

＊茶汤色，是3克的茶叶用80毫升，60～85℃的热水冲泡60～90秒时的颜色。（煎茶的场合另外标记）。

＊事先声明，这里记录的数据经时间推移会出现变化，请见谅。

推荐人介绍	原帘子	明田裕子	松本美纪子
	家住川崎市的茶文化专职讲师，日本茶专职讲师，认为用急须壶泡茶掐准时间最重要。	家住札幌的日本茶专职讲师，日本茶咖啡店"茶藏"的员工，在当地的广播电台传播与推广日本茶文化。	家住八女市的日本茶专职讲师。以"茶是将人与人联系在一起"的理念，致力于推广日本茶的丰富文化。

1 　【 埼玉县 】

狭山香

精益求精的制茶人比留间先生，十分享受制作这种茶的乐趣。正如过去采茶歌中唱的那样："色看静冈，味闻宇治，口感当属狭山茶"。充分唱出了狭山茶的魅力。（原）

信息

茶工坊　比留间园
04-2936-0491
100克/1,050日元

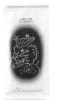

2 　【 埼玉县 】

北溟

埼玉县诞生的"北溟"用紫外线照射芳香装置制茶，在O-CHA获得了先驱者奖，拥有花香般馥郁的茶香，茶水的透明度也出类拔萃。（明田）

信息

茶工坊　比留间园
04-2936-0491
80克/1,050日元

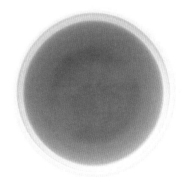

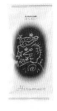

＊茶叶包装有变更的可能性。

③

日本手工揉捻
茶品评论会
一等奖获奖茶

含一口，华丽馥郁的芳香与凝缩的
甘醇在口中扩散。喝过一次就让
人终身难忘。制茶人明确标记是
用手工揉搓制茶，数量稀少，价格
昂贵（明田）

信息
茶工坊 比留间园
04-2936-0491
3克/1,050 ～ 5,250日元

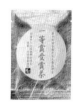

④

煎茶 泷之川

"岩田园"是创业于嘉永2年（1849
年）的老铺。他们使用自家茶园精
心种植的茶青制成奢侈的高档茶
叶。这款爽口的煎茶，可以推荐给
各种不同口味爱好的人。（明田）

信息
岩田园
0120-02-0653
100克/1,050日元

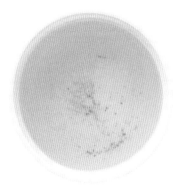
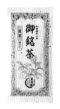

⑤

煎茶 知览茶（橙）

鹿儿岛县日本茶产量排全日本第
2位。岩田园的知览茶带着淡淡的
甜香。用光照充足的地方生产的
茶青制茶，一般口感都比较醇厚。
（明田）

信息
岩田园
0120-02-0653
100克/1,575日元

山茶番原茶

"WISE·WISE"是意大利日用品的品牌。他们的网店也销售茶叶。这款山茶是一种香味浓郁的茶。在太阳下晒干制作，味道香浓是它的优势。（松本）

信息
WISE·WISE tools 网店
03-5467-8355
50克/850日元

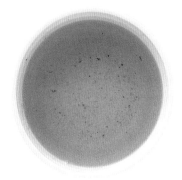
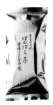

泽之香

静冈县安倍川流域出产的本山茶，在日常生活中广泛饮用，这是款普通蒸的煎茶。甘味、涩味、苦味的平衡感卓越。用传统的制茶法制作而成。（明田）

信息
下北茶苑大山
03-3466-5588
100克/840日元

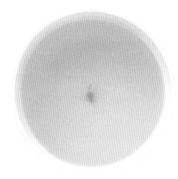

山彦

也是一款属于普通蒸的本山茶。因为现在深蒸茶比较多，所以这款茶比较适合喜爱传统口味的人。口感清爽，香味也不错。（原）

信息
若叶园
03-3806-5678
90克/1,050日元

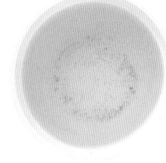

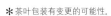
＊茶叶包装有变更的可能性。

【 神奈川县 】

足柄茶 顶级

神奈川也有很多大家耳熟能详的好茶。足柄山坐落在箱根和丹泽附近，自然环境卓越，在这样的山间种植的茶叶，味道的平衡感自然是不错的。（原）

信息

神奈川县农业茶业中心
0465-77-2001
100克/1,050日元

【 东京都 】

玉露

京都宇治小苍的特级玉露茶。如"清茶也会让人醉"中形容的一般，宛如最高级的麦芽制成的威士忌一样令人心醉。作为一生中难得享受到的奢侈品，请大家一定要品尝一次。（原）

信息

茶之君野园
03-3831-7706
100克/6,300日元

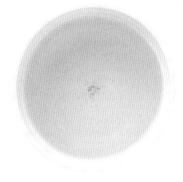
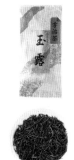

【 埼玉县 】

狭山茶

百分之百自产自销，而且是有机栽培，安全安心。只要用急须壶细心冲泡，喝上一口，你就会感受到制茶人精益求精制作出的芳香馥郁的味道。（松本）

信息

增冈园
04-2936-0250
100克/1,050日元

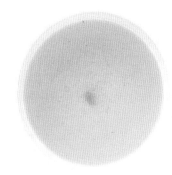
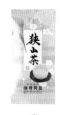

日本全国茶叶的名产地 ◆ 关东

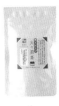

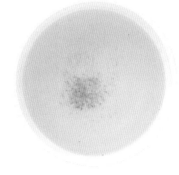

12

【 神奈川县 】

火火煎茶

用"炼火"这种强火烘干制成，强调了茶叶特有的焙煎香味。比普通的煎茶咖啡因含量更少，晚上也能安心饮用。(松本)

信息
茶来未
0467-55-5674
70克/735日元

13

【 东京都 】

特级煎茶 荒川

口味浓郁，有着山间种植茶特有的涩味，余味清爽甘醇。习惯了之后容易喝上瘾。这茶就像下町的劳动人民一样，虽然见面时板着脸，但熟了之后便会展现出温暖有人情味的一面。

信息
茶之奥村园
03-3803-7166
100克/1,050日元

14

【 东京都 】

樱之森

"下北茶苑大山"与樱新町的和果子共同制作的茶——樱之森（50克/525日元）&樱之杜（50克/735日元）这两种茶对比着喝非常有意思。(明田)

信息
和果子的伊势屋
03-3428-5198
50克/525日元

＊茶叶包装有变更的可能性。

045

日本茶文化的根源在这里

拥有优秀茶叶品种"薮北"是日本茶第一大产地。

平原广阔的静冈县茶园，
如今日本广泛种植的优秀品种，
都是从静冈这里诞生的。

中部、北陆地区

日本最大的茶叶生产地。日本约有一半的茶叶都是由静冈生产的。有多种优秀的名牌茶叶。

日本屈指可数的茶叶名产地

　　大井川下游西岸的牧之原平原，是日本屈指可数的茶叶产地。现在，静冈县的茶叶年产量约占日本茶总产量的一半。以牧之园大茶园为首，富士山麓、天龙川、安倍川流域等地都在利用自己独特的自然环境来生产茶叶。

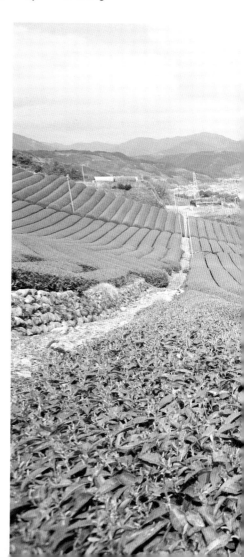

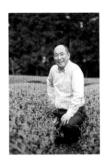

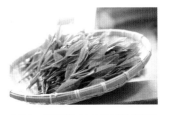

【茶园介绍】
丸夕铃木园

"丸夕铃木园"是日本大受欢迎的
知名老铺茶园。除了自产、自制、
自销茶叶以外，还出售知名匠人
精心制作的茶器。
电话：0547-45-2331
http://cha-suzukien.com/

这是在一望无际的"丸夕铃木园"茶园里
采集的新芽。只要事先预约，就可以在丸
夕铃木园体验采摘新茶。

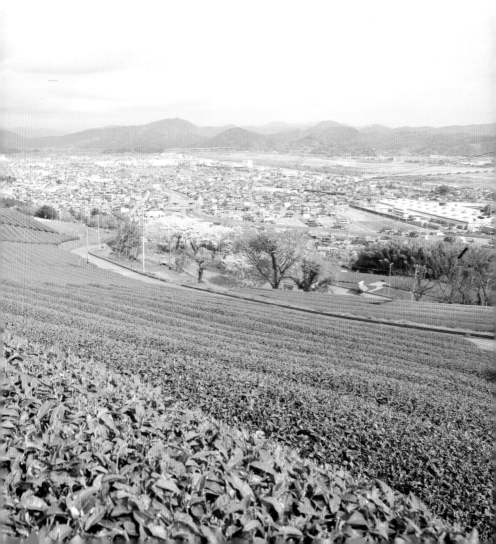

静冈茶有本山茶、挂川茶、川根茶等，不同产地有不同的品牌。而在这些不同的土地上，种植的茶叶绝大部分都来自静冈诞生的优秀品种"薮北"。

"薮北"是杉山彦三郎在1908年发现的。这种茶具有品质高、产量多、抗寒性强、容易移栽等诸多优点，它的发现大大推进了日本茶的发展。

金谷地区丸夕铃木园的园长铃木秀巳带我参观茶田时说："我们这里种的茶叶，也是以薮北为主。因为茶种的品质优良，不同的制茶法，可以创造出无限的可能性。就算是同一个茶园内出产的茶叶，不同的地段的味道也不一样。这就是所谓的'土地'的味道。"

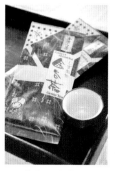
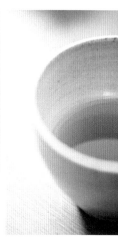

不同的地方，都有在这片土地上种植起来的，不同品牌的静冈茶。静冈茶的口感平易近人，容易让更多的人喜欢。

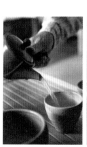
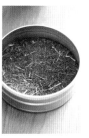

丸夕铃木园的园主，拥有日本茶专职讲师资格，是日本茶的专家。

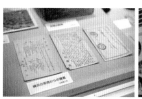

左）茶之乡博物馆里有日本茶历史的解说。门户开放后，主要出口的商品就是日本茶。静冈茶通过横滨或清水对外出口。

右）茶箱上独特的商标设计，十分有趣。

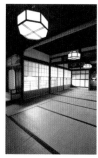

在日本最大的茶馆中接触历史

茶之乡博物馆

日本屈指可数的大茶馆，开在牧之原的平原上，在馆内或停车场，都可以眺望平原上广阔无边的茶田。在馆内可以一边品尝本地产的煎茶，一边学习世界各地的茶文化和历史。

地址：静冈县岛田市金谷富士见町3053-2
电话：0547-46-5588
开馆：博物馆、庭院9:00~17:00（16:30以后不能再入馆）
茶室9:30~16:00（15:30后不能再入馆）
休息日：周三（节假日时是第二天休息）
门票：1,000日元（这是成人票，博物馆和茶室的套票）

日本茶名鉴

第2站　中部、北陆

1

【 静冈县 】

亿光

类比的话，亿光就相当于"日本的大吉岭"。静冈县川根的天空茶园制作的"亿光"是晚成种，有种青草般的柔和清香。(原)

信息
土屋农园　0547-56-0752
100克/800 ~ 1,000日元

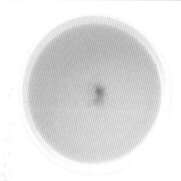

2

【 静冈县 】

怀香茶

据说这种茶是由本地树龄在100年以上的茶树产的茶叶制作而成。怀香茶坚守着过去的制茶法，加工出质朴又令人怀念的口味。让人在享受茶清香的同时，还能感受到爽口的涩味。(明田)

信息
土屋农园　0547-56-0752
100克/800日元

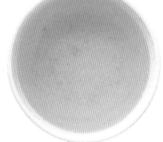

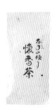

3

【 静冈县 】

冠茶风味的煎茶
苍风

茶田在海拔600米的云端之上，即使在夏天也是个舒服的地方。这里生产的茶，风味就像天空吹来的爽朗的风一样。在采茶前会遮蔽阳光减少涩味。(明田)

信息
土屋农园　0547-56-0752
100克/1,200日元

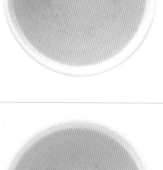

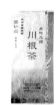

＊茶叶包装有变更的可能性。

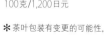

First flash
红风纪

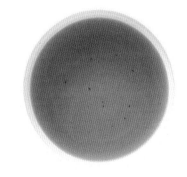
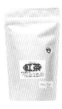

茶本身的味道干洌，味道香浓，不像日本茶的风格。可以感受到其中奇妙的甘甜，即使不放糖也有甜甜的味道。这款茶能让人感受到日本红茶的魅力。(明田)

信息
森内茶农园 054-296-0120
100克/2,100日元

日本红茶 薮北

不使用农药和化肥有机栽培，制成优秀的日本红茶。虽然薮北的茶青一般是用来制作日本茶，但也能制作出口感甘美温润而芳香的红茶。(明田)

信息
森内茶农园 054-296-0120
100克/1,050日元

顶级川根茶

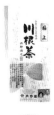

虽然价格有点贵，但喝过一次就会无法自拔，能感受到水果般的华丽芳香穿过鼻腔，是一种难忘的体验，凝缩的甘醇与温和的涩味让人不觉深陷这种味道魅力当中。(松本)

信息
丹野园
0547-56-0241
100克/2,100日元

7

露光

绿色的包装非常鲜艳，跟当中茶叶泡出来的茶汤颜色一样，不会辜负您的期待。招待贵客时可以泡上一杯，美丽的颜色就已经令人心旷神怡了。(松本)

信息
JA榛南茶叶中心
0548-27-1001
50克/1,000日元

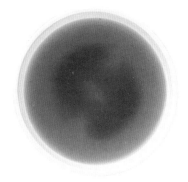
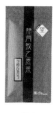

8

秋冬番茶

想喝的时候用热水随意冲泡即可，是可以随时随地享用的茶叶。虽然这种茶十分常见，但是味道意外地不错。无论搭配什么食物都可以，夏天还可以做冷茶饮用。(松本)

信息
制茶问屋片桐
0548-22-0549
500克/525日元

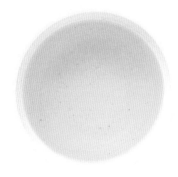

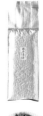

9

进献 加贺棒茶

加贺最受欢迎的茶，清爽的香味，让人安心的温和口感是它的特点。热饮当然非常美味，夏天冷却了做冷饮也可以喝个痛快。(松本)

信息
丸八制茶场
0120-415-578
100克/1,260日元

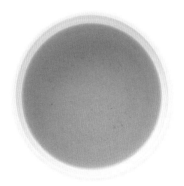
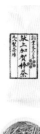

✳茶叶包装有变更的可能性。

10

〔 静冈县 〕

天翠

本山茶与牧之原深蒸茶融合制作出
的醇厚味道的茶。制茶师铃木义夫
先生——全国仅5人的茶师十段，
温柔感性的手艺融入其中。（原）

信息
小岛茶店
054-252-1955
100克/1,260日元

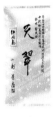

日本全国茶叶的名产地 ❀ 中部 北陆

11

〔 福井县 〕

月光

提起优质茶的产地，一定会想到福
井县。为了让茶喝起来更美味，将
茶与炒过风干的大豆混合，产生更
浓郁的香味，使用的大豆也是本地
自产。（松本）

信息
茶乐 家具店
0776-50-0315
70克/420日元

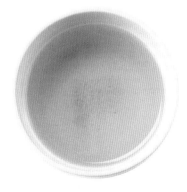
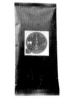

12

〔 静冈县 〕

真知子

香味像樱花饼的樱叶一样十分特
别。原料是后期的晚茶，迷上这种
茶香的人给它取名为"真知子"，
寓意为将这充满爱意的名作送到这
个世界上。（松本）
＊《真知子》是夏目漱石的弟子野上
弥生子于1931年撰写的长篇小说。

信息
中村米作商店
054-366-0501
60克/（2袋装）/1,050日元

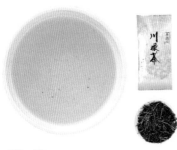

【 静冈县 】

静七一三二　覆盖川根茶

在川根本町有机栽培精心制作而成的茶叶。完全是自产、自制、自销，不在市面上流通，只能通过电话订购。味道清冽甘醇，甘味中带着清爽的涩味。（明田）

信息

静香农园

0547-57-2537

100克/2,100日元

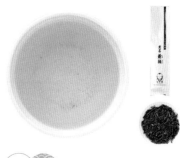

【 静冈县 】

新绿

在静冈的制茶老铺中是人见人爱的极品茶。新绿甚至还有英文的销售网页，是深受旅居海外的日本人或喜欢日本茶的外国人喜爱的茶叶。（原）

信息

白形传四郎商店

0088-22-6666

（销售电话）

100克/1,050日元

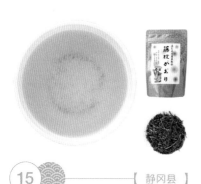

15【 静冈县 】

藤枝香

特征是有茉莉花一样的香味。冲泡当然好喝，冷泡也相当美味。作为静冈县藤枝市的拳头产品，起的名字也很有地域特色。（明田）

信息

大井川农协 藤枝茶

物流中心

054-643-5511

50克/500日元

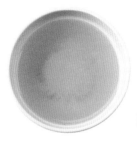

16【 静冈县 】

一叶入魂　绿之雫

将香、甜、苦、涩……等味道完美调和在一起的茶叶。这款茶的调配是由斗茶会最高十段的获得者——茶师前田先生负责。我觉得这是一款任何人喝了都会喜欢的好茶。（原）。

信息

前田幸太郎商店

054-271-1950

100克/1,050日元

＊茶叶包装有变更的可能性。

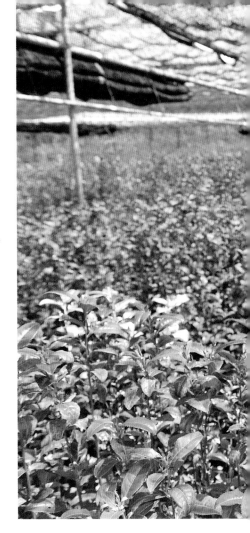

宇治代表着日本茶的历史

日本茶的发祥地、首都的茶馆

日本茶的起源在王城之地——京都。
了解宇治茶的历史，就了解了日本茶的历史。

近畿、四国地区

关西地区，生产很多作为抹茶原料的碾茶或玉露，中国（日本地名），四国地区是番茶的名产地。

当地人想要传承下来的味道

在日本，真正开始种茶是在镰仓时代（1185—1333年）。为了学习临济禅宗，远渡中国的荣西禅师，将带回来的茶种托付给栂尾高山寺的明惠上人，此后寺院开始开设茶园。室町时代（1336—1573年），足利三代将军义满在宇治开设了名为"七茗园"的茶园，宇治作为日本的茶产地从此发展起来。

即使到了战国时代（1467—1585年），因为织田信长和丰臣秀吉等武将私下嗜茶，宇治作为茶的发源地得以保留下来并持续繁荣。到了德川时代（1603—1867年），宇治被封为德川幕府的御用贡茶。这个惯例一直延续到幕末时期。

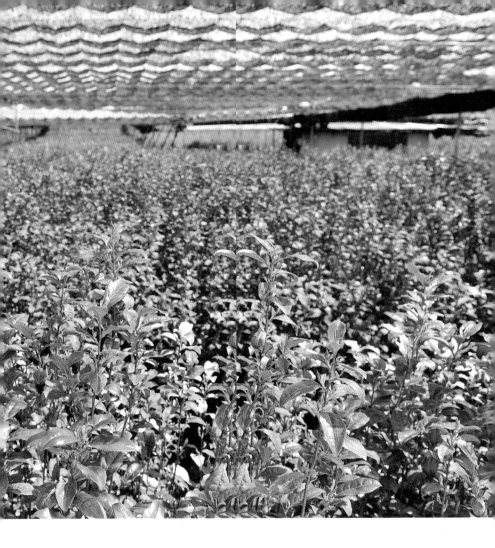

上林春松本店

宇治茶师的末裔，自永禄年间（1558—1570年）创业以来有着450年的光辉历史。作为与宇治茶历史并行的老铺，延续着制茶品质优良的传统。

电话：0774-23-8855

http://www.sunsho.co.jp

（上）宇治的茶，最常见的是用稻草和苇帘子覆盖整个茶园。最近很多地方开始用照片中的珠罗纱覆盖茶园。

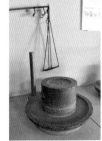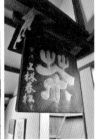

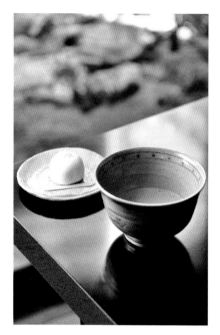

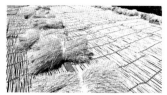

春芽萌生在早春的20天左右，用苇帘子等将整个茶园遮住的"覆盖法"，是宇治独特的种茶法。因为遮住了紫外线，茶中的涩味得到了有效控制，更能诱发出茶叶中的甘味。

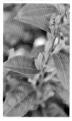

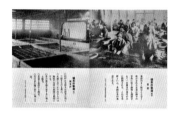

覆盖茶园种植的茶叶会被制作成碾茶，用石碾碾细后的碾茶就是抹茶。中世纪以后，"茶之汤"作为日本独特的传统文化不断发展洗练。

上林纪念馆内的图示板展示了"手工挑选茶叶"（右）与"碾茶的制作方法"（左）。

拥有400多年光荣历史的
宇治 上林纪念馆

从14世纪后半叶就被封为将军家"御用茶师"的上林家，拥有诸多具有历史意义的珍贵纪念物，这里展示了修复的长屋门，御茶壶道中使用的茶壶和茶道具，还有丰臣秀吉和千利休的御赐书状。

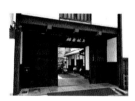

地址：京都府宇治市宇治妙乐38
JR奈良线宇治站，京阪宇治站下车后步行10分钟。
电话：0774-22-2513
开馆：10:00—16:00
休息日：周五
门票：200日元

宇治茶虽然以碾茶为主，但是到了江户时代（即德川时代）中期，宇治在用铁锅炒茶的工序中，引入了抹茶"蒸"的制茶法，于是就诞生了现在的"煎茶"。另一方面，只有宇治可以使用"覆盖法"的方式种茶并制作玉露。

在漫长的历史长河中，长期引领日本茶文化的宇治，现在依然作为高级茶的产地得到广大消费者的信赖。

日本茶名鉴

第3站　**近畿、四国**

1 　　　　　　　　　　　　　　　　　　　【 京都府 】

抹茶　城之寿

精选覆盖法细心培育的茶芽，浓厚且慢慢渗透出的甘醇味道是它的特征。基本上都用于泡浓茶，但是淡茶同样好喝。（明田）

信息

碧翠园

0774-52-1414

30克/1,680日元

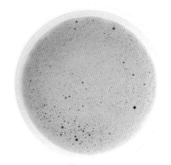

2 　　　　　　　　　　　　　　　　　　　【 京都府 】

焙茎茶

香味很浓的茎焙茶，还有股淡淡的甘香。原料是经过严格筛选的煎茶的茎，用特定产地的原料进行拼配，进一步强调了茶叶的焙香。

信息

碧翠园

0774-52-1414

200克/735日元

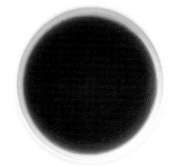

3 　　　　　　　　　　　　　　　　　　　【 三重县 】

顶级煎茶

用手工揉捻技术自产自制的茶叶。浓郁的冠香（令人联想到上等的海苔香味）是它的特征。作为伊势的茶叶，其醇厚的口感大受欢迎，据说是重复购买率很高的产品。（明田）

信息

中森制茶

0596-62-0373

70克/1,000日元

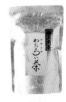

＊茶叶包装有变更的可能性。

京番茶

独特的烟熏味是它的特征，口感也很独特。虽然跟焙茶很像，但京番茶的口感更干脆，是爱茶人都会喜欢的口味。（松本）

信息

伊势久右卫门
0120-27-3993
300克/472日元

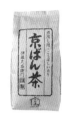

宇治玉露 甘露

简单形容这款茶就是琼浆玉露。甘美稠厚的口感令人回味无穷。第二次沏泡要比第一次用更热的水。享受相同的茶叶不同的味道也是一种乐趣。（松本）

信息

伊势久右卫门
0120-27-3993
100克/3,150日元

美作番茶

据说是宫本武藏爱喝的番茶。夏季三伏天在茶树枝上剪下叶子放铁锅里煮，然后放在席子上晾晒，这种独特的制茶法加工而成的番茶甘味与香味卓越。（松本）

信息

小林芳香园
0868-72-0350
150克/525日元

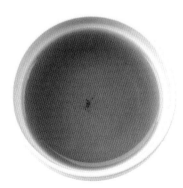
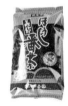

阿波番茶

采摘历经夏日阳光暴晒过的夏茶，在木桶中发酵而成的阿波番茶，味道清淡，带着点酸味。这种茶历史悠久，深受人们喜爱。（原）

信息
立石园
088-622-6468
100克/735日元

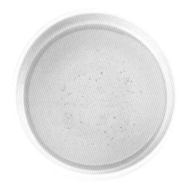
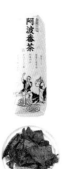

碁石茶

传承了400余年制茶法的大丰碁石茶，是将枝头剪下来的茶叶蒸2个小时后放入木桶中发酵而成。是跟普通煎茶制作法完全不同的后发酵茶（乳酸发酵），酸味明显，口味清爽。（原）

信息
大丰町碁石茶协同组合
0887-73-1818
50克/2,940日元

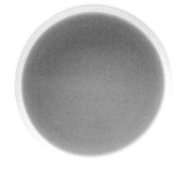
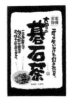

茶田老板的茶

只要去京都和束的茶田注册，就可以成为1坪（约3.3平方米）茶园的老板，每年6次，每个季节都会寄送给客户宇治茶（合计1200克），这种能让顾客体验富有季节感的四季茶叶的会员系统很有创意！（明田）

信息
汤汤茶苑
0774-78-2911
月额1,500日元（约每天50日元）

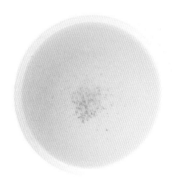
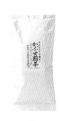

＊茶叶包装有变更的可能性。

月之雫

用的是＂一芯两叶＂的传统手工采
茶法。泡出的茶汤颜色很淡，但是
口感却十分浓郁。让人不由得感叹
其香与味的后劲之强。如同四国山
上清新的空气。(明田)

信息
协制茶场
0896-72-2525
100克/2,100日元

茶之心

包装上印有浮世绘，反面有英文说
明。非常适合馈赠海外友人。平常
冲泡，水温略高也不影响口感。据
说外国人特别看中这一点。(原)

信息
京都利休园信乐工厂
0748-84-0208
100克/1,575日元

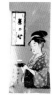

初绿

以清爽芳香的煎茶与味道柔和甘醇
的冠茶拼配而成。冠茶的口感介于
玉露与煎茶之间，独特的温润口感
令人回味无穷。(原)

信息
丸久小山园
0774-20-0909
100克/1,155日元

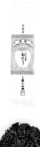

日本全国茶叶的名产地

近畿 四国

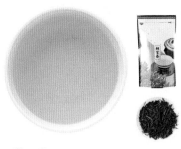

13　【 滋贺县 】

朝宫茶

当年，伟大的俳句诗人芭蕉云游到朝宫茶的产地——信乐的茶田附近时，触景生情，不由得赋诗一首："树荫下，采茶时闻杜鹃鸣。"我在品尝朝宫茶时，脑海中也会浮现出相同的情景。(原)

信息
北田园
0748-84-0185
100克/900日元

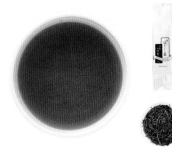

14　【 京都府 】

顶级焙茶

不用等待热水变凉，用滚水冲泡就很美味的焙茶，作为吃饭时的配茶最适合不过了。而且这种焙茶竟然是顶级的焙茶！感觉平常随便喝有点奢侈啊。(原)

信息
一保堂茶铺
075-211-3421
200克/1,050日元

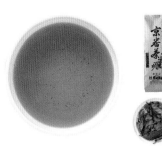

15　【 京都府 】

传统制法　京番茶

打开袋子时飘出一股烟香味，显然是用铁锅炒制的茶叶。一旦习惯了这种口味，其他味道就无法再满足你。跟起司或巧克力搭配味道更佳。(明田)

信息
高田茶园 茶浓香
0744-88-2688
250克/600日元

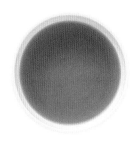
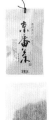

16　【 京都府 】

都之香　京番茶

高田的茶园"茶浓香"将经典款的京番茶放在便利茶袋里出售。再加入焙茶，焦香味浓烈的京番茶口感一下子变得容易让人接受，用急须壶、铁壶冲泡即可。(明田)

信息
高田茶园 茶浓香
0774-88-2688
15袋/600日元

＊茶叶包装有变更的可能性。

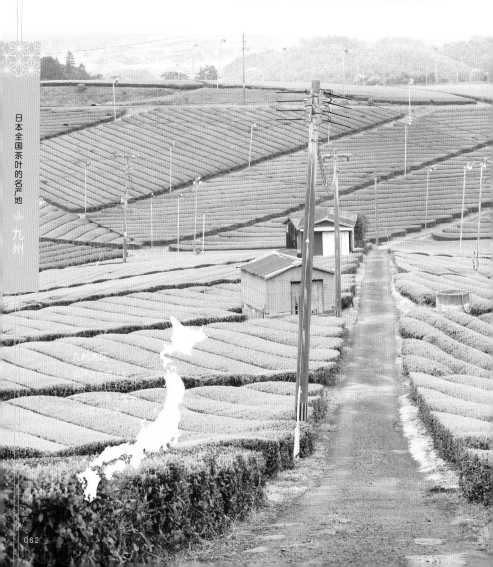

温润甘甜与醇厚的魅力

独特的风土孕育出独一无二的八女品牌

在适合种植茶叶的土地上可以培育出更好的茶叶。
在日本九州地区，经由名匠之手诞生了最顶级的茶叶。

日本全国茶叶的名产地　🍃 九州

九州地区

经过名匠的巧手，
创造出最高级的茶叶

　　色、香、味俱全，至今为止在国际上获得无数奖项的高级茶——八女茶，现在是九州最具代表性的品牌。八女茶据说是1423年周瑞禅师将从中国明朝带回来的茶种撒在这片土地上诞生的。自那之后，室町、安土桃山时代（1573—1603年）每个部落都生产这种茶。1925年在茶叶的全国评比大会上，筑后茶、笠原茶、星野茶等原本用地域名命名的茶统一都改名叫八女茶，此后这个名字开始在全国广泛传播。

　　八女地区优质的土壤和水，以及早晚温差产生的雾气，都是适合种植茶叶的客观因素。这里平原种煎茶，山地种玉露。传统本玉露的质与量都是日本第一。其中，星野村的立石安范先生制作的玉露，在全国茶品评

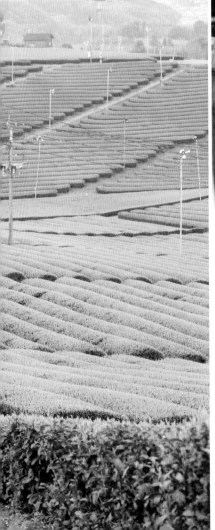

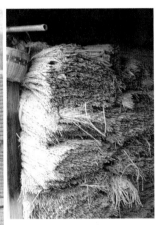

4月中旬开始就要用草席覆盖的茶田，一旦盖上，里面就会变得很凉爽，湿度变高，茶叶会变得更美味，但是，被这种"草席"覆盖后，新芽的成长会受到很大的影响，为了制作出优质的茶叶，细心地照顾它们非常重要。

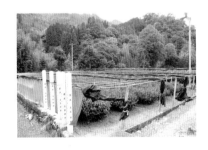

比会上连续5年都获得农林水产大臣奖。日本全国仅有一人达成了五连霸的伟业。

八女地区的玉露，新芽开始抽芽是在4月中旬，长到20天左右时，就要用稻草编制的草席将整个茶园都覆盖。用这种传统的技法来种茶，遮住阳光的的茶叶富含甘醇成分的茶氨酸，能酝酿出特有的味道和芳香。

4月下旬—5月上旬，将手工采摘的新芽送到制茶工厂，经过制茶工匠的加工，传统本玉露就完成了。

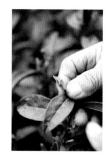

【茶园介绍】

走访玉露名匠

在日本全国茶品评比会"玉露部门"，连续5年获得"农林水产大臣奖"的立石安范和他的太太保子女士，他们在茶田种植煎茶和玉露。图中是获奖的最高级的玉露品种"鲜绿"。

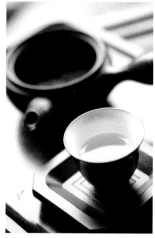

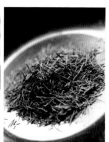

优质的茶叶与工匠的精湛技术，制作出如松针一般的玉露，要泡出好喝的玉露，为了不损失甘醇的口感，就要用温度较低的水冲泡，让甘醇的成分逐步析出，得到甘美圆润的味道。

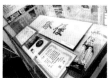

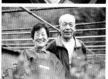

立石先生的玉露，在全国茶品评会上连续5年获得农林水产大臣奖，据说这和他根据情况不停地调整草席有关，最好的茶叶，就是在爱的浇灌下产生的。

了解茶、享受茶的体验设施

茶文化馆

坐落在高级玉露的产地——星野村的茶文化馆。在这里，不仅可以详细了解茶的历史和制作法，还有可以体验茶料理的饭馆和仿造国宝茶室"如庵"的"妙见庵"茶室，里面还可以开茶会。

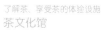

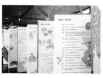

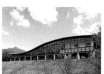

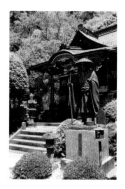

地址：福冈县八女市星野村10816-5
从九州机动车道八女中心开车过去约40分钟
电话：0943-52-3003　开馆时间：10:00—17:00
休馆日：周二（遇到节假日、5月、暑假期间则照常开馆）
门票：500日元　小学生票300日元（附茶券）

这是为传播制茶法的周瑞禅师建立的灵严寺。

日本茶名鉴

第4站 **九州**

---

1 星野五月

虽然八女的玉露广为人知，但是煎茶一样口感超群。据说正是星野川流域的雾气，才让茶叶产生如此细腻的口感。配上可爱的名字与包装，是送礼的佳品。（原）

信息
星野制茶园
0943-52-3151
100克/1,050日元

---

2 星之玉露 雫茶

除了普通的泡茶法，用玉露专用的茶碗泡出的玉露，甘醇的味道凝缩在每一滴的茶汤里。而且可以充分享受第二次、第三次泡出的口感。最后剩下的茶叶渣还可以用柚子醋凉拌了吃。（松本）

信息
星野制茶园
0943-52-3151
40克/1,260日元

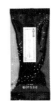

---

3 雪深 献

明明是南方鹿儿岛产的茶，名字中却有个"雪"字，这是因为闻名遐迩的茶产地颖娃町，有个叫雪丸的部落，为茶取名时从中得到了灵感，这也是一款容易让人接受的茶。（原）

信息
茶叶的特香园 总店
099-224-2679
100克/1,050日元

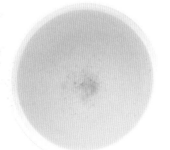

＊茶叶包装有变更的可能性。

4

八女白茶

这种茶在2008年世界绿茶大赛上获得了最高的金奖，又在2010年的世界品质评鉴大会上获得金奖。独特的深邃与甘醇的口感，丰富又柔和的茶香是它的特征。（松本）

信息
古贺茶叶
0944-63-2333
50克/1,575日元

5

日本全国茶叶的名产地 🍵 九州

釜炒茶

九州的嬉野和阿苏的釜炒茶虽然广为人知，但是鹿儿岛生产的釜炒茶品质也很不错。不过它们基本上都是供当地人饮用。数量少，价格贵，喜欢茶的人一定要品尝一次。

信息
釜茶房 舞鹤
099-273-2426
100克/1,050日元

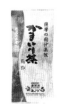

6

绿扇

将受到阳光充分照射的茶叶以精炼的制茶法制作而成。圆润的涩味与淡淡的甘醇口感，非常容易让人接受。爽口的回甘也是其魅力之一。（松本）

信息
茶匠牟室园
0942-21-9307
100克/1,050日元

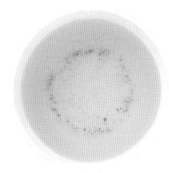

7

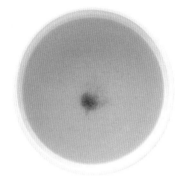
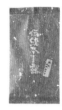

传统本玉露
熟成姬绿

用草席遮光，手工采摘的茶制成的星野村传统本玉露，是日本一道令人怀念的风景。村里只有少数几家人制作"姬绿"这个稀有品种，它的茶香芬芳，口感浓厚甘醇，让人回味无穷，是顶级的好茶。(明田)

信息
川崎制茶
0943-52-2025
50克/2,100日元

8

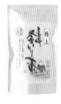

特级　长崎釜炒茶

是一款完全自产自制，产量稀少而珍贵的茶叶。从江户后期到明治初期，这种茶以出口为主。丰富的茶香与温和的口感令其十分出众，令人怀念。(松本)

信息
上之园制茶园
0956-63-2712
100克/1,050日元

9

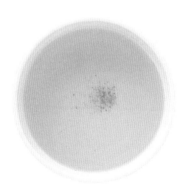

精选　天草釜炒茶

这款茶，是经常入选全国茶品评奖大赛的获奖者制作的上等釜炒茶。它因口感甘醇，高格调的锅香而受到好评，冲泡时，茶汤清澈透明也是它的一大魅力。(明田)

信息
栖本制茶工厂
0969-66-2013
100克/1,000日元

＊茶叶包装有变更的可能性。

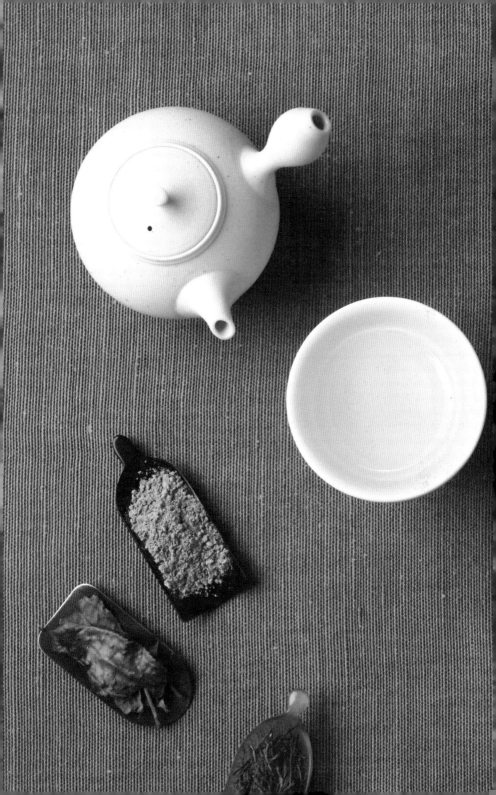

专家教你

如何泡出
美味的日本茶

如果你想在早上醒来或小憩片刻时，泡一杯好喝的日本茶，就让专家用日本茶的基础知识，教你泡出一杯好喝的茶的方法吧。

一杯日本茶，会出现在我们平常生活中的各个地方、解渴、或者让我们变得心平气和。正因为茶是我们每天、每个阶段都不可或缺的东西，才要更用心地去冲泡。

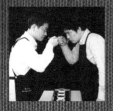

◆ 专家／之一

"下北茶苑大山"茶师兄弟
大山泰成与大山拓朗先生

"下北茶苑大山"是1970年创业的日本茶专卖店，我们会向这对日本屈指可数的茶士十段兄弟，讨教泡制日本茶的秘诀。

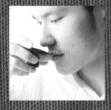

◆ 专家／之二

"表参道 茶茶之间"
和多田喜先生

"茶茶之间"是家时尚的日本茶咖啡店，我们会向积极推广日本茶魅力的和多田先生，讨教与日本茶邂逅的方式。

专家 | 之一

Tatsujin no.01 : Oyama Brothers

从小便决定子承父业的弟弟，以及带着对历史的浓厚兴趣，曾考虑过从事与茶完全无关的工作的哥哥，即使两人曾走着完全不同的道路，身边也始终都有日本茶陪伴。

◉ 茶师兄弟·弟弟

大山拓朗

◉ 茶师兄弟·哥哥

大山泰成

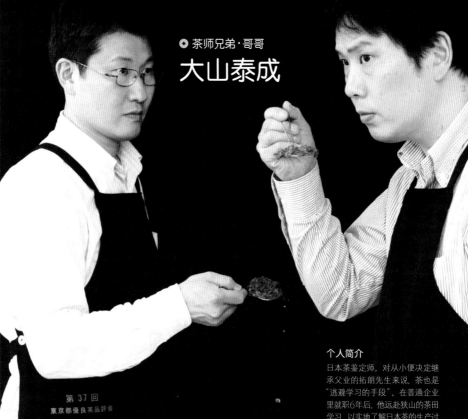

第 37 回
東京都優良茶品評会

个人简介

日本茶鉴定师。对从小便决定继承父业的拓朗先生来说，茶也是"逃避学习的手段"。在普通企业里就职6年后，他远赴狭山的茶田学习，以实地了解日本茶的生产过程。现在主要负责经营位于一楼的销售店铺。

个人简介

泰成先生觉得自己搞日本茶肯定比不过弟弟，有段时间自认为当老师为人生目标。大学毕业后，他在三重的制茶老铺当学徒，再次学习上关于日本茶的各种知识。在47届大会获得个人优胜，还曾得到熠熠闪光的农林水产大臣奖。

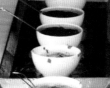

想进一步推广美味的好茶

暖帘上的"茶"字有个拔染的标识的"下北茶苑大山"，是1970年创业的日本茶专卖店。在5个成年人就能塞满的狭小店铺内，平时摆放着30多种、多时甚至有50~70种日本茶，这些茶以自家烘焙的焙茶为主。二楼的饮茶室不仅可以喝茶，还可以品尝年糕、小豆粥等和式甜点。有很多人长途跋涉，就为了品尝这里夏季限定的"刨冰"。

现在接管店铺的是第二代大山泰成、大山拓朗两兄弟。从小在东京都茶协会董事长的父亲严格教育下成长起来的两人，对日本茶有着难以割舍的感情。弟弟、哥哥分别在平成15年（2003年）、平成19年（2007年）获得了审茶技术十段的资格。虽然在报纸、广播等媒体上曝光的机会多了，但是他们始终保持着谦虚的态度。拓朗先生说："我们的工作，就是让顾客充分享受美味的好茶带来的愉悦感。"那么，"美味的茶"到底是什么样的呢？

拓朗继续说道："抛开口味的喜好不说，在什么时候、什么地点、跟谁一起喝，情

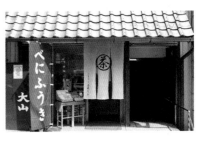

下北茶苑大山
东京都世田谷区北泽2-30-2
电话：03-3466-5588
营业时间：10:00—20:00
茶室：14:00—18:00 L.O
休息日：1月1日　茶室无定休

况不同，选茶与泡茶的方式也会有很大的区别。通过与顾客交流，我们了解到大家需要什么样的茶——这就是我们工作的真正的妙趣吧。"也就是说如果想喝到美味的好茶，最重要的是交流。

"随着时代的变迁，家族齐聚围在饭桌前吃饭的机会大大减少了。正因为身处这样的时代，我们才更要推广非常有魅力的日本茶。"大山兄弟说。

泰成先生喜欢的日本茶

玉露宇治茶　泽之珠
80克 840日元
以宇治产的"五香"为基底茶调配的玉露。含在嘴里数滴，茶的甘醇与甜美就会在口中扩散。

茶师十段的茶"泰成"
100克 1,575日元
每年两个人都会自由发挥，拼配出"茶师十段的茶"。这款茶用伊势茶做基底，甘味、涩味与苦味的平衡感堪称绝妙。

拓朗先生喜欢的日本茶

顶级焙茶　泽之响
100克 735日元
拓朗先生竟然选择自家有35年以上烘焙经验的焙茶。香喷喷的，穿过鼻腔的茶香让人欲罢不能。

茶师十段的茶"拓朗"
100克 1,575日元
拓朗先生选择静冈的川根茶为基底茶调配而成的茶，从不常喝茶的人到品茶专家，都很喜欢它的味道。

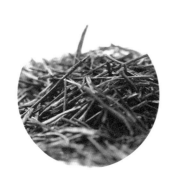
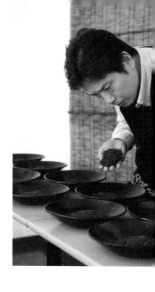

Q 提问

如何才能遇到
自己喜欢的日本茶？

好喝的日本茶，
应该去专卖店购买

　　哥哥泰成与弟弟拓朗两人都拥有茶师十段的资格，他们都在1970年开创的茶叶专卖店"下北茶苑大山"工作。所谓茶师，就是在鉴定各种茶叶品质的"审茶技术全国大会"上，通过正确率的考核获得段位的人。想要在全国大赛出场，就必须在预选赛上取胜，六段之后要一段一段地

升级。像大山兄弟这样取得十段资格，至少要花5年的时间。

　　现在由大山兄弟接管的店铺，以销售自己焙煎的焙茶为主，平常有30多种，多的时候有50~70种。一般的日本茶为了防止茶叶氧化，会使用真空包装或者罐装，但这样就无法直观了解茶叶的具体情况。想找到自己喜欢的茶叶其实非常简单，大山先生说："想要知道茶叶的好坏，'观察'很重要。首先，去店里品尝店员推荐的试

在买茶时需要传达给对方的三条信息

预算

一言蔽之，日本茶的种类与价格千差万别，如果你能把大致的预算告诉店家，对店家来说是再好不过了。此外，说清楚是作为礼品赠送，还是自己喝，更方便店家向你推荐。如果走进一家从未来过的店，那么就挑一款跟平常喝的茶差不多价格的茶喝喝看。

你平常是怎么泡茶的？

即使是同样一种茶叶，水量和水温不同，泡出来的味道也大不相同。比如说，用开水泡煎茶的话，苦涩的味道就会比较强烈，想喝热茶的人当然也可以这么泡，我们会推荐给顾客符合个人口味的茶，以及符合茶个性的泡茶法。

你喜欢什么口味？

关于个人的口味与茶香的偏好，如果你不说，店员就很难了解。你是想饭后泡杯茶消食，还是想在放松的时候来杯甘露陶冶身心，不同的场合喝的茶自然也不一样，如果是招待客人用，最好选择大众都能接受的口味。

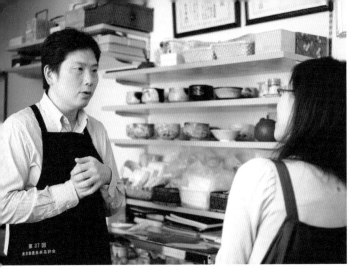

A
回答
答案很简单，先去"观察"，
再去"品尝"即可。

饮茶，向对方表达对这个茶的感想，会得到更确切的建议。这时候，要先好好品其味，同时还要观察茶叶的形状和大小。不同的茶叶沏泡时会产生不同的光泽、茶汤色与香味，经过不断反复观察，就会一看就能分辨出是不是自己喜欢的茶。

还有，就是在交流的过程中，店方也会帮助顾客寻找接近自己喜欢的口味，做出合理的建议。去专卖店认真与店员沟通，是遇到好茶的捷径。"

哪一种是高级的茶叶？

正确答案是右边这杯。一说到绿茶，大家都会联想到鲜艳的绿色，其实高级绿茶泡出来的茶汤颜色很淡，而且透明度也很高。

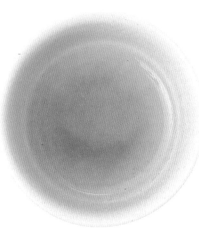

Q
提问

请教给大家一种不会失败的泡茶法

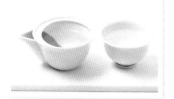

1 —— 使用没有漂白粉的水

在晾水杯中，倒入比要喝的分量稍微多一点的热水，让水变凉，急须壶和茶碗中也要先倒入热水，温养很重要。

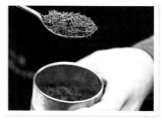

2 —— 倒入适量的茶叶

茶叶以用急须壶泡一次的分量为宜，1汤匙勺的分量（约6克），如果用茶罐的盖子来衡量倒出茶叶的量，每次倒出来的分量都会不一样。

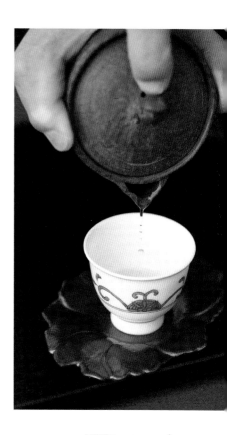

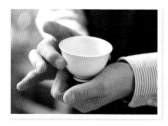

3 —— 用手来试水温

徒手拿晾水杯，如果不觉得烫，说明水温已经降到适合泡茶的温度。这一步重要的是要耐心等待水温下降。

4 —— 浸泡茶叶

将急须壶中的热水倒掉放入茶叶，再以完全没过茶叶的程度倒入温水。然后盖上壶盖焖，茶叶基本上都接触到温水即可。

A 回答 虽然有基本的标准，不过最重要的还是经验。

了解茶叶的个性，积累泡茶的经验

大山先生说，泡出好喝的茶的窍门，是要先了解并配合茶叶的个性。

"如果用开水泡茶，含有涩味与苦味成分的儿茶素与咖啡因就会大量释放，用60℃以下的热水长时间浸泡，甘醇成分的茶氨酸才会大量析出。如玉露或高级煎茶，就要用温开水让甘味慢慢渗出；平常喝的煎茶、番茶或焙茶，用热点的开水才能泡出香味，为了不让苦味与涩味析出太多，泡的时间短点为宜。"

如果早上想要提神就喝热茶，想要放松的话就用温开水来泡茶。根据心情来改变泡茶的方法也是提高技巧的手段之一。

不过最重要的还是"经验"，在平常泡茶的过程中，逐渐掌握泡茶需要的茶叶量和水温，不知不觉中就能泡出美味的好茶了。

要点

如果不习惯的话，可以使用温度计

如果对自己的感觉没有自信，使用温度计也不失为一种方法。

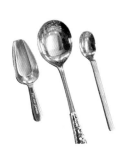

不是茶匙也不要紧

不用拘泥于形式，不一定要用茶匙，身边有什么勺子就用什么。

不能做的事

垂直一口气将茶水倒出来

像照片这样倒出茶水，茶叶会堵住注水口，说明倒茶的方式太粗暴。注意要让急须壶中的茶叶处于平稳的状态，再将茶水倒入茶杯中。

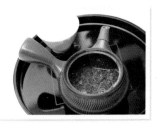

5 —— 加足热水，等待

等到茶叶带着湿气，整体的颜色发生变化后将剩下的温水倒进去，再次盖上盖子焖30秒～1分钟左右（这是煎茶的情况）。

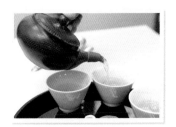

6 —— 一点点、仔细地倒入杯中

倒掉茶杯中的热水，一点点、仔细地将茶水倒入茶杯中。反复3～4次为宜。倒出最后一滴茶汤是重点。

有着令人惊叹的馥郁口感的

玉 露 ● Gyokuro

从玉露清淡的茶汤色中，
很难想象它竟然有如此温润如玉的口感，
馥郁独特的甘醇是它的魅力。
一定要认真冲泡，仔细品味。

信息

美味好茶的数据	
茶叶量	8～10克
水温	40～50℃
水量	60～90毫升
冲泡时间	120～180秒
茶汤色	基本上很淡

上等的好茶基本上都是接近透明的汤色，不过八女茶的茶汤颜色较深。

像松针一样细长的叶片

深绿色的叶片，比煎茶略大一圈，一根根的像松针一样细长尖锐，制茶的方法，是明治时代京都的茶商辻利右卫门创造的。

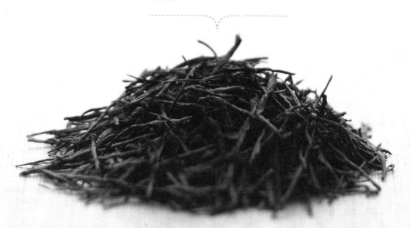

特殊的种植法
孕育出温润的口感

以京都府的宇治为首，福冈县的八女、静冈县的冈部等地都生产玉露。仿佛融化般的口感，以及玉露独特的甘醇，都是由特殊的种植法孕育出来的。在收获前的20天时间，整个茶田都用草席覆盖，遮住直射的阳光进行栽培。这样一来，产生涩味的儿茶素成分减少了，甘醇成分的茶氨酸增加了，就产生了独特的味道以及被称为"遮盖香"的茶香。

含一口在嘴里，茶如其名，如"琼浆玉露"般温润的茶水顺着喉咙流下，每一滴都值得回味。

美味好茶的冲泡步骤

玉露要泡得美味，就需要耐心地等待。
如果你觉得一次购买100克玉露太多，可以购买大山的10克装。
希望大家一定要品尝一次玉露的味道。

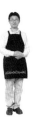

1

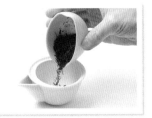

在被热水温养过的急须壶中倒入适量
的茶叶，茶杯在倒茶之前也要用热水
温养一下。

2

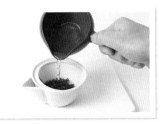

用晾水杯让热水凉到高于体
温一些的（40～50℃）温度，
倒入急须壶中盖上壶盖焖。

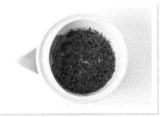

焖2～3分钟，让茶慢慢地
焖透，茶叶完全舒展开，就
说明甘醇的味道释放出来了。

3

4

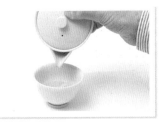

少量的，一点点地倒入茶杯
中，最后一滴都要倒出来。

小贴士

为想要更了解茶的人准备的小知识

◆ 用玉露专用的茶器泡茶，会更加美味

用玉露专用小茶碗，一
点一点慢慢品味它醇厚
的味道。既然买了好茶
叶，就应该仔细品尝。

◆ 玉露如何保存？

避免高湿、潮湿与阳光直射保存。密封
的东西原则上要尽早喝完，或者将它放
进隔绝空气的茶罐当中。最好在2～4
周内喝光。

提起日本茶首先想到的就是这种茶

煎 茶 ● Sencha

煎茶是日本人平常喝得最多的茶。
贴近生活，口感又平易近人。
清爽的茶香、恰到好处的涩味
与苦味中还带着点甘甜，魅力十足。

信息

美味好茶的数据	
茶叶量	6～8克
水温	60～75℃
水量	120～170毫升
冲泡时间	30～60秒
茶汤色	清爽的黄绿色

美丽的绿色中带着一点黄，不过，因种类与泡茶的时间不同，会出现不同的色差。

有光泽的深绿色

叶片是有光泽、鲜艳的深绿色，一根一根像针一样伸展开。叶片扭曲是好喝的煎茶的证明，新茶的颜色会更加鲜艳。

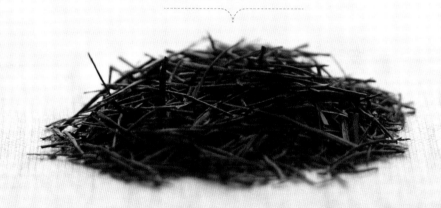

甘与涩的平衡感很好，
喝不腻的味道

　　煎茶占日本茶生产量的八成，其清爽的茶香，恰到好处的苦涩中带着些微的甘甜，普遍受到大众层面消费者的喜爱。

　　"茶"自古以来在世界各地都广受青睐，通过蒸茶让它停止发酵的制法却十分罕见。日本人不断地探索与追求精湛的制茶技术，逐渐产生了煎茶。

　　江户时代中期兴起的"煎茶道"，是人们在煎茶的过程中享受闲谈、作画的闲适状态，相当于英国的下午茶时间。煎茶清爽干脆的口感，在海外也广受欢迎。

美味好茶的冲泡步骤

苦味与甘味的平衡感好是煎茶的魅力。
只要注意茶叶、水温与水量的搭配就能泡出好喝的煎茶。
煎茶的种类也很丰富，大家可以去找自己喜欢的口味。

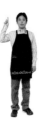

1

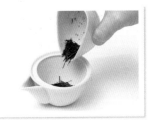

在温养过的急须壶内倒入定量的茶叶，茶杯也需要温养。

2

将凉到适度的温开水倒入急须壶中，盖上盖子后根据自己的喜好焖泡30～60秒。

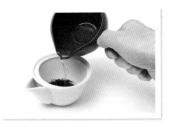

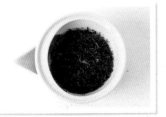

3

观察急须壶当中所有茶叶的颜色都变成鲜艳的绿色，说明茶叶都泡开了。

4

要分几杯饮用的场合，为了不让每一杯茶的浓度和茶水量有偏差，要轮流着倒茶。

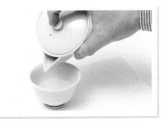

小贴士

为想要更了解茶的人准备的小知识

◆ 并非只有玉露才算高级茶

泽之宴（100克/5,250日元）、煎茶大山（100克/10,500日元）等也属于高级茶。大家可以品尝一下。

◆ 煎茶的保存方法

煎茶是人们平常喝得最多的茶，每次打开，茶叶都会接触到空气中的氧气，味道也会变差。将它分成小包装放入茶叶罐等密封容器中，尽早喝完。

不输于玉露的美味

冠茶 ● Kabusecha

因为在采茶之前进行覆盖栽培，由此得名。
兼具了玉露温润的口感与煎茶清爽的茶香，
形成了自己独特的风味。

有一点弯曲

一根一根柔软地弯曲，茎与叶长得都很
均匀，不似煎茶那样像针一样尖锐且
细，稍微有点粗。

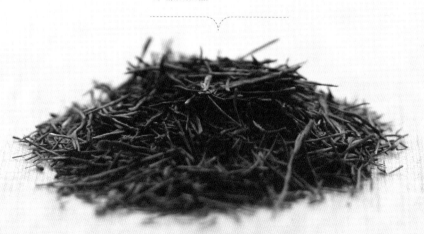

兼具了玉露与煎茶美味的茶叶

跟玉露和抹茶一样，在摘取前将茶田整个覆盖起来，遮蔽直射的阳光进行种植，所以取名"冠茶"。三重县的伊势茶非常有名，冠茶产量居日本第一。

覆盖的时间比玉露短1个星期左右，所以它既有玉露一般温润的甘醇之味，又有煎茶那般清爽的口感。

高级的冠茶是不输于玉露的美味好茶，如果想要享受浓厚的甘醇口感，就要用接近体温的温开水冲泡，想要享受苦涩口感的人，可以用稍微热点的水泡茶。

How to make Japanese tea

美味好茶的冲泡步骤

冠茶，无论是像玉露那样仔细冲泡，
还是像煎茶那样随意冲泡都很美味。
可以享受两种不同的深邃口感。
大家可以用两种方式泡茶，对比着品尝一下。

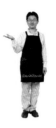

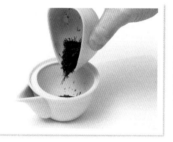

1

将温养急须壶的热水倒
掉，加入适量的茶叶，
茶杯也要事先倒入热水
温养。

2

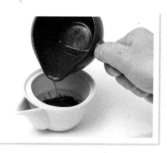

将变凉的温开水倒入急
须壶中，盖上盖子焖，如
果要享受玉露一般稠厚
的口感，就要倒入50℃
左右的温开水慢慢焖。

3

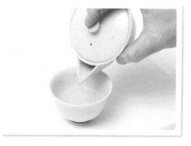

均匀地倒入茶杯中，
第二泡依然美味，最
后一滴都要倒出来。

小贴士

为想要更了解茶的人准备的小知识

◆ 茶师到底是什么样的职业？

在"审茶技术全国大会"上
取得段位的人。专业的品茶
人，对泡茶、品茶的方式很
有经验心得的人。

◆ 冠茶的保存方法

放入茶罐等密封容器，避免高温潮湿，
在阴暗处保存。如果放在冰箱中保存，
拿到常温环境下就要马上冲泡。放在冰
箱里也要在一个月内喝完。

充分品味茶叶凝缩的味道

抹 茶 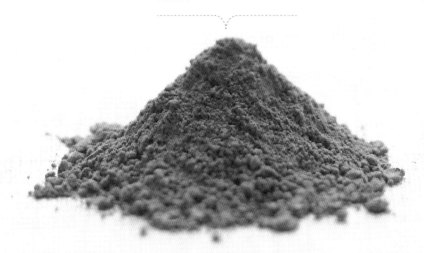 Matcha

对传统茶道先入为主的印象，
让普通人感觉喝抹茶的门槛很高，
其实一般人也可以轻松享受"薄茶"，
不如我们在家里也做一次"点茶"如何？

信息

美味好茶的数据

茶叶量	1.5～2克
水温	80～90℃
水量	70～80毫升
冲泡时间	—
茶汤色	鲜明柔和的绿色

抹茶的表面覆盖着一层细腻的泡沫，茶汤是色调有点暗的淡绿色。

越鲜艳越高级

抹茶的颜色甚至被定为日本的传统"抹茶色"，颜色的深浅与甘醇的强烈程度成正比，绿色越鲜艳，越美丽，茶的品质就越高。

点"薄茶"相对容易

抹茶的种植法基本上跟玉露一样。覆盖茶田，在避免阳光直射的环境下栽种茶叶，收获后进行蒸焖，不经过揉捏直接干燥处理，出来的就是"碾茶"。接下来将叶脉等摘除，用石碾碾成粉末状，加工出来的就是"抹茶"。将抹茶放入茶碗中用茶筅打出泡沫就是"点茶"。

抹茶因为使用整片茶叶，甘味的成分被凝缩，在强烈的苦味当中可以感觉到宛如融化般的温柔甘甜。抹茶受到茶道先入为主的观念，很多人不了解它的泡法容易对它敬而远之。其实"薄茶"点起来没那么复杂，可以轻松享受。

美味好茶的冲泡步骤

使用打出泡沫的饮用方式，是为了缓和苦味与涩味，
突显茶叶中的甘味。握住茶筅时不要太用力，
一气呵成是点茶的窍门。

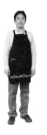

1

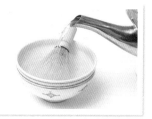

在用热水温养茶碗的同时，茶筅也要
用热水冲泡一下。这样做是为了让它
变得柔软，不容易折断。

用茶筛将抹茶一点点地筛
出来是大山式的做法。这么
做，泡出来的抹茶会像奶油
一样柔滑。

2

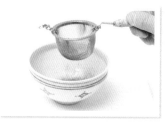

4

不要用力搅，利用手腕转动快
速搅动。要打出细腻的泡沫，
茶筅要旋转式地转动。

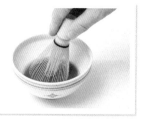

倒入热水，为了不让抹茶沉
底，要用茶筅充分搅匀。泡
抹茶的水温度越高，打出来
的泡沫越细腻。

3

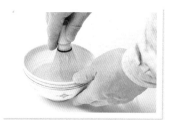

小贴士

为想要更了解茶的人准备的小知识

◆ 泡抹茶为什么叫"点茶"？

"点茶"是由"点心"衍生而
来。因为这是茶与点心搭配
一起吃的东西，当然还有一
种说法，说是往颗粒状的抹
茶上倒开水冲出的茶，所
以叫"点茶"。

◆ 抹茶的保存法

因为抹茶是粉末状，所以比其他茶更不
耐高温、潮湿和光线。所以要注意保
存。购买后，在开封前也就要放在冰箱
里保存。要点茶的时候再拿到常温下。

在寿司店里经常能喝到的

粉 茶 ● Konacha

便宜、好冲泡，而且口感清爽。
日本茶的中级爱好者一定要品尝。
粉茶是可以测试一家店实力标准的茶。

信息

美味好茶的数据

茶叶量	6～8克
水温	70～90℃
水量	150～250毫升
冲泡时间	10～20秒
茶汤色	浑浊的深绿色

因为细小的茶叶会沉淀，所以
茶汤有点浑浊。茶汤是深绿色。

大小形状各异

将制茶过程中挑剩下的部分集中起来
的粉茶，各种大小和形状的细碎叶片混
在一起。虽然茶叶的颜色跟煎茶不太
一样，不过也是亮绿色。

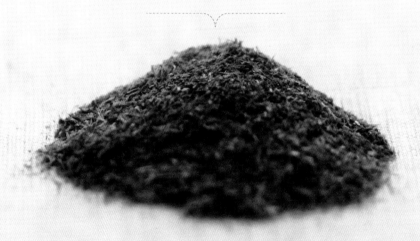

冲泡简易，正是江户人喜爱的茶

很多寿司店提供的粉茶，其实是煎茶
生产过程中挑剩下的碎茶叶和茶茎。冲泡
简易，且马上能感到浓郁且清晰的苦味是
它最大的魅力。注意泡得太久会折损味道。
性格急躁又洒脱的江户人十分偏爱这种茶。

粉茶价格低廉、冲泡简便，作为平日
喝的茶最适合不过了。建议大家在时间紧
张的早上喝。而且从急须壶中倒茶的时候，
如果使用竹制的滤网或网纹很细的滤网，
就不会有细小的茶叶倒出来。在这里说明
一下，"粉茶"与将茶叶整个粉碎的"粉末
茶"不是同样的东西。

美味好茶的冲泡步骤

粉茶非常浓郁，虽然可以尽情享受清爽的口感，
但泡一次基本所有的茶味都出来了。
所以泡过一次就要换茶叶。

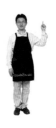

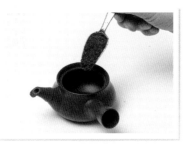

1

在温养过的急须壶中放
入适量的茶叶，茶杯也
同时要温养。这是为了
不让水温迅速下降的一
种手段。

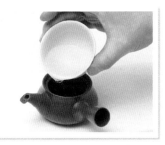

将凉到适合的热水倒入
急须壶中，焖10～20
秒。注意粉茶比其他茶
焖的时间要短，焖的时
间太长会折损味道。

3

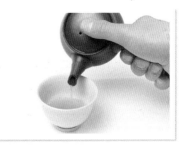

将茶汤均匀地倒入每
个茶杯中，重点是浓
度要均匀。

2

小贴士

为想要更了解茶的人准备的小知识

◆ 无论什么水都能泡出好喝的日本茶吗？

据说用软水（硬度为30～
80ppm）泡茶，茶叶中原本
的香醇，甘甜与涩味会均衡
地释放出来。

◆ 粉茶的保存方法

保存方法跟煎茶一样，避免高温、潮湿和
阳光直射，放在封闭的容器中保存。粉茶
一旦打开包装就容易撒得到处都是，所以
连茶袋一起放入茶罐中保存是上策。

初学者也能泡好的

深蒸煎茶

Fukamushi Sencha

在煎茶向日本全国推广的同时期，芽茶、茎茶、粉茶也诞生了。
这说明，所有的茶叶部位基本都能入口没有浪费的了，
祖先们充分体现了智慧和不断创新的制茶技术。

信息

美味好茶的数据	
茶叶量	6～8克
水温	70～80℃
水量	120～200毫升
冲泡时间	30～40秒
茶汤色	有小片叶子的浮游物

叶片容易碎，因为有浮游的碎叶片，所以茶汤是深绿色，透明度不高。

叶片脆弱、形状不一

因为焖蒸的时间比较长，呈现比煎茶更鲜艳的黄绿色。叶片脆弱纤细，还有粉状的叶片混在其中，当然，高级的深蒸煎茶的叶片一般比较完整。

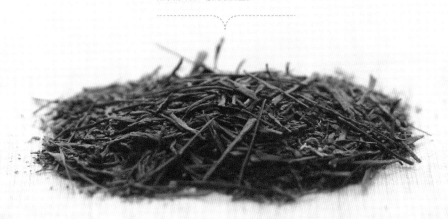

谁都可以轻松冲泡的茶

深蒸煎茶也是煎茶的一种，只是在制茶的过程中"蒸青"的时间比较长。静冈县的牧之原平原是深蒸煎茶的发祥地，现在日本全国各地都生产深蒸煎茶。

普通煎茶蒸煮茶青的时间为30秒左右，而深蒸煎茶泡的时间要延长至1～3分钟，这样叶片才会变得柔软，茶叶中各种成分也更容易释放。所以深蒸煎茶比煎茶冲泡起来更容易。

美味好茶的冲泡步骤

深蒸煎茶非常容易冲泡，即使用滚烫的热水泡也很好喝，
对初学者来说，失败率低是它的最大魅力。
即使焖的时间短也完全没问题。

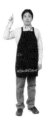

1

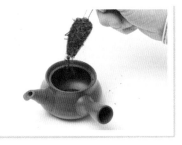

在温养过的急须壶中
加入茶叶，茶碗也要
用热水温养。为了泡
出好喝的茶，千万不
能省却温养的过程。

2

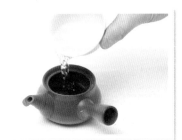

深蒸煎茶要趁着热水
没凉的时候泡，然后
盖上盖子焖泡30～
40秒。

3

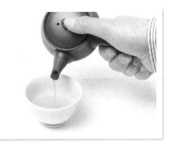

为了让所有茶碗中的茶
浓度均匀，要轮流着一
点点地倒茶。为了第二
泡也能泡得好喝，最后
一滴都要倒干净。

为想要更了解茶的人准备的小知识

◆ 选什么样的急须壶和茶筛比较好？

选择用起来方便的东西。拓
朗先生喜欢在离壶嘴近的地
方用网纹很密的竹制茶筛。

◆ 深蒸煎茶的保存方法

深蒸煎茶的叶片很容易碎，所以推荐放
在茶叶罐里密封保存。开封后在1个月
内喝完为宜。当然，避免高温、潮湿和
阳光直射也很重要。

早上起来喝一杯浓浓的

芽 茶 ● Mecha

芽茶也是可以衡量茶馆实力的茶。
不过很多茶馆根本不出售芽茶产品。
另外，它也是一款很难泡的茶。
从泡的方式可以检验茶馆的技术含量。

信息

美味好茶的数据

茶叶量	6～8克
水温	60～75℃
水量	120～170毫升
冲泡时间	30～90秒
茶汤色	又深又翠的颜色

因为有细碎的茶叶沉淀，所以
茶汤有点浑浊。颜色是深绿色。

外形越圆润越高级

芽茶最大的特征是滴溜圆的茶叶形状。
据说越圆润的茶叶越高级，味道越甘醇
浓厚。茶叶的颜色是鲜艳的深绿色。

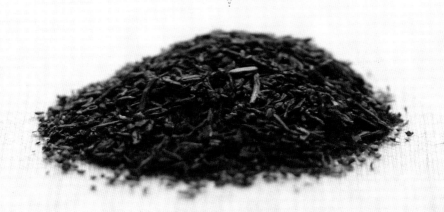

浓缩精华，
味道强烈是它的特征

　　跟粉茶一样，芽茶也是煎茶或玉露在
制茶过程中被挑剩下的茶叶制成的。与其
说它是新芽，不如说大多数是还没有形成
叶片的小芽。

　　因为其外形是圆形的颗粒状，富含水

分又柔软，它们在干燥的过程中会变得更
细碎。芽茶是正在成长中的茶芽部分，养
分很多，口感也十分浓稠。跟泡过3~4次
基本就没味道的煎茶不同，芽茶在完全泡
涨之前可以享用无数次。不过如果用过热
的水泡或者焖的时间过长，茶水味道会特
别浓，这点要注意。

美味好茶的冲泡步骤

口感浓厚的芽茶，可以反复冲泡很多次。
虽然泡的时间稍微长一点，但为了不让味道过浓，
用温开水泡会更好喝。

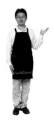

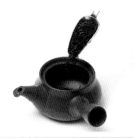

1

在事先温养过的急须壶里放入定量的茶叶，茶碗也要温养。

2

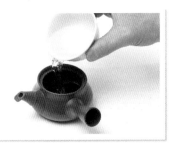

将热水倒入晾水杯里，温度降到适合的时候倒入急须壶中，盖上盖子焖泡30秒左右。

3

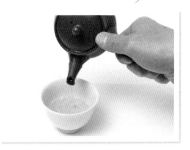

泡好后要均匀地倒入每个茶碗中，要倒尽最后一滴。

 小贴士

为想要更了解茶的人准备的小知识

◆ **茶碗要根据不同的季节区分使用**

茶碗分冬天用和夏天用的。夏天用的茶碗开口较大，为了让茶叶凉得快些。冬天用的茶碗是比较厚的筒状，为了让茶凉得慢一点。

◆ **芽茶的保存方法**

跟其他的茶叶一样，要避光、避湿、避高温。放入茶叶罐中，在阴暗的角落保存。开封后1个月左右喝光为宜。建议大家少量购买，然后分小包装保存。

珍惜身边的这种差点成为高级茶的

茎 茶 ● Kukicha

茎茶也是大众都可以泡的茶之一。
虽然无法泡很多次饮用，
但是独特的清爽口感和茶香也堪称绝妙。
如果喜欢喝茶的话，一定要尝一次"雁音"茎茶。

美味好茶的数据	
茶叶量	6～8克
水温	60～90℃
水量	150～250毫升
冲泡时间	30～120秒
茶汤色	细腻温柔的绿色

具有透明感的绿色。与其说茎茶色泽清淡，不如说本身就泡不出太深的颜色。

像荆刺一般美丽的茶茎

茎茶看起来刺啦啦的，虽然照片上看起来是深沉的绿色，但其实表面有点发白，质感轻飘飘的。日本人常说的"茶柱立起来了"说的就是茎茶。

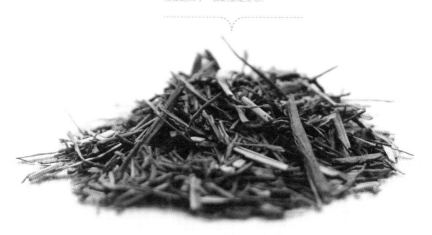

特地挑选出茶茎的部分，让人体会到清凉的口感

如标题所述，因为收集的都是茶茎的部分，也被称为"棒茶"。过去都是手工挑选，现在用CCD摄像头分辨，瞬间就能将茶茎的部分挑出来。

通常"挑剩下的"的茶叶都属于低价茶，但是制作高级的煎茶或玉露时被挑选出来的名为"雁音"的茎茶，是非常高级的茶叶。建议大家在泡雁音的时候，要像泡玉露一样用温开水，花充足的时间焖泡。茎茶兼具了茶香与青草的气息，使其清凉的口感别具一格。再有，它富含氨基酸，所以口感特别甘醇。

美味好茶的冲泡步骤

茎茶也算是容易冲泡的茶之一。
虽然不能像煎茶那样可以泡多次，
但独特的清爽茶香令人回味无穷。
用温开水泡的"雁音"更是个中绝品。

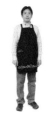

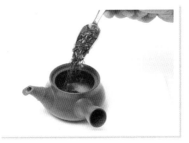

1

在事先温养过的急
须壶中加入适量的
茶叶，茶碗也要事
先温养。

2

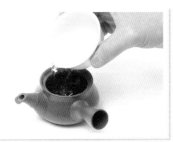

将已经变温的热水倒
入急须壶中，盖好盖
子，根据自己喜欢的
浓度焖茶。

3

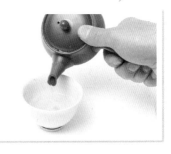

每个茶碗中都均匀
地，轮流着地倒入
茶汤。这样可以保
持相同的浓度。

为想要更了解茶的人准备的小知识

◆ 让"挑剩下的东西"依然好喝的店
才是真正的好店！

茎茶、粉茶、芽茶都是低价
销售的"挑剩下的茶"。业
界以这些"挑剩下的"茶叶
的品质与味道来衡量一家店
的实力。

◆ 茎茶的保存方法

保存方法跟煎茶一样，避免高温、潮湿
和阳光直射，放在封闭的容器中保存。
为了充分享用茎茶独有的茶香，请不要
将其放入冰箱内保存。

晚期采摘的茶叶，是"晚茶"名字的由来。

番茶 ● Bancha

因为咖啡因含量少，对肠胃的刺激也小，
所以平常想喝多少就喝多少。
这里推荐大家将番茶作为睡前茶，
用很短的时间就能泡出来喝。

信息

美味好茶的数据	
茶叶量	6～8克
水温	85～100℃
水量	300～400毫升
冲泡时间	15～30秒
茶汤色	与叶片看上去完全相反，是很细腻的茶汤色。

跟煎茶鲜艳的绿色不同，番茶
的茶汤色是淡淡的黄绿色。

混合了茶的各个部位

各种叶片形状混在一起的深绿色茶。
多数都是接近茎部的大叶子，老叶子
混在一起。

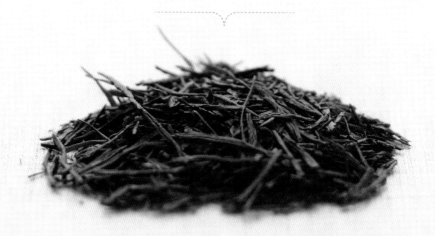

涩味强烈，适合餐中或餐后品饮

番茶有各种各样的定义，一般是指采摘新芽后长出来的芽（二茬茶或三茬茶），或者长得稍微有点硬的叶子。原本番茶摘取的时间就比较晚，所以也叫它"晚茶"。

制法跟煎茶几乎没什么区别，大片的叶子直接被制成"京番茶"，茎与叶子被制成"足助番茶"，秋天用镰刀割下来的茶叶，吊在屋檐下的就叫"阴干番茶"等。此外，番茶还有很多独特的制法。因为鞣酸的含量多，涩味强烈是它的特征。

美味好茶的冲泡步骤

番茶的咖啡因含量少，对肠胃刺激也小。

如果睡前想喝茶推荐大家喝番茶。

不需要焖泡很久，短时间就能泡好。

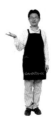

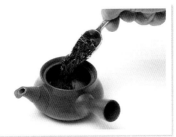

1

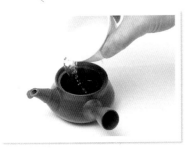

在温养好的急须壶中放入适量的茶叶，茶杯也要提前温养。

2

即使直接倒入85～100℃的热水也没问题（用烧水壶直接倒都没问题），盖上盖子，花一点时间就焖好。

3

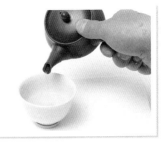

焖15～30秒左右，然后均匀地倒入每个茶杯中，直至倒出最后一滴茶。

小贴士

为想要更了解茶的人准备的小知识

◆ 什么是"薮北"？

是静冈县的杉山彦三郎在1908年发现的优质茶叶品种，品质优良，广受欢迎。

◆ 番茶的保存法

跟其他的茶叶一样，避高温、潮湿和阳光直射，在密封的环境下保存。因为价格低廉，都是大包装出售，所以大家要准备大一点的茶叶罐。

配餐必选，冷热都好喝的

焙 茶 ▶ Houjicha

焙茶是通过焙煎的方法充分诱发出茶香的茶叶。
泡的时候茶香四溢，让人精神放松的效果也十分显著。
焙茶也有很多品种，请大家选择优质的好茶。

由于焙煎度不同，
茶汤呈现出各异的颜色

因为制茶后还要经过高温焙煎，所以成品是茶褐色，有只用茎部制作的焙茶，也有茎和叶混在一起的焙茶等，所以焙茶的形状也各式各样。

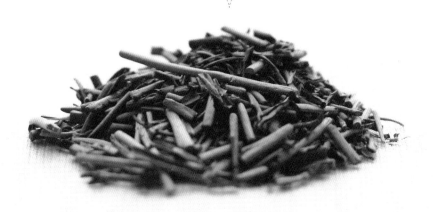

口感平和，
刺激性也小

将煎茶、茎茶和番茶等高温焙煎，一口气让水分蒸发，这样做出来的就是焙茶。焙茶的分量轻，同等克重的焙茶看上去是煎茶量的两倍。冲泡时茶香四溢，焙茶的香味也是绝品。

高温炒制会破坏茶中含有的咖啡因，涩味成分的鞣酸也会消失，所以对肠胃的刺激很小，老少咸宜。而且它的味道并不突出，可以跟各种食物搭配。同样作为"供茶处"的"下北茶苑大山"，只要你带空水壶过去，就会以瓶装焙茶的低廉价格得到满满一壶焙茶。

美味好茶的冲泡步骤

因为焙茶看上去比较轻，所以放入急须壶的量也要比看上去的多一点。
茶苑大山的焙茶是以优质的茎茶为原料，
是大山兄弟从小就开始焙制的杰作。

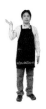

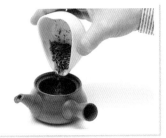

1

在提前温养过的急须
壶中放入适量的茶
叶，茶杯也要温养。

2

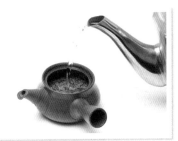

在急须壶中倒入90～
100℃的热水，然后盖上盖
子焖30秒左右。注意不要
焖得太久。

3

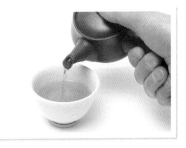

跟其他的茶一样，一点点地轮
流倒入准备好的茶碗中。最后
一滴都要倒干净。

为想要更了解茶的人准备的小知识

◆ 过去只有男人才能泡茶

虽然现在一般是由女性来泡
茶，但是直到江户时代，泡
茶都是丈夫的职责，由男人
来泡茶招待贵客。

◆ 焙茶的保存法

为了不折损茶香，开封后要尽早喝
完，或将茶分成一个个小包装，跟其
他茶一样避免高温、潮湿和阳光直
射，密封保存。

想喝多少都可以，适合日常饮用的茶

玄米茶

⊙ Genmaicha

玄米茶口感清爽、咖啡因又少，
从小孩到老人，各个年龄层都可饮用，
可以安心地想喝多少就喝多少。
温和的口感让人难以割舍。

信息

美味好茶的数据	
茶叶量	6～8克
水温	90～100℃
水量	200～350毫升
冲泡时间	15～30秒
茶汤色	淡淡的、带点黄的绿色

一般是柔和的黄绿色，使用的基底茶不同，茶汤的颜色也不一样。

颜色丰富的茶叶

将茶叶与炒好的玄米按比例拼配而成。独特的香味是玄米产生的。在这里顺便一提，白色的花玄米只起到装饰的作用。

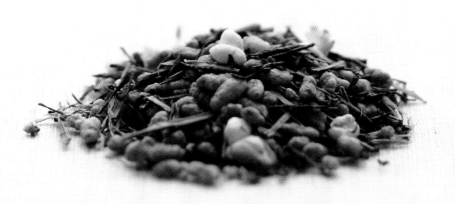

独特的香味，受到广大女性消费群体的青睐

最近出现了用深蒸茶、焙茶甚至抹茶等拼配而成的玄米茶，不过一般的玄米茶是番茶与炒过的玄米以1:1的比例拼配在一起制成的。玄米茶的品级跟番茶一样低，所以无论哪种玄米茶都适合平常喝。

跟其他的茶相比，玄米茶它使用的茶叶量相对少，而且用火炒过后，咖啡因含量也很少，对身体的刺激很小。加之独特的茶香与深邃的味道，受到广大女性消费群体的青睐。除了用热水冲泡以外，也推荐大家加入冰块做成冷饮。

美味好茶的冲泡步骤

玄米茶的咖啡因很少，老少咸宜，
是可以安心饮用的美味好茶。
用开水一泡立刻香飘四溢。

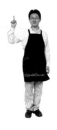

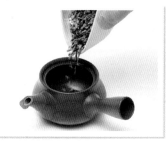

1

在温养过的急须壶中倒
入茶叶，茶叶要放得比
煎茶多点。

2

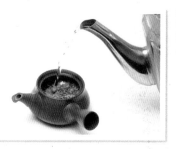

泡茶的热水温度高些也
没关系，倒满后盖上急
须壶的盖子焖。也可以
用陶壶泡。

3

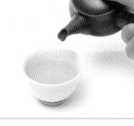

跟其他茶一样，一点
点轮流倒入每个茶碗
中，最后一滴都要倒
干净。

 小贴士

为想要更了解茶的人准备的小知识

◆ **将热水倒入器皿中会降10℃**

将热水直接倒入器皿中会下
降约10℃。比如需要80℃
的热水的话，只将100℃的
开水，倒在两个器皿即可。

◆ **玄米茶的保存法**

避免高温、潮湿、阳光直射，放入密封
的容器中保存。因为玄米茶容易吸附其
他味道，所以避免放入冰箱中保存。开
封后在受潮前喝光为宜。

跟中国绿茶的制茶法相同的

釜炒茶

Kamairicha

釜炒茶弯曲的形状惹人爱，
用温水慢慢泡很好喝，用热水泡亦可。
被称为"锅香"的丰富茶香令人十分享受。

信息

美味好茶的数据	
茶叶量	6～8克
水温	60～100℃
水量	200～250毫升
冲泡时间	15～60秒
茶汤色	明亮通透的水色

因为不像煎茶那样有蒸茶的过
程，所以茶汤呈现出的颜色不
是绿色，而是带点黄的黄绿色。

中国传来的制茶法

茶叶的颜色是比煎茶更明亮的绿色。
不像煎茶那样形状完整，是长短不一的
弧形。这种卷曲的"弧形"茶叶在中
国茶中十分常见。

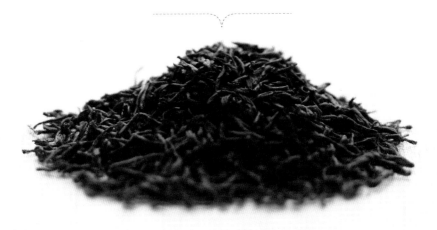

口感温和舒适
与中国绿茶制茶法相同

　　釜炒茶不像煎茶那样，采集后经历蒸
青的步骤，而是将茶青直接放入铁锅中仔
细翻炒，同中国传来的传统制茶法一样，
一边揉捻一边干燥。就茶叶的历史而言，
釜炒茶是煎茶的前辈。日本幕末时期被迫
开放国门后，釜炒茶作为出口产品被煎茶
抢走了风头，于是这种制茶法也逐渐荒废。
现在以佐贺县嬉野为首，大部分釜炒茶的
生产都仅限于九州地区。

　　跟其他茶相比，釜炒茶的茶香更为卓
越，被人誉为"釜香"。滑过喉咙般的清爽
口感是铁锅炒茶特有的风味。因为外形如
同勾玉一般，也叫"曲茶"。

美味好茶的冲泡步骤

虽然釜炒茶用温水慢慢泡很好喝，
但是用热水泡会产生非常清爽的口感，
还可以享受到被誉为"釜香"的丰富茶香。

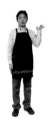

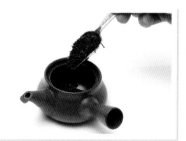

1

在提前温养过的急须壶中倒入适量的茶叶，茶杯也要温养。

2

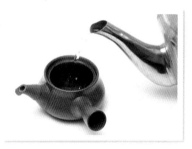

泡茶的水用刚烧开的水即可。可用烧水壶直接倒入急须壶中，盖上盖子焖。

3

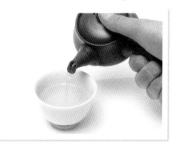

均匀地倒入每个茶杯中，将急须壶轻轻地上下晃动，最后一滴都要倒出来，茶的口感就不会浓淡不均。

 小贴士

为想要更了解茶的人准备的小知识

◆ "八十八夜"
是什么意思？

八十八夜是指从立春开始，到5月2日左右的88天。过去传统认为这个时期采摘的新茶最好喝。

◆ 釜炒茶的保存法

放在密封的容器中封闭保存，放在茶叶袋中保存时，为了防止氧化一定要将袋中的空气都挤出去，放在阴暗处保存。

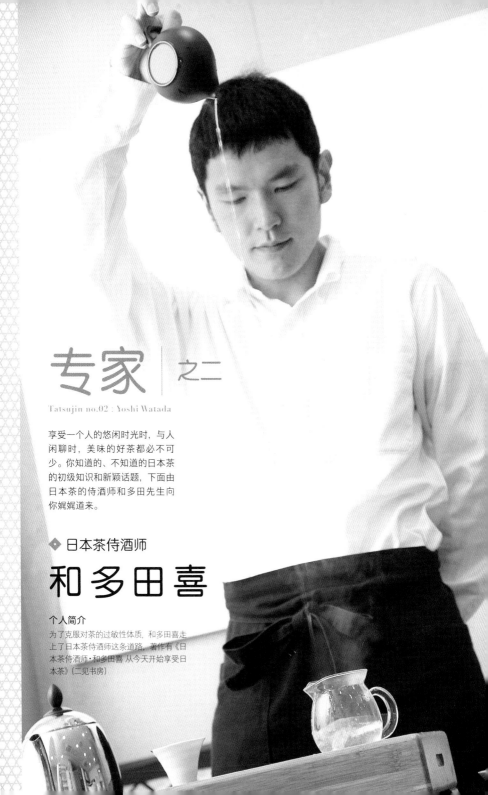

专家 | 之二

Tatsujin no.02 : Yoshi Watada

享受一个人的悠闲时光时，与人闲聊时，美味的好茶都必不可少。你知道的、不知道的日本茶的初级知识和新颖话题，下面由日本茶的侍酒师和多田先生向你娓娓道来。

◆ 日本茶侍酒师

和多田喜

个人简介

为了克服对茶的过敏性体质，和多田喜走上了日本茶侍酒师这条道路。著作有《日本茶侍酒师·和多田喜 从今天开始享受日本茶》(二见书房)

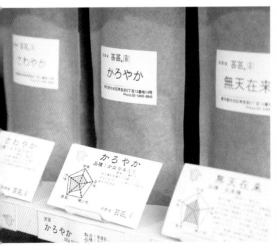

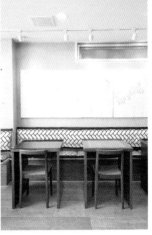

表参道 茶茶之间

东京都涉谷区神宫前5-13-14 表参道SK大厦1F
电话：03-5468-8846　http://chachanoma.com/
交通：东京地铁千代田线明治神宫前站下车，步行5分钟
营业时间：11:00—19:00（L.O.）
休息日：周一（节假日为第二天休息）
席位：20席

"茶茶之间"坐落在表参道僻静的住宅区。店内以咖啡店的空间为主，开辟一角出售茶叶、茶器和道具等。茶叶以煎茶为主，常备茶有30多种。

接触日本茶这个丰富而深奥的世界

东京者表参道上真正的日本茶咖啡店"茶茶之间"的日本茶侍酒师和多田喜先生。最近经常接受杂志和电视台的采访，积极地向大众推广日本茶的魅力。

很多泡茶指南书都会细地说明每种茶固定的冲泡方法。但是和多田先生的观点是：茶是嗜好品，每个人的喜好和口味都不一样，不用拘泥泡法和道具，大体的方法没错即可。

"只要有水、茶叶和茶器就行。有了这些东西，就能泡出一壶好茶。因为茶的99%都是水，使用好水是最重要的，泡的方法是其次。水，用净水器滤掉漂白粉，自来水就可以；茶器用没有味道的容器就好；茶壶与筛网，用不会生锈的陶制制品最佳。还有清洗茶器的时候不能用洗涤剂。就我个人而言，不建议大家购买装茶叶的茶叶袋。去值得信赖的茶叶专卖店购买茶叶。"

即使是一杯美味的好茶，由于每个人的感受度不同，饮用时的身体情况、心情不同，感受到的茶香与口感也会有变化。

"了解自己的喜好，冲泡出自己喜欢的味道就好。即使同样的泡茶法，不同的日子感受不同也很正常。这也是品茶的乐趣之一。"和多田先生说。

真正喝茶的时间，可能只有5~10分钟左右，但是这期间可以思考问题、充分放松，是找回自我的宝贵时间。工作之余忙里偷闲喝杯茶，回到家里跟家人一起喝杯茶，都能体会到茶带来的幸福感。和多田先生说："我觉得，茶是让人享受生活以及增加交流的工具。"

日本茶的世界，越了解越深奥。丰富的茶文化自古流传下来，到了现代更应该好好地传承下去。我们在享受茶带来的愉悦与美好时都会有这种珍重的心情吧。

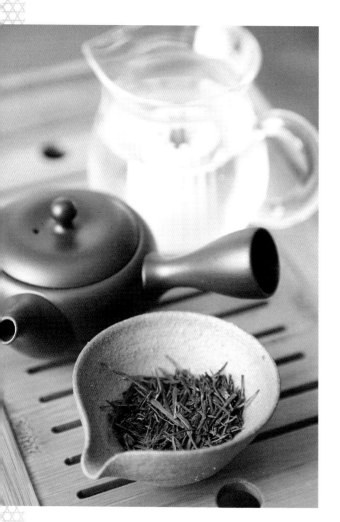

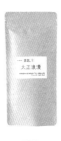

"茶里之间"很受欢迎的茶之一的"大正浪漫"（80克/1,650日元）泡法跟中国茶一样，用90℃以上的热水冲泡，30~40秒左右即可。

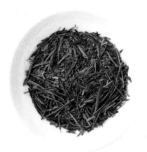

◆ Sencha-Yamacha

煎茶
山茶

在深山幽谷的环境中种植，
喜欢喝茶的人一定要尝一次这种"啜饮茶"。

下）"和多田流啜饮茶"泡得是"极和秋津岛"（山茶）。此茶希少珍贵，黄金色茶汤中甘味、涩味、茶香、醇味的平衡感非常完美。希望大家啜饮着品尝，除了啜饮茶之外，用50～60℃的温水泡3分钟，或者用泡中国茶的方式用开水泡茶也很美味。
上）极和秋津岛 50克/4,410日元

在深山幽谷间种植，
具有丰富的口感与香味

茶茶之间的茶虽然多以煎茶为主，但他们也有几种鲜为人知的、被称为"山茶"的高级煎茶。因为产量少，所以市面

上流通的量很少，是香味浓、味道深邃的顶级茶。

相对于在平原种植的煎茶，那些在山间栽种的煎茶就起名叫"山茶"。山茶种植的地点都在海拔200米以上的地方，大型机器运不上去，直到现在还只能靠纯手工制

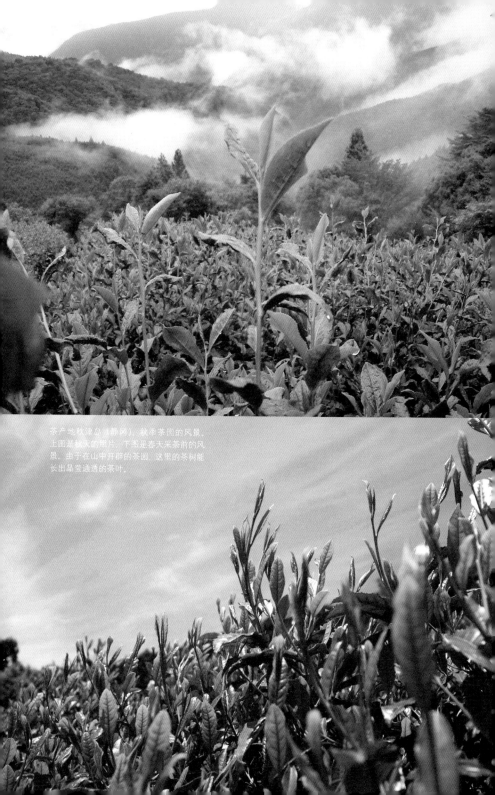

茶产地秋津岛（静冈），秋季茶园的风景。上图是秋天的照片，下图是春天采茶前的风景。由于在山中开辟的茶园，这里的茶树能长出晶莹通透的茶叶。

茶。因为高原早晚温差大，所以茶叶的口感与香味都非常丰富浓稠。

茶茶之间的这款好茶大受好评。在这里既可以喝咖啡，又销售茶叶。如果有人点这款山茶，店家会推荐顾客用"啜饮茶"的方式喝茶。

和多田会在啜饮茶器（酒器也可以）的底部铺满山茶的茶叶，用微温的热水泡茶，然后像品露水一般啜饮山茶中渗出的茶汤。

品味茶叶上面澄清的最好喝的部分，简直是一种奢侈的享受。如此简单，却能享受到令人感动的茶香与口感，茶香充满了整个口腔。至今为止，已经有很多顾客喝过后大受感动。

我希望和多田先生总结一下山茶的口感，他却告诉我，品种、制茶法、产地和制茶工匠不同，山茶的风味和口感会截然不同。这一点也需要大家在日常泡茶时慢慢玩味。

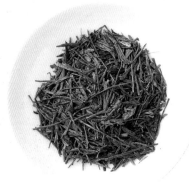 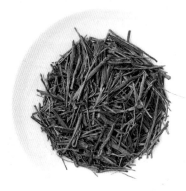

以上都是纯手工制作，形状端正，产量稀少的山茶。左）"纯净"，每年只生产十几公斤，非常稀有。一定要品尝一下这款静冈县纯天然的环境下栽培出来的山茶。50克/1,890日元。右）"桃源乡"是一款让人联想到桃源乡的水果一般带有果香味的山茶，品种是香骏，产地在静冈的横泽。50克/3,360日元

美味冷茶的冲泡法

专栏

在茶茶之间，如果你点了煎茶或玉露的冷茶。1）在急须壶中加入茶叶，倒入少量的热水。2）加冰块。3）蓄满水。4）倒入茶杯或玻璃杯中，泡冷茶的窍门是比泡热茶时加更多的茶叶，这样既清爽，又有更多的甘味，感觉更加美味。

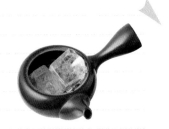

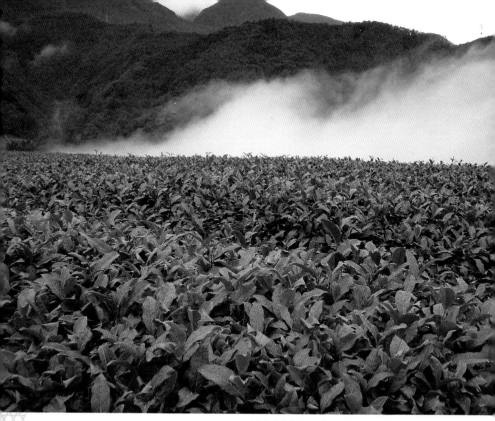

在静冈县的俵峰，山茶产地会出现特有的雾。摄影/和多田嘉

虽然大家会将玉露等高级茶以用啜饮法的方式品尝，但对于作为煎茶的同类山茶，用啜饮的方式来品茶就很稀奇了。含在口中有种融化般地甘美，第一次喝这种茶的人，会惊叹于从未体会过的美妙口感与丰富的茶香，并且大受感动。

和多田先生说，"在大自然中精心栽培出来的顶级茶叶带来的深邃口感，让我深感日本茶无限的潜力与可能性。不愧为一克黄金一克茶。"

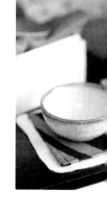

高明的茶叶保存法

专栏

茶叶店里会出售各种各样尺寸与材质的茶叶罐，看着都觉得赏心悦目，可以根据自己的喜好来挑选。茶叶开封后就要装进茶叶罐里，争取1～2周之内喝光。

美味煎茶的冲泡步骤

在茶碗（酒器也可以）中铺满茶叶，
倒上水，渗出的浓浓甘露惹人醉。

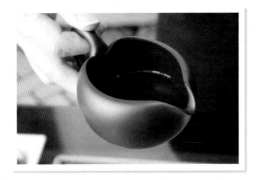

1

使用过滤掉漂白粉的水

自来水放置1天以上就能消除漂白粉。然后将它煮沸，用晾水杯降至20℃左右。

2

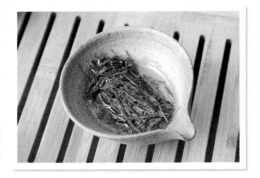

将降温的热水倒入茶叶中

在浅口的，附带壶嘴的急须壶中加入茶叶。然后倒入降温的热水，完全没过茶叶为止。

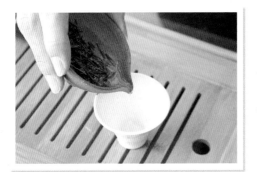

3

倒入宽口的器皿中

因为泡出的茶水很少，所以不能用大茶碗，要用小一点的平口杯（酒杯）等器皿。

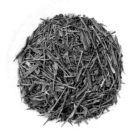

无论是消费量还是种类都是日本第一！

煎 茶 ◆ Sencha

据说现代日本人喝的茶基本上都是煎茶。
不过即便同是煎茶，制法、产地等不同，
也会形式不同的种类。想了解日本茶的话，
首先要了解这个丰富的煎茶的世界。

下）抛开泡茶的水温等其他因素，煎茶理想的茶汤色是"金色透明"的，就是带着点
黄色的透明绿色。
上）樱薰是静冈产的煎茶，茶如其名，会让人联想到樱花般天然的芳香。口感丰富甘
醇，是一款让你了解日本茶深邃之处的好茶。50克/1,785日元

**煎茶的种类十分丰富，
要根据不同的用途区分选择**

一说到日本茶，多数人都会想到煎茶，煎茶是最贴近日本人生活的茶。产量占整个日本茶产量的八成，而且种类繁多。对

茶了解得越多，越感叹煎茶是一个深奥的世界。

负责这次企划的茶茶之间，常备了以煎茶为主的30多种日本茶。考虑到制茶法、制茶工匠不同等各种情况，煎茶的种类也会有数万种之多。方便起见，我们将煎茶

美味煎茶的冲泡步骤

将滤去漂白粉的自来水煮沸,
降到80℃再冲泡是泡煎茶的窍门。

1

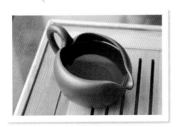

将去除漂白粉的自来水煮沸,用
晾水杯凉到80℃。晾水杯可以
用牛奶壶代替。

2

在茶杯中倒入热水。温养茶
杯的同时还能让热水降温,
用这个水直接泡茶也可以。

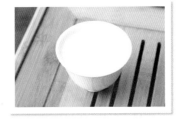

4

往茶杯中慢慢倒茶水,倒得
一滴不剩茶水才更甘醇。随
意晃动急须壶会让茶变涩。

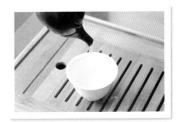

3

在急须壶中加入茶叶,倒入
降温的热水。因为水温越高
茶越苦,可以根据自己的喜
好调节泡茶的水温。

大致划分以下几大类。

首先,根据杀青的方式不同(让茶叶中的活性酶停止活动),分成用蒸气来蒸的(普通蒸)煎茶和深蒸煎茶组,还有用铁锅炒的釜炒茶组。

普通蒸与深蒸都是将采集来的茶青经过先用蒸气蒸,再揉捻,最后干燥的加工步骤,只是蒸制时间长短有区别。蒸制时间短的叫(普通蒸)煎茶,蒸制时间长的叫深蒸煎茶。

普通蒸的煎茶,口感的平衡很好。蒸得时间比较长的深蒸煎茶,因为茶叶的纤

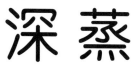

◆ *Sencha-Fukamushi*

煎茶
深 蒸

在蒸制的煎茶当中，蒸得时间长的叫深蒸煎茶。
它的特点是深绿色的茶汤、很浓厚的味道。

与普通蒸的煎茶相比，深蒸煎茶因为蒸的时间长，所以茶叶的纤维质很脆弱，叶片的状态也比普通蒸的煎茶缩碎，拿水一冲纤维质就溶解在热水中，茶汤虽然不像普通蒸煎茶那么的透明，但是深绿色茶汤同样很美，口感浓厚。这算日本茶的新品种，跟传统的煎茶不同，味道与茶香跟传统的煎茶有很大的区别。
＊照片中是茶叶的参考商品。

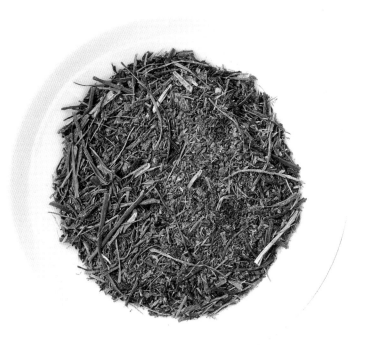

维质更溶于热水中，所以茶水是深绿色，可以推荐给喜欢喝浓茶的人。

　　釜炒茶，茶如其名，不是用蒸气蒸，而是用铁锅炒出来的茶。这种制茶法接近乌龙茶等中国茶的制法。最近由于制茶工匠的减少，现在只有九州和四国还在制作

这种茶了。因为不经过蒸制，所以跟煎茶等其他茶叶相比更不容易出粉末，干脆的口感是它的特征。

　　虽然同是煎茶，深蒸煎茶、釜炒茶由于产地和生产者不同，茶香和口感也完全不一样。如果你对日本茶感兴趣，想找到

煎茶
釜炒

煎茶大多采用蒸制法，也有用铁锅炒制的煎茶。
推荐给喜欢清爽口感的人。

高知县产的釜炒茶"祝福"40克/3,360
日元。茶树生长在高知县的山丘地带，
茶茶之间用特别的手法进行采摘。铁锅
翻炒制作成釜炒茶。

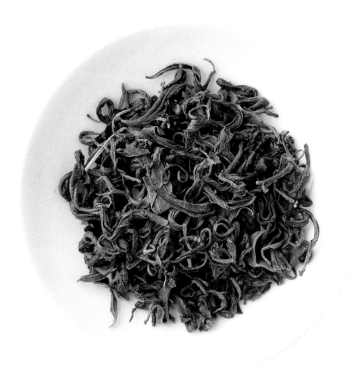

自己喜欢的口味，就去日本茶的专卖店或
日本茶饮店，告诉店员自己的喜好，多多
品尝，就能找到自己中意的茶。

　　绿茶原本是高级的嗜好品，过去都是
纯手工制作。现如今因为大批量生产技术
的普及，便宜的绿茶遍地都是。但在招待

客人或自己想泡一杯美味的好茶时，用比
日常饮用高级一点的煎茶如何？

111

口感与香味都很高级的茶

玉 露 ◆ Gyokuro

采茶之前，用草席将整个茶田覆盖遮光，用这种方法让
茶叶当中的甘味充分储存，制作而成的就是玉露。比起
大口喝茶，少量啜饮茶叶中渗出的甘露更值得回味。

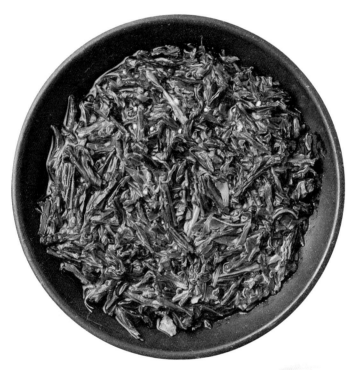

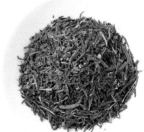

上）将玉露当作啜饮茶来品尝吧。在光滑的叶片
上，倒入20℃左右的水完全浸泡，甘甜味就会
释放出来。如果跟其他茶叶一样用急须壶来冲
泡的话，茶汤呈现的是漂亮的金黄色
下）滤出芽茶、茎茶、粉茶等，玉露也分若干种
类。照片中的宇治玉露，50克/2,100日元。芬
芳的茶香与甘醇的口感都十分出色。

甘醇凝缩的美味，要一滴滴地品味

茶叶起源于中国古代，在唐宋时期，用药碾将茶叶碾成粉末饮用是主流的喝法，这种名为"抹茶法"的品茶方式之后传入日本。到了室町时代，日本在宇治有了自己的茶园。作为日本第一个茶产地，宇治的茶园不断发展壮大。日本战国时代武将嗜茶，进一步推动了茶园的发展，到了德川的时代，宇治已经成为专门为幕府提供贡茶的地方。

说起宇治茶，当然是以加工抹茶的碾茶为主，到了江户时代中期，宇治田原的永谷宋元在以往铁锅制茶的工序中，编入跟抹茶一样"蒸"的工序，创造出新的制茶法——就是现在的"煎茶"。而且当时只

有宇治可以用"覆盖法"栽培的茶叶制作"玉露"。

玉露虽然作为高级茶被大家所熟知，但其实从种植的茶树到制法跟煎茶都是一样的。不同的是茶叶的栽培方式。煎茶的茶叶在日光下栽培，玉露的茶叶是在遮光的"覆盖"环境下长大。采茶前的1~2周时间，整个茶田都用草席覆盖，在遮阴的环境下继续栽培。这样茶叶中甘醇成分的茶氨酸才会增加，变成了口感浓稠的茶。

茶茶之间为了让大家充分体会玉露本来的甘醇，推荐大家品尝啜饮茶。

"品尝啜饮茶，就是用最简单的方式享受玉露。茶叶虽然很贵，但真的可以享受到顶级的美味。沏泡一次、两次、三次的味道变化也值得体会。"

How to make Japanese tea

美味玉露的冲泡步骤

1

可以用喝酒的杯子，用啜饮茶的方式享受玉露。将玉露的茶叶放入杯中，用手指铺平。

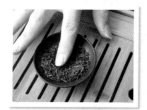

2

将晾水杯中降到适宜温度的温水倒入，完全浸没所有的茶叶。水温在20～60℃之间都适宜。

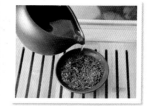

3

不盖盖子，等待水（温水）让玉露富含的精华逐渐渗透出来，观察茶叶的颜色变化也是一种享受。

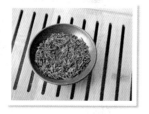

4

啜饮从茶叶间渗透出来的一滴滴茶汤甘露。沏泡第二次、第三次的时候，味道会发生改变。

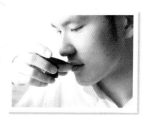

无论是点茶还是品饮都很有乐趣

抹 茶 ◆ Matcya

抹茶那泛起细腻的泡沫、闪闪生辉的翡翠绿色，光看着都觉得赏心悦目。先人传下来的好东西我们应该好好享受和传承。觉得抹茶门槛高就对其敬而远之就太可惜了，只要带着追求美味之心，以及对泡茶人的感激之情好好享受即可，不必太苛求其做法。

右）用与玉露同样的栽培法种植的茶叶，并用石碾碾成粉末就是抹茶。浓浓的翡翠绿色茶汤，与表面产生的细腻泡沫非常美丽。虽然因为茶道的缘故，抹茶给人一种门槛高的印象，但其实只要有茶筅，在家也能轻松点茶。
左）抹茶是细腻的粉末状并溶于水能充分地被身体吸收，因此对身体非常有益，希望大家能经常摄取抹茶。

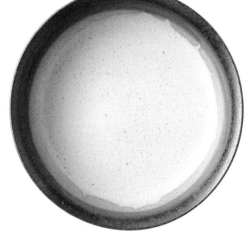

想要轻松地享受美味

抹茶跟玉露一样，是用覆盖栽培法种植的茶叶制作而成。茶叶蒸过后，不揉捻并直接干燥的茶是碾茶。用石碾将碾茶捣成粉末，就变成了抹茶。

也许有人会觉得抹茶的门槛太高对它敬而远之。和多田先生表示："不要拘泥于茶道给人的印象，放松心态去享受抹茶吧。使用道具也很简单，只需要器具与茶就够了。"

其实比起自己在家点茶，参加露天茶宴或茶会会有更多的机会体会点茶的乐趣。

抹茶跟生啤一样，上面被一层泡沫覆盖。两手捧着茶碗，在泡沫消失之前喝掉会更加美味。不同的茶道流派，抹茶的做法也不同，不用勉强自己去做，享受就好。

How to make Japanese tea **美味抹茶的冲泡法**

1	2	3	4
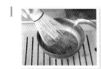		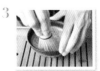	
在容器中倒入热水（有抹茶专用的茶器当然更好），用茶筅旋转着刷热水，温养茶筅与道具。	茶筛置于容器之上，将抹茶倒入筛中后晃动筛子，抹茶就落入器皿中。使用3克左右的抹茶。	将80℃左右的水倒入容器中，用茶筅调和，在搅动的时候，腰部发力均匀搅拌是窍门。	上面逐渐出现一层细腻的泡沫就算完成了，在泡沫消失之前喝光很重要。

推荐给喜欢茶香的人

焙 茶 ◆ Houjicha

将煎茶炒香，加工而成的就是焙茶。茶叶从倒入热水开始，就散发出一种独特的茶香。从泡茶的那一刻起，幸福感就会油然而生。炎热的夏季做成冷茶也很好喝。

左）焙茶是在煎茶的基础上加工而成。茶叶的颜色没有斑驳，形状整齐的是上等好茶。照片中奇怪的茶棒头40克/1,050日元，严选的静冈产第一茬优质茶叶的茎部，炒得喧腾腾的。无论用热水还是冷水冲泡都很好喝。

右）焙茶泡出来的茶汤色跟大麦茶差不多。上好的焙茶颜色淡但是口感和茶香都出类拔萃。

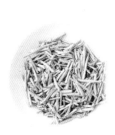
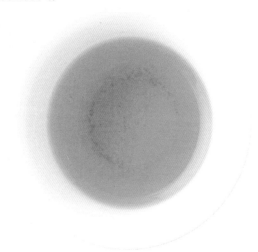

经过翻炒，制作出茶香四溢的茶

焙茶，是通过炒制而拥有了馥郁独特的茶香。

它不仅具有独特的焙煎香，口感还很清爽温和非常适合喝不惯浓茶和苦茶的人饮用。而且焙茶的咖啡因很少，对肠胃的负担也小，一天之中无论什么时候都可以喝。可以在餐桌上随意饮用，既可以搭配饭菜，又可以搭配点心饮用。

焙煎的程度，使用的是茎、枝、叶哪个部分，如何分配比例，炒制出的茶叶的观感与口感都千差万别。家庭饮用可常备数种，配合当天的心情饮用。

焙茶的价格一般都比较实惠，当然也有高档品。

How to make
Japanese tea　**美味焙茶的冲泡步骤**

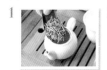

1

因为焙茶的茶叶很轻，看上去的量比实际的量少，所以要将足量的茶叶倒入急须壶中。

2

将烧开的热水一口气倒入急须壶中。要使用大一点的急须壶，并倒入满满的热水。

3

直到茶叶和热水都要溢出来的程度才算倒满，为了防止它起泡要盖上盖子。

4

泡30秒后，倒入茶杯中，焙茶会越泡越淡，一般只能泡三次。

番 茶 Bancha

番茶一般被归类于"廉价茶"的行列。吃饭的时候、吃点心的时候，每天无论什么时候都能喝到番茶。它口感清爽，不会影响料理的味道。因为没有强烈的个性，所以是一款大家都能接受的茶。

右）番茶的茶汤色一般比较清淡。冲泡出美味的窍门是要用煮沸的开水冲，焖30秒左右。当它开始散发独特的茶香时就能喝了。喝番茶时，最好使用厚实的茶碗。

左）番茶都是大片的茶叶子和茎部不经揉捻直接干燥制成的，所以保留了茎和叶原有的形状。因为是秋天制作的茶，又称为"晚茶"。照片中的"暖茶"80克/630日元。

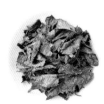

亲近大众，日常饮用的茶

和多田先生说："煎茶之类的绿茶在以前都是逢年过节才能喝的东西，或是为了特别的日子和招待客人用的茶。但番茶不同，是日常我们自己喝的茶。因此需求量大，所以要仔细挑选生产厂家，选择安心安全的产品。"

番茶的制茶法各产地都不一样，一般都是在第一茬的新茶摘过后再采摘的茶，可以用蒸、炒、煮等方法制作。有人说因为它是下等茶所以才叫番茶。其实它原来还有个名字叫"土茶"，是全国各地根据当地的风土与传统制作而成的茶。又因为它一般是在晚秋时期制作，也叫"晚茶"。

番茶中有大量的大叶子和老叶子，所以会比较涩，建议泡淡茶饮用。

How to make Japanese tea 美味番茶的冲泡步骤

1	2	3
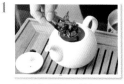	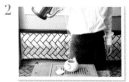	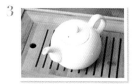
因为番茶喝的量比较多，所以选容量大的茶壶比较方便。茶叶放得太多会比较涩。	即使用热水泡番茶其味道也很难渗出，所以要在较高的地方，将热水饱含着空气一起倒入茶壶中。	盖上壶盖，焖30秒左右，番茶基本上都是用热水冲泡的。倒入茶杯后可以喝个痛快。

根据个人喜好还可以添加玄米的

◆ Genmaicha

玄米茶

右）玄米茶的茶叶，是以煎茶或者番茶为基底，再加入炒过的玄米。（现在出售的玄米茶，为了色香俱全会使用炒过的白米）。冲泡法、口感、茶汤色要视基底的茶叶而定。如果加了抹茶，茶水就会变成深绿色。
左）照片中的茶叶是参考商品

在煎茶或番茶当中加入炒过的玄米，就能做成很香的玄米茶。可以直接买现成的玄米茶，也可以自己在煎茶或番茶中加玄米或者加入抹茶，根据自己的喜好拼配也是一种乐趣。

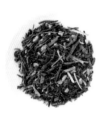

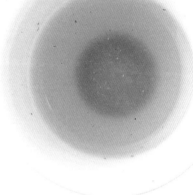

可以自由拼配，受万千宠爱的茶

　　所谓玄米茶，就是将炒过的玄米混入茶叶当中。茶叶本身用得是煎茶或者番茶，也有人在焙茶中混入玄米。

　　这款广为认知的廉价茶，传说是从茶怀石中获得的灵感，经研发后变成了一个新品种。玄米茶的发祥地是被广为人知的

"蓬莱堂茶铺"，据说当时只是不小心将锅巴掉到开水桶里，立刻就香飘四溢。于是就想到了研发玄米茶。

　　和多田先生说："喜欢玄米香的人可以多放玄米。去茶叶专卖店、卖米的地方、大超市里都能买到好玄米，只要把它混入茶叶中即可。还有人往玄米茶中放抹茶，同样也很好喝。"

How to make
Japanese tea　**美味玄米茶的冲泡步骤**

1
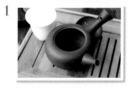
泡玄米茶适合用大点的急须壶。照片中是一款是可以抑制杂味的急须壶。用热水温养急须壶后倒掉热水。

2
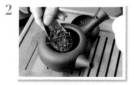
在急须壶中加入茶叶。如果想喝很香的玄米茶，就去专卖店买炒好的白米加进去。

3
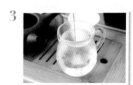
用晾水杯让热水变凉，倒入急须壶中。番茶和玄米混合的茶一倒进热水就香飘四溢。

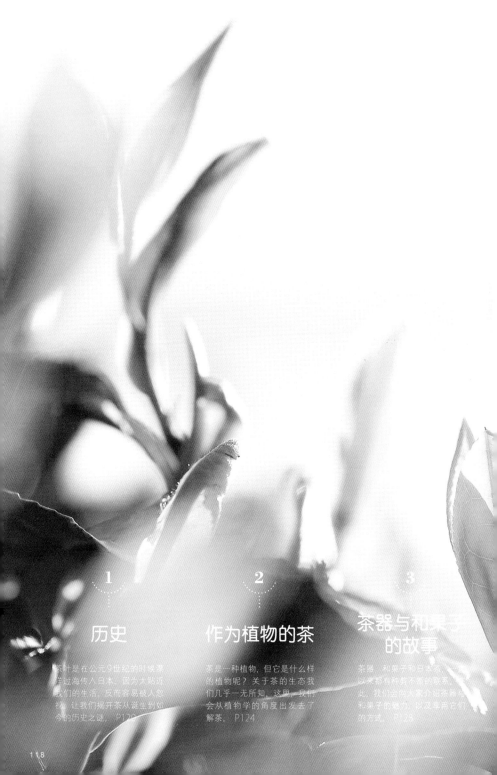

深入了解日本茶的知识

日本茶快速入门

平常我们接触到的都是制成商品的日本茶，
但关于茶的品种和产地，大多数人都知之甚少。
在这里我们将揭开日本茶的真面目，
让大家了解作为植物的茶的历史，
这会让你杯中的茶变得更美味！

让知道与不知
道的人都能深
入了解的茶的
知识

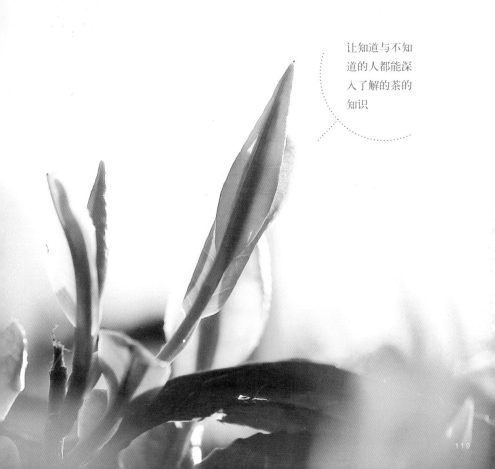

历史

茶是餐桌上的人气饮品。不过大家有没有想过，它是从哪里来的？

充满浪漫的
日本茶历史

茶的起源在中国古代的《茶经》中就有记载，可追溯到公元前3400年。
之后它漂洋过海来到日本，并且在日本本土生根发芽。

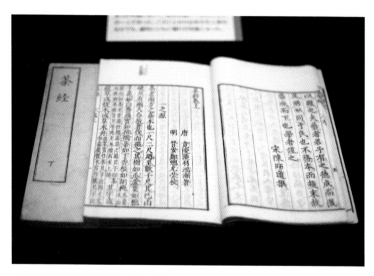

中国唐代的陆羽撰写的《茶经》，作为记载茶历史的正统读物流传甚广。/茶之乡博物馆

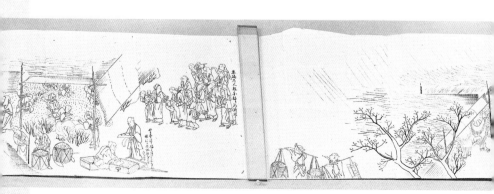

以药为起源，
在全世界广泛传播

茶叶的原产地在中国，传说在9世纪、也就是日本的平安时代（794—1192年）初期由遣唐使带回日本。当初茶不像现在是当做嗜好品，而是作为药物使用。

据中国古代的《茶经》记载，公元前3400年左右，神农氏在云游各地尝百草时中了毒，当时用来解毒的就是茶叶。

唐宋时期，茶叶主要是用药碾碾成粉末饮用。为了学习临济禅，远渡宋朝的荣希禅师将这种抹茶法带回了日本。1191年荣西禅师回国后，将茶叶的种子托付给京都栂尾高山寺的明惠上人，明惠上人在寺内开辟了茶园，这就是日本生产茶叶的起源。如今寺院内还立起了一块纪念日本茶叶发祥地的石碑。从开祖是远渡中国的禅师这点来看，九州的八女茶和宇治茶的起源也很相似。八女茶是日本的周瑞禅师将从中国明朝带回的茶种子撒在地里，在传授制茶法的时候，利用野生长出来的山茶在民间推广。

在高山寺开辟茶园的荣西禅师，为了普及饮茶法还撰写了一本《饮茶养生记》。这本书与茶叶一起被进献给了源实朝，武士门第将它作为饮茶礼仪普及了下去。

到了室町时代，茶园扩展到关东，东寺南大门出现了一帖一钱的卖茶人（这里的一钱不是金额，是指一勺分量的抹茶），这种将茶卖给到寺院参拜的人的形式，是现在"茶饮店"的雏形。到江户时代的延享时代（1744—1747年），出现了贩卖足久保茶或宇治茶等高级茶叶的茶馆，据说当时盛况空前。

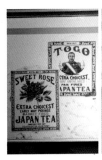
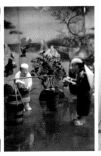
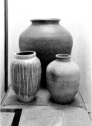

左）出口用的茶叶包装。看着都觉得赏心悦目。/茶之乡博物馆
中）室町时代出现的"一帖一钱"的卖茶人的模型。
右）这是在宇治上林纪念馆展出的，装有给军上供的新茶的茶坛和茶道具。

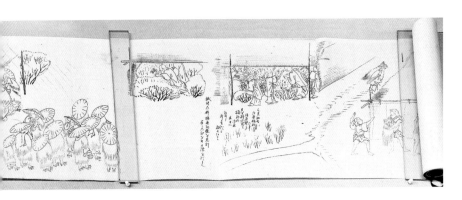

静冈县是日本最大的茶叶产地，不过与中国回来的禅师开创了宇治和八女茶的起源不同。

1858年，日美缔结《日美修好通商条约》，标志着日本闭关锁国的结束。茶叶成为与外国通商贸易主要的出口商品，于是日本国内的茶叶生产规模急速扩大。1867年明治维新后，作为幕府最后的统治者德川庆喜被迫从江户移居至骏府，幕臣们紧随其后。这些因"奉还版籍"失去官职和领地的人开始在牧之原平原开荒种茶。这期间，由于大井川的摆渡船正式通航，同样失去工作的摆渡脚夫也加入到了开荒的队伍。就这样，牧之原作为日本最大的茶产地开始了自己的历史。随着牧之原平原茶产业的不断扩大，如今静冈县的茶产量已经占到全日本茶产量的一半。

回顾茶叶的历史，会发现茶在日本史当中扮演着重要的角色，说历史与茶共同发展也不为过。

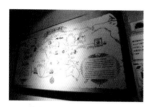

回望茶叶的传播历史，就是一部宏大的罗曼史。/入间市博物馆ALIT

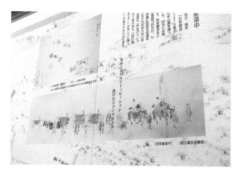

"追着茶坛跑的顽童"是在运送贡茶的队伍中传唱的童谣。/上林纪念馆

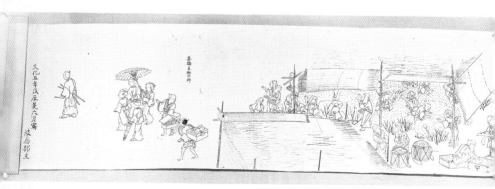

教给大家非常用趣的猜茶游戏！

通过时髦的"斗茶"游戏，与茶进行亲密接触

很多人喜欢在家里玩类似赌博的"斗茶"游戏（还有茶歌舞伎）。
赌博是违法的，但是玩斗茶游戏还是觉得非常有趣的。
既有单纯的形式又很有意义，大家一起来振兴猜茶游戏吧！

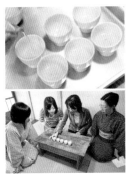

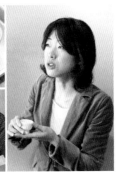

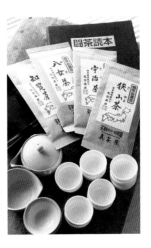

斗茶必备的道具：日本茶（煎茶）若干种，按人数分的的杯子（建议用白杯子），其他用最基本的茶道具就可以了。

跟茶道中人一起，来玩愉快的猜茶游戏！

镰仓时代（1185—1333年），种茶开始在日本全国推广。那时候，从中国宋朝传来的名为"斗茶"的猜茶游戏也开始流行起来。到了日本南北朝时代（1336—1392年），武士贵族们将各地的名茶收集起来，兴起一边喝茶一边玩斗茶的娱乐风潮。

刚开始，京都的斗茶分"本地茶"与"外地茶"两种。后来规矩变得越来越复杂。斗茶也从上层阶级开始向民间渗透，并开始带有赌博的色彩，有人甚至为斗茶输得倾家荡产。当年斗茶流行到让幕府出禁令的地步，人们视斗茶为"乱世的诱因之一"。

不过仅凭传闻觉得"好像很有趣"，是不能体会斗茶的乐趣的。只有亲自参与，不知不觉中产生"输了，好不甘心"以及"竟然只有我猜错了，好逊"等较真情绪，才更有趣。而且在游戏的过程中，自然而然地记住了很多茶，这让参与游戏的人感觉很有收获。

虽然一个人也能玩斗茶，但最好跟喜欢茶的朋友们一起玩。准备几种茶，数只可以清晰地辨别出茶汤颜色的白色茶杯，再加上茶壶等一套喝茶的工具就可以玩了。

先让大家试饮每种茶叶，然后出题人瞒着参加者按照人数泡茶，喝过茶后一个人一个人地猜。这种操作很简单吧？一轮之后还可以改变猜茶的内容、游戏规则甚至更换出题人。大家开始随意地享受斗茶的乐趣吧。

作为植物的茶

因为太贴近生活，我们反而不了解它

茶叶的基础知识
大放送！

"茶叶是怎么制成的？""它从哪里来？"
因为太贴近我们的生活，大家反而忽视了这些问题。
这里我们会将最基础的茶叶知识告诉大家。

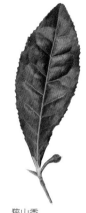

狭山香

1971年培育而成，早生种，耐寒，高产。茶如其名，具有芳香怡人，口感稠厚的特征。以狭山为主产地，在关东地区广受欢迎。

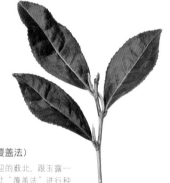

薮北（覆盖法）

广受欢迎的薮北，跟玉露一样是通过"覆盖法"进行种植的。稠厚的口感介于玉露与煎茶之间。

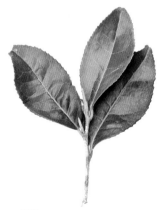

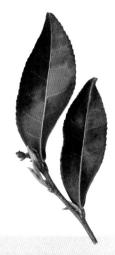

薮北

是日本最普及的主流品种，口感圆润且容易种植，产量高，可以说是万能品种。虽然是在静冈县培育出的茶种，但目前在埼玉县也有广泛种植。

覆绿

1986年培育而成（介于早生与晚生种之间），兼具了花一样的甘香与清爽的味道，产量高，耐寒性也很强，因此颇受欢迎。

把茶当做一种植物进行研究

全世界以亚洲为主有超过30个国家种植茶叶，据说每天消费20亿杯以上。作为贴近我们生活的茶，你真的了解它吗？

首先，从植物学角度来讲，茶树属于山茶科山茶属，四季常绿的植物。1887年植物学家克茨（Ktze）发现，以学名野茶树（Camellia sinensis）为茶命名。

独特的苦味与涩味是茶的特征，这是茶叶中的儿茶素所致。而伴随着苦味而来的提神醒脑作用，是茶叶中的咖啡因所致。奇怪的是，与茶叶同属山茶科的山茶和茶梅却不含咖啡因。

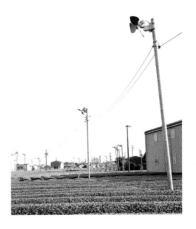

防霜扇可以说是产茶地的一道风景。它是为防霜害冻住茶芽创造出来的，考虑到风向等因素，将它放在最适合的位置上很重要。

茶的原产地在中国，公元9世纪左右传入日本。据史书记载，平安时代的遣唐使将茶带回日本。随之日本各地就产生了名为茶集会、茶歌舞伎的"斗茶""茶之汤"（茶道）等独特的饮茶风俗。随着茶文化的传播，日本各地也相继开始种茶。到了明治时期，各产地根据自己的气候特征逐渐对茶叶品种进行了改良。

在这些改良的品种当中，最广为人知的就是"薮北"（1908年发现），它是目前日本种植最多的品种，具有耐寒性强、容易扎根等诸多优点，在各地都可以广泛种植。

用这种茶叶为原料制作出的，除了日本茶之外还有红茶、乌龙茶等。即使用同一棵茶树的茶叶做原料，制法不同，名称与口感也会有很大的差异。日本茶是不发酵茶。完全发酵就变成红茶，半发酵就变成乌龙茶。而且日本茶的杀青法（让茶叶中的活性酶停止活动）处理方式也不同，分成用蒸气蒸的（普通蒸）

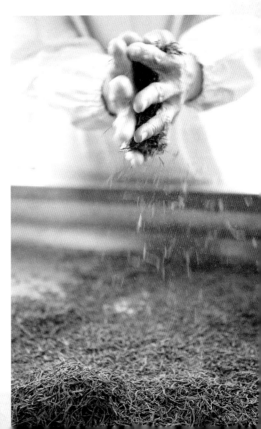

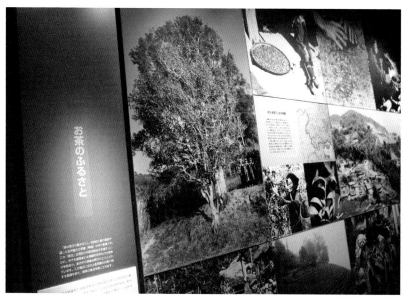

虽然茶叶的原产地有各种争论，但是基本上确定是在中国西南部的云南省附近。/茶之乡博物馆。

煎茶、深蒸茶，和铁锅炒制的釜茶。

　　中国茶有5000年的历史、日本茶有1000年的历史，茶叶的历史如此悠久，也有无数的传说故事流传下来。一边品味着美味的好茶，一边回顾茶的起源与历史，丰富的茶文化会让品茶的乐趣更具韵味。

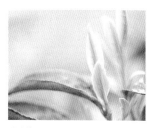

香味怡人。作为健康生活的象征而备受青睐的新茶。

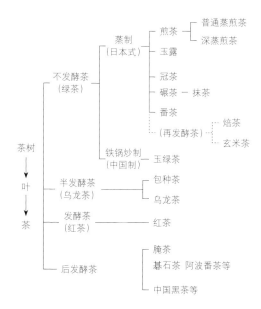

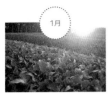

休眠、营养补充

冬天，茶树也处于休眠中，这时候是补充养分的关键时期，根据气温与生长需要施以液体肥料。

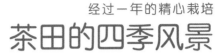

经过一年的精心栽培

茶田的四季风景

好茶需要一整年精心栽培才能收获，
配合气候和生长状态进行管理最重要。

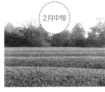

发芽前的准备

为茶树补充养分。施寒肥，观察发芽的情况适当地施肥。

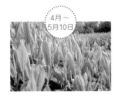

新芽上市

八十八夜（从立春开始经过88天）后的大约2周左右是盛产新茶的时期，茶园最繁忙的时候。

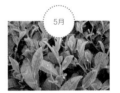

第二茬茶前的准备

为了第二茬的茶叶开始施肥。剪除迟发的芽，茶园开始定期修剪茶树。

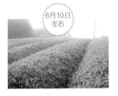

第二茬茶叶上市

第二茬的茶叶开始上市。因为已经进入梅雨季，采茶时要不断确认天气情况。

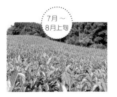

除虫

到了夏天，小叶片开始长虫。除虫，修剪长过头的茶芽是这段时间的重要工作。

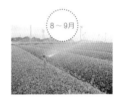

灌溉、土壤改良

用喷水装置灌溉茶田，观察茶树以及土壤状况，对土壤进行改良。

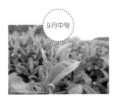

秋冬番茶上市

收割秋冬番茶，这时期的树枝是来年第一茬叶子的母枝，所以收获时要细心对待。

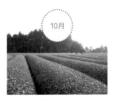

为来年的新茶做准备

为了确保来年第一茬茶叶的品质，要调整茶树的切面，检测土壤，施肥。

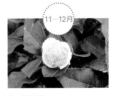

每天观察

每天仔细观察茶树，土壤的状态，观察花结出的幼茶果实。

茶器与和果子的故事

茶＋茶器＋和果子三位一体，让在家喝茶的水准上一个档次！

茶器与茶点的选择

虽然喝茶时间主角肯定是茶，但如果精心挑选茶器与茶点，
会让喝茶的乐趣无限膨胀。关于如何将茶、茶器、茶点搭配得更合谐，
让我们来听听这方面专家的意见吧。

和果子的推荐店铺……

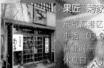

果匠 菊家
东京都港区南青山5-13-2
电话：03-3400-3856
营业时间：9:30—17:00 周六—15:00
休息日：每日 节假日
http://www.wagashi-kikuya.com

茶器的推荐店铺……

表参道 茶茶之间
涩谷区神宫前5-13-14
电话：03-5468-8846
营业时间：11:00—19:00 (L.O.)
休息日：周一（周一是节假日的话就第
二天休息）
http://chachanoma.com

喝玉露的啜饮茶，使用酒具中的浅口杯最适合。点心搭配"多摩川"这种带馅的软糕点。点心虽然体量小，味道却非常地道，不输给口味独特的玉露。梅子馅、栗子馅、柚子馅、白糖馅、小豆馅，一套1,200日元

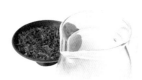

煎茶

点心推荐干果子『矶游』，茶器推荐常滑烧急须壶

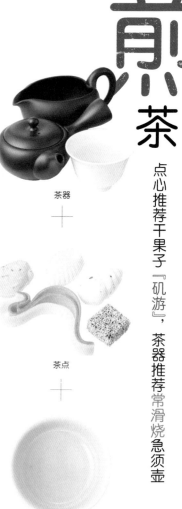

茶器

＋

茶点

＋

茶

茶器绝不能使用金属器皿。照片中的常滑烧急须壶5,040日元，晾水杯3,675日元。急须壶的盖子和开口十分契合，不会漏水。茶点选择"矶游"这种干点心，以波浪、贝壳、岩石等海里的东西为主题的小干点心惹人喜爱，一盒1,150日元。

配美丽的糖衣软糕点『多摩川』，容器配手持的酒杯即可。

茶器

＋

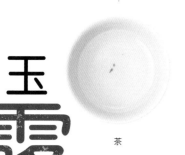

茶点

＋

茶

玉露

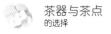
番
茶

点心配加入黑糖的『利休馒头』，冲满满的一大壶茶。

下图中的急须壶与盖子设计成了咬合的蝶形。选择大点的急须壶可以畅饮。考虑到不能妨碍玄米茶的口感与香味，选择味道清淡的山药馒头『裟绿』（380日元）做茶点。这款茶点本来是搭配煎茶的点心，口感十分柔软。

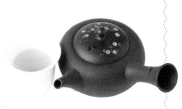

茶器

大容量的急须壶配山药馒头『裟绿』

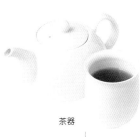

茶器

+

茶点

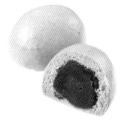

+

茶点

+

玄
米
茶

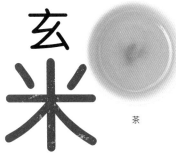

茶

茶

番茶饮用量较大，适合跟一次能冲泡很多茶的茶壶搭配。茶杯可以用大容量的马克杯。茶点搭配黑糖馅的点心『利休馒头』240日元。因为是平常喝的茶，可以随意跟各种好吃的点心搭配。

焙茶的茶器要使用可以充分诱发茶香的器具，图中的白姬急须壶2,100日元，朴素的白色，无论跟什么茶杯搭配都合适，茶点要搭配不会影响焙茶茶香的点心，黄味时雨（一种上等的蒸点心）的"瑞云"330日元，不成形的制作方式，有入口即化的口感。

抹茶

点心配上生果子的绣球状的『额之花』，茶器配专用的抹茶茶器会有更多乐趣

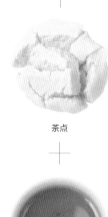

茶器

＋

茶点

＋

茶

入口即化的黄味时雨『瑞云』，配白姬急须壶本身就是视觉上的享受。

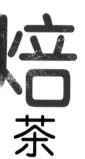

茶器

＋

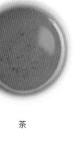

茶点

＋

茶

焙茶

茶器不仅具有喝茶的功能性，器具本身的美也深受广大收藏者的青睐，可以通过对陶制品的了解，选择手感好的器具，也可以挑选某个产地或工匠的作品。上生果子是最适合搭配抹茶的茶点，照片中是日本6月大量销售的彩色点心"额之花"，做成了绣球的形状，430日元/个。

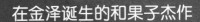

日本最美味的
茶点在这里!

在被誉为"加贺百万石"的金泽城中,
有受历代藩王青睐的和果子。它的名字叫长生殿。
是在丰富的茶汤文化中诞生的、为茶而生的点心。
我们走访了延续380年历史的点心世家"森八"。

因茶而生的和果子的最高杰作

茶席间提供的和果子，具有与茶汤文化共同发展的历史。金泽的加贺藩王前田氏茶汤造诣深厚，特别是三代藩王前田利常精通茶汤文化，他鼓励褒奖以茶汤文化为中心的美术或工艺品的发展，美名广为流传。

前田利常在位期间，专门为藩王准备的和果子"长生殿"诞生了。这款添加了大量德岛县"和三盆糖"的茶点，被制作成红白两种颜色，堪称是和果子中的杰作。当年盛行嗜饮浓茶，这种高档的点心可以更好地诱发浓茶绝妙的口感。女主人告诉我们，当年红白长生殿茶点的价格近乎等同于金子的价格了。

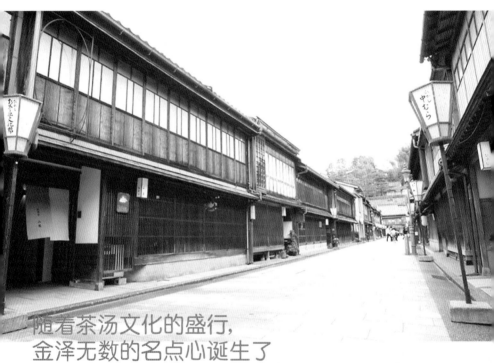

随着茶汤文化的盛行，
金泽无数的名点心诞生了

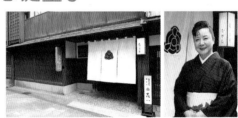

上）这些是作为历史遗迹被保留下来的城下町街道，坐落在干果子茶屋街的"文政的果子司"是文政年间的商铺，店内还设置了喝茶的地方。下右）精通茶道的森八女主人中宫纪伊子女士。

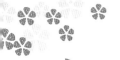

颠覆口感与味觉印象的
极致茶点
"长生殿"的魅力

被称为日本三大名果子之一的长生殿，传承了300多年不变的制作方法。
它广受赞誉的魅力到底在哪里？

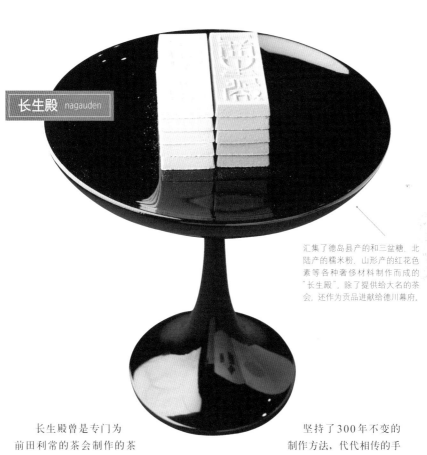

长生殿 nagauden

汇集了德岛县产的和三盆糖，北陆产的糯米粉，山形产的红花色素等各种奢侈材料制作而成的"长生殿"，除了提供给大名的茶会，还作为贡品进献给德川幕府。

长生殿曾是专门为前田利常的茶会制作的茶点。在以马、船为主要交通工具的时代，专门从德岛县运来和三盆糖，使用山形县产的红花为点心染色，可以说是极为奢侈的高档点心。常年深居宫中特供的茶点，直到明治之后普通百姓才有幸品尝。

坚持了300年不变的制作方法，代代相传的手艺，没想到有一天会落入民间，让现代的我们也有幸能品尝到大名青睐的点心，激动的心情油然而生。

咬一口含在嘴里，可以感觉到长生殿在逐渐融化，和三盆糖上等的甜美感在口

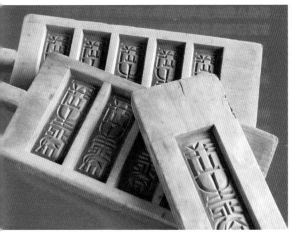

用坚硬的山樱木制作的长生殿的模具。木匠一个个仔细地将花纹雕刻上去。在森八的仓库里，保存着各种尺寸的大小模具。

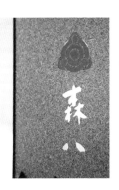

"长生殿"是这样制作的

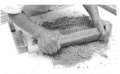

1 将和三盆糖与糯米粉混合，揉搓原料。

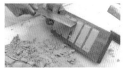

2 师傅用熟练的技巧，将原料塞满木质的模具。

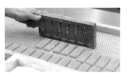

3 在模具中塑形完成的点心，看上去也别有一番风味。

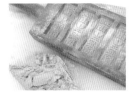

原料中鲜艳的红色，是从山形县产的红花中提炼出的。

❀ 专栏

在藩王利常时代诞生的长生殿

精于茶道的三代藩王利常公曾特地招待小堀远州，奖励他为茶汤文化做出的贡献。而长生殿正是由小堀远州提笔命名的茶点。据说当时藩王在茶会上直接叫茶点师傅现场制作长生殿，真不愧为极致的糕点。

中扩散。这时再来杯抹茶的话，就更加回味无穷。不愧为日本三大名点之一，完全颠覆吃不了"落雁"（一种干点心）的人的印象。

这里要大赞它极致的美味。入口软糯，触到舌尖的瞬间开始融化的口感。这是没经过干燥处理的最新鲜的口感。希望大家都能享受到这从未体验过的快感当中。

用最好的茶器
泡出最美味的第一煎茶

美味的日本茶，
由"茶器"来决定

茶器，承载着让日本茶更美味的职责。茶器，让茶叶的芳醇、清香与甘美变得更有层次。
接下来让我们听听3位热爱日本茶的人士，讲讲对泡出美味日本茶的茶器深刻的理解。

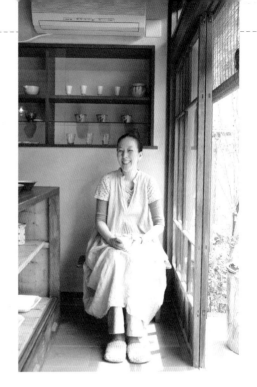

● ● ●
#_01

Natsu Tsubaki

Aya Eto

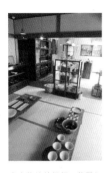

店内传统的橱柜，茶器与餐具等生活用品整齐摆放。喜爱日本茶的惠藤文女士挑选的茶器，都是兼具了设计感与功能性的杰出作品。

店铺信息

夏椿
东京都世田谷区樱3-6-20
电话：03-5799-4696
营业时间：12:00—19:00
休息日：周一，周二
（节假日照常营业，展会期间不休息）
http://www.natsutsubaki.com/

在爱茶店主的器具店里，
满载着使用茶器的灵感。

"夏椿"的店主

惠藤 文

每天都要喝日本茶的惠藤女士，
挑选可以泡出美味好茶的茶器有什么诀窍？
让我们寻求她的建议。

**只有在使用茶器的时候，
茶的味道才会变得深邃**

"夏椿"是坐落在世田谷的一家商铺，惠藤文女士经营着这家器具与生活用品的小店。在装饰温馨的店内，温柔色调的器具与生活用品整齐摆放。

"选择器具的时候，如果它的个性与材质感，容易让你联想到承载美味佳肴时的样子，那么这种强烈的第一印象对你来说就十分重要。"惠藤女士说。

美味的日本茶，
"茶器" 由 来决定

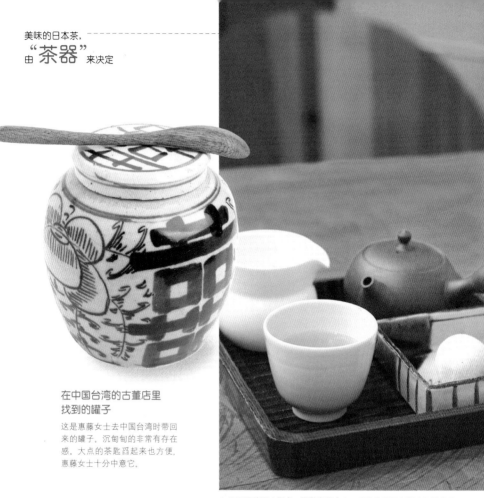

在中国台湾的古董店里找到的罐子

这是惠藤女士去中国台湾时带回来的罐子。沉甸甸的非常有存在感，大点的茶匙舀起来也方便，惠藤女士十分中意它。

白天光顾的客人很多，据说惠藤女士一定会拿出日本茶来款待客人。好茶在手，要选择一款能泡出好茶的茶器就不难了。

"希望大家都珍惜使用自己喜爱的茶器"

惠藤女士是忠实的日本茶粉丝。她泡的茶，温和的口感中还带着点甘甜。能泡出这么好喝的茶，选择茶器的秘诀是什么？

惠藤女士说："虽然茶器的功能很重要，但我还是希望大家根据自己的喜好来选择。用中意的茶器泡出来的茶最好喝。用喜爱的器具，会让生活变得丰富多彩。"

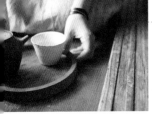

白天来光顾的客人很多，店主惠藤女士会亲自泡日本茶招待客人。

内田钢一先生的横把手急须壶

这是陶艺家内田氏的作品，器具本身给人刚劲有力的感觉，在质感与功能等方面，都是惠藤女士心目中的杰作。

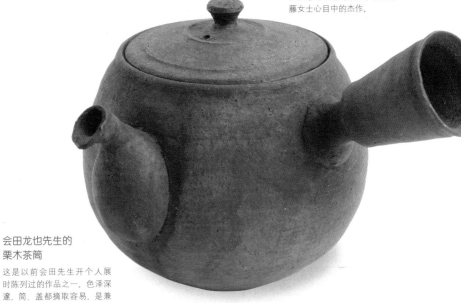

会田龙也先生的栗木茶筒

这是以前会田先生开个人展时陈列过的作品之一，色泽深邃，筒、盖都摘取容易，是兼具了功能与美的优秀作品。

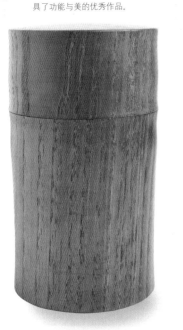

惠藤女士的珍藏

"用铁壶烧出来的水泡茶，茶的味道会更温润。"

惠藤女士烧开水时一定会用铁壶。用铁壶烧开的热水和用陶壶烧开的热水味道完全不一样，泡出的茶的味道也更加醇厚。这是惠藤女士生活中不可或缺的茶道具之一。

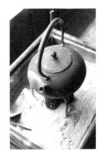

冬天将铁壶或陶壶放在火盆里，随时都可以冲泡好喝的热茶。

美味的日本茶，
由 "茶器" 来决定

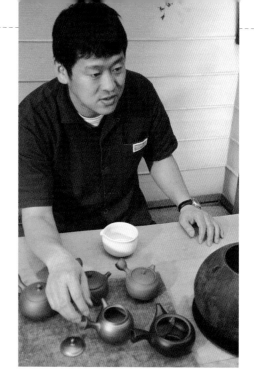

● ● ●

#_02

Uogashi Meicha

Naoya
Okamoto

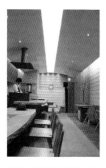

这是"茶果俱乐部"二层的咖啡厅，是用纯天然材料装修的纯和风。三楼也是茶饮店，不过是西洋风格。一楼是茶叶销售和走廊风格的茶饮店空间。

店铺信息

鱼河岸茗茶
茶果俱乐部
东京都中央区筑地2-11-12
电话：03-3542-2336
营业时间：10:00—18:00
休息日：周日、节假日。
8月份的每个周六也休息。
http://www.uogashi-meicha.co.jp/

推广"好的茶器能诱发深层次美味"的理念

"鱼河岸茗茶"

冈本直也

这是我们引以为傲的，为了让本店的茶泡起来更好喝而自制的茶壶。
大家用过之后，就能理解它的好处了。

将茶叶的优点完全
诱发出来的朴素茶器

坐落在筑地室外市场的"鱼河岸茗茶"茶果俱乐部原本是向业内人士出售深蒸煎茶的地方。为了让大家有个轻松享受日本茶的场所，十多年前"茶果俱乐部"开张了。这里为了让顾客享受真正好喝的日本茶，用的都是专业工匠手工制作的急须壶来泡茶。

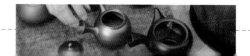

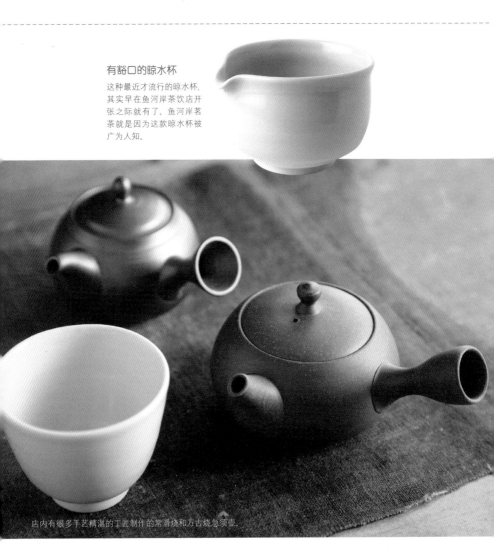

有豁口的晾水杯

这种最近才流行的晾水杯，其实早在鱼河岸茶饮店开张之际就有了，鱼河岸茗茶就是因为这款晾水杯被广为人知。

店内有很多手艺精湛的工匠制作的常滑烧和方古烧急须壶。

"好的急须壶，手柄和壶口短而轻，形状圆润平整。茶叶可以在壶中充分沉浮，香味和口感都会变得柔软。顾客们一用，马上就会有'为什么会这么好喝'的实际感受。"说出上述这些话的，是担任日本茶冲泡教室讲师的冈本直也先生。最好用的道具，很可能是最朴素简单的东西。老铺也珍藏了日本茶的名品，请大家有机会一定要去品尝一次。

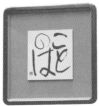

这块扁上的名字，是鱼河岸茗茶的人气商品——自制抹茶的名字。

白瓷茶碗

店里还特别考究的一点，就是都用
白瓷的茶碗，来泡茶泡出来不是纯
绿色的茶汤，而是带点黄的绿色，
白色的茶碗就是衬托茶汤颜色最好
的载体。

"使用最适合的茶器，可以充分感受茶叶的优点"

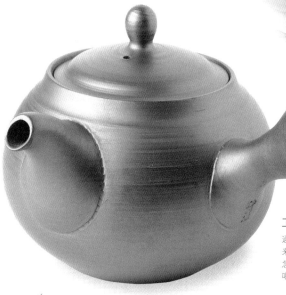

工匠手工制作的急须壶

通过与工匠磨合意见，制作出
来的手工万古烧急须壶，这个
急须壶集结了可以将茶泡得好
喝的所有优点。

鱼河岸的珍藏

"300日元附送茶点，第一次光顾的人也能轻松享用"

菜单上只写了茶的品种，没有照片。基本上都是
300日元左右，价钱非常合理。只要点了茶，就会
送来一套有急须壶、晾水杯、茶碗，并附茶点的套
餐壶。在了解日本茶冲泡方法的前提下，自己可以
泡第二次、第三次。

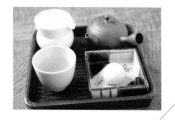

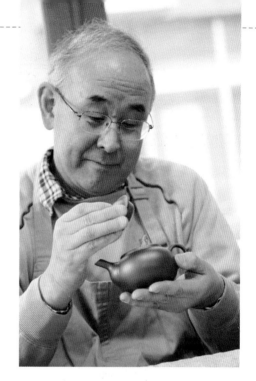

#_03

Shigetsuen

Naoya
Okamoto

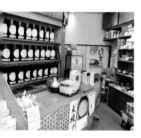

从赤羽站下车步行7分钟左右就可以到这家店。店内整齐摆放着店主高宇先生从全国各产地收罗来的茶叶。茶叶的种类通常在100种以上，店内的一角还可以开研讨会。

店铺信息

思月园
东京都北区赤羽1-33-6
电话：03-3901-3566
营业时间：10:00—20:00
休息日：周二
http://homepege2.nifiy.com

基本上是用常滑烧急须壶，也可以随性地享受

"思月园"店主

高宇政光

是日本茶的专家，习惯随意使用各种茶器。之所以可以这样，归根结底还是忠于自己的喜好和原则。

以原则为基础，创造自己的风格

　　高宇政光先生在经营日本茶专卖店"思月园"之余，还作为日本茶的专家从事日本茶的推广活动。活动之一，就是他亲自主持的"日本茶研讨会"，每月两次，在店内的茶室一角举行。研讨会上有很多适合初学者了解和学习的主题。

　　高宇先生说："我不会去演示如何正确泡茶。因为就算教了大家也不会这么做（笑）。重要的是让

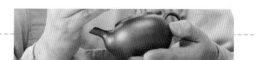

145

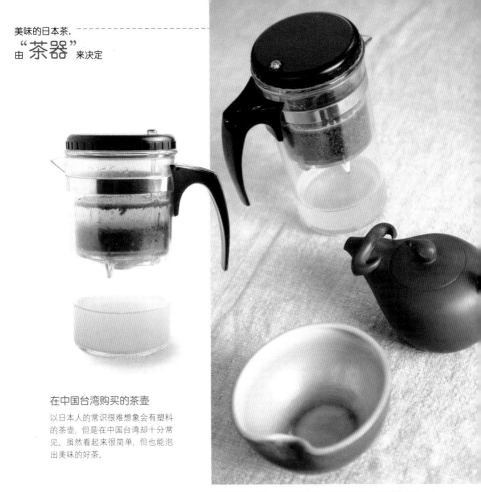

美味的日本茶，
"茶器" 来决定

在中国台湾购买的茶壶

以日本人的常识很难想象会有塑料
的茶壶，但是在中国台湾却十分常
见。虽然看起来很简单，但也能泡
出美味的好茶。

这些都是高宇先生中意的茶器，从这些国外独特的茶器中，可
以窥见高宇先生是个不会被既成的概念束缚的人。

"好好理解基础常识，之后就可以自由发挥"

每个参加者创造自己认为好喝的泡茶方式。因此，就要将基础知识和原则通过研讨会教给大家。"

当被问及使用茶器的原则，他首先例举的是常滑烧急须壶。形状、大小、滤茶网的网纹粗细，所有可以泡泡美味好茶的条件它都具备了。

"只要知道了大原则，之后随性地去享受就可以了。我也会用韩国的茶器，喝红茶也会加奶精。摒弃这些条条框框，你会发现茶的世界很大。"

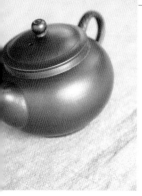

高宇先生说想用常滑的土制作后把手的急须壶，于是就拜托工匠做了三个漂亮的急须壶。

"如右图所见，这是全世界只制作了800个的茶壶。"

这是在静冈县茶商联合会举办的设计比赛中获得优胜的设计，之后特地远赴意大利请玻璃工匠制作而成。虽然实用性很低，却是世界上仅有800个的珍品。

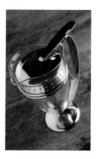

盖子下面就是滤茶网，让热水穿过茶叶流下去的设计。

朋友赠送的后把手急须壶

在中国台湾举行日本茶研讨会时，主办方场地的店主将生肖牛年水牛主题的急须壶赠送给高宇先生。

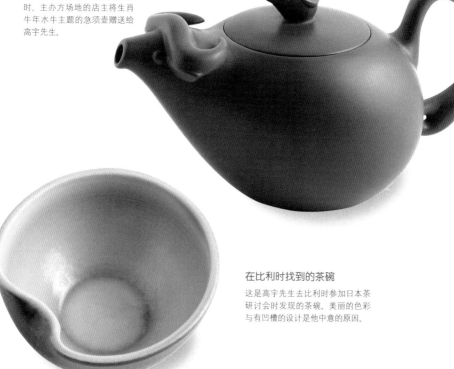

在比利时找到的茶碗

这是高宇先生去比利时参加日本茶研讨会时发现的茶碗。美丽的色彩与有凹槽的设计是他中意的原因。

了解得越多，泡出的茶就越美味

茶器的基础

为了将各种日本茶都泡得好喝，了解如何选择茶器以及使用方法就变得很重要。为了让日本茶更美味，学着掌握这些茶器的基本知识吧。

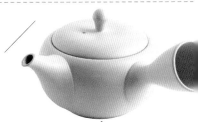

急须壶【急须壶】

(原本是中国暖酒的锅。可将茶叶放入其中，倒入热水泡茶用。把手和注水口是陶瓷制作的器具。
(出处：现代语·古语《新潮国语字典第二版》)

急须壶，是泡茶时必不可少的茶器。说它掌握了茶是否好喝的关键也不为过。茶的味道不仅跟热水的温度有关，还会因茶壶的形状和滤茶网的状态产生微妙的变化，所以要斟酌壶的大小和形状，选择适合的茶壶。在这里，我们会教大家在挑选和使用急须壶时的注意事项。

挑选急须壶时的窍门

选择急须壶的时候，大家一定要确认形状、滤茶的滤网、把手的舒适度(这个之后会解释)这3点。形状最好是底部收窄，不是上下像水桶一样一边粗，滤网当然是越细越好，不要用金属网，最好是跟陶器同样材质的滤网。

配合喝茶的饮用量来选择
急须壶的大小

有人喜欢配合茶叶的种类来改变急须壶的大小，这虽然是个有趣的体验，但不是必须的。如果是每天要用的急须壶，配合着自己的饮茶量来选择大小就可以了。

因为能不能泡出美味的好茶，并不是急须壶的大小能决定的，因此不用在意太多，选择自己中意的大小即可。

▶ 确认滤网的密度与材质

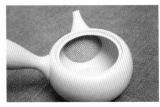

像照片中这样，附带这么细的滤网的急须壶是最理想的。滤网太粗茶叶就会堵住滤口。

▶ 不会积水的形状

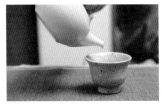

在急须壶倾斜，倒茶的时候，如果茶壶容易积水，剩下的水就会将茶叶泡开。

全世界只有日本才有
横把手急须壶?

目前日本遍地都是横把手型的急须壶，全世界只有日本和韩国常用这个造型的茶壶。虽然急须壶是从中国传过来的，但伴随着日本榻榻米文化的生活方式已经有了发展和变化。现在还有左撇子专用的急须壶(如下图)

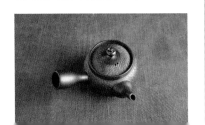

能让茶器使用更长久的保养方法

▶ 取下保护套也OK

壶嘴的边缘在购买时有个保护用的套子，这个其实可以拿下来，如果一直套着就需要定期清洗。

▶ 滤网要仔细清洗

网纹很细的滤茶网容易堆积茶叶渣和茶渍，成为堵住网眼的诱因。因此要仔细清洁保养。

哪种类型适合你？选择手柄的窍门

基 本上没什么急须壶的标准拿法，自己觉得怎么泡茶方便就怎么拿。不过，拿急须壶的习惯不同，选择什么样的急须壶就大有门道了。当然，挑选的时候还是建议大家根据拿起来的手感和材质选择自己喜欢的类型。

▶ 用食指按住壶盖

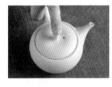

习惯用食指按住壶盖，拿急须壶的手从上方向下按住，有这种习惯的人可以选择把手粗短的类型。

▶ 用大拇指按住壶盖

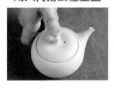

习惯用大拇指按住盖子的人，选择把手细的类型。这样急须壶就不会晃动，可以轻松倒茶。

▶ 用两手拿急须壶

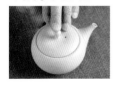

需要用两手分别拿把手和按住盖子倒茶的场合，建议选择细长的把手。在实际购买时确认下手感。

根据不同的拿法和材质，记住急须壶的种类

急 须根据形状分成4种类型。可以配合自己喜欢的茶叶和泡茶习惯来选择适合的急须壶。在不知道选什么好的时候，建议大家每种都拿在手里试试手感。

配合着拿在手里的适手度、饮茶量和茶叶的种类等各种要素和自己的需求来挑选就不会出错。

▶ 手提式急须壶

在急须壶的上部安把手的类型，可以直接放火上烧水。从大茶壶到只能盛几杯水的小急须壶，各种尺寸都有，属于倒热茶也好拿的类型。

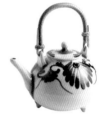

▶ 后把手急须壶

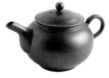

在壶嘴对面安把手的急须壶。属于放在桌上，坐着也容易泡茶的形状，红茶或中国茶的茶器基本都是这种类型。

▶ 宝瓶

没有把手的急须壶都叫"宝瓶"。适用于玉露等低温冲泡的茶，可以将甘醇的茶汤最后一滴都倒出来。

▶ 铁壶形

具有加热快、保温性好等优点，是一种功能性强的急须壶。不过一旦刮伤某个地方就会生铁锈，所以平常使用时要格外小心。

▶ 横把手急须壶

日本传统的急须壶，单手拿着、单手按住盖子倒茶。设计与材质的种类繁多。

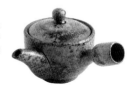

为了美味的第一壶茶精益求精

选择自己中意的茶器吧

我们不仅要告诉大家日本茶如何美味，
还要告诉大家用上等茶器泡茶的乐趣。

急须壶

急须壶，是泡日本茶时不可或缺的道具。配合自己的喜好挑选一款最适合自己的极品茶器吧。

加贺财 褪色款的后把手急须壶

加贺氏是知名的急须壶工匠，他制作的急须壶以精美著称，是所有人都忍不住想用一次的上等茶器。
尺寸：W13.5厘米×H11厘米，
口径3.5厘米
价格：9,975日元
咨询店：荻窪银花

府川和泉 宝瓶

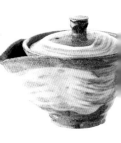

由唐泽的"陶坊空"制作，温柔的毛笔纹路营造出大气的格调。可以一次冲泡1～2杯煎茶。
尺寸：H9.5厘米，
口径10厘米
价格：5,250日元
咨询店：KOHORO

千田玲子 急须陶壶

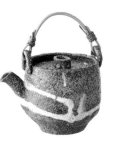

不使用拉胚机制作的朴素陶壶。每一个花纹都不一样，是一件独一无二的器具。
尺寸：W14厘米×H10厘米，
口径9厘米
价格：7,875日元
咨询店：器一客

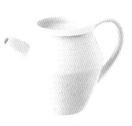

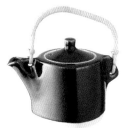

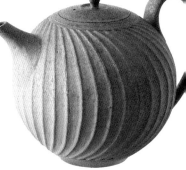

冈晋吾 急须壶

这个设计优点在于方便使用的重量和尺寸，光滑细腻的质感，让人不由得产生想要使用的冲动。
尺寸：φ8.7厘米×W16厘米×H10.3厘米，口径7厘米
价格：25,200日元
咨询店：WISE·WISE tools

柳宗理 出西窑黑陶壶

陶土、釉药、烧窑的柴火都是当地就地取材，虽然不是知名的工匠制作，却处处透露着考究。
尺寸：W22厘米×H21厘米，
口径9厘米
价格：14,700日元
咨询店：design shop

加贺财 刀棱壶

一心一意只制作急须壶的加贺氏的经典作品，兼具了功能性与设计感，滤茶网非常细密，可以将茶汤滤得更彻底。
尺寸：W15厘米×H11厘米，
口径4.5厘米
价格：14,700日元
咨询店：宙空

角掛政志　算盘急须壶

从算盘珠子当中受到启发制作而成，独特的风格非常有存在感。滤网的网纹很密，倒茶时茶汤呈放射线状流出，十分美丽。
尺寸：H10.6厘米，
口径5厘米
价格：8,925日元
咨询店：百福

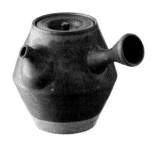

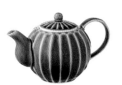

茶壶（织部釉）

采用竖条花纹和织部釉，结合陶器的传统制法烧制的摩登茶壶。
尺寸：W19厘米×H11厘米，
口径5.5厘米
价格：3,000日元
咨询店：三乡陶器

山茶花　急须壶

大胆地配置深红色山茶花图案的设计，为餐桌上平添了一份华丽。
尺寸：H8厘米，口径7厘米
价格：12,000日元
咨询店：香兰社

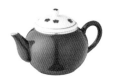

散花

深川制瓷的创始人深川忠次设计的复刻品。在海外也得到很高的评价。
尺寸：W17.5厘米×H10厘米，
口径7厘米
价格：8,400日元
咨询店：深川制瓷

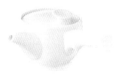

茶和　急须壶

2009年"Good Design"的获奖作品。单手也能轻松冲泡和倾倒的急须壶。
尺寸：W19厘米×H9.5厘米，
外径10.5厘米
价格：2,940日元
咨询店：白山陶器

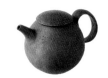

西川聪　铁釉壶

西川氏擅长制作原始风格的急须壶，使用的漆也凸显了这独特的风格。
尺寸：W18厘米×H11厘米，
口径6厘米
价格：15,750日元
咨询店：桃居

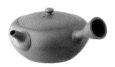

水野博司
梨皮急须壶·大平丸

像梨皮一样独特的质感，平整端正的形状是它的魅力。还兼具了茶叶倾倒方便的功能。
尺寸：H7厘米，口径8.5厘米
价格：8,925日元
咨询店：田园调布银杏

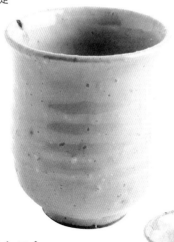

因为品味日本茶的雅趣才受到世人关注的茶碗，是美味好茶的好搭档。茶碗要根据茶的种类选择适合的形状和大小，大家可以买几个中意的茶碗放家里。选茶碗没什么复杂的规矩，挑选自己喜欢的即可。不过为了能更好地品味好茶，下面为大家讲讲基本的一些常识。

茶碗

是"喝茶茶碗"的略称。喝茶时使用的小型茶杯。（出处：现代语·古语《新潮国语辞典第二版》）

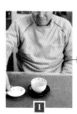
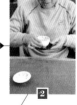

如果出现了带盖的茶碗……
你懂得喝茶的礼仪吗？

去　会餐时或者去拜访他人时，为了避免喝茶时的尴尬，需要了解喝煎茶的基本礼仪。在落座的席位上，经常会出现带盖子和茶托的茶碗。这时候应该注意的礼仪有三点，即水不要滴落到茶碗之外的地方，不要发出声音，用两手端起喝茶。考虑到泡茶者的一番心意，应该趁热喝，但不要一口气灌进去，要记得仔细品味茶香与茶味。

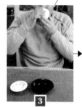
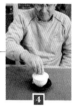

1 揭开盖子，碗盖内侧朝上放置。

2 连茶托带茶碗一起端起来后，再把茶托放回去。

3 慢慢地品茶

4 喝完后再盖上盖子。

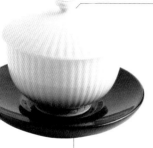

陶器与瓷器
用哪种喝茶更方便？

陶器的优点在于手感舒适柔和，瓷器的美感在于通透的色泽、细腻的质感。不能说哪一种更好，不过陶器偏重，为女性或上年纪的人挑选茶器时，应该选择比较轻的器具。

专栏

根据茶叶选择不同种类与特征的茶碗

跟 急须壶一样，茶碗也分很多种类。喝的茶不同，使用的茶碗也不一样。首先我们来介绍一下茶碗的种类和特征。茶碗与急须壶最大的不同在于：茶碗不能左右茶的味道。只要了解煎茶，焙茶等不同泡法的茶叶适合什么样的茶碗，之后随意挑选自己喜欢的茶碗，充分享受喝茶的乐趣就可以了。

▸筒茶碗（长茶杯）

适合的茶叶
番茶
焙茶
玄米茶

属于茶碗当中大容量的类型。适合番茶或焙茶等饮量比较大的茶。陶器比想象中的要重，挑选时要拿起来掂量下。

▸舀杯

适合的茶叶
煎茶
茎茶
芽茶
冠茶
番茶
玄米茶
焙茶

舀杯作为长度短，开口大的茶碗，多数在招待席位上的客人时，为了突显茶香使用。常用于煎茶和冠茶。

▸小酒杯型

适合的茶叶
煎茶
茎茶
芽茶
冠茶
番茶
玄米茶
焙茶

有点分量的小酒杯型茶碗，建议在日常享用日本茶时使用，也可以用来小酌。因为用途广泛所以非常实用。

▸有盖的茶碗

适合的茶叶
煎茶
茎茶
芽茶
冠茶

在高级料理庭或比较正规的场合会经常出现带盖的茶碗。一般呈上来的都是煎茶或玉露等高级茶，这时候正是仔细品味好茶的好时机。

▸玻璃杯

适合的茶叶
冷茶
煎茶
茎茶
芽茶
冠茶

想要搭配凉茶感受清凉时就用玻璃杯，或者用木制的杯子来品尝煎茶，会带给你一种全新的感受。

是普通茶碗一半的容量，造型多数都很有高档感。第一泡闻香，第二泡品味，是品尝每一泡味道都会有变化的煎茶不可或缺的茶器。

▸煎茶碗

适合的茶叶
煎茶
茎茶
芽茶
冠茶
玉露等

茶碗要小心使用，经常养护

中 意的茶碗在使用过程中会越用越喜欢。陶器或瓷器都易碎，想要长期使用的秘诀就是小心使用。发现有茶渍，用专用的洗涤剂1个月左右彻底清洗一次。一个茶碗用惯了之后更能体会品茶的乐趣。再有使用萩烧等冰裂纹的茶碗时，茶汤渗透进裂纹中，可以在享受美味的同时，感受到别样的雅趣。

要点

茶碗的颜色，会让茶的印象发生变化

虽然茶碗不能左右茶的味道，但是茶碗内侧的颜色会在视觉上给茶汤带来很大的影响。内侧带颜色的茶碗会让茶汤颜色显得浑浊，所以为了看清茶汤的本色，在招待客人时要注意茶器颜色的选择。

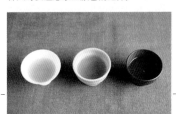

美味的日本茶，
"**茶器**"由来决定

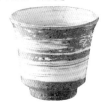

藤田佳三　毛刷纹小茶杯

简洁有力的毛刷花绘，给人一种
生命力旺盛的感觉。越用越能体
会到喝茶的乐趣。
尺寸：φ7.5厘米×H6.8厘米
价格：2,100日元
咨询店：荻窪银花

汤町窑　茶碗

汤町窑制作的茶碗有着朴素的外形、
鲜艳的色调。大气的条纹等特征。
尺寸：φ7.5厘米×H8.2厘米
价格：1,900日元
咨询店：yūyūjin

清水俊彦　糠釉截面茶碗

日本六古窑之一，"丹波立杭"烧
的茶碗。斜坡窑独特的纹路和色
调是它的特征。
尺寸：φ7.5厘米×H7厘米
价格：2,100日元
咨询店：舫工艺

小鹿田烧　炮弹纹茶碗

适合日常使用的、结实的小鹿田
烧茶碗。以飞出去的炮弹为图案
主题，特别的风格广受欢迎。
尺寸：φ7.5厘米×H8厘米
价格：1,050日元
咨询店：舫工艺

茶碗

茶碗的形状、大小、质感都
千差万别。选择茶碗只要凑
齐几种，分煎茶、玉露、番
茶、焙茶用的即可。

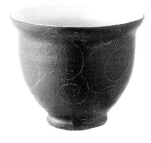

红搪瓷　漩涡　舀杯

松本伴宏氏用独特的红搪瓷绘出
漩涡纹样的舀杯，既时尚又优雅。
尺寸：φ9厘米×H7厘米
*手工制作，尺寸会有差异。
价格：2,520日元
咨询店：Madu

青花蔓草花纹
带盖的茶碗套装

兼具华丽与温润的质感，是有田
烧的魅力杰作。
尺寸：φ7厘米×H8厘米
价格：15,000日元（每套5个）
咨询店：香兰社

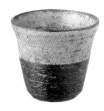

山本教行　灰釉峭立小盅

稳重的配色给人庄重的印象。容
量充足，喝咖啡或做料理时也可
以使用。
尺寸：φ9.5厘米×H8.5厘米
价格：4,200日元
咨询店：夏椿

波浪蔓草　煎茶茶碗

中国传统纹样"波浪纹"与蔓草
花纹的组合，给人以风格独特的
印象。
尺寸：φ9.1厘米×H6厘米
价格：690日元
咨询店：昭和制陶

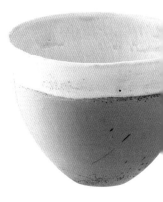

矢尾板克则　彩绘茶碗

矢尾板克则氏的作品，活泼的用
色受到业内的好评。清爽的色
彩、温润的风格为餐桌平添了一
份情趣。
尺寸：φ9厘米×H7厘米
价格：3,570日元
咨询店：桃居

选择茶碗，选择自己喜欢的即可！
建议配合常喝的茶多备几个

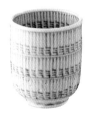

历纹茶碗

古伊万里大师挑战现代设计风格
制成的茶碗，用混入了小石子的
土制作的陶器。
尺寸：φ6.5厘米×H8厘米
价格：4,200日元
咨询店：百福

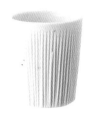

点纹轮花茶碗

颜色和图案搭配得十分有魅力，
适合饭后喝番茶使用。
尺寸：φ7.5厘米×H9厘米
价格：4,620日元
咨询店：田园调布银杏

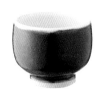

番茶碗

用于喝番茶的茶碗。有着柚子皮
般肌理的手感。套装中还有同款
的陶壶。
尺寸：φ8厘米×H6.5厘米
价格：1,250日元
咨询店：yūyūjin

条纹茶碗

在瓷器里混入土，器物表面就会
有铁成分析出，表面就会变得
温润。
尺寸：φ6.8厘米×H8厘米
价格：4,515日元
咨询店：宙空

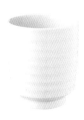

刨雕茶碗　土尘

手感卓越的一款茶碗。花纹分成
4种类型，尺寸有2种（照片中的
是小号）。
尺寸：φ8厘米×H9厘米
价格：1,680日元
咨询店：白山陶器

美味的日本茶，
由 **"茶器"** 来决定

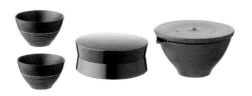

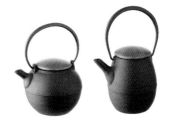

旅行便携式茶器套装

随时随地都能享受好茶的旅行茶器套装。
尺寸：宝瓶 φ10.4厘米×H5.7厘米/
茶筒 φ10厘米×H4厘米等
价格：10,500日元
咨询店：J-PERIOD表参道店

山形县　茶壶（夏目·蟆目）

融合了铁与天然素材之美的山形铸器水壶。
尺寸：夏目W13厘米×H21.5厘米，口径5.5厘米
蟆目W14厘米×17.5厘米，口径5.5厘米
价格：各11,550日元.
咨询店：Rin

让餐桌变得更华丽

值得珍藏的
茶器

想在纪念日或招待客人时使用的稍微
有点奢侈的茶器。作为馈赠的佳品也
会让对方很开心。

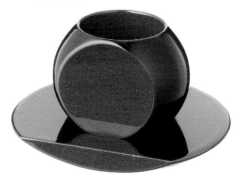

秋田县　川连漆器的茶杯与茶托

将传统的川连漆器与意大利设计相融合，弧面与平面
的绝妙组合，诞生出这组时尚的茶杯与茶托。
尺寸：W14厘米×D12厘米×H8.5厘米
价格：16,800日元
咨询店：Rin

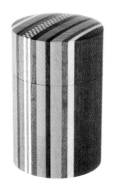

神奈川县　拼木茶筒

用江户时代末期流传下来的传统
拼木工艺制作的茶筒。从材质中
可以感受到时光的流逝以及精湛
的传统技术。
尺寸：φ8厘米×H12厘米
价格：24,150日元
咨询店：Rin

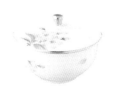

"日本"茶碗套装

大仓陶园将引以为傲的传统 "水
墨画" 技法用在茶碗上，水墨风
格的手绘樱花让茶席变得华美。
尺寸：φ9厘米×H7厘米
价格：一个42,000日元（也有5
组的套装）
咨询店：大仓陶园

> 专栏

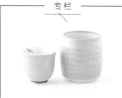

**日本茶的亲子套装
也很有趣**

强烈支持从小就教孩子品
茶的家长。左侧：儿童茶
碗 φ6.4厘米×H6厘米，价
格：1,260日元，咨询店：
NARUMI。右侧：晓月茶碗
φ7厘米×H8厘米，价格：
2,625日元，咨询店：立吉

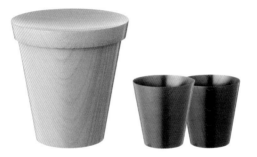

石川县　山中漆器薄木茶杯

用木头制作的极薄茶杯，充分体现出工匠精湛技术的杰出作品。
可以有效地隔热。

尺寸：φ8厘米×H7.8厘米　颜色：黑、白、巧克力色
价格：各5,250日元/盖：2,310日元

咨询店：Rin

店铺名录

J-PERIOD　表参道Hills店
地址：东京都涉谷区神宫前4-12-10表
参道Hills B2F
电话：03-6439-1611
营业时间：11:00—21:00
[周日、11:00—20:00]
休息日：不定期
http://www.j-periiod.com/

大仓陶园
地址：神奈川县横滨市户塚区秋叶町20
番地
电话：045-811-2185
http://www.okuratouen.co.jp/

Rin
地址：东京都港区北青山3-6-26
电话：03-6418-7020
营业时间：11:00—20:00
休息日：无（年初年末除外）
http://rin.smrj.go.jp/

深川制瓷　P151

Josiah Wedgewood
地址：东京都涉谷区猿乐町11-6
电话：03-5458-5684
http://www.wedgewood.jp/

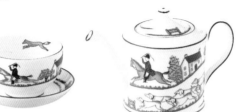

狩猎系列　小茶壶
日本茶杯与迷你托盘

Wedgewood的人气商品，描绘有"狩猎"场景的图案。拥有断水性很好的壶嘴和容易握的把手，功能十分卓越。

狩猎茶壶　尺寸：H10厘米　口径5厘米　价格：15,750日元

日本迷你茶杯/茶托　尺寸：φ5厘米×H8厘米/φ11厘米　价格：15,750日元　咨询店：Josiah Wedgewood

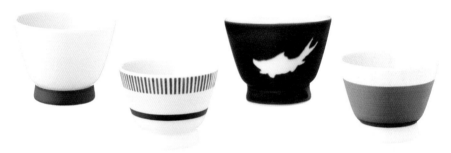

Arte-Wan　Piccolo

手感舒适的杰出作品。尺寸：φ9.5厘米×H7厘米　价格：从右至左依次是
境界：3,675日元　SIKAN：3,150日元　MING：3,570日元　SABI：2,520日元
咨询店：深川制瓷

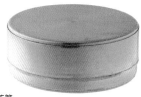

茶筒

便携式茶筒
沿袭传统的制法，工匠通过对材料的切割加工，精心制作而成的铜质杰作。精密的双层构造，确保了高密封性。
尺寸：φ8厘米×H3.3厘米（30克）
价格：10,500日元
咨询店：WISE·WISE tools

晾水杯

豁口器
用益子烧的传统材质制作的有豁口器具。不使用拉胚机成型，展现出干练而又令人回味的气质。用新窑烧制而成的花纹也很美。
尺寸：W13厘米×D10.5厘米×H8.3厘米
价格：6,300日元
咨询店：宙空

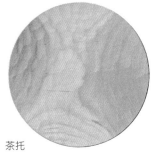

收集起来充满乐趣的茶器小配角

小巧方便的
茶道具

茶道具的基本款是急须壶和茶碗。
除此以外，还有用起来方便、
看起来也很精制的其他小道具。

茶托

樱盘
恰到好处的雕琢痕迹，保持天然的木纹肌理的樱木托盘。明亮的色调跟茶器很容易搭配，跟玻璃杯的搭配也不错。
尺寸：φ12.5厘米
价格：2,100日元
咨询店：KOHORO

竹帚

清洗滤茶网的工具。穗尖很细，柔软的素材不会刮坏陶器。建议手边要多准备几个细刷子等清洗用的工具。

茶滤

冲泡粉茶时使用的道具。将装有茶叶的茶滤放在茶碗上，在上面浇上热水即可。金属质地的茶滤当然也可以，竹子做的茶滤也别有风情。
咨询店：思月园

专栏

根据喜好挑选茶匙

如果发现中意的茶匙，舀茶的瞬间就变得充满乐趣。

上）茶匙/由工匠亲手制作。形状可爱，用起来也很方便。
尺寸：W3.5厘米×H7.5厘米
价格：1,890日元
咨询店：KOHORO

下）棕木茶匙/使用的是加工十分困难的、坚硬的印度尼西亚果木，光滑的茄子型设计。
尺寸：L9.5厘米
价格：420日元
咨询店：Madu

传统工艺向时尚进化

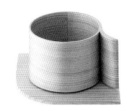

将秋田杉木弯成环形的
茶杯与茶托

杯身与把手一气呵成，从上面看就是个"a"字，天然秋田杉的木纹很美，不仅轻巧而且隔热性好。
尺寸：杯子口径8厘米
茶托：11.3厘米×11.3厘米
咨询店：Rin

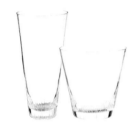

江户玻璃质草纹平底
大玻璃杯与古典杯

以野生植物"木贼"为主题的玻璃杯系列。乳白色的隐形线再加上细腻草纹表现出优雅的气质。
尺寸：大玻璃杯 φ6.9厘米×H13.4厘米，小玻璃杯 φ9.3厘米×H9.1厘米
价格：各3,000日元
咨询店：Rin

店铺名录

审SORA　P151

WISE·wise toods　P151

KOHORO　P151

思月园
地址：东京都北区赤羽1-33-6
电话：03-3901-3566
营业时间：10:00～20:00
休息日：周二
http://homepage2.nifty.com

Rin　P157

Royal Copenhagen总店
地址：东京都千代田区有乐町1-12-1
有乐町大厦1F
电话：03-3211-2888
营业时间：11:00～19:00
休息日：年初年末
http://www.royalcopenhagen.jp/

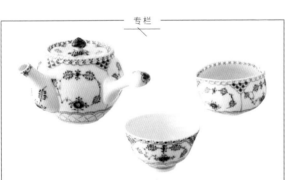

用北欧传统的陶瓷器具品牌
Royal Copenhagen的器具
也可以享受纯粹的日本茶

描绘着皇家气质的宝蓝色花纹的急须壶、茶杯、晾水杯的高级茶器。其温润高雅的气质，丰富了餐桌上的色彩。
急须壶尺寸：H8厘米，口径5.5厘米　价格：78,750日元。茶杯尺寸：φ8厘米×H4.5厘米，价格：23,100日元。
晾水杯尺寸：W9厘米×D6.5厘米×H5厘米，价格：36,750日元
咨询店：Royal Copenhagen

对美食来说,
好喝的日本茶是不可或缺的

知名料理店里
精心挑选的
日本茶

老牌的料理店、米其林的上榜店铺、人气店铺等,
这些提供美味佳肴的料理店,附送的日本茶也十分考究。
让我们在这些名店当中寻访日本茶的踪迹吧。

下鸭茶寮
Shimogamosaryou

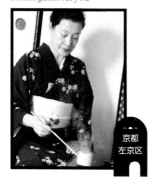

京都
左京区

近又
Kinmata

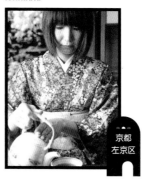

京都
左京区

赤坂 浅田
Akasaka Asada

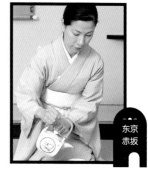

东京
赤坂

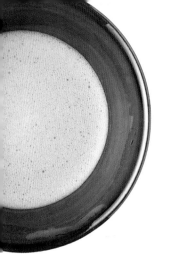
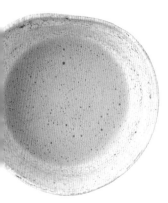
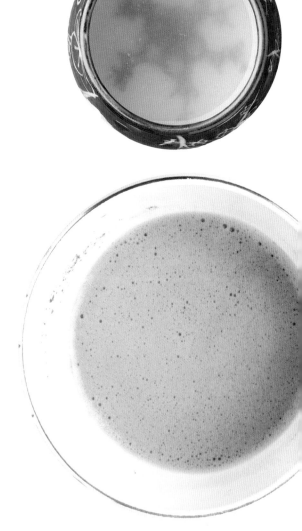

天现寺笹冈
Tengenjisasaoka

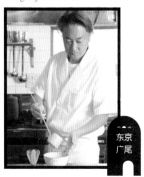

东京
广尾

柿传
Kakiden

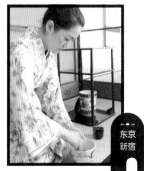

东京
新宿

鮨青木
Sushi Aoki

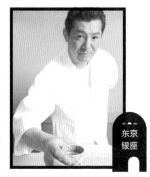

东京
银座

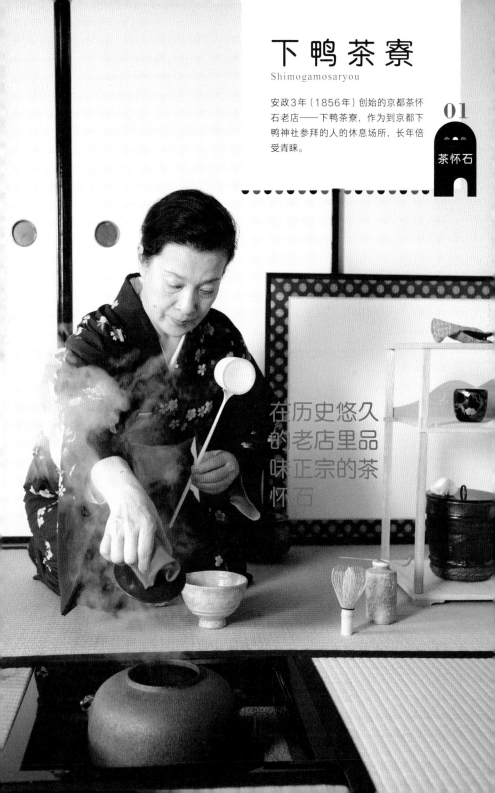

下鸭茶寮

Shimogamosaryou

安政3年（1856年）创始的京都茶怀石老店——下鸭茶寮，作为到京都下鸭神社参拜的人的休息场所，长年倍受青睐。

01

茶怀石

在历史悠久的老店里品味正宗的茶怀石

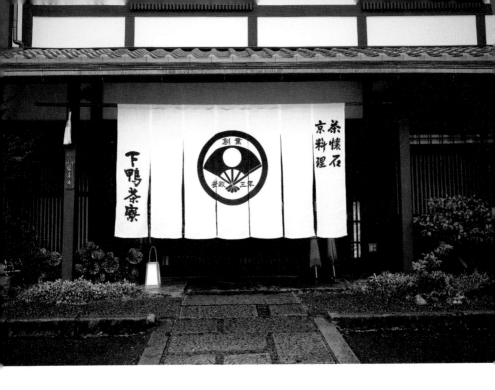

为了品味好茶准备的
正宗的茶怀石

京都下鸭神社旁边的下鸭茶寮，经营者佐治家自平安朝时代（794—1185年）起就担任下鸭神社的厨师。江户时代的安政年间（1854—1859年），下鸭茶寮作为一个休息的落脚处，开始为参拜神社的香客提供料理。

来这里值得细细品尝的是正宗的茶怀石。所谓的茶怀石，是为参加茶会的客人提供的食物。茶怀石基本上是三菜一汤，加上拌菜、拼盘和醋腌菜等，大多五菜一汤的茶怀石也很常见。

下鸭茶寮是按照饭、汤、附配菜的怀石膳、煮物碗、烧物、预钵、强看、箸洗、八寸、香物的顺序上菜的，吃完这些食物后，才可以品茶。

信息 ●●●●◖◗●●●●
下鸭茶寮
京都府京都市左京区下鸭泉川町1
电话： 075-701-5185
营业时间： 11：00—20：30
（终止预定）
休息日： 周四
http://www.shimogamosaryo.com/

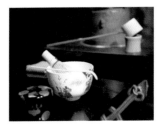

在茶室式的房间里不仅可以感受日本的传统与文化，还可以悠闲地品尝下鸭茶寮的茶怀石。茶室内还摆放着精制的茶道具。

在茶室式的传统房间内，
品尝正宗的茶怀石

为了享受日本茶而准备的茶会料理全貌公开

在厨师精湛的技术下诞生的，
承载着四季之美的下鸭茶寮料理。
这里向大家公开4月观樱时节的菜单，
让大家感受一下正宗的茶怀石吧。

···

什么是茶怀石？

茶怀石，就是为茶会的客人准备的食物。在吃完一顿简餐后，可以慢慢享受品茶的乐趣。

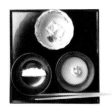

● 怀石膳

配菜/樱鲷海带结、花瓣白萝卜、当归。汤/调味味噌、樱花山药、杉菜拌芥末。这是附米饭的怀石膳，首先要吃饭喝汤。

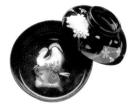

● 煮物碗

一般有六线鱼炖葛菜、蕨菜炖豆腐、嫩芽、胡萝卜花瓣撒小鱼干、清汤。象征京都料理细腻感的煮物碗，一般用的是京涂装的樱碗。

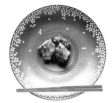

● 烧物

鲷鱼豆渣卷织烧，是将入味的鲷鱼用豆渣包起来烤的美味。卷织烧是日本传统料理的技法之一。器具使用的是樱南蛮器皿。

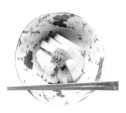

● 预钵

有京朝鲜笋、蜂斗菜炖鲷鱼子。使用当天早上刚采集来的鲜笋，煮出的食材都带有最原始的味道。在京烧樱钵器具颜色的映衬下，更具美轮美奂的视觉享受。

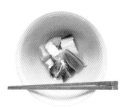

● 强肴

包含鸟蛤、扇贝、冬葱、芥菜醋味噌，可以让人直接感受贝类的鲜美。烤过的扇贝香味与醋味噌简直是绝配。器具用的是京烧黄交趾钵。

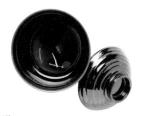

● 箸洗

加入了樱花、梅肉，具有梅子风味的清汤。碗中散落的樱花瓣清淡风雅。器具使用的是弦轴的小清汤碗。

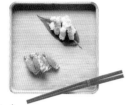

●八寸

包含凤尾虾、笋芽，在焯过的凤尾虾上放上了海胆。笋芽做成了天妇罗，让大家可以充分享受它浓郁的滋味。

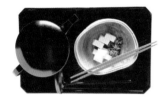

●香物　汤桶

包含腌萝卜、花菜、山药，可以充分享受蔬菜的新鲜与清香的香物。这些传统的京都蔬菜都是由农家直送烹饪。香物使用的器皿是信乐烧的椭圆形钵。

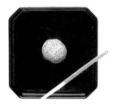

●主果子

鹤屋吉信的蕨菜饼，是享保3年（1718年）创始的京都老铺和果子店的产品。精选的馅料，咬一口就像要被吸进去一般堪称绝品。

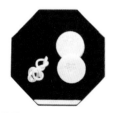

●干果子

包含鹤屋吉信的樱花饼与打结的有平糖。有平糖是用砂糖煮化制作的糖，入口即化的口感，与茶绝配。

茶会的初级入门

茶怀石也是日本传统文化茶会的其中一环。接下来向大家介绍茶会的进行步骤

一

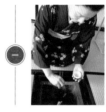

加入炭火

在茶会开始之前，清理炉中的炭灰后点火，最后将香放进去。使用的是鸠居堂或松荣堂的香火。

二

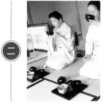

享受料理

按照怀石膳，煮物碗、烧物、预钵、强肴、箸洗、八寸、香物的顺序享受怀石料理。品尝完料理后跟着引导人移步至茶室外。

三

品茶

在离开茶室期间，茶室的挂轴会换成插花。吃过主果子后，先来一杯浓茶，之后品尝干果子，再喝淡茶。

四

观赏道具

欣赏使用过的道具也是茶会乐趣之一。要事先跟主人打过招呼，再一一欣赏茶碗、茶罐、茶匙等。这时候大家可以拿在手中细细把玩。

为了美味的好茶准备的正宗茶怀石

享用完美味的茶怀石料理后，再来一杯茶感觉无比幸福。下鸭茶寮会会给您周全的服务。细心周到的服务正是他们的传统。

里千家的北野宗道教授说："茶怀石的上菜速度要恰到好处。配合顾客吃的速度上菜，既不会让顾客久等，也不会让顾客感觉进餐太快太仓促。我觉得上菜的时机，是让客人轻松愉快地享受茶怀石的关键。"

为了让顾客能够轻松愉快地品尝料理，配合不同顾客的吃饭速度而进行细心周到的服务，这一点下鸭茶寮贯彻得非常彻底。

按照茶怀石的流程，饭后要跟随引导人

暂离茶室后再回来品茶。这时候茶室装饰的挂轴已经换成了当季的花卉。在重新整备过的茶室中享受主果子（生果子）之后，顾客可轮流着品尝浓茶。

在这之后，品尝搭配茶饮的干果子后，每人再来一杯淡茶。美食之后，享受甜品的同时再悠闲地来一杯茶，就这样度过一段无上幸福的时光吧。

据说下鸭茶寮使用的是柳樱园、一保堂、

下鸭茶寮选用的日本茶

配合季节与料理来选择茶叶。

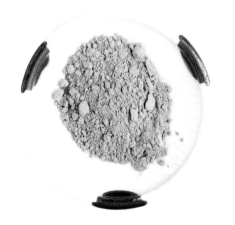

● 松赖园　宝云

里千家（茶道流派）的鹏云齐宗匠喜爱的淡茶。松赖园是里千家、东御宗家和全国的茶师都喜爱的茶屋。宝云抹茶的特征是苦味较淡，口感温润。

● 柳樱园　长松之昔

始于明治时代，一直延续至今的京都日本茶专卖店的产品。严选宇治川河水灌溉的茶园种植的茶叶。在茶香中还带着些微许甘甜的气息，口感略涩中带着回甘。

辻利、小山园等京都茶店老铺的抹茶。

北野教授说："茶跟葡萄酒一样，由于茶田和土壤不同，味道也各异。要根据季节、料理、顾客的喜好等不同的情况来挑选茶叶。"

相比之下，料理更加讲究，还需要更丰富的器具来衬托。用有季节感，能让顾客感受到日本历史文化的器具来装载料理与茶，

是款待客人的精髓所在。

"茶"字，就是在"草"与"木"之间加了个"人"字，带有"通过茶让人与自然融合"的寓意。

承载着四季之美的料理，让身体五感得到充分享受的下鸭茶寮茶怀石，让人不由得想起"茶"字的典故。

下鸭茶寮考究的抹茶碗

选用蕴藏着历史时代感的器具，
是款待客人的精髓所在

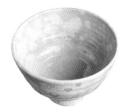

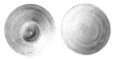

● 吴器茶碗

利休时代盛行使用的高丽茶碗之一。吴器也可以写作"御器"或"五器"。尺寸较大，仔细看会发现它很深。

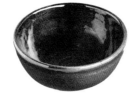

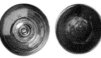

● 大通烧

用金泽的传统工艺制成大通烧茶碗，不使用拉胚机用，是纯手工制作。独特的枫糖色与抹茶的绿色交相辉映，嘴唇的触感也很舒适。

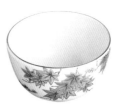

● 永乐

永乐是茶器的名匠世家，曾制作出千家（茶道流派）的家元宗匠喜爱的茶器。永乐家从室町时代末期崛起，就任职于千家的烧窑师，为千家制作土风炉。

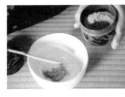

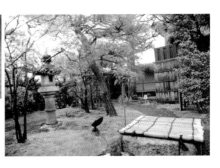

庭院里种植着不同季节的花草。春天是梅花和樱花，秋天是红叶。一边享受着四季美景一边品茶，是何等极致的享受啊！

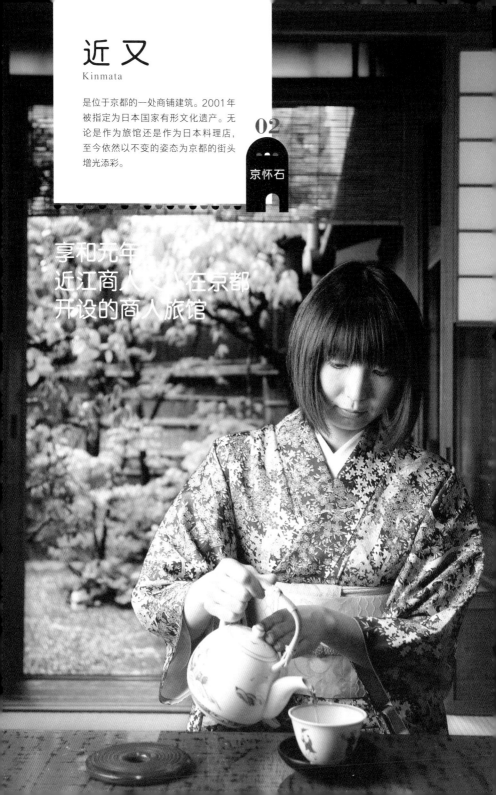

近又
Kinmata

是位于京都的一处商铺建筑。2001年被指定为日本国家有形文化遗产。无论是作为旅馆还是作为日本料理店，至今依然以不变的姿态为京都的街头增光添彩。

02
京怀石

享和元年
近江商人父八在京都
开设的商人旅馆

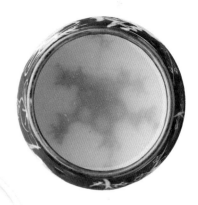

近又选用的日本茶

最初的一道茶，是让人放松下来的茶。

● **近江茶**

从近江采购的近江茶，是最先端给客人的茶。作为进店客人最先入口的一道茶，它显得尤为重要。将煮沸的热水冷却到合适的温度后再仔细冲泡，为了泡出美丽的色泽，要不慌不忙地慢慢泡。

● **祇园辻利 宇治娘**

祇园辻利是使用宇治茶或焙茶等日本茶做甜点的名店。他们也制茶，选用的是南山城村等京都府南部山里种的茶。口感极为出色，容易让人接受，常作为餐中茶端上来。

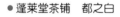

● **蓬莱堂茶铺 都之白**

于享和3年（1803年）开业的蓬莱堂宇治茗茶店，几乎与近又同时开业。蓬莱堂茶铺，店铺与近又比邻而居。店内的主要商品就是"都之白"抹茶，因为味道醇厚又口感独特，作为浓茶最为适合。常跟茶点一起作为餐后茶端上来。

用代代流传下来的器具来品茶

为品味好茶而准备的正宗茶怀石

商人旅馆"近又"自享和元年（1801年）开业以来经营了200多年，是近江商人"又八"为与京都的药铺竞争开设的商人旅馆。2001年被日本政府指定为国家有形文化遗产。它的建筑物是明治初期的商铺类型风格的建筑，现在只作为料理庭使用，不仅在国内广

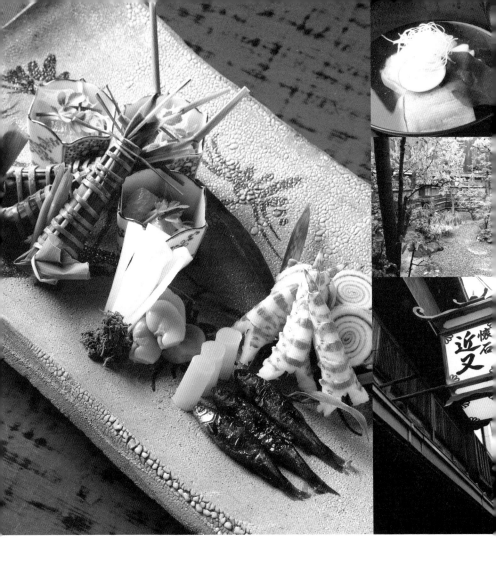

受青睐，还接待了很多海外游客。第7代掌门人鹈饲治二会亲自展示自己的厨艺。

　　旅馆所在的街区，有一家历史也很悠久的鱼市，名字叫作"锦市场"，那里称得上是近又的厨房，常年供给近又新鲜的食材。用新鲜的鱼和蔬菜，做出保留食材原味的京怀石。用代代留传下来的古老器具泡出茶的美味，这才是招待客人的精髓之道吧。

　　"日本人喜欢喝茶，喝茶能让人生发出一种安心感。茶也象征着日本人细腻的一面。"店主说道。

这栋商铺美丽的建筑与庭院，极具历史感，用由京都的水浇灌出的四季蔬菜，做出保留了食材原有鲜美的料理，最后再来一杯让人身心得到放松的茶，抚慰了人们心中的寂寥，

近又选用的抹茶碗

用代代传承下来的器具招待客人

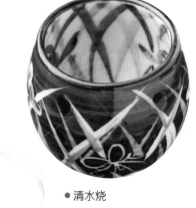

● 清水烧

70多年前的名家制作的茶碗，为餐前饮茶时端出来使用的茶具。

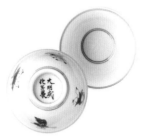

● 伊万里烧

伊万里烧制的，印有古代人物形象的茶碗。传统的人物造型，想必是有一定年头的器物。

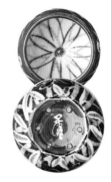

● 赤乐茶碗

昭和初期的陶器。触感好是它的特征。因为质地细腻，使用时要格外小心。

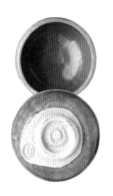

信息 ●●●●●●●●●●
近又
京都府京都市中京区御幸町四条上RU
电话: 075-221-1039
营业时间: 7:30—9:00 (L.O.)
12:00—13:30 (L.O.)
17:30—19:30 (L.O.)
休息日: 周三
http://www.kinmata.com/

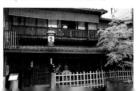

在近又旅馆，
有许多从先祖辈
代代流传下来
的古器

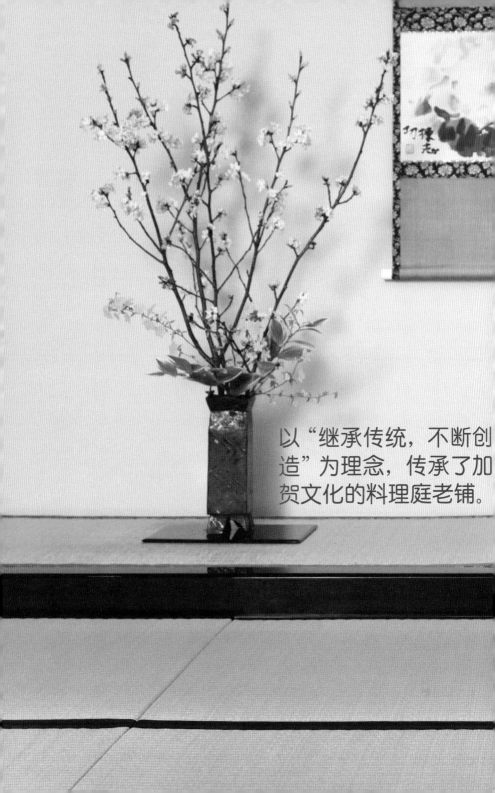

以"继承传统，不断创造"为理念，传承了加贺文化的料理庭老铺。

赤坂 浅田

Akasaka Asada

在东京赤坂，有一家颇具情趣的料理庭——赤坂浅田。在其奢华空间里，可以细品味延续了350年的传统味道。

03

怀石

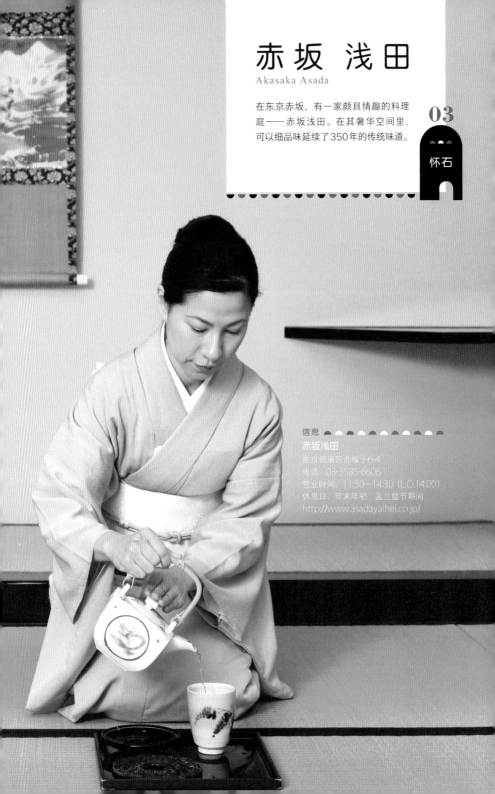

信息

赤坂浅田
东京都港区赤坂3-6-4
电话：03-3585-6606
营业时间：11:30—14:30（L.O.14:00）
休息日：年末年初，盂兰盆节期间
http://www.asadayaihei.co.jp/

准备了餐前、餐中和餐后三种茶。

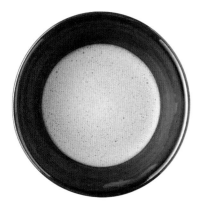

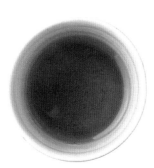

● 香煎茶

进店后，为等待用餐的客人准备的第一道茶就是香煎茶。因为是海带茶，茶汤中会混点小叶片，客人自己可以在清汤里加点香料，店家还会提供米花。茶碗使用的是九谷烧的器具。

● 京都井六园的抹茶

餐后，店员将京都井六园的抹茶跟店里自制的甜点一起端上来。年轻的女主人说："我们这里不是茶怀石，最多是料理庭，说不定有客人不喜欢喝抹茶，那么至少可以欣赏我们金泽的传统工艺茶碗。"

● 米泽茶店的棒茶

作为餐中茶，第二道茶是棒茶。炒过的茶茎芳香四溢，不会妨碍食物的味道。这种餐中茶在吃饭的过程中会更换三次器皿。泡茶用的水也是从金泽的小堀造酒厂运来的，因为是跟日本酒"万岁乐白山"使用同样的水，可以细品它的甘醇。

为品味好茶准备的正宗的茶怀石

以1867年创业的"浅田"旅馆为基础，之后加贺料理的继承人将旅馆拓展成赤坂料理庭。鲜鱼与蔬菜自然不用说，连烹饪用的水都是从金泽直接运过来的。

这里提供的茶，餐前茶是香煎茶，餐中茶是金泽的棒茶，餐后茶是抹茶。也就是说，会给顾客提供三种茶，盛着加贺名产"棒茶"器具甚至会出现三次。

女主人说："在换茶的时候，我希望大家可以欣赏到金泽的传统工艺大通烧和九谷烧的器具。这是传播金泽文化的好机会。"

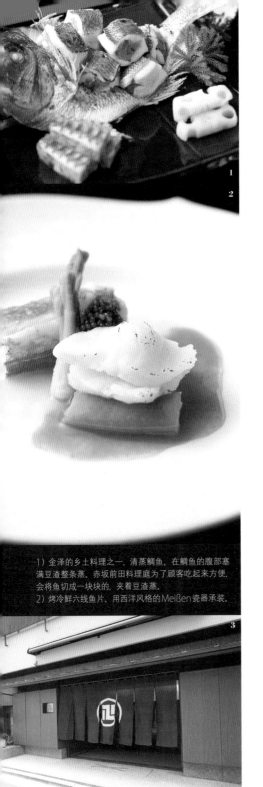

1）金泽的乡土料理之一，清蒸鲷鱼。在鲷鱼的腹部塞满豆渣整条蒸，赤坂前田料理庭为了顾客吃起来方便，会将鱼切成一块块的，夹着豆渣蒸。

2）烤冷鲜六线鱼片，用西洋风格的Meißen瓷器承装。

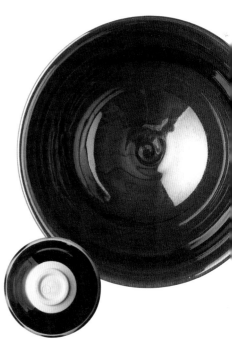

以茶为媒介
传播金泽的传统文化

● 大通烧

用金泽的传统工艺——大通烧烧制的抹茶碗。这是第11代传人的作品。利用糖釉的釉药效果烧制出独特的色彩，纯手工制作的出色质感，让每一位用过大通抹茶碗的客人都印象深刻。每一个器皿都是店主前田先生亲自挑选，也正因为如此，访客当中对陶瓷及金泽文化感兴趣的人越来越多了。

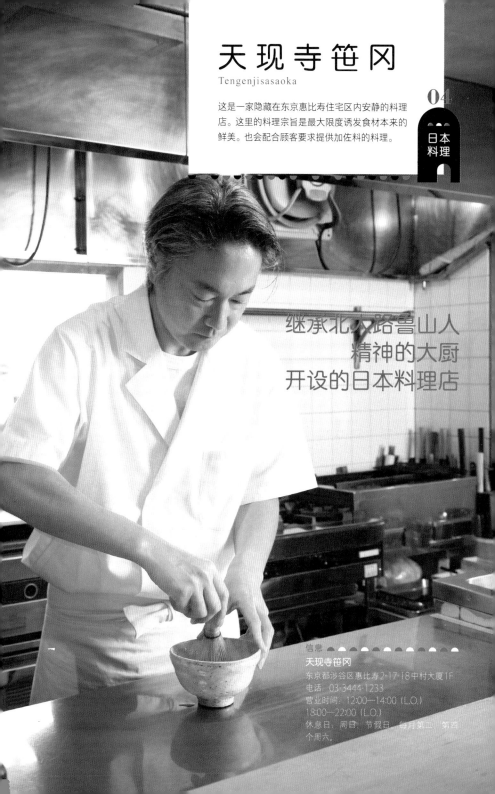

天现寺笹冈
Tengenjisasaoka

这是一家隐藏在东京惠比寿住宅区内安静的料理店。这里的料理宗旨是最大限度诱发食材本来的鲜美。也会配合顾客要求提供加佐料的料理。

04

日本料理

继承北大路鲁山人
精神的大厨
开设的日本料理店

信息

天现寺笹冈

东京都涩谷区惠比寿2-17-18中村大厦1F
电话：03-3444-1233
营业时间：12:00—14:00（L.O.）
18:00—22:00（L.O.）
休息日：周日、节假日 每月第二、第四
个周六。

为品味好茶准备的正宗的茶怀石

在惠比寿的住宅区内，静静伫立着一家不设招牌的日本料理店——天现寺笹冈。店主兼主厨笹冈隆次先生，是北大路鲁山人提倡的"不要抹杀食材原有风味"料理理念的传承人。店内只提供当季严选的食材，并力争做出诱发食材本色味道的料理。

笹冈先生还精通茶道，可以自己点茶。"虽然茶道有固定的程式，但是我这里不是茶馆，是料理店。我可以自由发挥来点茶。但我会跟顾客沟通他们是喜欢浓茶还是淡茶，喜欢热茶还是温茶，在可以点菜的料理店点茶，正是我们这里有趣的地方。"笹冈先生说道。

来这里吃饭的人有的喜欢安安静静地品尝料理，有的人喜欢大声聊天。他会根据不同的顾客改变佐料，考虑他们是带着什么样的心情用餐，配合着这种心情来做料理。

茶也一样，提供给客人最想喝的茶是一种礼仪。

天现寺笹冈选用的日本茶

可以配合客人的喜好，
改变浓度与温度进行点茶

料理店端出的茶，
带着随性的自由，
饭后来一杯如何？

● 奥西绿芳园的初音

京田边市的奥西绿芳园，是宇治抹茶的产地，提供从种植到销售一条龙服务。其生产的的初音抹茶口感温润，流淌于喉咙间的醇香令人回味无穷，还像日本酒一样可以加热，可以常温喝或冰镇。顾客也可以选择自己喜欢的浓度与温度。这款抹茶还会用在料理中。

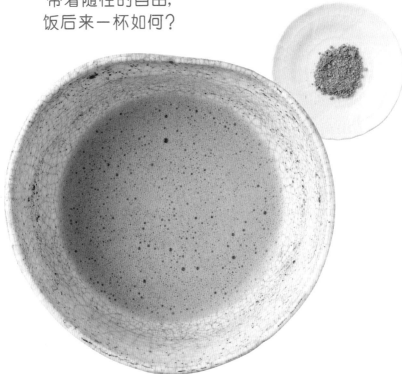

天现寺笹冈家考究的抹茶碗

珍惜使用的旧茶具，可以让人心境平和

料理和茶，都是配合顾客的呼吸来做，这就是天现寺笹冈的风格。

1·2）店外没有招牌。
3）八寸。照片中的是凉拌花菜和针鱼干。
4）店主兼厨师长的笹冈隆次先生。
5）萤鱿醋味噌。
6）杂煮。充分提纯食材原有的鲜味。

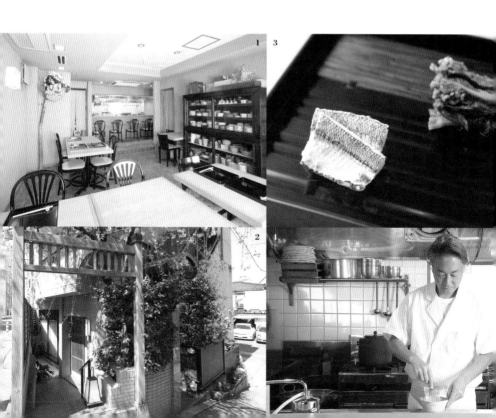

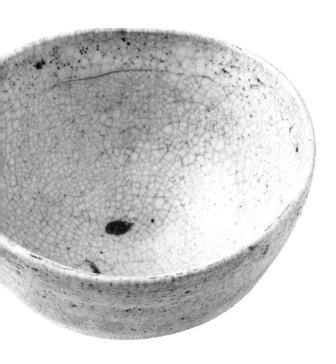

● 抹茶茶碗

这件抹茶茶碗是别人赠送的。无论是形还是神，像有几十年历史的古董。"旧的东西要珍惜使用，可以一直用下去。"笹冈先生说。茶碗也好，茶道具也好，用完他都会仔细地收进盒子里，要用的时候再拿出来。用承载着历史感的古董器具喝茶，会让人变得心平气和。

5　6

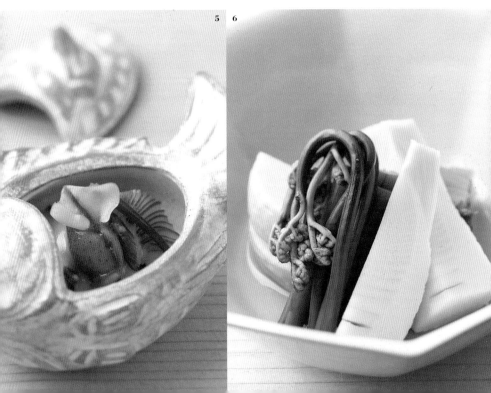

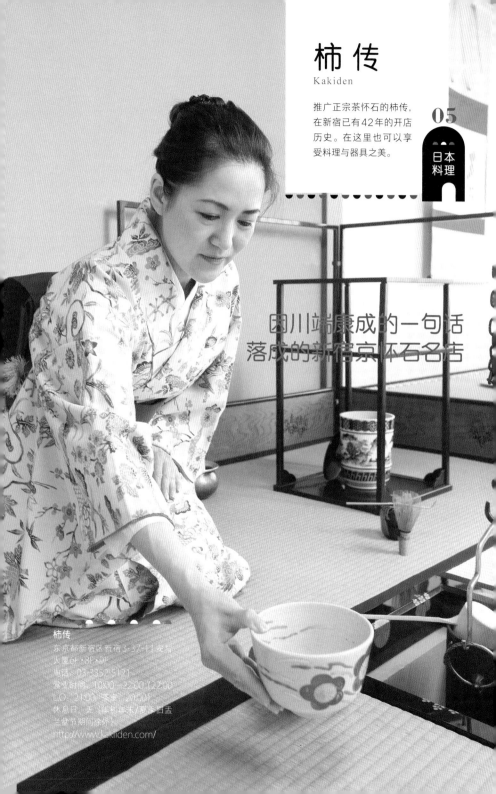

柿传
Kakiden

推广正宗茶怀石的柿传，在新宿已有42年的开店历史。在这里也可以享受料理与器具之美。

05

日本料理

因川端康成的一句话
落成的新宿京怀石名店

柿传
东京都新宿区新宿3-37-11 安与
大厦6F、8F、9F
电话：03-3352-5121
营业时间：10:00～22:00(12:00
L.O. 21:00 闭店 22:00)
休息日：无（年初年末/夏季旧盂
兰盆节期间除外）
http://www.kakiden.com/

**在东京的中心，
享受片刻的优雅时光**

　　"柿传"这家京怀石店开店已有42年了。当年只因川端康成一句"新宿没有成年人可以落脚的地方，想要开一家怀石料理店"，他的大学友人，上代店主就开了这家店。它坐落在新宿站中央东口的正对面，招牌上的

"柿传"二字是川端康成亲笔题写。店内地下一层还设有陶瓷器具的展厅。来店的顾客不仅可以享受当季的怀石料理，还能看瓷器展。"让舌头享受食物味道之美，让眼睛享受器具视觉之美。在东京的正中央，给大家提供了一个了解和享受日本文化的场所"，这就是柿传坚守的理念。

柿传选用的日本茶

配合着火候与水温，
倾心周到地沏泡好茶

创业以来，
始终不变地爱用抹茶

● **丸久小山园的和光**

柿传跟上一代丸久小山园的当家人，即中齐宗匠经过商谈，决定选用他家的抹茶后就一直沿用至今。店主说："丸久小山园的抹茶颗粒非常细，舌头的触感好，口感清爽，味道又容易让人接受，没有涩味和苦味，温润爽滑。泡茶与火候、水温有很大的关系，每一杯我们都会认真地沏泡。"

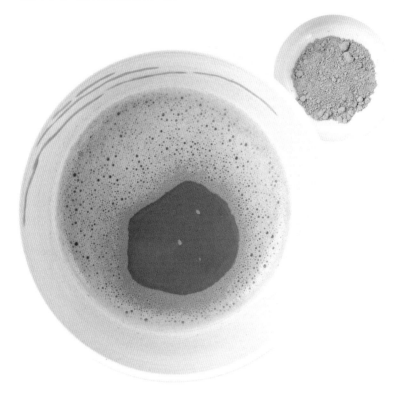

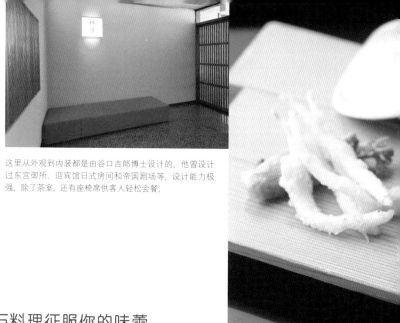

这里从外观到内装都是由谷口吉郎博士设计的。他曾设计过东宫御所、迎宾馆日式房间和帝国剧场等，设计能力极强。除了茶室，还有座椅席供客人轻松会餐。

用怀石料理征服你的味蕾
用美丽茶器勾起你的求知欲

● 抹茶茶碗

选用抹茶的茶碗跟料理的器具一样，都要配合着季节和客人喜好进行挑选。春天会使用有花卉纹样的茶碗，生日等庆祝日会使用印有松鹤图案的器具。这样的器具在视觉上就能让人产生季节感，并都美轮美奂。照片中的茶碗是昭和45年（1970年）天皇的御题画额"花"，在表千家（茶道流派）年初的第一次茶会上使用。同款的器具在大楼的地下陶瓷器展厅内也有展出。

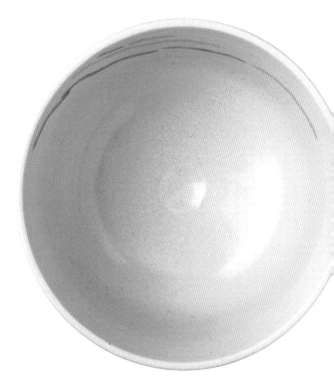

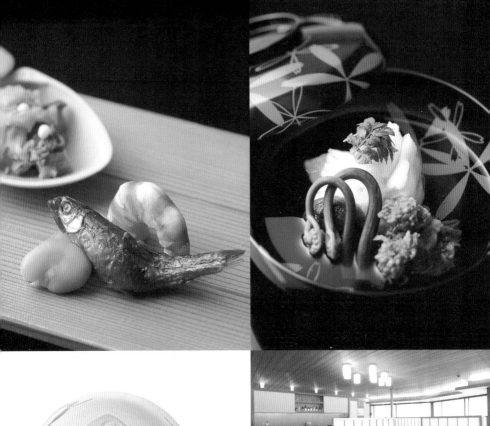

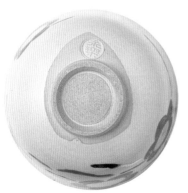

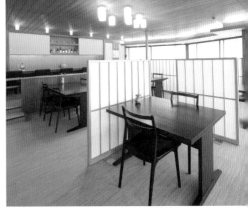

怀石料理使用的是应季食材，端出来的器具也十分美丽。上左图中的料理是八寸，图中后是"山珍"，前面是"海味"。

柿传考究的抹茶碗

跟做料理一样，要配合季节和
客人喜好来挑选茶器

鮨青木

Sushi Aoki

06

日本料理

米其林上榜的名店——鮨青木。其主厨能捏得如艺术品般的寿司，寿司店内必备的经典粉茶也是日本茶的极品。

继承了名匠手艺的银座寿司名店

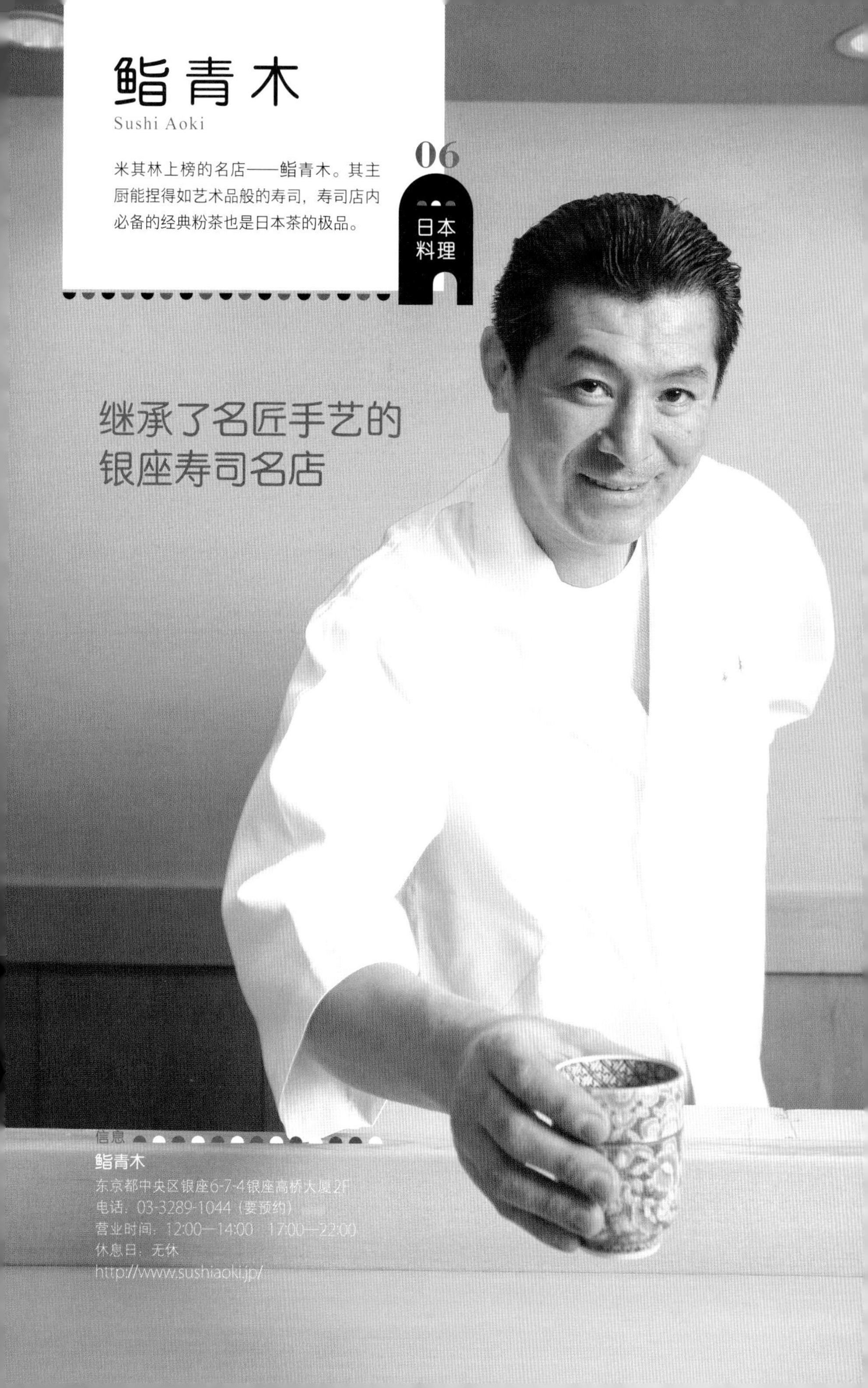

信息

鮨青木

东京都中央区银座6-7-4银座高桥大厦2F

电话：03-3289-1044（要预约）

营业时间：12:00—14:00　17:00—22:00

休息日：无休

http://www.sushiaoki.jp/

能充分诱发食材原味的粉茶，最适合寿司店

青木的上一代主厨曾在江户派的寿司名店"仲田"积累从业经验，得到师傅的认可后出师，于昭和47年（1972年）在京都开了名为"仲间"的分号。昭和61年（1986年）他又回到东京，将店名改为"鮨青木"重新装修开业。现在，这家寿司店由其儿子青木利胜继承经营。

"寿司店重要的是速度，给客人做寿司要快，上茶也要快。粉茶的色香味马上就能泡出来，无疑是最适合寿司店的茶。"青木利胜说。

寿司店的茶，起着让顾客吃下一个美味食材时将口中的味道清干净的作用。这样才能突出每一道寿司食材的味道。

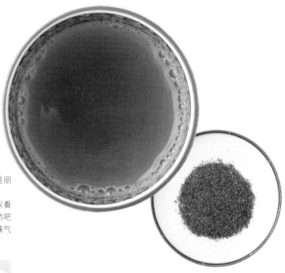

鮨青木
选用的日本茶

马上就能泡出来
色香味俱全的茶汤的粉茶
最适合寿司店

● 鱼河岸茗茶店的粉茶

店内提供的茶叶，是由筑地"鱼河岸茗茶"的粉茶。因为公司制茶到销售一条龙服务，所以总能送来最新鲜的茶叶。寿司店女主人自己对茶也很有研究，她曾用搅拌机尝试自己做粉茶，结果还是敌不过鱼河岸茗茶店送来的粉茶味道好。

上）一人份的握寿司，被放在美丽的青瓷器皿上端出来。
下）虽然也有桌椅席，但是可以看到师傅在眼前如何做寿司的自助吧台最受欢迎。主厨和弟子们充满气势的声音此起彼伏。

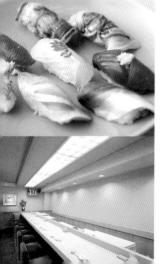

只有茶好
才能衬托出寿司的美味

● 抹茶茶碗

创业之初沿用下来的东西很多，鮨青木的茶碗，用的就是上一代在京都开业时留下来的清水烧茶碗。细腻的花纹，代表着京都文化的丰富灿烂。

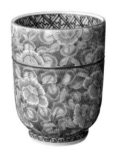

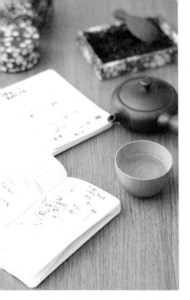

记录各种泡茶方法笔记本。泡茶的过程中，脑海里无数的好点子就会冒出来。

Ways to
**Enjoy
Japanese Tea**

"想要通过美味的好茶，
将各种美好的东西
联系在一起。"

1 日本茶歌手

茂木雅世 小姐

Moki Masayo

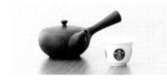

日本茶是内心的镜子，
希望让更多人知道它的好

"在泡茶时，等待热水凉下来的时间一点都不无聊，我最喜欢那段时光。"作为日本唯一的日本茶歌手，茂木雅世小姐微笑着说。

"在泡茶的2~3分钟时间里，我会悠闲地考虑今天要做什么。偶尔还会冒出下次泡茶的好点子。"

不久闹钟响了，美味的好茶泡好了，可以开始细细品味了。茶的精髓，也许正是在这行云流水的过程中生发出来的。

"雁音茶是我3岁时就开始喝的茶。虽然每天都会泡茶，但是每天的味道感觉都不一样。茶是反映人内心的镜子，即使用同样的方法泡出的茶，心情不同喝出来的味道也不一样。"

茂木小姐第一次泡茶是在3岁的时候。

"那是在母亲生日的时候，因为没有零用钱，我就用心地为她泡了杯茶，妈妈非常高兴。"她接着说道："自那以后，我在为自己

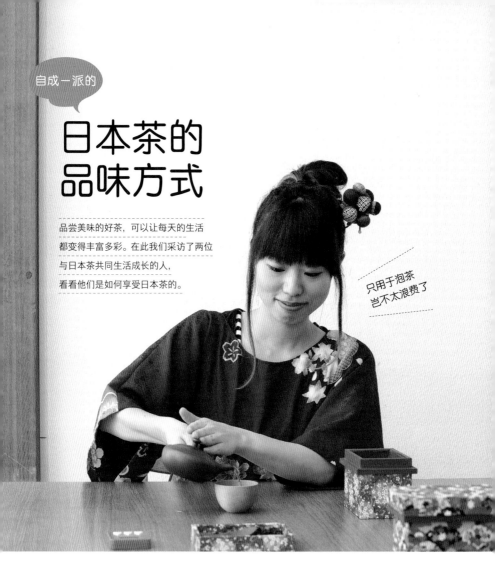

日本茶的品味方式

品尝美味的好茶，可以让每天的生活都变得丰富多彩。在此我们采访了两位与日本茶共同生活成长的人，看看他们是如何享受日本茶的。

只用于泡茶岂不太浪费了

或者为别人泡茶中不断成长。"

对茂木小姐来说，茶是生命中不可或缺的存在。但是对新一代的年轻人来说，茶却渐渐远离了他们的生活。所以为了向年轻人推广日本茶的好处，现在主题为"茶与摇滚""茶与歌手"的推广活动一直在举办。"希望我能推动日本茶在年轻人中翻开新的篇章"，一说到这里，茂木小姐的双眼就显得熠熠生辉。

推荐的日本茶

茂木小姐3岁时就爱喝的茶——山口县辻梅香园的茶。口感浓厚，回味爽口，味道非常有格调。

辻梅香园
特级雁音　上味觉
100克/1,150日元

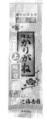

Ways to
Enjoy
Japanese Tea

1

茂木雅世式的
日本茶品味法

凝缩精华

放入足够多的茶叶，用少量的温水慢慢浸泡是凝缩美味的泡茶法，还能突显茶叶的个性，推荐喜欢浓厚口感的人使用。"遇到从未喝过的茶，也可以用这种泡茶法。不仅可以掌握茶叶的个性，还能了解新茶适合泡多长时间，用什么温度的水。"

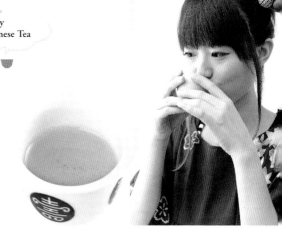

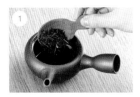

用茶匙舀满满的1勺茶叶倒入急须壶中，量多是关键。

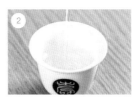

在茶杯中倒入热水。水量约为十几滴，10毫升左右为宜。

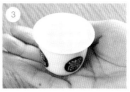

先让热水变凉，50℃是适温。可将茶杯放在手中感受它的温度。

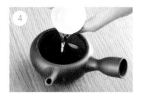

热水凉到适温后倒入急须壶中，跟茶叶量相比水相当少。

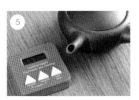

泡3分钟左右。大量的茶叶，少量的温水，要花时间慢慢焖泡。

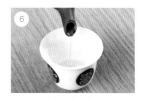

茶叶的美味得到充分凝缩。泡出了浓厚的口感，深邃的色泽。

用各种不同的泡茶法
来享受日本茶

　　茶，由于水温、水量、冲泡的时间、茶叶量、水质、茶器不同，味道也会发生变化。为了能诱发茶叶最大的潜能，了解茶叶的个性就变得尤为重要。在喝一种新茶时，可以尝试茂木小姐这种"凝缩精华"的泡茶法。

　　其实拼配茶叶也是一种乐趣。比如说，

将雁音与釜炒茶混在一起，在雁音基础上，加入了釜炒茶的茶香，就变得更加美味。

　　茂木小姐还很喜欢"千层派"的泡茶法。喜欢清爽口感的茂木小姐，在尝试各种泡茶法的过程中摸索出了这种泡法。因为是分成三次泡茶，所以她起名叫"千层派"。

　　她不仅品茶，还生吃茶叶，将泡过的茶叶用橙子醋拌一下，吃起来感觉像在吃色拉。

　　茂木小姐还致力于通过各种方式来品茶。

188

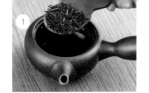

用茶匙舀1大勺茶叶。准备的水量是1茶杯的分量（30毫升）为宜。

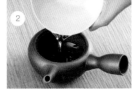

第一泡。将茶杯中1/3的水倒进急须壶中，茶杯要拿稳，慢慢地倒入。

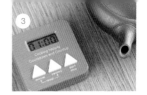

花1分钟时间泡茶。第一泡能诱发出绿茶纯净的味道。

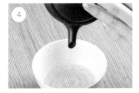

时间一到，将茶水倒入茶碗中。这个时候泡出来的茶汤颜色是浅色的。

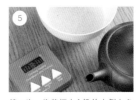

第二泡。将茶杯中1/3的水倒入急须壶中，花30秒焖泡。

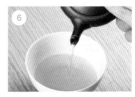

到时间须将茶水倒入茶杯中。第二泡能引出茶叶复杂的口感。

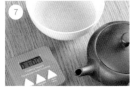

第三泡。将剩下1/3的水倒入急须壶中，花1分钟时间焖泡。

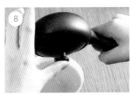

茶叶的美味被毫无保留地提取干净了。这就是千层派泡茶法。

2 茂木雅世式的 日本茶品味法

绿茶千层派泡茶法

通过三次泡，将茶叶的各种特性都充分诱发出来的泡茶法。跟普通的泡茶法相比，用这种方法泡出来的茶，在温润之中还带着清新和独特的口感。茂木小姐每次出门都会带着一壶茶出门，用这种方法泡出来的茶，无论放多久味道都不会变。

3 茂木雅世式的 日本茶品味法

混合茶

将喜欢的茶拼配在一起，创造出新茶也是一种乐趣。茂木非常喜欢用风味独特的雁音与釜炒茶以1：1的比例拼配出来的茶，它活化了茶叶各自的个性，给人一种全新的感受。

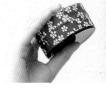

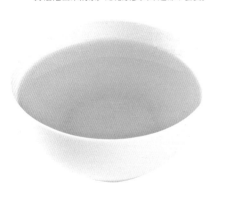

泡茶的时候，最大限度地诱发茶叶的潜能非常重要，要倒出它的最后一滴。当然用心冲泡也很重要。

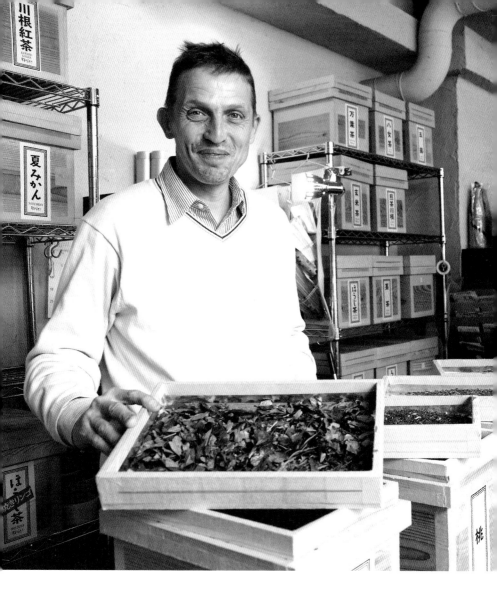

有自己故事的花草茶

坐落在东京吉祥寺的日本茶饮店"茶之乐"，当中的日本花草茶非常丰富。老板斯特凡·丹顿（Stephane Danton）先生打开京番茶的箱子说道："暑假时去抓独角仙的时候，树下那些潮湿的树叶散发出的清香，大家都能想象得出来吧?"的确，每个人在记忆的某个角落，都会有某种味道留下。而丹顿先生对香味的丰富经验和出色表现，与过去做过侍酒师有很大的关系。店内的人气商品艾草茶，据说可以让人联想到普罗旺斯雨后田园的清香。用煎茶、红茶和艾叶拼配在一起的茶叶，还微微带着些薰衣草与欧石楠的清香。就算

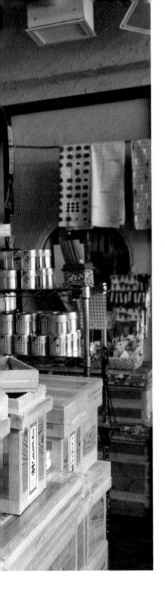

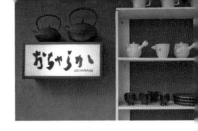

在"茶之乐",丹顿先生可以独自享受茶的世界

希望"五感与我的故事，让日本茶变得更有乐趣"

2

吉祥寺"茶之乐"的店主

斯 特 凡 · 丹 顿 先生
Stephane Danton

推荐的日本茶

用静冈川根产的煎茶与茶青混合，与横须贺名产海带干拼配出来的茶，再加入米花会更香。

海带茶
50克/650日元（含税）

我们不知道普罗旺斯雨后是什么样子，闻到这股清香时，眼前也能浮现出类似的景色。

茶之乐的茶叶里有花或水果的冻干，丰富的色彩，芳醇的清香充满了诱惑。喝一口，也能品尝到日本茶原有的风味。"用眼睛看色，用鼻子闻香，用舌头享受个中滋味"，这就是"茶之乐"提供的花草茶的魅力。而且更值得玩味的，是丹顿先生讲出的茶故事。

"用日本茶来做花草茶，可以当作了解日本茶的敲门砖。对日本茶不感兴趣的人，你一上来就让对方喝玉露，他们也感觉不到它的好。如果能通过花草茶让大家喜欢上日本茶，产生'下次选别的茶试试'的想法，他们就会去探索花草茶以外的了。"

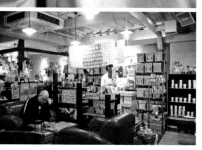

1　丹顿式的
　　日本茶的品味法

尝试香料

在红茶或咖啡中加香料十分常见，而“茶之乐”是以绿茶、焙茶为基底，加上季节性的花草、水果等材料，拼配出约20种日本花草茶。每种茶的味道和芳香都令人十分享受，喝一口，还让人可以感受到日本茶原有的甘醇。

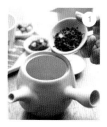

首先，在已经温养过的急须壶中放入2小杯分量的茶叶（焙茶的话放3杯）。

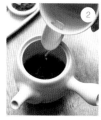

将1杯分量的温水倒入急须壶中，盖上盖子焖2分钟。

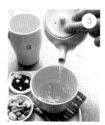

倒茶的时候要一滴不剩全部倒出来，这样的话第二泡以后也能很好喝。

信息
地址：东京都武藏野市吉祥寺本町3-3-11
中田大厦1F
电话：0422-23-0751
营业时间：11:00—20:00
休息日：周二、每月第二、第四个周三

想要向更多人推广日本茶的魅力

　　丹顿先生泡的煎茶，总是有种融化般甘醇的口感。他说：“这是目前最有人气的茶。这种甘美的口感是喝廉价茶绝对体会不到的。它可以泡很多次，最后连茶叶都能吃。茶叶的价格高自然有它高的道理。”

　　茶之乐用的茶多是静冈县川根产的。川根的茶虽然泡出来的茶汤颜色很淡，但是香味浓厚，口感温润。丹顿先生总是亲自去产地拜访茶农，跟农家建立了信赖关系之后才弄到这种茶。

　　“和茶农一边交流一边谈合作是我的习惯。正因为有他们种出来的好茶，才会有我的茶。”丹顿先生说道。

　　重质重量，是茶之乐倍受顾客欢迎的原因。

　　“即使时代变了，原料的魅力也不会变的。我想推广日本茶新的享受方式，想要向全世界的人传达日本茶的魅力。”

　　走访过一次丹顿先生的店，就会不由自主地产生“不了解日本茶实在是太可惜了”的想法。

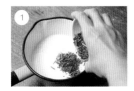

在250毫升冷牛奶中倒入2大茶匙的焙茶，放入锅中煮。

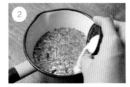

慢慢地用小火煮，等起泡了再根据自己的喜好加糖。

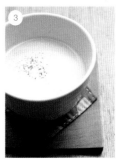

倒入咖啡壶中，撒点胡椒点缀会更美味。

^{**2**} 丹顿式的
日本茶的品味法

用焙茶做奶茶

在用焙茶做基底的花草茶中（普通的焙茶也可以），加入牛奶也很美味。焙茶浓郁的口感与香味，跟牛奶也很搭配。冲泡的窍门是用小火慢慢煮，慢慢品味。

丹顿先生喜欢在工作中用马克杯泡番茶喝，他觉得冷了依然好喝。

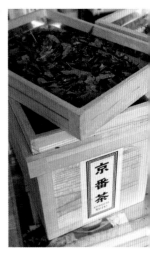

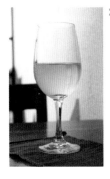

^{**3**} 丹顿式的
日本茶的品味法

冰绿茶

把用绿茶做基底的花草茶多花点时间浸泡，就会泡出透明度高的漂亮茶汤色，味道清爽，可以和各种料理搭配。在1升的水中放入10克的茶叶，在常温的状态下放置3个小时左右，将茶叶滤出后冷却即成。

推荐的日本茶

以川根产的煎茶，红茶为基底茶，加入艾草、薰衣草、欧石楠拼配的茶叶，有薰衣草与欧石楠的香味，对鼻子来说也是一种享受。

艾草茶
50克/500日元（含税）

绿茶跟清爽的柑橘系香料组合，可以拼配出清新爽口的味道。夏天推荐做成冰茶更清爽宜人。

夏橘
50克/850日元（含税）

让你幸福每一天的茶叶小常识

日本茶用语&关键字集

虽然日本茶的世界容易亲近，但如果不将一些冷僻的专有名词解释清楚，
就会造成不必要的误会。这里我们收集了一些大家可能知道、
可能不知道的专有名词进行详细的说明。

【后发酵】

　　将茶叶加热处理后，实施微生物发酵的过程。后发酵的日本茶有高知县的基石茶、德岛县的阿波番茶、富山县的黑番茶等。后发酵的茶，风味口感都十分独特。

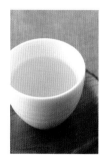

【茶青】

　　茶叶摘下来蒸青后，进入制茶阶段的茶叶称为茶青。这时候茶叶的形状不一，不能作为商品上市。这期间要对茶青进行分类、保存、加热等加工程序，做成各种茶的商品后再拿到市面上销售。

【第一茬茶叶】

　　采集当年的新芽制作而成的茶。一般八十八夜（从立春算起第88天）后摘取

的茶叶味道最好也最珍贵。我们也称它为"新茶"。

【荣西禅师】

　　日本临济宗的开山祖师，禅僧（1141—1215年），生于现在的冈山县，于1168年远渡中国宋朝，1187年二度赴宋。立志去印度的意愿未能达成后，于1191年回国。他是将中国的抹茶法带到日本并传播饮茶习惯的人物。著作有《渆茶养生记》等。

【覆盖栽培】

　　为制作玉露或抹茶使用的茶叶栽培法。在采茶前的1~2周期间，整个茶田都被草席覆盖，维持遮阴的状态进行培育。

【冠茶】

　　跟玉露一样，在一定期间内将茶叶进行遮光栽培，兼具了煎茶的爽口与玉露的醇厚的风味特色。

编者按：此索引按日文五十音图排序。

【釜炒茶】

釜炒茶如其名,不是用蒸气蒸,而是用铁锅炒出来的茶。这种制茶法接近中国茶,目前日本的九州和四国还在生产这种茶。因为不经过蒸,所以叶片完整,很难出粉末。清爽的口感是它的特征。

【京番茶】

焙茶的一种。在摘取第一苤、第二苤茶叶的嫩芽后,采集茶树长成的大叶子和茎,采用蒸气蒸,不揉捻直接干燥的制茶法。独特的烟熏味是它的特征。

【玉露】

作为高级茶广为人知,其实跟煎茶的茶树和制茶法都是一样的。不同的是茶叶的种植方式,煎茶的茶叶是在阳光下栽种,而玉露的茶叶是通过遮阴的覆盖种植法栽培。因为采茶之前都是在遮蔽的状态下长大,增加了茶的甘味成分——茶氨酸,口感变得醇厚。

【玄米茶】

虽然名字叫玄米茶,但用的不是玄米,而是用炒过的白米跟茶叶拼配而成。有炒玄米(白米)

的香味,才是玄米茶最本质的味道。用热水冲泡,玄米与茶都格外的香。

【抗氧化作用】

抗氧化作用对健康有着积极正面的影响。世人公认的抗氧化强的物质是儿茶素和维他命E等,科学证实绿茶中这种物质的含量特别丰富。

【活性酶】

与体内新陈代谢相关的蛋白质。茶叶也和其他植物同样都富含各种活性酶。关注制茶的第一道工序,就是让活性酶失去活性,为了让茶叶停止发酵加热的工程。加工出来的绿茶,有着日本茶独特之美的绿色。

SA

【杀青】

加热茶青,为了抑制茶叶中的活性酶。原是中国制茶术语,日本茶的杀青处理法,分成用蒸气蒸的普通蒸和深蒸,用铁锅炒的釜炒茶两大类。

【茶汤色】

指泡茶时茶叶渗出的颜色。会根据水的温度和茶叶量发生改变。煎茶是"金色透明"，带点黄的透明绿色，而深蒸煎茶是深绿色。

【竹帚】

方便清扫滤网的竹帚。竹帚穗尖是纤细柔软的材质，这样不会刮伤陶器。还可以将很细的滤网清理干净。此外还有清理壶嘴的刷子等，收集几个清理茶器的小道具会很方便。

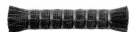

【啜饮茶】

九州八女地方广为流传的喝茶法，是品味玉露等高级茶叶的一种方式。为了充分享受茶叶本身的甘醇，在茶叶中加入少量低温的水，啜饮茶叶中渗出的清澈液体。味道会一点点地变淡，第一泡、第二泡、第三泡可以享受味道变化的乐趣。

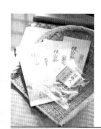

【煎茶】

将采集的茶青用蒸气蒸，揉捻搓细，再干燥处理的日本茶。蒸的时间短的叫普通蒸，蒸的时间长的叫深蒸茶。

TA

【茶怀石】

在茶会上招待客人的食物。怀石的由来，出自僧侣将石头放在怀中抵御饥饿的典故。让腹中感到温暖的轻食被称为"怀石"。基本上是三菜一汤，茶会中不仅会有和物、腌物等，还会出现增加了预钵和强肴的五菜一汤的组合形式。

【茶渣】

煎茶和玉露经第一泡、第二泡、第三泡后留存的茶渣，品完茶之后还可以用橙子醋或七味素凉拌着吃。它富含食物纤维，是消解便秘的佳肴。而且茶叶还有杀菌的作用，可以用纱布包起来放在浴室里，对去除脚气和痱子也有一定的作用。

【茶叶罐】

买来的茶叶如果保存状态好可以存放1个多月。早点喝完当然最好，需要长时间保存就需要密封性好的茶叶罐。材质方面，比起不耐高温的马口铁，还是锡或铜材质的罐子更好。在老式茶馆，我们还能看到铜制的容器。再有，一定要选择盖上盖子后密封性好的茶叶罐。

【茶匙】

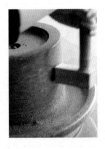

茶匙是将茶叶加入急须壶时使用的工具。有各种造型和材质的茶匙，选择自己中意的茶匙与茶器，根据不同的季节搭配使用，会增加泡茶时的乐趣。不同种类的茶叶，用不同的茶匙舀1勺的分量也会有变化。最好能记住自己的茶匙1勺能舀多少分量。

【茶托】

可以用碟子代替，也有金属放茶点的金属碟等。茶托的种类繁多，选择能够将茶杯与茶衬托得更加有品味的茶托吧。

【茶氨酸】

除了茶、山茶、茶梅以外，其他植物都不含有茶氨酸。据说覆盖种植的第一茬茶叶，干燥后的叶子里约含有2%的茶氨酸。除了跟咖啡因一样有兴奋神经的作用外，还有缓解疲劳、舒缓心跳、抑制血压上升的效果。

【碾茶】

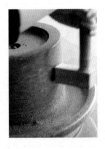

京都的宇治茶主要都是碾茶。所谓碾茶，就是抹茶的原料。将茶叶蒸过后不经揉捻直接干燥，加工好后放入壶或茶箱中储藏。每次只取出需要的量，用茶碾碾成抹茶。

【第二茬茶叶】

第一茬茶（新茶）上市后，茶园开始采集第二茬的茶叶并准备出货。一般第一茬的新茶比较受欢迎，当然也有人喜欢第二茬茶叶的味道。还有经销商将第一茬和第二茬的茶叶拼在一起出售。

【焙煎】

为了让焙茶带有独特的焙煎香，需要用高温来炒制。不同焙煎的火候或焙煎茶叶的不同部分，看上去的效果和味道也完全不同。

【发酵】

由于氧化酶的活动，让茶叶中的儿茶素等氧化的现象叫发酵。完全发酵的有红茶等。日本茶基本上都是不发酵茶，在制作初期就加热处理，让氧化酶停止活动后再深加工。

【番茶】

将煎茶制作过程中淘汰下来的大叶子或很硬的茎部拿来再制作。在制法和名称上各地也有很大的差别。虽然加入了很多茶叶而涩味较重，不过淡茶依然清香爽口。

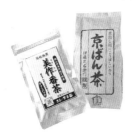

【烤茶】

将茶青制成商品时，最后一道加工程序就是加热。这一工序除了提香之外，还有降低茶叶含水量、提高保存性的作用。狭山茶就是因狭山烤茶而闻名。

【深蒸煎茶】

虽然跟普通的煎茶制法一样，但是在蒸茶的工序上，蒸的时间长的叫深蒸煎茶。跟普通的蒸茶相比，深蒸煎茶的茶叶组织更脆弱，所以茶叶的成分更容易溶于水中，呈现为深绿色的茶汤。味道深邃浓厚是它的特征，推荐喜欢浓茶的人饮用。

【红风纪】

在日本红茶中属于特级红茶的品种。总体上来说，涩味柔和、甘醇爽口是它的特征。茶汤是美丽清透的红色，类似于乌龙茶发酵的茶香，清爽的口感又让人联想到绿茶的清新味道。

【焙茶】

将煎茶制作过程中淘汰下来的大叶子和茶茎制作而成的番茶、下等煎茶再进行高温煎焙。经过这次煎焙增加了茶香，即独特的煎茶香。其清爽柔和的口感，适合那些不喜欢喝浓茶、苦茶的人。因为咖啡因含量少，所以对肠胃的负担也小。而且价格低廉，家中可常备数种。

MA

【抹茶】

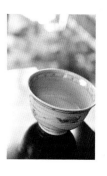

抹茶与玉露一样，都是用覆盖种植法的茶叶制作而成。茶叶被蒸过后，不经揉捻直接干燥成碾茶，再用茶碾碾碎，形成的粉末就是抹茶。

【水】

茶汤的成分99%都是水。水好，茶自然也会更香甜。其实普通的自来水就适合泡茶。日本的自来水属于不含钙的软水质，它可以让茶叶中的鞣酸很好地释放出来，所以适合泡茶。不过，带有氯气味的水就不行，所以要用去氯气的工具。

【明慧上人】

日本镰仓时代前期华严宗的僧侣（1173—1231年），生于现在的和歌山县。1198年，来到现在的京都府栂尾山居住。1205年，他彻底断了去印度巡历佛迹的念想，将荣西禅师赠送的茶种种在栂尾山上。他作为正宗宇治茶的开创者，被后世传颂，并与荣西和千利休等人并列成为日本茶史上的重要人物。

【薮北】

静冈县安部郡（现静冈市中吉田）出生的杉山彦三郎，于1908年发现的茶叶优质品种。相较其他茶品种更容易种植，作为煎茶的品质十分出色，以静冈为首成为日本全国性栽培的品种。

【山茶】

属于日本煎茶的一种。相对于其他平原种植的茶叶，因山间种植而得名。因为是在海拔200米以上的地方栽种，无法运输大型加工机，目前还是靠全手工采集、加工制作。日本静冈和高知的几个山茶产地都非常有名。

【冷茶】

煎茶或玉露都可以被做成冷茶饮用，可以这样操作：1. 在急须壶内放入茶叶，倒入少量的热水。2. 加入冰块。3. 倒入足量的水。4. 将泡好的茶汤倒入茶碗或玻璃杯中即成。泡制冷茶时，茶叶要比泡热茶的时候放得多，让清爽的味道与温柔的甘醇充分释放，也非常美味。

【日本红茶】

红茶的主要产地在印度、斯里兰卡和中国等地，最近日本也开始盛行制作红茶。以前茶产地多在茶农集中的静冈和鹿儿岛。现在受到自产自销泡沫等诸多因素影响，日本茶

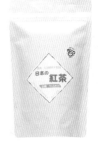

的不少制造企业开始挑战红茶制作。红茶在日本也叫国产红茶。

图书在版编目(CIP)数据

日本茶赏味指南 / 日本EI出版社编著 ；黄文娟译.—武汉 ：华中科技大学出版社，2018.9
ISBN 978-7-5680-4296-3

Ⅰ.①日… Ⅱ.①日… ②黄… Ⅲ.①茶文化－日本 Ⅳ. ①TS971.21

中国版本图书馆CIP数据核字(2018)第165448号

NIHONCHA NO KISOCHISHIKI © EI Publishing Co.,Ltd. 2010
Originally published in Japan in 2010 by EI Publishing Co.,Ltd.
Chinese (Simplified Character only) translation rights arranged with
EI Publishing Co.,Ltd. through TOHAN CORPORATION, TOKYO.

简体中文版由 EI Publishing Co., Ltd. 授权华中科技大学出版社有限责任公司在中华人民共和国 (不包括香港、澳门和台湾) 境内出版、发行。
湖北省版权局著作权合同登记　图字：17-2018-116 号

日本茶赏味指南
Ribencha Shangwei Zhinan

（日）EI出版社　编著　黄文娟　译

出版发行：	华中科技大学出版社（中国·武汉）	电话：	(027) 81321913
	北京有书至美文化传媒有限公司		(010) 67326910-6023
出 版 人：	阮海洪	邮编：	430223

责任编辑：　莽　昱　　　　　　特约编辑：　唐丽丽
责任监印：　徐　露　郑红红　　封面设计：　锦绣艺彩

制　　作：　北京博逸文化传媒有限公司
印　　刷：　联城印刷（北京）有限公司
开　　本：　880mm×1230mm 1/32
印　　张：　6.25
字　　数：　69千字
版　　次：　2018年9月第1版第1次印刷
定　　价：　69.00元